国家卫生健康委员会"十四五"规划教材

全国高等中医药教育教材

供护理学类专业用

U0292292

急救护理学

第 3 版

護理

主　编　王　芳

副 主 编　胡少华　董　丽　张传英　廖晓琴

编　　委 （按姓氏笔画排序）

王　芳（成都中医药大学）　　　　张银娟（陕西中医药大学）

王　敏（贵州中医药大学）　　　　尚　方（河南中医药大学）

王丹丹（长春中医药大学）　　　　胡少华（安徽医科大学）

王惠峰（北京中医药大学）　　　　祝雪花（浙江中医药大学）

代培方（黑龙江中医药大学）　　　姚　壮（黑龙江中医药大学佳木斯学院）

戎有和（南京中医药大学）　　　　倪春燕（广州中医药大学）

李　娜（山东中医药大学）　　　　黄　琳（成都中医药大学）

邱　莉（福建中医药大学）　　　　董　丽（天津中医药大学）

张传英（安徽中医药大学）　　　　廖晓琴（上海中医药大学）

学术秘书　范润平（成都中医药大学）

人民卫生出版社

·北京·

图书在版编目（CIP）数据

急救护理学 / 王芳主编 . —3 版 . —北京：人民
卫生出版社，2021.8（2022.10重印）
ISBN 978-7-117-31608-8

Ⅰ. ①急… Ⅱ. ①王… Ⅲ. ①急救 – 护理 – 医学院校
– 教材 Ⅳ. ①R472.2

中国版本图书馆 CIP 数据核字（2021）第 144299 号

人卫智网	**www.ipmph.com**	医学教育、学术、考试、健康，购书智慧智能综合服务平台
人卫官网	**www.pmph.com**	人卫官方资讯发布平台

急救护理学
Jijiu Hulixue
第 3 版

主　　编：王　芳
出版发行：人民卫生出版社（中继线 010-59780011）
地　　址：北京市朝阳区潘家园南里 19 号
邮　　编：100021
E - mail：pmph @ pmph.com
购书热线：010-59787592　010-59787584　010-65264830
印　　刷：天津安泰印刷有限公司
经　　销：新华书店
开　　本：850 × 1168　1/16　印张：21
字　　数：550 千字
版　　次：2012 年 6 月第 1 版　2021 年 8 月第 3 版
印　　次：2022 年 10 月第 3 次印刷
标准书号：ISBN 978-7-117-31608-8
定　　价：72.00 元
打击盗版举报电话：010-59787491　E-mail：WQ @ pmph.com
质量问题联系电话：010-59787234　E-mail：zhiliang @ pmph.com

◇◇◇ 修 订 说 明 ◇◇◇

为了更好地贯彻落实《中医药发展战略规划纲要(2016—2030年)》《中共中央国务院关于促进中医药传承创新发展的意见》《教育部 国家卫生健康委 国家中医药管理局关于深化医教协同进一步推动中医药教育改革与高质量发展的实施意见》《关于加快中医药特色发展的若干政策措施》和新时代全国高等学校本科教育工作会议精神,做好第四轮全国高等中医药教育教材建设工作,人民卫生出版社在教育部、国家卫生健康委员会、国家中医药管理局的领导下,在上一轮教材建设的基础上,组织和规划了全国高等中医药教育本科国家卫生健康委员会"十四五"规划教材的编写和修订工作。

为做好新一轮教材的出版工作,人民卫生出版社在教育部高等学校中医学类专业教学指导委员会、中药学类专业教学指导委员会和第三届全国高等中医药教育教材建设指导委员会的大力支持下,先后成立了第四届全国高等中医药教育教材建设指导委员会和相应的教材评审委员会,以指导和组织教材的遴选、评审和修订工作,确保教材编写质量。

根据"十四五"期间高等中医药教育教学改革和高等中医药人才培养目标,在上述工作的基础上,人民卫生出版社规划、确定了第一批中医学、针灸推拿学、中医骨伤科学、中药学、护理学5个专业100种国家卫生健康委员会"十四五"规划教材。教材主编、副主编和编委的遴选按照公开、公平、公正的原则进行。在全国50余所高等院校2400余位专家和学者申报的基础上,2000余位申报者经教材建设指导委员会、教材评审委员会审定批准,聘任为主编、副主编、编委。

本套教材的主要特色如下:

1. 立德树人,思政教育　坚持以文化人,以文载道,以德育人,以德为先。将立德树人深化到各学科、各领域,加强学生理想信念教育,厚植爱国主义情怀,把社会主义核心价值观融入教育教学全过程。根据不同专业人才培养特点和专业能力素质要求,科学合理地设计思政教育内容。教材中有机融入中医药文化元素和思想政治教育元素,形成专业课教学与思政理论教育、课程思政与专业思政紧密结合的教材建设格局。

2. 准确定位,联系实际　教材的深度和广度符合各专业教学大纲的要求和特定学制、特定对象、特定层次的培养目标,紧扣教学活动和知识结构。以解决目前各院校教材使用中的突出问题为出发点和落脚点,对人才培养体系、课程体系、教材体系进行充分调研和论证,使之更加符合教改实际、适应中医药人才培养要求和社会需求。

3. 夯实基础,整体优化　以科学严谨的治学态度,对教材体系进行科学设计、整体优化,体现中医药基本理论、基本知识、基本思维、基本技能;教材编写综合考虑学科的分化、交叉,既充分体现不同学科自身特点,又注意各学科之间有机衔接;确保理论体系完善,知识点结合完备,内容精练、完整,概念准确,切合教学实际。

4. 注重衔接,合理区分　严格界定本科教材与职业教育教材、研究生教材、毕业后教育教材的知识范畴,认真总结、详细讨论现阶段中医药本科各课程的知识和理论框架,使其在教材中得以凸显,既要相互联系,又要在编写思路、框架设计、内容取舍等方面有一定的区分度。

5. **体现传承,突出特色** 本套教材是培养复合型、创新型中医药人才的重要工具,是中医药文明传承的重要载体。传统的中医药文化是国家软实力的重要体现。因此,教材必须遵循中医药传承发展规律,既要反映原汁原味的中医药知识,培养学生的中医思维,又要使学生中西医学融会贯通,既要传承经典,又要创新发挥,体现新版教材"传承精华、守正创新"的特点。

6. **与时俱进,纸数融合** 本套教材新增中医抗疫知识,培养学生的探索精神、创新精神,强化中医药防疫人才培养。同时,教材编写充分体现与时代融合、与现代科技融合、与现代医学融合的特色和理念,将移动互联、网络增值、慕课、翻转课堂等新的教学理念和教学技术、学习方式融入教材建设之中。书中设有随文二维码,通过扫码,学生可对教材的数字增值服务内容进行自主学习。

7. **创新形式,提高效用** 教材在形式上仍将传承上版模块化编写的设计思路,图文并茂、版式精美;内容方面注重提高效用,同时应用问题导入、案例教学、探究教学等教材编写理念,以提高学生的学习兴趣和学习效果。

8. **突出实用,注重技能** 增设技能教材、实验实训内容及相关栏目,适当增加实践教学学时数,增强学生综合运用所学知识的能力和动手能力,体现医学生早临床、多临床、反复临床的特点,使学生好学、临床好用、教师好教。

9. **立足精品,树立标准** 始终坚持具有中国特色的教材建设机制和模式,编委会精心编写,出版社精心审校,全程全员坚持质量控制体系,把打造精品教材作为崇高的历史使命,严把各个环节质量关,力保教材的精品属性,使精品和金课互相促进,通过教材建设推动和深化高等中医药教育教学改革,力争打造国内外高等中医药教育标准化教材。

10. **三点兼顾,有机结合** 以基本知识点作为主体内容,适度增加新进展、新技术、新方法,并与相关部门制订的职业技能鉴定规范和国家执业医师(药师)资格考试有效衔接,使知识点、创新点、执业点三点结合;紧密联系临床和科研实际情况,避免理论与实践脱节、教学与临床脱节。

本轮教材的修订编写,教育部、国家卫生健康委员会、国家中医药管理局有关领导和教育部高等学校中医学类专业教学指导委员会、中药学类专业教学指导委员会等相关专家给了大力支持和指导,得到了全国各医药卫生院校和部分医院、科研机构领导、专家和教师的积极支持和参与,在此,对有关单位和个人表示衷心的感谢!希望各院校在教学使用中,以及在探索课程体系、课程标准和教材建设与改革的进程中,及时提出宝贵意见或建议,以便不断修订和完善,为下一轮教材的修订工作奠定坚实的基础。

人民卫生出版社

2021 年 3 月

前　言

急救护理学是一门综合性很强的护理学科,具有其专业独特的逻辑性思维和临床护理工作方式。《急救护理学》是全国高等院校中医药教育本科国家卫生健康委员会"十四五"规划教材,在继承1版、2版教材精华的基础上,结合当前国内外护理的发展现状及最新指南进行修订,将急救护理发展的新知识、新技术引入教材。

本教材主要有以下3方面修订:

一是对教材结构进行调整。将"院内急诊救护技术""重症患者监护技术"每项技术的注意事项和救护要点进行了整合;将"急性中毒患者的急救"有机磷和百草枯中毒整合为农药中毒。

二是对教材内容进行调整。如第一章"概述"增加了急救护理人员的素质要求、急危重症护士培训及其资质的认证;第四章"心搏骤停与心肺脑复苏"根据《2020AHA心肺复苏和心血管急救指南》修订了成人心搏骤停流程图;第六章"急诊科的组织与管理"增加了急诊传染病患者的管理、增强急诊护士暴力防范意识、预检分诊的改良早期预警评分、急诊预检分诊分级标准。本教材增加了"危重症患者常见并发症的监测与预防",单独成章。

三是对教材版块进行调整。增加了"思政元素""课堂互动"等,以增强学生救死扶伤、人文关怀的理念,提高学生理论联系实际,解决临床问题的能力。

本书的编写分工:概述由王芳编写;院前急救的组织与管理由张银娟编写;院前急救技术由倪春燕编写;心搏骤停与心肺脑复苏由张传英编写;灾难急救与护理由戎有和、王敏编写;急诊科的组织与管理由李娜、董丽编写;院内急诊救护技术由王惠峰、尚方编写;重症监护病房的组织与管理由王芳、尚方编写;重症患者的监护由廖晓琴、姚壮编写;重症患者监护技术由代培方编写;危重病营养支持的护理由黄琳编写;危重症患者常见并发症的监测与预防由胡少华、姚壮编写;休克患者的急救由李娜编写;创伤患者的急救由倪春燕、戎有和编写;急性中毒患者的急救由祝雪花、王敏编写;意外伤害患者的急救由王丹丹编写;系统性炎症反应综合征患者的监护由邱莉编写。

本教材主要供全国高等医药院校护理专业本科生使用,也可供在职急危重症护理工作者参考。

本书编者来自全国高等医药院校及医疗机构,在急危重症救治领域具有较高的学术水平和非常丰富的临床一线与教学经验。本书的修订,承蒙全体编者精诚合作,充分发挥各编委的学术、临床及教学优势,传承与创新并举,严谨求实,反复精修内容。由于编者水平有限,疏漏和不足之处,恳请广大读者勿吝赐教。

编者

2021年2月

◇◇◇ 目　录 ◇◇◇

第一章

概　述

急救护理学是现代护理学的重要组成部分,是一门以挽救患者生命、提高抢救成功率、促进患者康复、减少伤残率、提高生命质量为目的,以现代医学科学、护理学专业理论为基础,研究急危重症患者抢救、护理和科学管理的一门综合性应用学科。随着社会的发展、医疗水平的不断提高以及专科培训工作日益受到重视,尤其是近年来灾害事故的增多及人类疾病谱的改变等,使急救护理工作的重要性越发凸显。

第一节　急救护理学的起源与发展

急救护理学的起源可以追溯到远古时期。人类在自然界生存过程中,总结了自身生存和与自然灾害、意外伤害及疾病作斗争的经验,经过反复实践,逐渐发展成为急救医学,也开始了急救护理的实践。在许多古代医学文献中有不少名医治疗、护理的记载,如春秋战国时期《黄帝内经》、汉代《神农本草经》、东汉张仲景《伤寒杂病论》均开创了急诊辨证论治的先河,张仲景还创造性地提出应用人工呼吸的方法抢救自缢的患者;东晋葛洪《肘后备急方》、唐代孙思邈《备急千金要方》、元代危亦林《世医得效方》均记载了多种急症的医方和救治方法,这些丰富的医学遗产体现了中医学在急诊理论和实践方面独特见解和经验,为急诊医学和急救护理学的发展奠定基础。

现代急救护理学起源于19世纪南丁格尔时代(F.Nightingale)。由于南丁格尔率领护士救护,使克里米亚战争伤员的病死率由50%下降至2.2%,充分说明急救护理技术在抢救危重患者中的作用。同时,南丁格尔还倡导设立专门病房,将危重患者集中观察护理,这就是"监护病房"雏形。20世纪50年代初,出现了最早用于监护呼吸衰竭患者的监护病房;60年代始,随着电子仪器设备的发展,急救护理技术进入了有抢救、监护设备配合的阶段;心电示波装置、电除颤仪、人工呼吸机和血液透析仪的应用,不仅使护理理论和护理技术得到了进一步提高,还促进了重症监护室(ICU)建立;70年代中期,国际间统一了紧急呼救电话,形成了急诊医疗服务体系和急救网络,在强调现场救护的同时,越来越重视急救护理教育及国际间急救经验交流;以上举措促进了急救的标准化、国际化和互助化。

我国现代急诊、急救事业经历了从简单到逐步完善形成新学科的发展过程。20世纪50年代,各医院出现了将危重患者集中在靠近护士站的病房或急救室进行观察、护理的模式。70年代初成立了冠心病监护病房(CCU),随后相继成立了各专科或综合监护病房。1980年10月,原卫生部(现国家卫生健康委员会)颁发了"加强城市急救工作"的文件;1981年《中国急救医学》杂志创刊;1983年又颁发了"城市医院急诊科(室)建立方案";1986年11月通过了"中华人民共和国急救医疗法";1987年5月成立了全国急诊医学会,北京、上海等地正式成立了急救中心。1989年,原卫生部将医院建立急诊科和ICU作为医院等级评定的条件之一,明确了急诊和危重症医学在医院建设中的重要地位,我国急救护理学随之进入了快速发展阶段。2003年的严重急性呼吸综合征(SARS)及2019年的新型冠状病毒肺炎流行后,国家又投入巨资建立和健全突发公共卫生事件紧急医疗救治体系,急诊医学与急危重护理学在应对大型灾害中的地位进一步提升。2015年3月17日,原国家卫生和计划生育委员会(现国家卫生健康委员会)发布《关于提升急性心脑血管疾病医疗救治能力的通知》,首次对各级医院心脑血管病救治提出了技术标准和考核指标。《通知》强调加强急诊急救体系建设,建立急性心脑血管病救治规范和持续质量评估机制,旨在促进各级医院建立心脑血管病的急救绿色通道。有条件的医院相继建立了胸痛中心、卒中中心。

20世纪80年代初期,恢复高等护理教育后,国家教育部将急救护理学确定为护理学科本科及专科学生必修课程。2011年,国家执业护士资格考试首次将急救护理学纳入考试范畴。

随着我国急诊医疗服务体系、急救网络的建立健全,全民急救意识和要求提高,以及社区服务和家庭护理的出现,使得急救护理学的内容和工作范畴不断扩展,同时急救护理学在急诊医疗服务体系中已经显现出举足轻重的地位。

第二节　急救护理学的研究范畴

随着急救医学发展、灾害事故频发、人口老龄化、现代化仪器设备不断更新和发展,急救护理学的研究范畴也进一步扩大到院前急救、院内急诊救护、危重病救护、灾难救护、战地救护、急诊医疗服务体系、急救护理教育等。

一、院前急救

院前急救(pre-hospital care)也称院外急救(out-hospital care),是指急危重症、创伤、中毒、灾害事故等伤病患者进入医院前的医疗救护,包括现场呼救和救护、途中转运和救护等环节。及时有效的院前急救,对于维持生命、防止再损伤、减轻痛苦、提高抢救成功率、减少致残率、为进一步救治创造条件等均具有极其重要的意义。

院前急救是社会的一项重要任务,也是社会常见的公益事业,研究范围广泛。宏观而言,其是研究院前急救与社会的关系、院前救护的社会地位和功能,以及与通信、运输、信息、行政管理部门的协调与配合等。从护理工作实际出发,其研究范围主要包括五方面:①开展对急危重症患者评估方法、标准和检伤分类的研究;②开展现场救护技术的研究;③开展院前急救护理仪器、设备开发利用的研究;④开展院前救护理论的研究;⑤开展对全民急救知识和技能培训的研究。

二、院内急诊救护

院内急诊救护是指院内急诊科医护人员接收各种急诊患者,对其进行抢救治疗和护理,并根据病情变化,对患者做出院、留院观察、立即手术、收住专科病房或收住ICU的决定。由于急诊患者病情具有特殊性,其救治工作常需多个科室和医护人员高度协作。其研究范围主要包括三方面:①开展多方位的急救护理理论和临床应用的研究;②开展提高护理技术水平和手段的研究;③开展急救护理管理的研究。

三、危重病救护

危重病救护是指受过专门培训的医护人员,在备有先进监护设备和急救设备的复苏室、抢救室、急诊监护室(emergency ICU,EICU),接收院外和院内的危重病患者,进行全面监护和治疗护理。其研究范围主要包括三方面:①危重患者的监护与治疗;②ICU人员、设备的配备与管理;③ICU技术。

四、灾难救护

灾难医学是急诊医学的一个组成部分,主要包括灾前准备、灾时救援、灾后预防三部分。救护内容包括寻找并救护伤病员、检伤分类、现场急救、运输和疏散伤病员。其研究范围包括两方面:①自然灾难中伤病员的救护;②人为灾难的预防与救护。

五、战地救护

战地救护是指对在战场上负伤者进行及时的止血、包扎等抢救措施,使伤亡人数减少到最低程度,包括心肺复苏、止血、包扎、固定、搬运和空袭救护等。迅速、准确的战场救护可挽救伤员生命,减少伤残,因此,恢复战斗力、巩固战斗意志和对伤员进一步治疗、康复都有十分重要的意义。其研究范围包括对大批伤员实施紧急救护的组织措施和工作方法。

六、急诊医疗服务体系

急诊医疗服务体系是集院前急救、院内急诊科诊治、ICU救治和各专科的"生命绿色通道"为一体的急救网络,即院前急救负责现场急救和途中救护,急诊科和ICU负责院内救护。其研究范围主要包括四方面:①急诊医疗服务体系研究;②急救转运研究和灾害现场组织管理方法研究;③急救护理知识普及研究、救护质量研究;④急救护理理论、技术研究。

七、急救护理教育

急救护理教育包括在校护理专业学生的专业教育、医护人员继续教育和居民急救知识的普及教育。其研究范围主要包括三方面:①急救护理教育人才培养和管理研究;②急救队伍梯队建设研究;③急救护理继续教育研究。

第三节 急诊医疗服务体系

急救医学(emergency medicine)是一门新兴的、跨专业的综合学科,国际上正式承认其为一门独立学科至今仅30余年。随着社会进步、医学科学技术发展,急救医学越来越受到重视。旧的急救系统已不再适应现代社会的发展和人民大众求医的需求,这就需要建立一个崭新的急救体系,即急诊医疗服务体系(emergency medical service system,EMSS)。它既适合于日常急诊医疗工作,又适合于大型灾害或意外事故的急救。近年来,急诊医疗服务体系在国内外迅速发展,受到各级卫生机构和患者的关注。其主要目标是建立一个组织结构严密、行动迅速并能实施有效救治的医疗组织来提供快速、合理、及时的处理,将患者安全转运到医院,使其在医院内得到更有效的救治。

一、急诊医疗服务体系的任务

急诊医疗服务体系的主要任务是对突发疾病、灾害事故的现场紧急救援、转运和院内急诊科、ICU 对各类急危重症患者的抢救和生命支持。各级各部门既要分工明确,又要相互配合,其主要目的是降低病死率和伤残率。

二、急诊医疗服务体系的组织

为提高各地区急救机构的总体救护水平,必须将综合医院与院前急救部门组成上下相通、纵横相连、布局合理的急救网络。在城市各级卫生行政部门和所在单位直接领导下,落实现场急救、途中转运急救和医院各方面急救工作。城市逐步建立健全急救中心(站)、医院急诊科,并与社区卫生服务中心等基层卫生组织相结合,组成医疗急救网。

三、急诊医疗服务体系的管理

健全、规范、完善的急诊医疗服务体系的管理是提高急诊、急救工作的前提和保障。急诊医疗服务体系的管理主要表现在六个方面。

（一）建立院前急救通信网络

现代急救医疗已将通信、运输、急救技术称为院前急救的三大要素,其中通信是第一要素。急救通信网络包括急救中心、救护车派遣中心、急救呼叫、救护车与医院急诊科的无线通信,医疗机构专用急救电话、通信卫星或无线电通信等系统进行通信联系,使急救通信半径能满足急诊医疗服务体系半径的需要,以确保在任何时间、地点和情况下通信畅通无阻。我国目前院前急救机构统一使用的急救电话是 120,部分地区还积极探索 120、110、122、119联动机制。

（二）改善院前急救运输工具

院前急救运输工具目前仍以救护车为主,救护车的装备水平现在已成为衡量一个国家或地区急救水平的标志,但在沿海地区、林区、牧区及有条件的城市,应因地制宜,根据急救需要发展急救直升机或快艇。转送患者的交通工具应由国家统一规定标准。各大中城市的救护车内均装备无线对讲机,其覆盖半径与服务区域一致,各城市实行统一受理、就近派车、按需送院的原则。不少城市急救车辆内还配备卫星定位系统(GPS)和电子地图系统(GIS),其车载台可接收短信息,有助于急救调度人员及时、动态地掌握值班车辆的运行及患者呼救情况,从而更合理有效地调派急救车辆,提高车辆利用效率,缩短急救反应时间,使急救信息传递和调度指令更便捷、更清晰。

各级政府和急救医疗指挥系统,在特殊危急情况下,有权调动本地区各部门、单位、部队及个体运输工具,执行临时性急救运送任务,各级卫生行政部门要制定急救运输工具的使用管理制度,保证其正常运转。

（三）急救人员的组成和保障物资供应

急救人员应由现场最初目击者和消防队员、院前急救医护人员、院内急诊和 ICU 医护人员组成。最初目击者应参与实施初步急救,并能正确进行呼救。2007 年,我国相关部门对消防工作的任务做出新的界定,即"救人灭火、抗灾救援、自救互救",强调以救人为第一宗旨,提倡消防队员接受紧急医疗救护员课程培训。院前急救和院内救护的医务人员,要求有较丰富的临床经验和较强的应急能力,急救操作熟练,基本功过硬,具有独立操作能力。

卫生行政部门对救护车、通信设施、急救医疗的器械、仪器设备和药品、相应的物资要统一要求,实行规范化管理。各医疗单位应根据要求装配齐全,平时准备就绪,放置固定地点,指定专人定期进行检查、维修及更换,做到即调即用。

（四）组织现场救援行动与转运

对于大批伤员的现场急救,应遵循现场急救的原则,在现场负责人统一指挥下,根据伤情进行分类并给予不同的现场救护和转运。

（五）开展社会急救工作

利用报刊、电视、电台、宣传栏、讲座、网络等手段,积极普及急救知识,提高全民急救意识及现场急救知识、基本急救技术操作,如徒手心肺复苏、止血、包扎、骨折固定、搬运等简单处理方法。社会各部门或单位接到急救求援信号时,必须从人力、物力、财力上给予援助,广大群众对各种场所发现的急危重患者,都有义务予以急救、送往医疗单位或向急救部门呼救。在易发生灾害的地区及工伤事故的厂矿,应组织专业性救援队伍或群众,当地铁路、民航及交通运输部门也要同当地卫生部门建立急救医疗协作关系,一旦发现急危重症患者或发生意外伤害事故时,在专业队伍尚未到达现场前即能正确、及时地进行自救和互救。

（六）加强医院急诊科建设,提高应急能力

医院急诊科是急诊医疗服务体系的重要组成部分,是医院急危重症患者救治的首诊场所,24 小时不间断地对来院各类急危重症患者实施救治,体现出时间就是生命。急诊科是否高效率、高质量地抢救各种危重症患者,是一个医院技术水平和管理水平的重要标志。因此,应加强急诊科硬件设施和业务管理,建立健全各项规章制度,推行急诊工作标准化管理。通过有组织、有计划的目标训练,提高急诊科医护人员的急救意识和整体素质。

（七）加强多学科团队合作,提高急危重症患者救治成功率

为进一步提高医院急诊科综合服务能力,提高对多发伤、复合伤、疑难病例的救治水平,充分发挥多学科协同作用,急诊遇多发伤、复合伤等患者需多部门协同实施抢救或需多部门配合的情况,由首诊医师电话邀请相关专业值班人员协助抢救。如遇急性心脑血管疾病,必要时立即启动"胸痛中心"和"卒中中心"多学科绿色通道。多学科团队合作有助于改善患者临床结局、减少不良事件发生,保证救治的规范准确性与患者安全,有效降低急危重患者病死率,提高抢救成功率。

护士在团队中的作用主要包括:①患者支持:在医疗团队合作中,护士是参与急危重症患者救治的主要成员之一。在急危重症患者救治过程中,护士不仅要出色地协助医生完成救治措施,还要高度关注患者及其家属,观察判断和处理疾病变化,尽量满足患者及家属需求;②信息传递与协调、协助:在涉及患者紧急救治和多学科医生会诊救治时,护士应有效协调团队其他成员,进行信息互动与传递,保持与患者和医生及团队其他成员的有效沟通,使团队始终协调一致,相互提供及时高效的支持。

第四节　急危重症护士培训及其资质认证

随着急诊医疗系统的发展,急危重症护理领域也在不断拓展,各种新技术、新仪器的应用不仅提高了救治成功率,也对急诊和 ICU 护理人员的知识与技能水平提出了更高要求。国内外研究指出,专业人才培养与梯队建设仍是目前急诊和 ICU 面临的主要问题。根据《全国护理事业发展规划(2016—2020 年)》的要求,我国将继续加大专科护士培训力度,不断提高专科护理水平。急危重症护理学要深入发展,就要做好人才培训及其资质认证工作。

一、国内外急危重症护士培训

(一)国外急危重症护士培训

发达国家十分重视对急诊护士和危重症护士的培训工作,认为急危重症护士除了需要接受正规教育外,还要经过若干年实践磨炼和一定时间的继续教育,才能逐渐成熟并充当技术骨干力量。为此,美国急诊护士和危重症护士学会开设了大量急诊及危重症护理继续教育项目,可供在职护士选择。急危重症专科护士培训始于 20 世纪 30~40 年代,专科护士培训工作开始后,部分医院通过对护士进行短期培训,使之成为急危重症护理领域的专家。此外,许多大学还专门开设了急危重症专科护士研究生项目。加拿大、英国等国家在 20 世纪 60 年代也开始实施专科护士培养制度,兼有专科证书课程和研究生学位课程两种形式。日本急救医学会护理分会在 1981 年制订了急救护理专家的教育课程和实践技能标准,主要在日本护理学会研修学校中实施。

各国培训内容也不尽相同。例如,美国急诊专科护士证书课程一般包括急诊突发事件的评估及确定优先事项、对医疗和心理紧急情况的快速反应及救生干预、创伤护理核心课程、高级心脏生命支持术、儿科急诊护理课程、急诊护理程序等。日本急救护理专家教育主要进行能力培养,包括抢救技术能力、准确地进行病情分类、调整治疗顺序、把握患者及家属需求并给予援助;教育课程包括理论和专业技术课程,专业技术课程有抢救、分诊和应急沟通技能。

(二)我国急危重症护士培训

我国急危重症护士培训工作起步较晚,近年来逐步受到重视。目前,急救护理学已是各高校护理学专业必修科目,适合于在职护士的各类继续教育项目也较为丰富。随着我国护理学科的飞速发展,专科护士培训又成为一种更高层次的培训形式,主要采取非学历培训,如基地培养、课程班学习、境外与国内护理教育机构合作等。培训多为理论培训和技能培训相结合,培训模式可分为以下三类。

1. 基地培训模式 由基地医院负责,目前我国的专科护士培训以此种形式为主,理论教学(脱产学习)1 个月,在指定医院进行临床实践 2 个月。理论教学内容涉及急诊或急救、危重症监护、学科发展与专科护士发展趋势、循证护理、护理科研、护理教育及突发事件的应对等。专科理论包括重症监护、急救创伤、各种危象、昏迷、中毒等急救最新进展。采取理论讲座、病例分析、操作示范、临床实践等多种形式授课。在具体培训中也十分重视和突出对急救能力的培养。培训考核合格后颁发合格证书。近年来,随着专业型研究生学位在我国的设立和发展,研究生教育形式也成为急危重症专科护士培训的另一种重要形式。

2. 以学校为基础的培训模式 理论部分在学校完成,临床训练部分在医院完成,培训方法设计、培训内容及教学实施由教育机构负责,有业余培训和脱产培训两种形式,培训合格后颁发学校的相关证书。

3. 医院联合培训模式 一个地区的多所医院联合培养专科护士。这种模式最早应用在美国田纳西州,医院管理者和护理领导者通过急危重症监护顾问委员会提供此项目。

二、国内外急危重症护士资质认证

(一)国外急危重症护士资质认证

很多发达国家对急诊和危重护士已实行资质认证(certification)制度,要求注册护士在经过专门培训获得证书后方可成为专科护士。在美国成为急诊护士的条件包括:①具有护理学士学位;②取得注册护士资格;③有急诊护理工作经历;④参加急诊护士学会举办的急救护理核心课程学习并通过急诊护士资格认证考试。日本在 1995 年正式开始进行急救护理专家资质认证。英国、瑞典、奥地利、丹麦等国家对急救和危重症护士的资质认证也有各自要求,待遇也优于普通护士。

为了保证护理工作质量,一些国家还对证书有效期做出具体规定。如美国急诊和危重症护士执照有效期通常为 5 年,其间必须要争取继续教育学分来保持执照有效性,否则会被取消执照或被迫重新参加资格考试。日本护理学会及临床护理专家、专科护士鉴定部门规定:临床护理专家、专科护士必须每 5 年重新进行 1 次资格审查。审查内容包括:实践(工作)时间、科研成绩、专科新知识学习情况。这种非终身制的资格审查机制使高级护理人员具有危机感,促进其自身知识进一步更新完善,推动临床急危重症护理工作向更高方向发展。

（二）我国急危重症护士资质认证

我国急危重症专科护士资质认证尚处于尝试阶段,缺乏统一的资格认定标准。2002 年,中华护理学会与香港危重病学护士协会联合举办了第一届全国性的"危重症护理学文凭课程班",为期 3 个月,成绩合格的护士颁发"危重症护理学业文凭证书",这是全国范围内对危重症护士认证工作的初步尝试。2006 年,在上海市护理学会牵头下,上海市开始进行急诊及危重症护士认证工作,对市各级医院在急诊科或 ICU 工作 2 年以上的注册护士,分期分批进行包括最新专科理论学习、医院实训基地临床实践在内的培训,考核合格发放证书。安徽省立医院也在 2006 年建立了第一个急诊急救专科护士培训基地,已培养大量急救专科护士。目前,在全国范围内各省市正在逐步开展急诊急救和危重症专科护士的培训和认证工作,并已取得一定成效。

（王　芳）

复习思考题

1. 急救护理学的研究范畴包括哪些？哪些领域在现在或未来可做进一步探究？
2. 急诊医疗服务体系管理包括哪几部分？
3. 试述多学科团队合作的重要性。

扫一扫,
测一测

第二章

院前急救的组织与管理

> **学习目标**
>
> 1. 识记：院前急救的概念、特点、任务及原则。
> 2. 理解：院前急救护理管理的要点及国内外院前急救组织形式的差异。
> 3. 应用：正确应用院前急救护理的基本程序开展急救工作。

院前急救（pre-hospital emergency care），也称院外急救（out-hospital emergency care），是急诊医疗服务体系重要组成部分，是指经过专门训练的人员，在急救现场和途中对各种遭受危及生命事件的急危重症伤病员进行的医疗救护，包括现场救护、转运和途中救护。其概念有广义和狭义之分，主要区别在于是否有公众参与。院前急救主要包括以下四层含义：①患者病情紧急、危重，必须立即进行抢救；②患者发病地点在院外，急救时间是在进入医院之前；③院前急救是患者进入医院之前的初期救治，以抢救生命为主，不是救治全过程；④经抢救的患者需及时、安全地运送到就近医院进行延续系统救治。院前急救不仅是卫生服务行业的窗口，它的完善、改进与健全更是一个城市乃至一个国家的社会安全保障体系、应急救援反应能力和急救医学水平的重要标志。

第一节　概　　述

急救医疗模式的发展，使院前急救地点从医院走向家庭、社区或其他院外公共场所，使伤病员能在发生危急情况的第一时间就能得到及时救治。院前急救固然短暂，但及时有效的现场救护及安全转运可为患者赢得宝贵的抢救时间，为院内进一步救治打下良好基础。因此，一个健全的院前急救系统是确保伤病员能在最短时间内得到有效救治的前提，是提高抢救成功率和降低患者病死率、伤残率的有效保证。

当然，院前急救的成功率不仅取决于院前医疗救护水平，它还与公民自我保护意识、自救与互救能力密切相关。为提高全民急救意识，需要在全社会大力推广普及急救知识和技术，使公民增强自我保护意识，减少一切可能发生的伤害，掌握自救及互救基本技能，在突发意外事故时能够运用医学常识采取紧急而正确的急救措施，这样才能真正降低伤病员的伤残率和病死率。

一、院前急救的特点、任务和原则

院前急救具有独特性，且现场伤病员病种复杂，救护人员应遵循一定原则，提高抢救成功率。

（一）院前急救特点

1. 社会性强、随机性强　急诊医学属于医学领域中一门新兴边缘学科，院前急救活动涉及社会各个方面，使院前急救逾越了纯粹的医学领域，表现出较高的社会性。其随机性强主要表现在患者何时呼救，重大事故或灾害何时发生都是未知数。

2. 时间紧急　主要表现在两方面，一是急救人员对患者必须立即处理，刻不容缓，必须充分体现"时间就是生命"的急救理念；二是表现在患者及其家属心理上的焦急，要求迅速将患者送往医院的心情十分迫切。

3. 病种、病情复杂　院前急救的疾病种类广泛，有常见病急性发作、自杀、伤残、突发灾害事故、传染病等，且患者病情程度差异较大。

4. 以对症治疗为主　院前急救时间紧急，医疗环境差，部分患者病史不详、缺乏客观资料支持，仪器设备使用受限等，急救人员难以做出明确诊断，故院前急救以对症治疗为主。

5. 急救环境和条件差　有些急救现场地方狭窄、光线不清、围观人员多、噪声大；有的灾害现场险情未排除，如化学毒气、爆炸物、塌方等可造成人员再损伤；运送途中的发动机声音、车辆颠簸等可使听诊等物理检查受到干扰。

6. 流动性大　院前急救地点可以分散在城市每个角落，患者流向也可以是区域内每一家综合医院。如有突发特大灾害事故时，急救单元也可能会超越行政医疗区域分管范围，前往邻近其他省市县出事地点帮助救援。

7. 对急救人员素质要求高　急救现场流动性大、条件艰苦，人员复杂，医护人员不仅要承担抢救工作，还要维护现场秩序、疏散闲杂人员、协调各部门关系等，这一切都要求急救人员不仅有良好的专业素质，更要有良好的心理和身体素质。

（二）院前急救任务

根据院前急救的社会职能和功能定位，将其任务概括为以下五方面。

1. 平时对呼救患者的现场急救和运送　这是院前急救的主要和经常性任务。呼救患者一般分两类：一类是短时间内有生命危险的患者，称为危重患者或急救患者，如心肌梗死、窒息、休克等，占呼救患者的 10%~15%，其中进行就地心肺复苏抢救的特别危重患者 <5%，对此类患者必须进行现场抢救，目的是挽救生命或维持生命体征；另一类为病情紧急但短时间内尚无生命危险的患者，如骨折、急腹症、重症哮喘等，称为急诊患者，占呼救患者的 85%~90%，现场处理的目的是稳定病情、减轻患者在运送过程中的痛苦和避免发生并发症。

2. 灾难或战争时的院前急救　对伤病员除应做到平时急救要求外，还要注意与现场救灾专业队伍、消防、公安、交通等部门密切配合以及急救人员自身安全。若遇特大灾难有大批伤病员时，应结合实际情况执行有关紧急抢救预案，做好现场指挥、现场伤病员分类和现场救护，区别不同情况，做到合理分流、运送。

3. 特殊任务时救护值班　指重要会议、国际比赛、外国元首来访及当地大型集会时的救护值班，执行此项任务应加强责任心，严防擅离职守。

4. 通信网络中心枢纽任务　通信网络一般由三方面构成：①市民与急救中心（站）的联络；②急救中心（站）与所属分中心（站）、救护车、急救医院即急诊医疗服务体系内部的联络；③急救中心（站）与上级领导、卫生行政部门和其他救灾系统的联络。在通信网络结构中，急救中心（站）承担承上启下、沟通信息的枢纽任务。

5. 急救知识的普及教育　急救知识的普及教育可提高院前急救服务的抢救成功率，可通过网络、广播、电视、报刊对广大公众普及急救知识，定期开展有关现场急救技术及心肺复苏培训，提升公众自救与互救能力。

（三）院前急救原则

院前急救的总目标是采取及时有效的急救措施和技术,最大限度地减轻伤病员痛苦、减少病死率、降低伤残率,为院内进一步抢救打好基础。院前急救应遵守以下七项原则。

1. 快速评估现场环境,立即协助患者脱离危险区域,同时,快速评估伤(病)情。

2. 坚持"先救命后治病"的总原则,做到先救命后救伤,先重伤后轻伤,先复苏后固定,先止血后包扎。如果大批伤病员同时出现,在有限的时间、人力、物力情况下,在遵循"先重后轻"原则的同时,应重点抢救有存活希望的患者。

3. 急救与呼救并重,有多人在现场时,急救与呼救同时进行,以尽快得到外援;现场只有一人时,应先施救再呼救。

4. 争分夺秒,就地取材。

5. 保留并正确储存离断肢体,随患者一起送往医院。

6. 先救治后运送,注意医护搬运协调性。

7. 加强转运途中的监护并及时做好记录。

二、院前急救组织的质量标准

院前急救除应具备现场急救能力外,还需有必要装备,并能安全地将伤病员运送到附近有能力救治的医院进行确定性治疗。国内外急救专家多认为,有效的院前急救组织必须具备以下四项标准:①用最短的反应时间到达患者身边,并根据具体病情转送到合适医院;②给患者提供最大程度的院前救护,使伤亡人数减少到最低限度;③平时能满足该地区院前急救需求,发生灾难事件时应急能力强;④合理配备和有效使用急救资源以获取最佳社会效益和经济效益。用上述标准衡量不同组织形式,可以较为客观地反映其院前急救能力。

由于目前全国城市院前急救模式不同,相对稳定性的经验也不够成熟,但就院前急救组织质量管理内容而言,其共性环节包括:通信网络、运输工具、急救技术、急救器材装备、急救网络、调度管理。其中,通信网络、运输工具和急救技术是院前急救三大要素。

（一）通信网络

通信是院前急救的第一环节,通信管理的目标是建立健全现代化急救通信网络,确保在任何时间、任何地点急救通信畅通无阻。

具体要求:①"120"急救电话收接通畅,电话进线数要满足需要,24小时有专职指挥调度人员值守;②自动记录呼救时间,自动同步录音,此举既能提高工作效率,又能有效避免医疗纠纷;③自动显示急救呼救方位,自动显示救护车动态变化,自动推荐合适的急救分站值班车辆,大屏幕投影能随时显示急救现场地图和值班车辆;④急救资料计算机存储并统计,方便回顾查阅;⑤危重患者病情资料输入计算机存储,一旦遇到持卡者发病抢救,可通过计算机查询既往资料,从而提高抢救成功率。

（二）运输工具

在现代院前急救中,救护车、飞机等不仅是运送工具,更是"流动急诊室"。目前我国院前急救最常用的运送工具是救护车,保证车辆的完好状态是快速急救的重要保证。救护车分为普通型和危重病监护型,普通型救护车备有供氧装置、担架和急救箱等简单设备,危重病监护型救护车除简单设备以外还备有多功能监护仪、除颤仪、起搏装置、气管插管、电动吸引器及多种急救药物,有的还备有自动呼吸器、自动胸外心脏按压机等。

对于救护车的管理工作,要求坚持车辆维修保养制度,保持车辆完好;严格24小时值班制度,受理呼救电话后在规定时间内发车;坚持随车记录制度,准确及时记录患者病情和院前急救情况及效果;建立车内急救用品和仪器设备维护制度,确保救护质量。

（三）急救技术

院前急救工作的成效,很大程度上与急救技术水平高低有关。因此,要建立院前急救专业人员的准入制度、培训与考核制度及现代化院前急救管理制度。

在我国,院前急救人员上岗培训、资格考试尚无统一标准及规定,各地标准在内容和形式上也各具特点。基本要求:急救医师必须持有执业医师资格证书,毕业后从事医疗工作 3 年以上,从事急诊科工作 1 年以上,参加过院前急救知识及操作技术培训并考试合格;急救护士必须持有执业护士资格证书,毕业后在医院急诊科工作 1 年以上;医疗救护员(emergency medical technician,EMT)或称救护技术员(ambulance technician),是指包括救护车司机及救护车内的救护人员,可从大、中专护士及医师中选拔,必须接受急救医学系统培训,重点强调技术操作部分,要求必须取得驾照。

所有急救人员要身体健康、责任心强、服务态度好。上岗前均应接受心肺复苏、外伤止血、包扎、固定、搬运的培训与考核;掌握院前急救设备、器材使用方法;掌握常用急救药品的数量、剂量及使用方法。

（四）急救器材装备

救护车内药品、器械配备是否完备与合理直接影响院前急救效果。目前全国还没有制定救护车内药品、器械数量配备相关标准。因此,各地区院前急救组织应按照当地实际情况配备,以确保药品、器械满足急救需要。

（五）急救网络与调度管理

1. 急救中心设置原则　一个城市原则上只能设置一个急救中心。急救中心一般应设在城市中心,交通方便地带,有利于车辆出入。可设在医院内或医院外,在院外设置最好靠近大医院,便于形成急诊医疗服务体系。按照行政区域划分,省、市、县三级急救医疗急救中心应独立设置,形成三级急救医疗服务网络。20 万~30 万人口原则上可设置 1 个急救分站,分站再根据辖区人口分布、面积、急救反应时间设置相应急救点。

2. 急救车辆与人员配备　急救车辆配备一般按 5 万~10 万人口配备 1 辆急救车为宜,工作人员总数应根据车辆数配置,一般 1 辆急救车配置 5 人,即驾驶员、医生、护士、担架员等,经济发达区域、灾害多发区域可增加急救车比例,驾驶员数量与急救车辆数配比以 5∶1 为妥。

3. 急救半径和院前急救反应时间　急救半径和院前急救平均时间是反映院前急救质量最为重要的指标之一。急救半径是指急救单元执行院前急救服务区域的半径,它代表了院前急救服务范围最长直线辐射距离。目前,我国规定城市急救半径≤5 千米,农村急救半径≤15 千米;院前急救反应时间是指从医疗急救呼救开始,到急救单元抵达急救现场并展开抢救所需时间,包括通信时间、出发时间、到达现场途中时间和到达患者身边时间。平均反应时间指区域内每次反应时间的平均值,我国要求市区内不超过 15 分钟,郊区不超过 30 分钟。

📖 知识链接

医疗救护员

医疗救护员是指运用救护知识和技能,在各种急症、意外事故、创伤和突发公共卫生事件现场施行初步紧急救护的人员。在美国等发达国家,从事院前医疗急救的专业人员除医生和护士外,还有医疗救护员。长期以来,我国医疗救护员处于空白状态,影响着院前急救的实施质量。2005 年,我国原劳动和社会保障部与卫生部联合发布公告,将医疗救护员纳入卫生行业特有职业,但其后将近10年该职业相关工作基本处于停滞状态。

2013年11月,国家卫生和计划生育委员会(现国家卫生健康委员会)颁布了《院前医疗急救管理办法》,其中第十九条明确指出:"从事院前医疗急救的专业人员包括医师、护士和医疗救护员。医疗救护应按照国家有关规定经培训考试合格取得国家职业资格证书。"因此,自该办法施行起,我国院前医疗急救新增了医疗救护员这支力量。

第二节　院前急救组织体系

院前急救是急诊医疗服务体系的重要组成部分,由于国情和经济实力差距,世界各国在院前急救模式上各有异同。

一、国外院前急救组织形式

目前世界上主要的院前急救组织体系形式有美英模式和欧陆模式,这两种模式对于急救人员的要求不尽相同,各有优缺点。

(一)美英模式

以美国、英国、澳大利亚等为代表,是集医疗急救、消防和警察为一体的急救模式。该模式最显著特征是在最短时间内"将患者送到医院",一般采用统一的急救电话号码。院前急救理念是在现场对伤病员进行简单处理,然后转送到附近医院,救护车上无医师参与,主要由医疗救护员、消防或警察组成,现场处理时间一般不超过30分钟,多采取对症治疗,只能使用少数指定药物。

(二)欧陆模式

以法国、俄罗斯等欧洲国家为代表,该模式显著特征是在最短时间内"把医院送到患者身边",一般有专用的医疗急救电话号码。院前急救理念是将最好的急救医师送到现场,在现场稳定伤病员病情并提供高水平医疗救护,然后根据病情将伤病员送到相关医院,救护车配备医师或助理医师、护士,设施配备也较齐全、先进,现场处理时间大多超过30分钟,抢救不限于简单对症治疗,随车医师可以使用各种急救药品。

二、我国院前急救的组织形式

我国急救医疗服务事业到20世纪80年代进入了新的发展阶段,1980年原卫生部在北京召开了新中国成立以来第一次急救工作会议并颁布了《关于加强城市急救工作的意见》。会后,许多大城市对院前急救体制、通信联络方式、组织形式等进行了探索和实践,相继建立了急救中心或急救站。进入20世纪90年代以后,我国在发展急救机构、建立急救网络、形成急救医疗服务系统等方面开始与发达国家接轨,并具有自身特色,形成了包括院前急救、医院急诊科、医院ICU和各专科"生命绿色通道"的急诊医疗体系,并已在急危重病救治和大型灾难及意外事故的救助中起了重要作用。但由于各地在经济实力、城市规模、急救意识、服务区域及传统观念等方面差异较大,在设立院前急救医疗机构时,所采取的院前急救模式亦各有特点。我国城市院前急救模式主要有以下五种类型。

(一)独立型

以沈阳、北京急救中心为代表。由院前急救、院内急诊科和ICU构成,实行院前、院内急救一体化模式。院前急救由医生、护士协作承担,部分患者经院外抢救处理后转送中心监护室继续治疗,部分患者则被转运到其他医院。

(二)指挥型

以广州急救中心为代表。由急救指挥中心负责全市急救工作总调度,以若干医院急诊科为区域,按医院专科性质分片负责急救。其特点是急救中心与各医院没有行政隶属关系,不配备车辆和人员,但拥有全市急救工作调度指挥权。

(三)院前型

以上海、杭州和北京急救中心为代表。急救中心配备专业人员和车辆,为独立的医疗卫生机构,既有调度指挥权,又有人、财、物等资源调配权。城市按急救半径设立急救分站,并与急救网络医院紧密结合,形成完整的急救链。急救中心只负责院前急救部分,不设病房。

(四)依托型

以重庆、海南急救中心为代表。实行急救中心依托于一所综合医院为主的模式,院外救护机构实质上是医院的一个部门,同时受医院和卫生行政部门领导,形成"一套班子、两块牌子"的机构框架,具备病房、门诊和住院部。

(五)附属消防型

香港实行此模式。负责院前急救科的组织隶属消防机构,由消防队监管,并与警察部门密切协作,共同使用一个报警电话"999",总部下设多个救护站,形成急救网络,其纪律严明,反应迅速。

三、院前急救的护理管理

良好的院前急救护理管理是院前救护工作成功的重要保证,主要包括护理人员的组织管理和对急救药品、器械、医疗设备的管理。

(一)院前急救护理人员的组织管理

目前,无论哪一种形式的急救机构,院前急救护理人员都是接受科主任和护士长的双重领导,以护士长领导为主。护理人员的配备根据急救单位规模、任务、服务半径等因素决定。根据院前救护的工作特点,对院前救护的护理人员要求如下。

1. 具有良好的职业道德和团队协作精神 这是最重要的方面,要求在时间、组织、纪律、技术等方面保持高度协调一致,和院前救护的所有成员齐心协力,配合默契。

2. 坚守岗位,能随时准备赶赴现场 院前救护无时间规律,紧急呼救随时出现。因此,护理人员应随时处于应急待命状态,接到指令后能立即赶赴现场展开抢救工作。

3. 掌握检伤分诊技术,实施有效救护 院前救护任务首先是救命、对症处理,护理人员应与医生密切协作,对伤病员迅速准确分诊,分秒必争地抢救生命,待病情稍稳定后再安全转运。

4. 掌握常见急危重症的救护理论和技术 院前救护的患者病种、伤情复杂多样,护理人员必须掌握全面的专业知识,具有病情观察、判断能力和过硬的操作技术,熟练使用各种抢救仪器和设备,才能为患者实施有效救护。

5. 掌握急救药品的作用机制、给药途径和注意事项 现场抢救时,用药和治疗常依据医生口头医嘱,护理人员只有熟悉急救药品,才能在抢救过程中准确无误执行医嘱,达到抢救目的,同时应遵循口头复述医嘱的原则,保存用药后的空安瓿,以便查对和记录。在病情允许的情况下,应准确及时记录伤病员病情和院前急救情况及其疗效。

(二)院前急救药品、医疗器械的管理

1. 急救药品 严格交接班;药品的品种、基数要求固定,用后及时补充,注意药品有效

笔记栏

日期;无菌物品必须注明消毒日期,保持清洁与干燥,严格按照无菌要求保管;毒麻药品加锁保存,严格遵循使用制度。

2. 医疗器械　专人负责,认真交班,妥善保管;救护车内各种器械、医疗设备必须定数量品种、定点安置、定人保管、定期检查、定期消毒灭菌;所有的器械、仪器、物品都应登记,建立完善的档案;遵守随车记录制度,坚持车辆维修保养制度,始终保持车辆状态良好;对医疗器械,特别是贵重、精密仪器,使用前应组织培训,熟练掌握其性能和操作程序。

第三节　院前急救护理的基本程序

院前急救的目的是提高生存率,降低伤残率和病死率。护理人员必须掌握急救护理基本程序和基本抢救技能,才能快捷、准确、有效和安全地做好现场救护。

一、紧急呼救

国际上将呼救列为急危重症患者"生存链"的第一步,患者或第一目击者应立即启动救援系统,这对急危重症患者能否获得及时救治至关重要。呼救网络系统的"通信指挥中心"对急救电话应立即做出反应,根据患者所处位置和病情,指令就近的急救站、急救中心或医疗部门立即赶赴现场进行救护,以节约救援时间,提高工作效率。

我国医疗急救电话号码为120。使用电话呼救时应用简练、准确、清楚的语言说明地点、患者目前情况及严重程度、伤病员人数及存在的危险。注意事项如下。

1. 告知患者性别、年龄、病情和具体症状,是否有神志不清、胸痛、呼吸困难、肢体瘫痪等症状,以便急救人员做好准备,到达后对症抢救。

2. 清楚、准确地讲明患者详细地址,救护车进入的方向、位置及等待救护车的地点,特别是夜间,以便急救人员可迅速、准确地到达现场。

3. 留下可联系的电话号码并保持电话畅通,以便救护人员随时通过电话联络,进一步了解病情和电话指导抢救。

4. 当遇到灾难事故、突发事件时,要说明伤害性质、严重程度、发生原因、受伤人数,以及现场已采取的救护措施等。

5. 说清楚以上内容,得到"120"指挥中心示意挂机后方可挂机。

知识链接

医疗优先分级调派系统

医疗优先分级调派系统(Medical Priority Dispatch System,MPDS)是一套嵌入在"120"调度系统中的急救医疗知识体系的智能软件,系统将患者急救情况按照"轻重缓急"分为六个等级,有效指导"120"调度员科学规范地开展现场评估、电话指导、分级处理等工作。调度人员在接到呼救后,根据系统提示,准确评估病情,并根据轻重缓急,对急、危重症患者优先调派救护车。同时,调度人员还通过电话为呼救者提供清晰、易于遵从、恰当的医疗指令,指导现场人员或有能力的患者采取力所能及的措施进行自救和呼救,以稳定患者病情,实现"零分钟"响应,提高院前急救抢救成功率。

二、现场伤(病)情评估

救护人员赶赴现场后,应快速评估现场环境是否危险,是否会对救护者和伤病员造成危害。如果环境存在危险,应迅速撤离危险环境。对急危重症伤病员进行伤(病)情评估时,医护人员必须将抢救患者生命放在第一位,树立边评估边救护、边救治边进一步评估的观念。

(一)评估方法

伤(病)情评估包括询问病史、了解症状及对伤病员进行体格检查,评估时尽量不要移动伤病员的身体,尤其是对不能确定的创伤和心肌梗死患者。

1. 病史　通过询问伤病员、目击者或家属,了解事情发生经过,特别注意与病情有关的细节问题,病史询问务求简单明确、有针对性。

2. 症状　在询问病史同时迅速判断患者已出现的症状,包括疼痛、麻木、失去知觉、眩晕、恶心和抽搐等。

3. 体格检查　根据病情,通过视、触、叩、听等检查方法,迅速对伤病员头颈部、胸部、腹部、骨盆、脊柱及四肢进行检查,简单扼要,突出重点,尽早发现是否有直接危及患者生命的症状和体征。

(二)评估程序

评估目的是迅速找出可危及伤病员生命的首要问题,目前常采用 ABCDE 程序。

1. A(Airway,气道)　判断伤病员意识是否存在;检查伤病员气道是否通畅,有无口腔内异物、血液分泌物和舌后坠等。

2. B(Breathing,呼吸)　观察伤病员呼吸情况,注意其频率和幅度,考虑呼吸交换量是否足够。

3. C(Circulation,循环)　检查伤病员有无脉搏、脉搏频率是否规则、有力及血压情况等,尤其应迅速判定有无心搏骤停,以便立即开始心肺复苏。

4. D(Decision,决定)　根据对呼吸、循环所做出的初步检查,迅速对伤病员的基本情况做出判断,并决定要进行哪些紧急抢救措施。

5. E(Examination,检查)　经过上述基本检查,如病情需要和许可,再做进一步检查。

评估时要求动作迅速、轻柔,针对不同病因的伤病员评估侧重点不同,绝不可因为评估而延误抢救及转送时机。

三、伤病员现场分类

伤病员现场分类是院前急救工作的重要组成部分,是加快伤病员救治和转送速度的一种有效组织手段。其主要目的是快速、准确地判断病情,掌握救治重点,确定救治和运送次序。

(一)现场伤病员分类原则

1. 简单快速原则　平均每名伤病员分类时间≤1分钟。

2. 分类分级原则　灵活掌握分类标准,先重后轻、合理调配。

3. 救命优先原则　灾难现场检伤分类一般不包括对伤病员的治疗,但出现气道梗阻等危及生命的情况,且简单手法即可缓解伤病员紧急状况时,则先救后分或边救边分。

4. 自主决策原则　检伤人员有权根据现场需要和可利用资源等情况,自主决定伤员流向和医学处置类型。

5. 重复分类原则　医护人员每隔一段时间再次对伤病员进行伤情评估。

6. 公正有效原则　为尽可能挽救更多的伤病员,兼顾公平性和有效性是现场检伤分类

笔记栏

的基本伦理原则。

（二）伤病员分类卡

在检伤分类同时，要给伤病员挂上相应的病情分类卡，以便参加抢救的医护人员按分类卡片进行相应处理。此卡由急救系统统一印制，卡片项目应包括：伤病员姓名或编号、初步诊断、是否需要现场紧急处理等，卡片常挂在伤病员左胸衣服上，卡片颜色代表不同伤情（表 2-1）。

表 2-1 伤病员分类

卡片颜色	伤(病)情等级	伤(病)情判断
红色	危重伤	伤情非常紧急，危及生命，需立即给予基础生命支持，并在 1 小时内转运到确定性医疗单位救治
黄色	中重伤	生命体征稳定的严重损伤，有潜在危险。此类伤员在 4~6 小时内得到有效治疗
绿色	轻伤	不紧急，能行走的伤病员，损伤较小，可不需要立即入院治疗
黑色	致命伤	已死亡或没有生还可能性或治疗为时已晚的伤病员

（三）现场急救区划分

当现场有大批伤病员时，最简单、有效的急救区域应设有以下四个区域（表 2-2）。

表 2-2 现场急救区划分

区域	收治伤病员类别
收容区	伤病员集中区，在此挂上分类标签，为急救人员抢救工作提供方便，此区要提供必要的紧急复苏等抢救措施
急救区	用以接收危重伤和重伤患者，在此做进一步抢救治疗工作
后送区	接收能自己行走或较轻的伤病员
太平区	停放已死亡的伤病员

四、院前急救护理

在进行初步的病情评估和现场伤病员分类后，护士应配合医生对伤病员进行急救处理，并根据医嘱给予相应护理。

1. 取合理体位 在不影响急救处理的情况下，可根据不同受伤部位和病情采取合适体位。最常用的是平卧位头偏向一侧或屈膝侧卧位，这种体位可以使伤病员尽可能放松且保持呼吸道通畅，防止误吸发生；对疑有颈椎或脊柱、骨盆骨折者则宜平卧于硬担架上并做好固定；安置体位后，要注意保暖；如无必要，不要对清醒患者反复询问，应尽量保持患者安静休息以避免增加心理压力。

2. 维持呼吸功能，保持呼吸道通畅 对呼吸停止者，应迅速建立人工气道，如环甲膜穿刺、应用简易人工呼吸器、气管内插管等；窒息者要注意清除口、咽喉和气管内异物及痰液等；对昏迷者要防止舌后坠，可将患者头后仰或用口咽管通气或用舌钳牵出舌并固定；对缺氧者应及时给予有效氧气吸入；对张力性气胸者，应立即行胸腔穿刺排气减压；对开放性气胸者，应立即加压包扎封闭创口。

3. 维持循环功能 对心搏骤停患者，应立即行胸外心脏按压，有条件时应及时进行心脏电除颤、心电监测及药物治疗等。

笔记栏

4. 充分暴露患者身体,处理外伤　在院前急救现场中处理猝死、创伤、烧伤等患者时,为便于抢救和治疗,均需要适当地脱去患者衣物,为避免操作不当加重伤情,需掌握一定技巧。

(1)脱除头盔法:如伤病员有头部创伤,且因戴头盔而妨碍呼吸时,应及时去除头盔,对于疑有颈椎创伤者应十分慎重,必要时与医生合作处理。操作方法:用力将头盔的边向外侧扳开,解除头部压力,再将头盔向后上方托起,即可去除;整个动作应轻稳,避免加重伤情;如伤病员无颅脑外伤且呼吸良好,去除头盔较为困难时,可不必去除。

(2)脱上衣和长裤法:如患者有一侧肢体受伤,当脱衣袖或裤腿时,应先脱健侧、后脱患侧;如患者生命垂危或穿有套头式衣服较难脱去时,可用剪刀剪开。

(3)脱鞋袜法:托起并固定患者脚踝,以减少震动,解开鞋带,向下再向前顺脚方向脱下鞋袜。

5. 建立有效的静脉通路　迅速建立两条静脉通道,静脉输液最好使用留置针,以保证快速、通畅地输入药物。

6. 对症治疗　针对不同伤(病)情,可针对性采取止血、包扎、固定、止痛、解毒、降温、平喘、解痉等救护措施。

7. 维持中枢神经系统功能　强调在现场急救实施基础生命支持时,即开始注意脑保护,视条件可采用冷敷、冰帽、乙醇擦浴、冰袋等降温措施,并及时应用脱水药物降低颅内压。

8. 防止差错事故　现场急救时医生只下达口头医嘱,护士必须执行"三清一核对"原则(听清、问清、看清,核对药物名称、剂量、浓度、用法、配伍禁忌),严防差错事故发生,用过的安瓿应暂时保留,以便查对。

9. 心理护理　由于突遇意外伤害或急症,患者缺乏足够的心理准备,会出现紧张、焦虑、恐惧、忧郁等各种心理反应,护理人员镇静、有序地进行救护工作本身就可使患者产生心理慰藉和对医务人员的信任感。在进行救护的同时,要关怀、安慰患者,对于患者家属,应客观地介绍病情,取得其合作与理解,使抢救工作得以顺利进行。

五、安全转运

案例分析

2020 年 3 月 9 日 4 时 36 分,某医院急诊科"120"专用电话急促响起!有出车任务——康复路长乐西路街道 78 岁老人晕倒!几乎与此同时,急诊科的电脑屏幕上已收到从"120 急救指挥中心"传送回来的患者详细资料,包括症状、病史、详细地址、联系人电话等,并即刻打印出来,方便医务人员出车时查对。急诊科张护士放下电话后,立即通知正处于 24 小时待命状态的医生、司机和两名担架工。

请问:为将患者从现场安全转运回医院,张护士需要做哪些工作?

ER-2-1

参考答案

院前转运是指将急危重、创伤或灾难患者从现场转送到医院的过程,是院前急救的重要组成部分,其转运的质量与患者病死率和致残率密切相关。由于现场救护条件有限,在伤病员病情允许的情况下,应尽快、安全地转送到医院内进行进一步诊断和治疗。

(一)一般患者的安全转运

1. 转运前救护准备　在转运前,救护人员应进一步检查救护车上的急救药品、器械和

笔记栏

设备,针对病情做好充分准备工作,确保途中正常使用。搬运患者前应向患者、家属或与患者有关的人员进行转运前解释,说明病情、途中可能出现的情况及可能发生的意外危险等,取得其同意、理解与合作。转运前再次测定各项生命体征,根据病情用药,维持循环、呼吸功能稳定。

2. 选择合适的转运工具,做好转运途中的护理 转运伤病员所用工具有担架、汽车、火车、轮船、飞机等,而救护车是最主要的运输工具,其性能好坏直接关系到转运质量。转运既要迅速又要注意安全,转运过程中应加强对伤病员病情观察并做好抢救、观察和监护记录。

知识链接

空中医疗转运模式

近年来,随着我国经济快速发展和人民生活水平不断提高,社会对医疗服务的需求与要求也逐渐提高。传统单一的地面急救服务体系已经不能满足人们对急救服务日益多元的需求,而建立空中立体化、国际化的医疗急救体系,已经成为完善医疗急救体系的必然趋势。

空中急救转运对象主要分为两类,一类是紧急抢救后病情稳定,可以经受飞行航程的患者;另一类是病情危重,需要前往医疗资源丰富的城市进行手术等救治的患者。北京率先开始空地救援,主要应对处置特大型城市突发事件,维护安全稳定,防灾减灾,实现立体化救援,并对重大赛事起到保障作用。北京市红十字会紧急救援中心(999)率先开创了全国红十字人道救助体系救援模式先河,开展了全方位、立体化、国际全程无缝隙式的空中医疗转运模式。2014 年国内发售了首个空中紧急救援险。

3. 认真交接伤病员 急危重症伤病员安全运送到达急救中心或接收医院的急诊科时,院前急救人员应将伤病员的现场情况、已采取的急救措施、用药情况、各种安置的管道、途中状况及目前情况等向接诊医护人员做详细介绍,以便更好地进一步展开对伤病员的院内后续救治。

完成院前急救任务后,急救人员应及时补充救护车内的急救药品,维护急救仪器,并对救护车进行消毒处理,使其处于完好备用状态。

(二) 灾难患者安全转运

灾难往往突然发生,具有极强的破坏性,其规模和强度常超过受灾地区的自救能力或承受能力,重大灾难更是能在短时间内导致大量人员伤亡,而此时灾区自身的医疗条件往往相对不足,急需将大批伤病员快速转运,以获得更加有效的救治。如何做好快速、平稳的转运工作,提高伤病员转送率,对降低伤病员的伤残率和病死率有着重要作用,也是对医务人员、灾难管理人员的严峻挑战。

1. 重大灾难后大批伤病员转运管理 重大灾难后大批伤病员需进行安全转运,而转运涉及的人、财、物等信息众多,如缺乏统一的指挥和得当管理,必然导致整个转运秩序混乱以及工作效率降低,影响救治效果。伤病员转运管理的首要任务是在灾难发生第一时间迅速建立灾区转运中心指挥部,由当地卫生行政部门担任总指挥,承担协调现场医疗卫生救援任务;由各医疗队队长担任分组长,承担医疗救援和伤病员转运任务。高效管理、充分准备、详尽计划、周密安排以及强有力的医疗保障是重大灾难医疗运送成功的前提和保证。

2. 重大灾难后大批伤病员转运原则 由于重大灾难现场往往缺乏足够的医疗设备、人力资源和手术场地,迫切需要将伤病员快速转运、尽快开展深入治疗。但伤病员转运的最佳时机及转运顺序目前尚无统一规定,一般应遵从"先急症、后轻症"原则。

(1) 转运分类:分类的目的是使伤病员能迅速到达确定性治疗机构。根据各类伤情救治措施的最佳实施时间、转运工具及转运环境特点,做好以下分类:①识别需要立即抢救的患者,同时将危害他人或环境的伤病员隔离;②做好伤病员伤情分类,以便确定救治优先的伤病员;③判断患者对转运的耐受力和转运的紧急性。

(2) 明确转运顺序:危及生命需立即治疗的伤病员应优先转运;其次考虑需急诊救治可能有生命危险的伤病员;再次是需随时观察的非急性损伤伤病员;最后是不需医疗救援或现场已经死亡者。

(3) 评估转运的安全性:伤病员转运应遵循 NEWS 原则:①Necessary:每一步骤是否必要? ②Enough:治疗是否充分? ③Working:治疗是否有效? ④Secure:转运是否安全?

伤病员转运前应再一次全面评估转运的安全性。具体包括:①检查气道,明确是否需要气管插管;②观察呼吸状态,必要时可安置鼻胃管并妥善固定,以防因镇静剂或插管引起的误吸;③监测生命体征和血氧饱和度,转运时不可间断;④记录神经系统检查结果和 GCS 评分,必要时给予镇静剂。

确定转运目的地及完成转运前伤情评估后,还要根据伤情、到达医疗单位距离、当地地理及气候条件、伤情是否稳定和局部资源等综合决定转运方式,同时结合转运途中可能出现的意外情况、沿途医疗单位及救治水平等做出转运中的安全评估。

(4) 知情同意:待伤病员病情相对平稳适合转运时,向伤病员及家属交待伤情,并告知转运的必要性和转运途中可能发生的意外,征得同意并签字后实施转运。

(5) 保持通信线路畅通:转运前与接收医院做好电话沟通,接收医院应了解初步诊断及处理情况等,并随时与转运人员保持联系。需紧急检查、治疗或手术的伤病员,医院应通知相关科室或人员做好准备。

●(张银娟)

复习思考题

1. 作为一名院前急救人员,应该具备哪些素质?

2. 院前急救中,护士如何对患者进行急救处理?

3. 当你在野外见到有人晕倒,作为第一目击者,你如何对患者进行现场评估?

扫一扫,
测一测

PPT 课件

参考答案

第三章
院前急救技术

学习目标

1. 识记：能准确复述呼吸道异物梗阻的概念、临床表现。
2. 理解：能举例说明止血、包扎、固定、搬运、口咽通气管、鼻咽通气管、喉罩、环甲膜穿刺、环甲膜切开的适应证、禁忌证和注意事项。
3. 应用：能正确应用止血、包扎、固定和搬运技术；能正确实施口咽通气管置入术、手拳冲击法（Heimlich 手法）。

案例分析

患者，男性，32 岁，自驾摩托车行驶中与对面行驶车辆发生碰撞，当时感到双下肢疼痛、畸形、活动受限，有伤口出血不止。呼叫"120"，救护车于 10 分钟后赶到现场。

请问：
1. 若对该伤员采用止血带止血，应注意哪些问题？
2. 如何对该伤员进行下肢骨折固定？

在我国，因突发伤病意外死亡的病例中，很多是由于没有得到及时有效的现场急救处理而造成的。因此，普及院前急救知识和技术，是一项全民性工作和任务，可极大地降低突发疾病或意外事故时患者的病死率和伤残率，提高抢救成功率。

第一节　止血、包扎、固定、搬运

止血、包扎、固定、搬运是外伤救护的四项基本技术。在实施现场外伤救护中，通知就近医院的同时，应本着"先重后轻、先急后缓、先止血包扎、再固定搬运"的原则，沉着、迅速开展急救工作。

一、止血

在各种突发外伤中，出血是最常见、最突出的症状。有效止血是挽救患者生命、降低病死率的重要技术。

（一）出血的分类

出血的分类见表 3-1。

表 3-1　出血的分类

类型	性状	颜色	速度	量
动脉出血	喷射状	鲜红	快	多
静脉出血	涌泉状	暗红	稍缓慢	较多
毛细血管出血	水珠状或片状渗出	鲜红	慢	少

（二）用物

止血可用的材料很多,在现场急救中可用无菌敷料、绷带,甚至干净的毛巾、衣物、布料等进行加压包扎止血,也可用充气止血带、橡皮止血带等止血,但禁止用电线或铁丝等物代替。

（三）止血方法

院外急救止血方法有加压包扎止血、指压止血、加垫屈肢止血、填塞止血、止血带止血等。一般的出血可以使用加压包扎法止血,但大动脉出血最常用的是指压止血法和止血带止血法。

1. 加压包扎止血法　是最常用的止血方法,既可以止血,又可以达到包扎伤口的目的。方法:无菌敷料覆盖伤口,再用纱布、绷带做适当加压包扎,松紧度以能达到止血为宜,必要时可将手掌放在敷料上均匀加压。适用于小动脉、中小静脉和毛细血管出血(图 3-1)。

图 3-1　加压包扎止血法

2. 指压止血法　是最简单的止血方法,根据动脉走行位置,用手指压迫伤口近心端动脉,阻断其血运,能有效达到快速止血目的。适用于头、面、颈部和四肢动脉出血(表 3-2)。

表 3-2　常见出血部位按压止血方法

出血部位	按压部位	解剖部位
头顶部及前额出血	同侧耳屏上前方 1.5cm 处	压迫颞浅动脉(图 3-2A)
面部出血	下颌骨下缘、咬肌前缘凹陷处搏动点	压迫同侧面动脉(图 3-2A)
枕部出血	耳后乳突下稍往后的搏动点	压迫同侧枕动脉(图 3-2A)
颈部、面部、头皮部出血	气管外侧与胸锁乳突肌前缘中点之间	压迫同侧颈总动脉(图 3-2B)
肩部、腋部、上臂出血	锁骨上窝中部,胸锁乳突肌外缘的搏动点	压迫同侧锁骨下动脉(图 3-2C)
前臂出血	肱二头肌内侧沟中部搏动点	压迫同侧肱动脉(图 3-2D)
手掌、手背出血	手腕横纹稍上方的内、外侧搏动点	压迫同侧尺、桡动脉(图 3-2E)
大腿出血	大腿根部腹股沟中点偏内侧的下方搏动点	压迫同侧股动脉(图 3-2F)
足部出血	足背中部近脚腕处和足跟与内踝之间的搏动点	压迫同侧的胫前、胫后动脉(图 3-2G)

3. 加垫屈肢止血法　在肘窝、腘窝垫以棉垫卷或绷带卷,将肘关节或膝关节尽力屈曲,借衬垫物压住动脉,并用绷带或三角巾将该肢体固定于屈曲位,以阻断关节远端的血流达到

笔记栏

图 3-2　指压止血法

A. 头面部浅动脉示意图;B. 颈总动脉指压法;C. 锁骨下动脉
指压法;D. 指压肱动脉;E. 指压尺、桡动脉;F. 指压股动脉;
G. 胫前、胫后动脉指压法

止血的目的。多用于肘关节或膝关节远端肢体受伤出血,对疑有骨折或关节损伤时禁用此法(图 3-3)。

4. 填塞止血法　指用无菌敷料填入伤口内,压住破裂的血管,外加大块敷料加压包扎。适用于大腿根、腋窝、肩部等难以用一般加压包扎处理的较大而深的伤口出血。

5. 止血带止血法　一般适用于四肢较大动脉的出血,或采用加压包扎后不能有效控制的大出血。常用的有充气止血带和橡皮止血带,在紧急情况下也可用绷带、布带、三角巾等代替。

(1) 勒紧止血法:在伤口的近心端将叠成带状的三角巾绕肢体一圈为衬垫,第二圈压在第一圈上面勒紧打结(图 3-4)。

(2) 绞紧止血法:将三角巾叠成带状,在伤口的近心端绕肢体一圈,两端向前拉紧打一活结,并在一头留出一小套,用小棍做绞棒,插在活结内绞紧,再将小棍另一头插入小套内,将小套拉紧固定即可。

图 3-3　加垫屈肢止血法
A. 上肢加垫屈肢止血法；B. 下肢加垫屈肢止血法

图 3-4　勒紧止血法
A. 近心端绕肢体一圈；B. 第二圈上方勒紧打结

　　(3) 橡皮止血带止血法：抬高患肢，将衬垫物置于止血部位皮肤上。一手掌心向上，手背贴紧肢体，止血带一端用拇指和示指夹住，留出长约 10cm 的一段，另一手拉较长的一端，适当拉紧拉长，绕肢体两圈，用前一手的示指和中指夹住止血带末端用力拉下，使之压在缠紧的止血带下面即可(图 3-5)。

　　(4) 卡式止血带止血法：将涤纶松紧带绕肢体一圈，然后将插入式自动锁卡插进活动锁紧开关内，一只手按住活动锁紧开头，另一只手紧拉涤纶松紧带，直到不出血为止。放松时用手向后扳放松板，解开时按压开关即可。

　　止血带是止血的应急措施，在使用过程中过紧会压迫损害神经或软组织，过松起不到止血作用，过久会引起肌肉坏死、厌氧菌感染，甚至危及生命。因此，使用时应注意：①部位要准确：止血带应扎在伤口的近心端，尽量靠近伤口；②皮肤与止血带之间要加衬垫，以免损伤皮肤，切忌用绳索或铁丝直接加压；③压力要适度，止血带的松紧以远端动脉搏动刚好消失为宜；④凡是使用止血带的患者必须做标记，标明其日期、时间和部位，并贴放在醒目位置以便观察；⑤定时放松：扎止血带的时间不宜超过 3 小时，且应每 30~60 分钟放松一次，每次2~3 分钟，放松时可改用指压法临时止血。

图 3-5　橡皮止血带止血法

A. 置衬垫,拇指、示指夹住止血带一端;B. 另一手拉止血带另一端适当拉紧;C. 将止血带绕肢体两圈;D. 示指和中指夹止血带末端拉下;E. 将末端压在缠紧的止血带下方

二、包扎

包扎在外伤救护中应用最广,器材简便。其目的在于保护伤口,减少伤口感染和再损伤;局部加压,帮助止血;固定伤口上的敷料、夹板;扶托受伤的肢体,使伤肢舒适安全,减轻痛苦。

（一）用物

1. 特制材料　绷带、三角巾、四头带、多头带、丁字带等。

2. 就便材料　洁净的毛巾、被单、丝巾、衣物等。

（二）包扎方法

1. 绷带基本包扎法　是用途最广、最方便的包扎方法,常用的基本方法有 6 种,根据包扎部位形状的不同而采用适宜方法(表 3-3)。

表 3-3　常用绷带包扎方法

方法	步骤	适用范围
环形包扎(图 3-6A)	将绷带环形重叠缠绕,下圈必须遮盖上圈,结束时用胶布固定尾端或将带尾分成两头,以此打结固定	绷带包扎的开始与结束,或包扎粗细均匀部位的小伤口,如颈、腕、胸、腹等处
蛇形包扎(图 3-6B)	将绷带以环形法缠绕数圈后,以绷带宽度为间隔,斜行上缠,每圈互不遮盖	维持敷料或夹板固定
螺旋形包扎(图 3-6C)	将绷带环行缠绕数圈后,再斜行向上缠绕,每圈遮盖上一圈的 1/3~1/2	包扎直径基本相同的部位,如上臂、躯干、大腿等
螺旋反折包扎(图 3-6D)	每一圈均将绷带向下反折,遮盖上一圈的 1/3~1/2,反折部位应相同,使之成直线	包扎直径大小不等的部位,如前臂、小腿等
"8"字形包扎(图 3-6E)	在伤处上下,将绷带由下而上,再由上而下,互相交叉包扎重复做"8"字形旋转缠绕,每圈遮盖上一圈的 1/3~1/2	包扎屈曲的关节,如肩、肘、髋、膝关节等部位
回返包扎(图 3-6F)	先将绷带以环形法缠绕数圈后,在中央来回反折,一直到该端全部包扎后,再做环形固定	包扎有顶端的部位,如头部、断肢残端

2. **多头带包扎法**　多头带包括四头带、腹带、胸带、丁字带等,多适用于不易包扎和面积过大的部位。四头带常用来包扎下颌、鼻部、眼部等,腹带主要包扎腹部,胸带包扎胸部,

图 3-6　**绷带包扎基本方法**
A. 环形包扎;B. 蛇形包扎;C. 螺旋形包扎;
D. 螺旋反折包扎;E. "8"字形包扎(a.绷带由下而上;b.绷带再由上而下;c.互相交叉包扎);F. 回返包扎

丁字带包扎肛门和会阴。

　　3. 三角巾包扎法　三角巾是各种创伤常用的现场包扎器材,其制作简单,应用方便,可灵活运用于身体各部位较大伤口的包扎。制式三角巾底边长130cm,侧边长85cm,高65cm,顶角有一条45cm系带,使用时可根据需要折叠成不同形状,如可将三角巾顶角偏左或偏右的位置到底边中点,则将三角巾折叠成燕尾形,可根据包扎部位不同调整燕尾巾夹角大小,也可折叠成带状作为悬吊带或用作肢体创伤及头、眼、膝、肘、手部等较小伤口包扎。

　　(1)头顶帽式包扎法:将三角巾底边向上反折约3cm,然后将折缘放在前额与眉平齐,顶角越过头顶,拉向头后,两底角自两耳上方绕至枕后交叉,绕到前额打结固定,最后将顶角拉紧向上反折嵌入头后部交叉处(图3-7)。

图3-7　头顶帽式包扎法

A. 三角巾底边向上反折;B. 折缘与眉平齐,顶角越头顶拉后;C. 两底角自两耳上方绕至枕后交叉;D. 绕到前额;E. 打结固定;F. 顶角拉紧向上反折嵌入头后部

（2）单肩燕尾巾包扎法：将燕尾巾夹角朝上，放在伤肩上，向后的一角略大并压住向前的角，燕尾底边包绕上臂上部打结，然后两燕尾角分别经胸、背拉到对侧腋下打结（图3-8）。

图3-8　单肩燕尾巾包扎法

A.燕尾巾夹角朝上；B.放伤肩上，后角略大压住前角；C.燕尾底边包绕上臂打结；D.两燕尾角经胸、背对侧腋下打结

（3）双肩燕尾巾包扎法：两燕尾角等大，夹角朝上对准颈部，燕尾披在双肩上，两燕尾角分别经左右肩拉到腋下与燕尾底角打结（图3-9）。

（4）胸部包扎法：将三角巾折叠成燕尾式，两燕尾角相等，夹角约100°，将其置于胸前，夹角对准胸骨上凹，顶角系带围腰与底边在背后打结，然后将一燕尾角系带拉紧穿过打结的横带与另一燕尾角打结。

（5）侧胸部包扎法：将三角巾底边横放在胸部，约在肘弯上3cm，顶角越过伤肩，垂向背部，三角巾的中部盖在胸部伤处，两端拉向背部打结，顶角也和此结一起打结（图3-10）。

（6）背部包扎法：方法与胸部相同，只是位置相反，在胸部打结。

（7）臀部包扎法：将三角巾顶角朝下，底边横放于脐部并外翻约10cm，拉紧两底角至腰背部打结，顶角经会阴拉至臀上方，与底角余头打结。

（8）手、足包扎法：将手或足放在三角巾中央，指（趾）尖对着顶角，底边位于腕部，将顶角提起反盖于全手或足背上，拉左右两底角交叉压住顶角，绕回腕部，于掌侧或背侧打结固定（图3-11）。

（9）上肢包扎法：将三角巾一底角打结后套在伤侧手上，结之余头留长些备用，另一底角沿手臂后侧拉到对侧肩上，顶角包裹伤肢适当固定，前臂屈到胸前，拉紧两底角打结（图3-12）。

图 3-9 双肩燕尾巾包扎法

A. 两燕尾角等大；B. 夹角朝上对准颈部，燕尾披双肩上；C. 两燕尾角分别经左右肩拉到腋下；D. 与燕尾底角打结

图 3-10 侧胸部包扎法

A. 三角巾底边横放胸部；B. 顶角越伤肩，垂向背部；
C. 两端拉向背部与顶角一起打结

图 3-11　手、足包扎法

A.手或足放在三角巾中央;B.顶角提起反盖于全手或足背上;C.拉左右两底角交叉压住顶角;D.绕回腕部,于掌侧或背侧打结固定

图 3-12　上肢包扎法

A.三角巾一底角打结;B.底角打结后套在伤侧手上;C.结之余头留长些备用;D.顶角裹伤肢,前臂屈胸,两底角打结

（三）注意事项

1. 包扎伤口前先进行简单清创并盖上无菌敷料，然后再进行包扎。包扎时注意不用手或污物触碰伤口，不用水冲洗伤口（化学伤除外），不轻易拔出伤口内异物，不将脱出组织回纳。

2. 根据伤口大小以及所处部位，选择合适的包扎材料及方法。

3. 包扎时在皮肤皱褶处（如腋下、腹股沟等处）及骨隆突处适当添加衬垫物，防止局部皮肤受压，并注意保持肢体的功能位置。

4. 绷带环绕方向一般由左向右，从远心端向近心端，以利于静脉血液回流；包扎松紧适当，注意露出肢体末端，以便随时观察血液循环情况。

5. 绷带或三角巾打结固定时，应避开伤口、骨隆突处或易受压部位，尽量将结放在肢体外侧面。

> **🔍 知识链接**
>
> 包扎基本要求
>
> 包扎动作的基本要求是快、准、轻、牢。快是指包扎动作应迅速敏捷；准是指包扎部位要准确；轻是指包扎动作要轻，不要碰到伤口，以免增加伤口疼痛和出血；牢是指包扎要牢靠，松紧要适度。

三、固定

固定是对骨折患者进行保护和治疗的一种方法，对于院外骨折患者，急救时应将骨折部位进行临时固定，其目的是限制骨折断端活动，防止骨折周围组织继发性损伤，减轻疼痛。

（一）用物

1. 特制材料　夹板，有木质夹板、铁丝夹板、塑料制品夹板和充气性夹板等。

2. 就便材料　竹板、椅子、木棒等。紧急情况下，也可以利用健侧肢体或躯干进行临时固定伤肢。

（二）固定方法

1. 上臂骨折　将夹板放于伤臂外侧，在骨折部位上下两端固定，将肘关节屈曲90°，使前臂呈中立位，再用三角巾将上肢悬吊，固定于胸前（图3-13），也可用一条三角巾将患臂与胸廓行缚绑住，在对侧胸部打结，再取另一条三角巾将前臂悬挂在胸前。

2. 前臂骨折　将肘关节屈曲90°拇指向上，夹板置于前臂外侧，长度超过肘关节至腕关节的长度，然后用绷带将两端固定，再用三角巾将前臂悬吊于胸前呈功能位（图3-14）。

3. 脊柱骨折　将患者俯卧于硬板上，避免移动，必要时，用绷带将其固定于木板上（图3-15）。

4. 骨盆骨折　患者仰卧位，膝微曲，在两膝、两踝间及下部放一衬垫，后在踝关节、膝关节及髋关节上用三角巾或绷带固定（图3-16）。

5. 大腿骨折　取一长夹板置于伤腿的外侧，长度从腰部或腋窝至足跟，另用一夹板置于伤腿的内侧，长度从大腿根部至足跟，然后用绷带或三角巾分段将夹板固定，注意在关节和下肢间的空隙处垫以纱布或其他软织物（图3-17）。

图 3-13　肱骨骨折固定
A. 肱骨骨折固定侧面图；B. 肱骨骨折固定正面图

图 3-14　前臂骨折固定
A. 夹板用绷带两端固定；B. 三角巾将前臂悬吊于胸前

图 3-15　脊柱骨折固定
A. 俯卧于硬板；B. 固定于木板上

图 3-16 骨盆骨折固定
A.膝踝间及下部放衬垫；B.固定踝关节、膝关节及髋关节

图 3-17 大腿骨折固定
A.大腿骨折固定侧面图；B.大腿骨折固定正面图

6. 小腿骨折　将两块长短相等的夹板（从足跟至大腿）分别放在伤腿内外侧，然后用绷带或三角巾分段扎牢。紧急情况下无夹板时，可将两下肢并紧，两脚对齐，然后将健侧肢体与伤肢分段用绷带或三角巾固定在一起，注意在关节和两小腿空隙处垫以纱布或其他软织物（图 3-18）。

（三）注意事项

1. 上夹板固定前，如有出血和伤口，应先止血、包扎，然后再固定骨折部位；处理开放性骨折时，不可将外露的骨折断端送回伤口，以免造成感染；若有休克，先进行抗休克处理。

2. 夹板长度应适宜，必须超过骨折部位上下两个关节。

3. 夹板与皮肤之间应有衬垫，以免皮肤摩擦破损或固定不牢靠。

4. 固定松紧适宜，以免影响血液循环或失去固定的作用。固定时一定要露出指（趾）端以便随时观察末梢血液循环情况。

四、搬运

搬运是急救医疗不可或缺的重要组成部分，正确、稳妥、迅速地将患者搬运至安全地带对抢救、治疗和预后都至关重要。现场搬运多为徒手搬运，也可使用专用搬运工具或临时制

图 3-18　小腿骨折固定

A.无夹板情况下固定侧面图；B.无夹板情况下固定正面图；C.夹板固定侧面图；
D.夹板固定正面图

作的简单搬运工具。

（一）用物

徒手搬运不需任何工具。搬运最常用器械为担架。现场急救也可用椅子、门板、毯子、绳子等代替。

（二）搬运方法

1. 徒手搬运　救护人员不使用工具，而只运用技巧徒手搬运患者，包括单人搀扶、背驮、双人搭椅、拉车式及三人搬运等。适用于病情轻、路途近、无担架的情况。

（1）单人搬运法（图 3-19）：①扶持法：适用于病情轻，能站立行走的患者。救护者站在患者一侧，使其手臂搀着自己的头颈，然后用外侧手牵着患者手腕，另一手伸过患者背部扶持其腰部，使其身体略靠着救护者，扶着行走；②抱持法：救护者站在患者一侧，一手托其背部，一手托其大腿，将其抱起，患者若有知觉，可用手抱住救护者颈部；③背负法：救护者站在患者前面，在同一方向，微弯背部，将患者背起。胸部创伤者不宜采用。如患者卧于地上，不能站立，则救护者可躺在患者一侧，一手紧握患者的手，另一手抱其腿，用力翻身，使其背负于救护者背上，之后慢慢站起。

（2）双人搬运法（图 3-20）：①椅托式：甲乙两人相对而立，甲以右膝、乙以左膝跪地，各以一手伸入患者大腿下互相紧握，另一手彼此交错支持患者背部；②拉车式：一个救护者站在患者头部，两手插到腋前，将其抱在怀内，另一个站在患者足部，跨在两腿中间，两人步

背负法 　　　　　　　　　抱持法 　　　　　　　　　扶持法

图 3-19　单人搬运法

椅托法 　　　　　　　　　　　拉车式

图 3-20　双人搬运法

调一致慢慢抬起;③平抱或平抬法:两人平排,将伤者平抱,亦可一前一后、一左一右将患者平抬。

　(3) 三人搬运或多人搬运法:可以三人平排,将患者抱起齐步一致前进。四人或以上,可面对站立将患者抱起(图 3-21)。

　2. 担架搬运　最为常用,较舒适平稳,一般不受道路、地形限制,适于病情重和运送远途患者的情况。常用的有适用于脊柱损伤、骨盆骨折患者的铲式担架,适用于心肺复苏及骨折患者的板式担架及四轮担架、帆布担架、可折叠式搬运椅等,也可就地取材,用替代品如绳索、竹竿、梯子、被服、椅子、门板、毯子等制成简易结实的担架。将患者水平托起,放在担架上,使其平卧位,头朝后,脚朝前,后面的救护者随时观察患者,搬运途中尽可能使担架保持水平。上坡时,脚放低,头抬高;下坡时

图 3-21　多人搬运法

则相反。

3. 特殊伤员搬运

（1）脊柱损伤：搬运方法是应先固定颈部，再用硬板搬运。应由3~4人一起搬动，严防颈部和躯干前屈或扭转，保持脊柱伸直，避免加重脊柱、脊髓损伤，保护呼吸功能等。

（2）骨盆损伤：应用大块包扎材料将骨盆做环形包扎后，仰卧于硬板或硬质担架上，膝微屈，下面加垫。

（3）腹部内脏脱出：可用大小适当的碗扣住脱出部分，并用三角巾包扎固定，屈曲下肢，腹肌放松，并注意腹部保温，严禁将脱出的内脏回纳腹腔，以免引起感染。

（4）身体带有刺入物：应先包扎好伤口，固定好刺入物，方可搬运；应避免挤压、碰撞；刺入物外露部分较长时，要有专人负责保护刺入物；途中严禁震动，以防止刺入物脱出或深入。

（5）颅脑损伤、昏迷或有恶心呕吐：使患者侧卧或俯卧于担架上，头转向一侧，以利于呼吸道分泌物排出。

（三）注意事项

1. 搬运过程中，动作要轻巧、敏捷、步调一致，避免震动，以减轻患者痛苦。

2. 注意观察病情变化，搬运途中，要随时观察患者伤情有无变化，如神志、表情、面色、脉搏、呼吸等。

3. 根据不同的伤情和环境采取不同的搬运方式，避免再次损伤和搬运不当造成的意外伤害。

4. 对骨折、脱位及大出血患者，应先固定、止血再搬运，输液患者要注意保持管路通畅。

5. 搬运途中注意保暖。

🔍 知识链接

负压隔离担架搬运

负压隔离担架用于搬运通过气溶胶（空气）传播的传染病患者。负压隔离担架内部空间对外形成微负压状态，即大气完全包裹住担架，保障传染源不会外溢到环境中。进入"隔离担架"内的新风取自环境空气，通过初效过滤后进入担架内；而担架内的气体只能经过高效过滤器有效过滤后排出。在搬运过程中阻断传染源传播途径，最大限度降低医护人员和周围人群受到传染的隐患。

🧑‍🏫 课堂互动

患者，女，35岁，因车祸致颈椎损伤、左小腿皮肤严重擦伤、肿胀，出血较多，患者神志清，烦躁不安。

请问：你作为现场急救人员应如何实施救护？

第二节　人工气道通路的建立

人工气道（artificial airway）是指将导管经口腔或鼻腔插入呼吸道或直接在气管上置入导管而建立的气体通道。它是迅速解除呼吸道梗阻，保持呼吸道通畅和进行辅助通气的有效途径，也是抢救危重患者的重要手段。

一、口咽通气管

口咽通气管（oral-pharyngeay，OPA）是由弹性橡胶或塑料制成的硬质扁管形、弯曲状人工气道，其弯曲度与舌及软腭相似。根据型号不同，其外形和长度逐渐增加，供不同年龄及体型患者使用。不可用于清醒或半清醒患者。

（一）适应证

1. 完全性或部分上呼吸道梗阻且意识不清的患者。

2. 癫痫发作或痉挛性抽搐时保护舌、齿免受损伤的意识不清患者。

3. 当无条件对院外心搏、呼吸骤停患者进行气管插管时，可用口咽通气管进行口对口人工呼吸。

4. 缺乏咳嗽和咽反射的意识不清患者。

5. 同时有气管插管时，可代替牙垫作用。

（二）操作步骤

快速评估病情后根据具体情况适当解释操作目的，取得患者或家属合作，有条件时签署知情同意书，立即准备用物后实施操作（表 3-4）。

表 3-4　口咽通气管操作步骤

操作步骤	要点与说明
① 患者体位：仰卧位	头后仰，口、咽、喉三轴线尽量重叠
② 选择合适规格的口咽通气管，用液状石蜡充分润滑	一般导管长度为门齿到下颌角的距离（图 3-22）
③ 反向插入法：先迫使患者张口，将口咽通气管的凸面沿患者舌面插入口腔，当导管插入全长的 1/2 时，将导管旋转 180°，并继续向前推进至合适位置（图 3-23）	口咽通气管禁忌证：张口困难、下颌骨骨折、上下中切牙松动、口腔创伤、口腔手术及口腔感染等
④ 直接放置法：用压舌板下压舌体将导管沿其上方顺势滑行入咽腔	插管时避免损伤牙齿
⑤ 胶布妥善固定	确认口咽通气管的位置适宜、气流通畅后再固定

图 3-22　选择合适长度的口咽通气管

图 3-23　口咽通气管插入的正确位置

（三）注意事项

1. 型号选择原则是宁长勿短、宁大勿小。插管动作轻柔，避免对牙、舌造成损伤和出血，注意不要将两唇夹在导管与门齿之间，以免损伤出血。

2. 加强气道湿化管理，可在口咽通气管外口覆盖一层生理盐水纱布，同时起到防止异物吸入和灰尘的作用。

3. 及时清理呼吸道分泌物，预防窒息，密切观察有无导管脱出阻塞气道现象。

4. 严密观察病情变化并随时记录，备好各种抢救器械和物品，必要时配合医生行气管插管术。

二、鼻咽通气管

鼻咽通气管（nasopharyngeal airway，NPA）是一个由硅胶或塑料制成的长约 15cm 的软管道，操作简单，不需任何特殊器械协助，能在数秒内从患者鼻腔插入咽腔，迅速解除舌后坠所致的呼吸道梗阻。

（一）适应证

1. 各种原因导致的不完全性呼吸道梗阻，患者在临界昏迷状态下更易于耐受鼻咽通气管。

2. 牙关紧闭或下颌僵硬不能经口吸痰者，预防反复经鼻腔吸引导致鼻腔黏膜损伤者。

（二）操作步骤

快速评估病情后根据具体情况适当解释操作目的，取得家属合作（表 3-5）。

表 3-5　鼻咽通气管操作步骤

操作步骤	要点与说明
① 患者体位：仰卧位	头后仰，口、咽、喉三轴线尽量重叠
② 选择合适规格的鼻咽通气管，用液状石蜡充分润滑	鼻咽通气管禁忌证：双侧鼻甲过度肥大、慢性阻塞性鼻炎、双侧鼻息肉、鼻咽纤维血管瘤、颅底骨折致脑脊液鼻漏、后鼻孔闭锁、鼻腔易出血、凝血功能异常等
③ 取与腭板平行的方向插入，直至感到越过鼻咽腔转角处，再向前推进致气流最通畅处，插入深度 13~15cm	必要时可用麻黄碱液滴鼻，收缩鼻黏膜血管，减少出血
④ 胶布或系带妥善固定在鼻侧部	确认鼻咽通气管的位置适宜、气流通畅后再固定

（三）注意事项

1. 选择合适的鼻咽通气道，比较鼻咽通气管外径和患者鼻孔内腔，使用尽可能大又易于通过鼻孔的导管，长度为鼻尖至耳垂距离。

2. 做好气道湿化，预防鼻黏膜干燥出血。

3. 及时清除鼻腔分泌物，做好鼻腔护理，保持鼻咽通气管通畅。

三、喉罩置入术

喉罩置入术（laryngeal mask airway insertion）是指将喉罩经口插入，使其勺状套囊口覆盖于喉的入口，可以行短时机械通气的技术。喉罩是根据人的咽喉解剖结构所研制的一种维持呼吸道通畅的新型装置，多由硅胶或塑料制成。

（一）适应证

1. 短时外科手术。

2. 困难气道估计难以气管内插管的患者。

3. 颈椎活动度差等原因引起气道异常，不宜用喉镜和气管内插管患者。

4. 紧急情况下人工气道的建立和维持。

（二）操作步骤

快速评估病情后根据具体情况适当解释操作目的，取得患者或家属合作，有条件时签署知情同意书，立即准备用物后实施操作（表 3-6）。

表 3-6 喉罩操作步骤

操作步骤	要点与说明
① 患者体位：仰卧位	操作前清除口腔、气道分泌物
② 选择合适规格喉罩，用液状石蜡充分润滑喉罩勺状套囊的背面	根据年龄和体型选择合适的喉罩，行漏气检查
③ 左手推患者下颌或下唇使其张口，右手持喉罩，罩口朝向患者下颌方向，将喉罩顶向患者硬腭方向置入口腔	喉罩禁忌证：张口度 <2.5~3cm、咽部病变、喉部或喉部以下气道梗阻、存在反流误吸危险者
④ 示指保持对喉罩头侧压力，送入喉罩至下咽基底部直至感到有明显阻力	
⑤ 用另一手固定导管外端，退出示指，充气使喉罩自行密闭，可见导管自行向外退出约 1.5cm	
⑥ 判断位置	会厌位于喉罩的勺状凹陷内，罩内通气口正对声门为喉罩最佳位置。通过连接简易呼吸器行正压通气进行初步判断

（三）注意事项

1. 使用喉罩前禁食。

2. 喉罩不能防止胃内容物误吸，使用过程中应及时清除气道内分泌物。

3. 喉罩不适用于长期机械通气者。

4. 注意观察喉罩使用后患者呼吸改善情况，听诊双肺呼吸音。

5. 拔出喉罩前尽量避免咽喉部刺激。

四、环甲膜穿刺、切开造口术

环甲膜穿刺或切开造口术是在确切的气道建立之前，迅速提供临时路径进行有效气体交换的急救技术，是上呼吸道梗阻时迅速开放气道的紧急抢救方法，可为正规气管插管、气管切开造口术赢得宝贵时间。

（一）环甲膜穿刺术

环甲膜穿刺是一种紧急的气道开放方法，主要用于现场急救，有出血倾向者禁用。

1. 目的 解除上呼吸道梗阻，迅速建立人工气道。

2. 适应证

（1）各种原因所致上呼吸道完全或不完全阻塞不能及时进行气管切开者。

（2）牙关紧闭经鼻气管插管失败者，为喉、气管内其他操作做准备。

3. 操作步骤 快速评估病情并根据具体情况解释操作目的，取得患者或家属合作，签署知情同意书。

（1）准备用物：环甲膜穿刺针或 16 号粗针头、套管针或 T 型管、氧气及氧气管道、消毒用物。

（2）操作方法（表 3-7）：

表 3-7 环甲膜穿刺术操作步骤

操作步骤	要点与说明
① 携用物至患者身旁,核对确认患者	禁忌证:有出血倾向者禁用
② 局部皮肤消毒	根据当时情况的紧急程度决定是否消毒
③ 患者仰卧,头尽量后仰并保持正中位	不需要局部麻醉
④ 操作者用左手示指和拇指固定环甲膜处的皮肤	环甲膜位于甲状软骨与环状软骨之间,在喉结下方凹陷处(图 3-24)
⑤ 操作者用右手持 16 号针头垂直刺入环甲膜	穿刺时进针不要过深,注意止血
⑥ 判断环甲膜穿刺是否成功	有落空感,挤压患者双侧胸部有气体逸出,随即上呼吸道梗阻症状缓解,患者出现咳嗽反射
⑦ 固定针头于垂直位,用 T 型管的上臂与针头连接并通过 T 型管的下臂接氧气输氧	保证连接处紧密,不漏气

4. 注意事项

（1）环甲膜穿刺属于非确定性气道开放技术,一旦复苏成功应立即改为气管切开术或尽早进行消除病因的处理。

（2）穿刺时进针不要过深,避免损伤喉后壁黏膜。

（3）若穿刺部位出血较多,应注意止血,以免血液反流入气管内。

图 3-24 环甲膜体表位置

（4）穿刺针留置时间不宜超过 24 小时。

（二）环甲膜切开造口术

环甲膜切开造口术主要用于病情危急、需立即抢救者。待呼吸困难缓解后,再做常规气管切开术。

1. 目的和适应证 解除上呼吸道梗阻,迅速建立人工气道。

2. 操作步骤 快速评估病情并根据具体情况解释操作目的,取得患者或家属合作,条件允许时,签署知情同意书。

（1）用物准备:根据当时条件备无菌小刀、止血钳、橡胶管或备气管切开全套用物。

（2）操作方法（表 3-8）：

表 3-8 环甲膜切开术操作步骤

操作步骤	要点与说明
①~④ 同环甲膜穿刺术	头后仰,喉头充分向前凸出
⑤ 操作者戴无菌手套,铺无菌巾,右手用小刀在甲状软骨和环状软骨间做一长 2~3cm 横行皮肤切口(图 3-25)	进刀时用力不可过猛,以免损伤气管后壁
⑥ 在接近环状软骨处切开环甲膜 1~1.5cm,并迅速将刀背旋转 90°,或用血管钳撑开切口	切口应尽量靠近环状软骨上缘,以免损伤环甲动脉吻合支
⑦ 插入橡胶管或塑料管或气管套管,建立人工气道,妥善固定	

3. 注意事项

（1）环甲膜切开置管术只是一种应急手术，带管时间要短于 48 小时，以免因发生感染或形成瘢痕组织而造成喉狭窄。患者呼吸困难缓解、危急情况好转后，应改为常规气管切开术。

（2）操作中勿损伤环状软骨，以免造成喉狭窄、发音困难等严重并发症。

图 3-25 环甲膜切开

课堂互动

患者，男性，55 岁，突发头痛、意识障碍 1 小时急诊拟脑出血收入院，查体患者舌根后坠出现鼾式呼吸。

请问：解除该患者舌根后坠堵塞呼吸道的简便方法是什么？

第三节 气道异物梗阻的现场急救

气道异物梗阻（foreign body airway obstruction，FBAO）是指异物不慎被吸入喉、气管、支气管所产生的一系列呼吸道症状，多发生于小儿和老年人。病情严重程度取决于异物性质和气道阻塞程度，严重者可造成窒息甚至死亡。因发病突然，病情危急，现场抢救以徒手抢救法为主，抢救时间、方法正确与否是挽救患者生命的关键。

一、病因

任何人突然出现呼吸骤停都应考虑到气道异物梗阻。造成呼吸道异物梗阻的主要原因有以下三点，其中误吸是最主要的原因。

（一）各种原因造成的误吸

儿童含物玩耍或进食时运动、受惊、欢笑或哭闹；幼儿磨牙未萌出，咀嚼功能不完善，喉保护功能欠健全；伴哮喘、肺炎等呼吸道疾病患儿，进食时因咳喘后紧接反射性深吸气等；老年人咽反射迟钝；成人通常在进食时易发生，肉类食物是造成 FBAO 最常见的原因。

（二）医源性异物

如口腔、咽喉部手术时，脱落的牙齿、切落的组织、折断的医疗器械、鼻腔异物后滑等。

（三）其他

全麻或昏迷患者吞咽功能不全，咳嗽反射减弱；患者气管切开后异物由气管套管处落入等。

二、临床表现

喉、气管异物最常见临床表现是急性吸气性呼吸困难、咳嗽和喉喘鸣。

1. 异物吸入期　患者表现为突然出现剧烈咳嗽、憋气,如较大异物卡在声门可引起窒息。

2. 阻塞期　当异物进入支气管后,患者表现以咳嗽为主,并可出现哮鸣音。

3. 炎症期　当发生阻塞性肺炎时可出现发热、白细胞计数增多等感染表现,听诊可闻及一侧呼吸音降低甚至消失,胸部 X 线片可出现一侧肺不张或阻塞性肺气肿。

吸入不同种类异物可出现不同症状,金属异物对局部刺激较小,若不发生阻塞可存留于支气管中数月且无症状;植物性异物(如花生米、豆类)对黏膜刺激较大,常出现高热、咳嗽、咯脓痰等急性支气管炎症状。

三、判断

可通过患者的表情、面色、咳嗽、呼吸音、胸部呼吸运动和全身反应等表现进行判断。

1. 部分气道阻塞表现

(1) 痛苦表情:患者常用手呈 "V" 形抓捏颈部、喉部,表现出窒息痛苦表情。

(2) 尚有较好的通气者,多有剧烈、有力的咳嗽,有典型喘鸣音;阻塞严重致气体交换不足时,表现为呼吸困难、明显气急、咳嗽无力,或有鸡鸣、犬吠样喘鸣音。

(3) 口唇和面色可能发绀或苍白。

2. 完全气道阻塞表现

(1) 突然不能说话和咳嗽,有挣扎的呼吸动作,但无呼吸声音。

(2) 面色立即出现苍白、灰白和发绀等。

(3) 神志很快丧失,出现昏迷,随即出现心搏骤停。

四、救护措施

快速判断病情后立即实施急救,目的是迅速清除呼吸道异物,恢复呼吸道通畅。

(一) 操作步骤

1. 自救法　适用于意识尚清楚的成人(表 3-9)。

表 3-9　呼吸道异物自救法操作步骤

操作步骤	要点与说明
① 咳嗽法:鼓励患者尽力呼和自行低头咳嗽,做促进异物排出的任何动作,重复进行,直至异物排出	适用于异物仅造成部分呼吸道阻塞,气体交换尚充足,患者尚能发音、说话、有呼吸和咳嗽时
② 腹部手拳冲击法:患者一手握拳,拇指侧置于胸廓下和脐上腹部,另一手紧握该拳,用力向内向上做 4~6 次快速连续冲击,重复进行,直至异物排出	远离剑突,避免骨折
③ 上腹部倾压椅背法:患者将上腹部迅速倾压于椅背、桌子边缘、扶手栏杆等,快速向前冲击,重复进行,直至异物排出(图 3-26)	造成人工咳嗽,驱出呼吸道异物

2. 手拳冲击法　又称 Heimlich 手法,是全球抢救异物吸入气管的标准方法(表 3-10)。

表 3-10　呼吸道异物 Heimlich 手法救护操作步骤

操作步骤	要点与说明
(1) 腹部冲击法 ① 意识清楚的患者:使患者呈站立或坐位,抢救者站于其身后,双手臂环绕患者腰部,一手握拳将拇指一侧放在患者剑突下和脐上腹部,另一手握住拳头,快速向内向上冲击患者腹部 6~8 次,重复进行,直至异物排出(图 3-27) ② 昏迷患者:患者平卧位,头后仰,开放气道。抢救者面对患者,骑跨在患者髋部,双膝跪地,上身前倾,一手掌根放在患者剑突下和脐上腹部,另一手放在此手背上,快速向上向下冲击患者腹部 6~8 次,重复进行,直至异物排出(图 3-28)	用力方向和位置一定要正确,否则有可能造成肝脾损伤和剑突骨折 饱食后患者可能出现胃内容物反流,应及时清除保持口腔清洁 施行手法时要突然用力才有效 如患者意识丧失,立即开始 CPR
(2) 胸部冲击法 ① 意识清楚的患者:使患者呈站立或坐位,抢救者站于其身后,双臂经患者腋下环抱其胸部,一手握拳,拇指侧顶住患者胸骨中下 1/3 交界处,另一手握拳,快速向下冲击 6~8 次,重复进行,直至异物排出 ② 昏迷患者:患者平卧位,头后仰,开放气道。急救者跪于患者一侧,相当于患者肩胛水平,一手掌根置于患者胸骨中下 1/3 交界处,另一手放在此手背上,快速向下冲击 6~8 次,重复进行,直至异物排出	适用于腹围过大、肥胖和妊娠后期的救助者无法环抱腰部患者 避开剑突和肋骨下缘

图 3-26　腹部倾压　　　图 3-27　腹部冲击法　　　　图 3-28　腹部冲击法
椅背法　　　　　　　 (清醒患者)　　　　　　　(昏迷患者)

3. 手指清除法　适用于异物在咽部以上的昏迷患者。将患者放置侧卧位或平卧头偏向一侧,抢救者一手握住患者的舌和下颌,使其开口并上提下颌,另一手示指沿患者口角内插入,用钩取动作抠出异物。操作时注意:①清除时宜小心,以免异物落进气管或更深部位;②必要时与 Heimlich 手法配合应用;③急救人员应尽可能做好职业防护措施,如戴手套等。

呼吸道异物梗阻发生突然,病情危急、复杂,在紧急情况下可灵活应用各种方法和程序。以上三种方法清除异物无效且呼吸困难严重者,应立即行环甲膜穿刺或气管切开术。

(二) 注意事项

1. 在抢救过程中,要密切观察患者的意识、面色、瞳孔等变化,如意识由清楚转为昏迷、面色发绀进行性加重、颈动脉搏动消失、呼吸停止,应立即停止排除异物,迅速进行心肺复苏。

2. 及时寻求他人帮助,共同配合抢救,并酌情启动急诊医疗服务体系。

知识链接

1 岁以内婴儿气道异物急救措施

1 岁以内婴儿气道异物梗阻急救方法是拍背压胸法。首先采取背部叩击:将患儿骑跨并俯卧于急救者的胳臂上,头低于躯干;抢救者一手握住其下颌固定头部,并将胳臂放在自己大腿上,用另一手掌根部在患儿两肩胛区脊柱中线处用力叩击 5 次。然后手指托住婴儿头颈部,小心翻转婴儿,再采取胸部手指叩击:患儿取仰卧位,抱持于急救者手臂弯中,头略低于躯干;急救者用两手指在患儿剑突和脐上腹部,快速向上冲击 5 次。如此重复进行,5 次一交替,直至异物排出。

课堂互动

患者,女,15 岁,进食时突然用手呈"V"形抓捏颈部,表现出窒息痛苦表情,伴有剧烈、有力的咳嗽,有明显呼吸困难、气急、有鸡鸣样喘鸣音,口唇和面色发绀,患者意识尚清楚。

请问:

1. 患者发生了什么情况?

2. 应立即采取何种抢救措施?

●(倪春燕)

复习思考题

1. 患者,男性,28 岁,因车祸致肢体外伤,6 分钟后救护人员到达现场,查体:患者意识清楚,呼吸急促,左上肢前臂疼痛、畸形、活动受限,有伤口出血不止。

(1) 如何对该患者伤口进行止血,止血时应注意哪些事项?

(2) 如何对该患者进行左上肢前臂骨折固定,固定时注意哪些事项?

2. 结合呼吸道异物梗阻的原因,谈谈日常生活中如何预防婴幼儿呼吸道梗阻的发生?

扫一扫,
测一测

第四章

心搏骤停与心肺脑复苏

心肺脑复苏(cardio-pulmonary-cerebral resuscitation,CPCR)是抢救心跳、呼吸骤停及恢复大脑功能的复苏技术。心跳突然停止后,循环及呼吸随即停止,全身组织细胞缺血、缺氧,脑细胞对缺血、缺氧最敏感,心脏停搏 4~6 分钟,脑组织即可发生不可逆性损害。因此,心搏骤停患者能否抢救成功,关键取决于第一目击者在黄金时间内是否正确展开施救。复苏进行的越早,患者存活率越高。

第一节 概 述

心搏骤停(sudden cardiac arrest)是指各种原因所致心脏射血功能的突然停止,并随之出现意识丧失、脉搏消失、呼吸停止,是心脏性猝死的最主要原因。此时如能给予患者及时有效的心肺脑复苏措施,其存活率可高达 70%~80%,但若抢救不及时,将会从临床死亡发展到生物学死亡。

一、病因

引起心搏骤停的原因较多,包括可逆和不可逆因素,其中心源性因素是最常见的发病因素。

（一）心源性因素

心源性因素是指引起心搏骤停的心脏自身病变。冠状动脉粥样硬化性心脏病是造成成人心搏骤停的最常见原因,由此导致的心搏骤停男女比例为 3~4：1,多数发生在急性症状发作 1 小时内,其他疾病包括心肌病变并发严重心律失常、主动脉疾病、心脏瓣膜功能不全等。

（二）非心源性因素

非心源性因素是指其他因素引起内环境改变,从而影响心脏,引起心搏骤停。

1. 呼吸停止　包括各种原因导致的通气不足、上呼吸道梗阻和呼吸功能衰竭。如气管异物、烧伤或烟雾吸入所致的气道组织水肿、溺水和窒息等所致的气道阻塞、哮喘、肺水肿等。

2. 严重的电解质紊乱及酸碱平衡失调　如低钾或高钾血症、低镁或高镁血症和低钙血症等;酸中毒时细胞内钾外移,心肌收缩力减弱,血钾增高,也可导致心搏骤停。

3. 突发意外事件　如严重创伤、麻醉和手术意外、雷击、电击伤、淹溺、低温等。

4. 其他　如药物中毒或过敏、毒品滥用等;某些疾病,如急性胰腺炎、脑血管病变等;某些诊断性操作,如血管造影、心导管检查等。

二、心搏骤停的类型

心室颤动、无脉性室性心动过速、无脉性电活动和心室静止是引起心搏骤停最常见的四种心律失常。心室颤动和无脉性室性心动过速为可除颤心律,及早心肺复苏和除颤,复苏成功率比后两种高。四种心律失常心电图表现类型虽然在心电和心脏活动方面各有特点,但共同的结果是心脏丧失有效收缩和泵血功能,全身血液循环停止,进而引起相同的临床表现。

（一）心室颤动

心室颤动（ventricular fibrillation,VF）最为常见,约占心搏骤停原因的 80%。心室颤动时心室肌纤维无协调一致的收缩,呈极不规律快速颤动,心电图表现为 QRS 波群消失,出现大小不等、形态各异的颤动波,频率可达 200~400 次 /min（图 4-1）。

图 4-1　心室颤动

（二）无脉性室性心动过速

无脉性室性心动过速（pulseless ventricular tachycardia,PVT/VT）,心电图特点为 QRS 波群形态畸形,ST-T 波方向与 QRS 波方向相反,心室率通常 >150 次 /min,无 P 波,无大动脉搏动（图 4-2）。

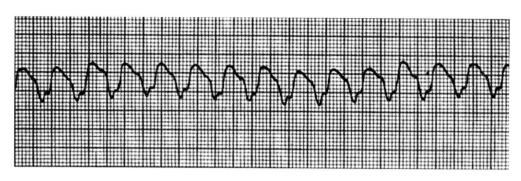

图 4-2　无脉性室性心动过速

（三）心室静止

心室静止（ventricular asystole），心脏大多处于舒张状态，心室无电活动，可伴或不伴心房电活动，心电图呈一直线或偶见 P 波（图 4-3）。

图 4-3　心室静止

（四）心脏电 - 机械分离

心脏电 - 机械分离（electro-mechanical dissociation，EMD），又称无脉性电活动（pulseless electrical activity，PEA），心电图仍有低幅、缓慢的心室复合波，频率 20~30 次 /min，而心脏并无有效的泵血功能（图 4-4），易被误认为心脏仍在跳动，是病死率极高的一种心电图表现。

图 4-4　心脏电 - 机械分离

三、临床表现和诊断

心搏骤停后，血流运行立即停止。由于脑组织对缺氧最敏感，临床表现上以中枢神经系统和循环系统症状最为明显，主要有以下几种表现。

1. 意识突然丧失或伴有短暂抽搐、二便失禁等。

2. 大动脉搏动消失。

3. 呼吸呈叹息样或停止，多发生在心搏骤停后 30 秒内。

4. 双侧瞳孔散大。

5. 面色苍白或青紫。

其中，存在意识丧失和大动脉搏动消失这两个征象，心搏骤停的诊断即可成立，应立即进行现场急救。

第二节 心肺脑复苏

对已处于濒死阶段的危重患者实施的抢救性医疗措施称为复苏术。心肺复苏（cardiopulmonary resuscitation，CPR）是对心搏呼吸骤停患者所采取的抢救措施，即以胸外心脏按压或其他方法所形成的人工循环恢复心脏自主搏动和血液循环，以人工呼吸代替患者自主呼吸并恢复自主呼吸，从而保证心、脑等重要脏器血氧供应，及时抢救，以挽回生命。脑复苏是在心肺复苏成功后，以保护脑组织、促进脑功能恢复为目的的治疗，用以改善患者生存质量。

知识链接

心肺复苏的历史

1947 年，美国 Claude Beek 教授首次报道对一心室颤动患者应用电除颤获得成功，之后除颤器材不断改进。1958 年，Peter Safar 教授发明口对口人工呼吸方法，因简单易行而被确定为呼吸复苏首选方法；1960 年 William Kouwenhoven 等发表了第一篇有关胸外心脏按压的文章，被视为心肺复苏的里程碑。

1974 年，美国心脏协会（American Heart Association，AHA）开始发布心肺复苏与心血管急救指南［Cardiopulmonary Resuscitation（CPR）and Emergency Cardiovascular Care（ECC）］。AHA 和国际复苏联合会［International Liaison Committeeon Resuscitation（ILCOR）］共同对文献进行评价，根据研究证据，每五年更新一次指南，逐步完善 CPR 的内容，扩展为心肺脑复苏（CPCR）。经过 1974、1980、1986、1992、2000、2005、2010、2015 年八个版本，最新 CPCR 指南，即《2020 年美国心脏协会心肺复苏及心血管急救指南》于 2020 年 10 月由 AHA 颁布，并同时在《循环》和《复苏》期刊发表。在 2020 年指南中，AHA 对涉及成人、儿童、新生儿、复苏教育科学和救治系统等主题进行了全面修订。但是，新型冠状病毒肺炎疫情对心肺复苏的影响不在此次更新范围之内，预计后续会有相关更新。这些内容针对急救人员和 AHA 导师编制，旨在帮助他们关注最重要、最具争议或会导致复苏培训及实践发生变化的复苏科学知识和指南建议，此外还给出建议的依据。自 2015 年起，指南不再五年更新一次，而是根据证据更新，以网站版本（web-based format）的形式持续更新。

一、基础生命支持

基础生命支持（basic life support，BLS），又称现场急救，是指专业或非专业人员在发病和／或致伤现场对患者进行病情评估和采取的徒手抢救措施，目的是使患者恢复自主循环和呼吸。

BLS 包括快速识别心搏骤停和启动急救系统、早期心肺复苏、需要时尽快除颤三个部分，是院外心搏骤停生存链中的前三个环节（图 4-5）。

图 4-5 成人心搏骤停流程图

🔍 **知识链接**

心搏骤停生存链

1992 年 10 月,美国心脏协会(American Heart Association,AHA)提出心搏骤停生存链(chain of survival),即对心搏骤停的成年患者采取一系列规律、规范、有序的步骤,开展有效的救护措施,这些措施以环链的方式连接,构成抢救生命的生存链,各个环节的紧密连接是抢救成功的关键。2020 年心肺复苏新指南在 2015 年提出的成人院内心搏骤停和院外心搏骤停五个环节基础上增加了第六个环节"康复"(图 4-6)。

IHCA

及早识别与预防　启动应急反应系统　高质量CPR　除颤　心脏骤停恢复自主循环后治疗　康复

OHCA

启动应急反应系统　高质量CPR　除颤　高级心肺复苏　心脏骤停恢复自主循环后治疗　康复

图 4-6　成人 IHCA 和 OHCA 生存链

院内心搏骤停(in-hospital cardiac arrests,IHCA),强调预防和早期发现,专业团队快速和高质量反应,即通过监测系统预防和早期发现患者心搏骤停迹象,一旦患者发生心搏骤停,医疗机构各部门间需顺畅沟通和高效配合,通过快速反应小组(rapid response team,RRT)或紧急医疗团队(medical emergency team,MET)等模式,即由急诊科和重症监护室的医生、护士、呼吸治疗师组成的专业团队提供紧急救治。

在院外发生的心搏骤停(out-of-hospital cardiac arrests,OHCA),抢救需要依靠社会力量,包括非专业人员识别心搏骤停、进行呼救、开始心肺复苏并给予除颤(公共场所除颤使用 AED),急救专业团队接手,并转移到急诊科或 ICU 进行后续救治。在社区,即院外心搏骤停生存链,2015 年心肺复苏指南强调了调度员快速识别心搏骤停的重要性,并立即向呼叫者提供心肺复苏指导(即调度员指导下的心肺复苏),2020 年心肺复苏新指南沿用此做法[2020(更新):我们建议非专业人员对可能的心搏骤停患者实施 CPR,因为如果患者未处于心脏骤停状态,这样做对患者造成伤害的风险也较低]。

(一)快速识别和判断心搏骤停

1. 判断意识和启动急救反应系统　在判定事发地点无危险因素可以就地抢救后,目击者轻拍患者双肩,靠近其左右耳旁大声呼叫:"喂,×× 你怎么了!",如患者无反应,应立即给予平卧位(如怀疑脊柱损伤,应注意轴线翻身),以上检查 10 秒内完成。若患者没有呼吸或不能正常呼吸(即仅是喘息),应立即拨打急救电话,启动急诊医疗服务体系。

2. 检查脉搏　非专业人员不需要检查脉搏,如果发现患者突然倒下无意识,且呼吸不正常,可初定为心搏骤停。专业人员检查脉搏时间不超过 10 秒(图 4-7),尽量同时完成呼吸检查。如果没有明显感觉到脉搏,应立即开始 30 次胸外心脏按压;若有脉搏,应给予人工呼吸(每 5~6 秒给予 1 次人工呼吸,以达到每分钟 10~12 次),并每 2 分钟检查 1 次脉搏(表 4-1)。

图 4-7　触摸颈动脉搏动

知识链接

检查颈动脉的方法

抢救者一手置于患者前额,使其头部后仰,另一手触摸颈动脉。可用示指及中指指尖先触及气管正中部位(男性可先触及喉结),向左或向右旁开 2~3cm 处停顿触摸颈动脉搏动。婴幼儿因颈部肥胖,无法触及颈动脉,可用触摸肱动脉代替。

表 4-1　不同目击者的 BLS 顺序

步骤	未经过培训的目击者	培训过的目击者	专业人员
1	确保环境安全	确保环境安全	确保环境安全
2	检查意识反应	检查意识反应	检查意识反应
3	呼救,拨打或请人拨打 120(免提形式,不离开患者)	呼救,启动急救反应系统,尽可能不离开患者	呼救,启动复苏小组,或先检查呼吸和脉搏
4	根据调度员指示	检查没有呼吸或喘息,立即开始胸外按压	检查没有呼吸或只有喘息,检查脉搏(最好两者同时进行),若都没有,快速取得或呼叫他人取得 AED 或其他急救设备
5	根据调度员指示,检查没有呼吸或仅喘息	回答调度员,根据调度员指示	立即心肺复苏,有 AED 要尽早使用
6	根据调度员指示	如果有其他人,取得 AED	有第二位施救者,开始双人 CPR,使用 AED 或除颤仪

(二) 胸外按压,循环支持(circulation,C)

1. 按压部位和姿势　迅速将患者仰卧于硬板床或地上,胸外按压部位为胸骨下段。抢救者的示指及中指沿患者肋弓处向中间滑移,在两侧肋弓交点处找到胸骨下切迹,该切迹上方 2 横指处即为按压区(图 4-8),或采用两乳头连线与胸骨中线交点处即为按压区。定位后,抢救者两手掌根重叠,两手手指交叉抬起,以掌根部压在按压区上(图 4-9)。按压时,抢救者双臂应伸直,肘部不可弯曲(图 4-10),利用上半身体重垂直向下用力按压,按压深度为不少于 5cm,频率 100~120 次 /min,

图 4-8　确定按压部位

图 4-9　双手掌根部重叠　　　　　　　图 4-10　肘关节伸直

每次按压要有充分回弹。

🔍 **知识链接**

胸外心脏按压机制

（1）心泵机制：人的胸廓有一定弹性，肋软骨和胸骨交界处可因受压而下陷。当按压胸骨时，对位于胸骨和脊柱间的心脏可产生直接压力，引起心室内压力增加和心脏瓣膜关闭，主动脉瓣、肺动脉瓣开放，使血液流向肺动脉和主动脉；在放松压力时，肺动脉血回流至左心房，二尖瓣开放，左心室充盈。

（2）胸泵机制：胸外心脏按压时，胸廓下陷，胸腔容量缩小，使胸膜腔内压增高并平均地传至胸腔内所有大血管。由于动脉不萎陷，升高的动脉压全部用以促使动脉血由胸腔内向周围动脉流动；当放松压力胸廓回复原来位置时，胸腔容量增大，胸膜腔内压减小，当胸膜腔内压低于静脉压时，静脉血回流至心脏，心室得到充盈。

2. 注意事项　胸外按压的质量直接影响心肺复苏效果，如果按压频率和深度不足，间断过久，可减少心排量，降低复苏成功率。

（1）按压部位要准确，按压力量应平稳，避免冲击式按压或猛压，避免出现胃内容物反流、肋骨骨折等并发症。

（2）患者头部应适当放低，以避免按压时呕吐物反流至气管，也可防止因头部高于心脏水平而影响脑血流灌注。

（3）下压和放松的时间应大致相等，放松压力时应注意定位的手掌根部不得离开胸骨，以免按压位置移动。

（4）减少按压中断时间，包括计划中断时间（如尽可能减少因分析心律、检查脉搏、人工呼吸和其他治疗而中断）和非计划中断时间（如尽量避免由于施救者停顿而中断），每次中断按压时间应短于 10 秒。

（5）按压与通气比例为 30∶2，每个周期为 5 组 CPR，时间约 2 分钟。

> **知识链接**
>
> 儿童和婴儿心肺复苏操作要点
>
> （1）儿童：两乳头连线中点处即为按压区，用单手掌根按压，按压深度至少为胸部前后径的 1/3（约 5cm）。
>
> （2）婴儿：定位同儿童，用环抱法（双拇指重叠下压）或一手示指、中指并拢下压，按压深度至少为胸部前后径的 1/3（约 4cm）。
>
> 儿童和婴儿按压与通气比例在单人施救时为 30：2；有两名医务人员施救者时为 15：2，按压频率 100~120 次 /min。

（三）开放气道（airway，A）

畅通呼吸道是进行人工呼吸的首要步骤，为尽量减少胸外按压中断时间，应快速开放气道。患者仰卧，松解衣领及裤腰带，清除口鼻中污物及呕吐物，取出活动性义齿后开放气道。具体方法包括仰头举颏 / 颌法和托下颌法。

1. 仰头举颏 / 颌法（head-tilt-chin lift） 该手法是徒手开放气道最常用的手法，适用于没有头颈部创伤的患者。患者仰卧，抢救者位于患者一侧，将一手置于其前额，以手掌小鱼际侧用力向后压以使其头后仰，另一手示指和中指放在下颏骨下方，将颏部同时向前抬起，使下颌角、耳垂连线与地面垂直。注意手指勿用力压迫颏下软组织，以免造成气道梗阻，加重缺氧（图 4-11）。

2. 托下颌法（jaw thrust） 适用于头颈部外伤或疑似外伤者。抢救者位于患者头部，肘部支撑在患者躺卧平面上，将双手放在患者头部两侧，紧握下颌角，用力向上托起下颌，使下齿高于上齿，注意避免晃动颈部（图 4-12）。

图 4-11 仰头举颏 / 颌法　　　　　图 4-12 托下颌法

（四）人工呼吸（Breathing，B）

呼吸道通畅后，若患者没有呼吸，或不能正常呼吸，应立即施行人工呼吸，具体可采用以下三种方法。

1. 口对口人工呼吸法 是最常用、能快速有效地向肺部供氧的急救措施。方法：开放气道后，抢救者用放在患者额部手的拇指和示指将鼻孔捏紧，防止吹入气体从鼻孔逸出，吸气后用嘴包住患者口唇，口对口将气吹入，然后松开患者鼻孔，让患者被动地呼出气体（图 4-13）。一次人工呼吸完成后，抢救人员正常呼吸一次，进行第二次人工呼吸。

2. 口对鼻及口对口鼻人工呼吸法 当患者牙关紧闭不能张口或口腔有严重损伤时，可改用口对鼻人工呼吸。抢救婴幼儿时,因婴幼儿口鼻开口均较小,位置又很靠近,可行口对口鼻人工呼吸。

3. 经口咽通气管、面罩和呼吸球囊人工呼吸 当患者在院内发生呼吸心搏骤停,应用口咽通气管、面罩和呼吸球囊可给予手控的正压通气,患者吸入的氧浓度更高,可以提高 CPR 成功率。

人工呼吸注意事项:口对口、口对鼻人工呼吸只是临时性抢救措施,因为吸入氧的百分比仅 15%~18%,对于需要长时间心肺复苏者,远远达不到足够动脉血氧合的标准。因此,在徒手心肺复苏的同时应积极准备气管插管以获得足够氧气供应。

图 4-13 口对口人工呼吸

（1）成人每次吹气量以患者胸廓有明显隆起为准,每次吹气时间约 1 秒,吹气频率 10~12 次 /min。

（2）成人 CPR,无论单人或双人,按压与呼吸比例均为 30：2,即按压胸部 30 次,吹气 2 次;儿童单人 CPR 时,按压与呼吸比例为 30：2,双人 CPR 比例为 15：2。

（3）吹气速度和压力均不宜过大,以防咽部气体压力超过食管内压而造成胃扩张。使用呼吸球囊给予人工呼吸时,一定要检测压力阀正常工作,按压球囊适度,防止过度通气。

（4）通气良好的标志是有胸部扩张和听到呼气声。

（5）若有高级人工气道,如气管内插管,且两人做 CPR,应每 6 秒（10 次 /min）给予 1 次人工呼吸,儿童应每 2~3 秒（20~30 次 /min）给予 1 次人工呼吸,在给予人工呼吸过程中,不中断胸外按压。

（五）早期电除颤（defibrillation,D）

心室颤动约占全部心搏骤停的 80%,终止心室颤动最有效的方法是电除颤。除颤具有时间效应,每延迟除颤 1 分钟,复苏成功率下降 7%~10%。故尽早除颤可显著提高复苏成功率。但对非目击的心搏骤停（>4 分钟）,则应先进行 5 个循环 30：2（约 2 分钟）的 CPR,然后再给予除颤,其目的是先使心脏获得灌注,使除颤更有效。除颤后应立即给予 5 个循环 30：2 的高质量 CPR 后再检查脉搏和心律,必要时再进行另一次电击除颤。

方法:除颤仪准备到位,将电极板涂好导电糊分置于胸骨右缘第二肋间和左侧第五肋间与腋中线交界处（图 4-14）,分析心律,识别心室颤动或者无脉性室性心动过速。目前使用的除颤仪和 AED 几乎都是双向波除颤仪,使用直线双向波除颤仪首次除颤能量为 120J,使用双相方形波除颤仪时能量为 150~200J,若不清楚厂家对除颤能量的要求,可选择 200J,后续选择相同能量或更高能量。使用单向波除颤仪时除颤能量为 360J。除颤放电时,操作者及其他人员切勿碰到病床及患者,以免触电。为减少按压中断时间,电除颤一次后立即开始胸

图 4-14 电极板位置

外按压。

公众第一目击者可经过培训使用 AED 抢救 OHCA 患者。电极片粘好后,AED 立即对成人心搏骤停患者的心律、节律分析,迅速识别与判断可除颤心律 - 心室颤动或无脉性室性心动过速,一旦出现,AED 便通过语音提示和屏幕显示方式,建议操作者实施电除颤。

🔍 知识链接

正确使用 AED

《2010 美国心脏协会心肺复苏及心血管急救指南》建议:

1. 如果任何施救者目睹发生院外心搏骤停且现场有自动体外除颤器(AED),施救者应从心脏按压开始心肺复苏,并尽快使用 AED。

2. 可考虑为医院配备 AED 以便进行早期除颤,目标是在患者倒地 3 分钟内实施电击。

3. 对 1~8 岁儿童最好使用儿科型剂量衰减 AED,如果没有,可使用普通 AED。对于婴儿(<1 岁),建议使用手动除颤器,如果没有,可使用儿科型剂量衰减 AED,如果二者都没有,可使用普通 AED。

（六）心肺复苏效果的判断

1. 瞳孔　散大的瞳孔开始缩小,说明复苏有效;若瞳孔散大且固定,则复苏无效。

2. 面色及口唇　面色由发绀变为红润,说明复苏有效;灰白则无效。

3. 颈动脉　在按压过程中,患者有颈动脉搏动,按压结束,搏动消失,说明心脏尚未恢复搏动;若按压结束后,颈动脉搏动仍然存在,说明患者心跳已恢复。

4. 神志　患者若出现眼球活动、睫毛反射、手脚抽动,说明复苏有效。

5. 自主呼吸　患者出现自主呼吸,若自主呼吸微弱,仍需辅助人工呼吸。

（七）终止心肺复苏的指标

1. 患者已恢复自主呼吸和心跳。

2. 确定患者已死亡。

3. 临床死亡判断:心肺复苏进行 30 分钟以上,检查患者仍无反应、无自主呼吸、无脉搏、血压无法测出,三个以上导联心电图显示为一直线。

二、高级心血管生命支持

高级心血管生命支持(advanced cardiovascular life support,ACLS)主要在 BLS 基础上应用辅助设备及特殊技术,建立和维持有效的通气和血液循环,改善并保持心肺功能及治疗原发疾病等,是心搏骤停后的第二个处理阶段,一般在医院内进行,应尽可能早开始,多以复苏团队形式开展。ACLS 仍然强调高质量 CPR,并辅以干预措施,包括建立静脉通路、药物治疗、气管插管、机械通气等一系列监测和维持心肺功能的措施(图 4-5)。其目的是使患者自主循环恢复(return of spontaneous circulation,ROSC),即恢复脉搏,血压 >90/60mmHg,心电图窦性心律或基本正常的其他心律(可在使用药物、正常呼吸或机械通气情况下)。

（一）给氧

纠正缺氧是复苏中最重要的环节之一。有条件时应尽快给予氧气吸入,逐步调整给氧浓度以保持血氧饱和度≥94%,当血氧饱和度 100% 时可停止吸氧。

(二)建立人工气道

人工气道(artificial airway)是指在生理气道和空气或给氧之间建立有效连接,以保证气道通畅。常用人工气道包括口咽或鼻咽通气管、气管插管、气管切开、面罩等。建立人工气道应遵循尽量减少胸外按压中断时间的原则,建立人工气道后,每6秒给予一次人工通气(10次/min),不中断胸外按压。

1. 口咽通气管或鼻咽通气管(laryngeal tube)可使舌根离开咽后壁,解除气道梗阻,便于进行人工呼吸。

2. 气管插管(endotracheal intubation)是目前最可靠的人工气道,条件允许应尽早进行气管插管,以保持呼吸道通畅和应用呼吸机加压供氧。插管过程中,应用连续波形的二氧化碳描记图以确认和监测气管内插管是否正确放置(图4-15)。

A
二氧化碳图用于确认气管插管位置。该二氧化碳描记功能在插管期间,在竖轴上显示不同时间的呼出二氧化碳(PETCO₂)分压,单位是mmHg。患者插管后,就会检测呼出二氧化碳,用于确认气管插管的位置。呼吸期间的PETCO₂会不断变化,并在呼气末达到最高值。

B
二氧化碳图用于监测复苏操作的有效性。第二条二氧化碳图迹线在竖轴上显示不同时间的PETCO₂,单位是mmHg。该患者已插管,正在对其进行心肺复苏操作。请注意,通气速率约为每分钟8至10次人工呼吸。以略高于每分钟100次的速率持续进行胸外按压,但不会连同该迹线一起显示。第一分钟内的初始PETCO₂低于12.5mmHg,指示血流非常小。在第二分钟和第三分钟,PETCO₂上升到12.5至25mmHg之间,这与后续复苏过程中的血流增加情况一致。第四分钟会恢复自主循环(ROSC)。ROSC可通过PETCO₂(仅在第四条竖线后可见)突然上升到40mmHg以上确定,这与血流的显著增加一致。

图4-15 二氧化碳描记图

3. 环甲膜穿刺 遇有气管插管困难或没有气管切开条件而严重窒息的患者,可先行环甲膜穿刺,接T型管给氧,暂时缓解严重缺氧情况,为进一步抢救赢得时间。

4. 气管切开术 可以保持较长时间的呼吸道通畅,便于清除气道分泌物,减少呼吸道无效死腔,主要用于心肺复苏后仍然长期昏迷的患者。

5. 其他方式 包括喉罩(laryngeal mask airway,LMA),联合导管(esophageal tracheal combitube,ETC)等,也可以替代球囊-面罩和气管插管的通气方法。

📇 **知识链接**

院内人工通气方法

医院内给患者进行人工通气时应用气源和辅助设备,常用方法:①球囊-面罩通气法（bag-mask ventilation），即简易呼吸器通气法，通过呼吸球囊挤压正压通气，有氧条件下可通过高流量给氧挤入氧气，是紧急情况下最常用的正压通气方法；②机械通气（mechanical ventilation），通过调整呼吸机参数，辅助或代替患者自主呼吸，是目前临床上最准确有效的人工通气方法。

（三）应用复苏药物，循环支持（circulation，C）

1. 用药目的　增加心肌血液灌注量、脑血流量；减轻酸中毒；提高心室颤动阈值或心肌张力，为除颤创造条件。

2. 给药途径

（1）静脉内（intravenous，IV）给药：为首选给药途径，包括中心静脉、外周静脉两种方式。复苏开始期间，多选择从上腔静脉系统给药，最常用的途径为颈内静脉。

（2）骨内（intraosseous vascular access，IO）给药：当静脉内给药困难时，可考虑经骨内给药。经骨内给药可与静脉内给药达到相近的血药浓度，该途径操作相对复杂。

（3）气管内（endotracheal tube，ET）给药：由于相同剂量药物经气管插管给药的血药浓度更低，且有些药物如肾上腺素经气管插管给药可引起血管舒张、低血压等反应，不利于心肺复苏成功。因此，气管插管内给药一般不作为首选，只有在静脉内输液和骨内输液不能使用时，方可使用气管内给药，如肾上腺素、血管升压素和利多卡因等。经气管插管给药，药物剂量是经静脉内给药的 2~2.5 倍，且需要将药物用无菌注射用水或生理盐水稀释至 5~10ml 后直接注射到气管内。

3. 常用药物

（1）肾上腺素（epinephrine）：肾上腺素主要作用是兴奋 α- 受体，使血管收缩，在 CPR 过程中增加冠状动脉灌注压和脑灌注压。2020 年心肺复苏指南继续沿用有关肾上腺素给药的建议，重点突出早期肾上腺素给药。目前推荐成人首剂给予 1mg 静脉注射 / 骨内推注，如无反应，则应每 3~5 分钟追加 1mg。

（2）胺碘酮（amiodarone）：首剂 300mg 静脉注射，能改善 VF/ 无脉性 VT 对 CPR、电除颤和心血管活性药物的反应，提高入院存活率；无效者，第二次剂量为 150mg 静脉注射。

（3）利多卡因（lidocaine）：是急性心肌梗死导致的室性早搏、室性心动过速及心室颤动首选药。利多卡因对于未经除颤的心室颤动有效，若无胺碘酮，可以使用利多卡因。利多卡因对除颤后心室颤动和室性心动过速没有明显效果。首剂 1~1.5mg/kg 静脉注射，如 VF/VT 持续，再给予额外剂量 0.5~0.75mg/kg，每 5~10 分钟静脉注射 1 次，最大剂量 3mg/kg。心肺复苏成功后，对于心室颤动和室性心动过速引起的心搏骤停，可维持使用利多卡因，减少复发。

（四）明确诊断（differential diagnosis，D）

应尽可能寻找心搏骤停患者的病因，以采取相应救治措施。引起心搏骤停的常见可逆病因包括 5H（即低血容量、缺氧、酸中毒、低钾 / 高钾血症、低温治疗）和 5T（张力性气胸、心包填塞、毒素、肺动脉血栓形成、冠状动脉血栓形成）（图 4-5）。

（五）心电监护

心电监护可及时发现有无心律失常并识别其类型，判断复苏药物的治疗效果，及时发现心肌缺血或心肌梗死的动态变化（具体方法参见第十章第一节）。

三、心搏骤停后救治

心搏骤停后治疗（post-cardiac arrest care）是高级生命支持的关键部分，是减少心搏骤停

24 小时内病死率的关键。加强的心搏骤停后治疗包括心肺复苏和神经系统支持,其目的是尽可能提高发生在院内的心搏骤停和已恢复自主循环后收入院的心搏骤停患者的存活率,统一实施综合、结构化、完整、多学科的心搏骤停后治疗方案,具体措施包括以下几点。

(一)通气及氧合最优化

患者自主循环恢复后,要持续给氧以达到有效氧合,使血氧浓度达到 92%~98%,初始通气频率为 10 次 /min。通过监测呼气末二氧化碳分压(PETCO$_2$)调整呼吸频率及氧浓度,达到 PETCO$_2$ 为 35~45mmHg 的目标。

(二)维持血流动力学稳定

持续监测动脉压,维持平均动脉压≥65mmHg 或收缩压≥90mmHg,若有低血压,则需要考虑快速补液,使用血管活性药物,如多巴胺、肾上腺素、去甲肾上腺素,使血压达标。同时,积极寻找和治疗病因,通过心电监护和 12 导联心电图判断是否存在心律失常和急性心肌梗死,有急性冠脉综合征要及早考虑冠脉再灌注。

(三)脑复苏

心搏骤停后患者常有脑损伤表现,如昏迷、癫痫和不同程度的认知功能障碍,应早期诊断和治疗。自主循环恢复后,患者若没有正确的语言反应,应积极进行脑复苏,目的是防治脑缺血缺氧,减轻脑水肿,保护脑细胞,恢复脑功能,是改善患者生存质量的关键。脑复苏有四种可能结果:①意识和自主功能的完全恢复;②意识恢复,但伴有智力减退、肢体功能障碍等;③去大脑皮质综合征,呈植物人状态;④脑死亡,包括脑干组织在内的全部脑组织死亡。脑复苏的主要措施有以下几种。

1. **目标体温处理**(targeted temperature management,TTM)　TTM 包括诱导低温疗法(induced hypothermia)和积极的目标体温控制(active control of temperature at any target)。诱导低温疗法通过减少脑代谢而降低氧耗,可以保护脑神经,促进脑功能恢复,应遵循尽早开始(但不推荐院前开展静脉输注降温)、平稳降温、适合温度、维持时间够长、缓慢升温的使用原则。诱导低温疗法的对象是心搏骤停后自主循环恢复,但仍处于昏迷(对语言指令没有正确反应)的患者。其低温目标是将体温逐渐降至 32~36℃,并至少维持 24 小时。降温方法包括物理降温,如冰帽、冰袋降温或输入低温液体。体温测量以中心体温为准,如肺动脉导管体温、食管内体温。对于自主循环恢复后昏迷患者自然发生的低体温(>32℃),在 48 小时内尽量避免主动复温。低温疗法结束后,仍可将降温装置备用,以积极预防昏迷患者发热,改善其神经预后。

2. **维持血压**　通过对自主循环恢复后昏迷患者维持正常或稍高于正常的血压,维持脑灌注压,维持脑部血流,以保证脑组织的良好灌注。

3. **其他措施**　包括应用渗透性利尿剂脱水,以减轻脑水肿和降低颅内压;有条件者早期应用高压氧治疗,提高脑组织氧分压,改善脑缺氧。对于昏迷患者,应做脑电图(electroencephalography,EEG)来确认是否有癫痫,并持续监测,早期发现癫痫,并积极处理。

(四)预后评估

自主循环恢复后,患者对镇静剂的代谢减慢,会影响预后评估。因此,预后评估要排除干扰因素,对于未使用 TTM 的患者,可在心搏骤停 72 小时后进行;对于使用 TTM 的患者,应在 TTM 结束后 72 小时,即心搏骤停后 4.5~5 日进行。

评估指标包括瞳孔对光反射(pupillary reflex)、脑电波、体感诱发电位(somatosensory evoked potentials)(SSEPs,24~72 小时内)、脑部 CT(非 TTM 者,心搏骤停 2 小时内)、脑部 MRI(心脏骤停后 2~6 日)等,任何一项指标不能单独用于预后评估,需要综合利用多项检查结果判断患者预后。

笔记栏

🔍 知识链接

器官捐献

　　心搏骤停后,经过复苏,恢复自主循环,但是继发死亡或脑死亡的患者,可考虑器官捐献。心搏骤停后经过复苏但没有恢复自主循环的患者,在条件许可的情况下,可考虑肝脏或肾脏捐献。

四、复苏后监测

　　复苏后血流动力学仍不稳定,心跳和呼吸仍可能再次骤停,因此,复苏后需严密监测各系统脏器功能。重点包括:加强循环、呼吸和神经系统的支持;寻找并治疗引起心搏骤停的原因;维持内环境及其他脏器功能的稳定;加强感染的防治;努力改善长期预后。

（张传英）

复习思考题

1. 简要说出《2020 年美国心脏协会心肺复苏及心血管急救指南》的主要变化。

2. 假设你与朋友一起在野外远足,路遇有人呼救,发现呼救者旁边有人倒在地上,请问:

（1）你首先应该怎么做?

（2）若患者为心搏骤停,你如何开展施救?

（3）从哪几个方面来评价抢救效果?

（4）120 救护车到达现场,你认为应该如何进一步抢救?

扫一扫,
测一测

第五章

灾难急救与护理

近年来，世界各地的灾难性事件频繁发生，对人类的生存环境和生存质量产生了较大影响。如何发展灾难医学和救援医学，提高人类应对灾难性事件的能力，是全世界关注的热点问题之一。灾难护理学作为灾难医学和救援医学的重要组成部分，已逐渐发展成一门独立学科，得到了护理学界的广泛关注。发展和完善我国的灾难护理学，建立适合我国国情的灾难护理教育体系，是当前广大护理工作者的重要任务之一。

第一节　概　　述

灾难（disaster），是指自然发生的或人为产生的，并且对人类和社会产生严重危害的事件与现象。世界卫生组织对灾难的定义为：任何能引起设施破坏、经济受损、人员伤亡、健康状况及卫生服务条件恶化的事件，如其规模已超出事件发生社区的承受能力而不得不向社区外部寻求专门援助时，就可称其为灾难。

一、灾难护理的概念

灾难护理学（disaster nursing）作为新兴学科，起步较晚，目前还没有统一的概念。最早进行灾难护理学研究与实践的人是佛罗伦斯·南丁格尔。克里米亚战争期间，她通过改善救治环境，加强士兵的营养、卫生和关注心理状况，大大降低了士兵的感染率和病死率。此后，作为灾难医学和灾难救援医学的组成部分，护理人员一直参与世界上各种灾难性事件的救援活动。近几十年，灾难医学在灾难救援实施中发挥了巨大作用，它的发展已引起了各国政府高度重视。

🔍 **知识链接**

灾难护理学的起源

1976 年在德国美茵兹成立了世界急救、灾难医学学会（The World Association on

笔记栏

Emergency and Disaster Medicine)。1995 年,日本阪神大地震发生后,日本护理学界发表了许多关于护理救援活动的报告和论文,灾难护理学才作为护理学的一个特定领域引起护理学界重视。2001 年,美国"911"事件发生后,灾难护理学也开始有了新动向,诞生了大规模灾难教育的国际护理联盟(International Nursing Coalition for Mass Casualty Education,INCMCE)。一些国际组织的官方网页开辟了有关灾难救援信息的板块,如在世界卫生组织(WHO)网站上可以获取到关于急救管理、应对灾难的信息,在国际护士会(ICN)主页上可以收集到关于灾难护理的相关信息。

根据目前灾难护理的发展状况,日本灾难护理学会将灾难护理定义为:护理人员系统、灵活地应用有关灾难护理特有的知识和技能,同时,与其他专业领域开展合作,为减轻灾难对人类生命、健康所构成的危害而开展的活动。灾难护理是为受灾伤员提供预防、护理、康复、心理照护等卫生服务的学科,是介于灾难医学、临床医学和护理学的交叉学科。

🔍 知识链接

灾难与灾害的关系

灾害与灾难有一定区别。灾害是指能够对人类及其生存环境带来破坏的事件的总称,一般不表示程度,通常指局部有一定的规模,但可扩张,发展为灾难。灾难的程度要比灾害严重,涉及范围更广,可引起大量人员伤亡、经济损失及社会结构破坏。但是,灾害与灾难有时互相渗透,并不能截然区分。

二、灾难的分类

目前国际上并无统一的灾难分类体系,一般来说,可以根据原因、方式、顺序、性质四种方法对灾难进行分类。

(一)根据灾难发生的原因分类

1. 自然灾难　由自然因素引起,包括地震、火山喷发、台风、海啸、洪水、干旱、滑坡和雪崩等。

2. 人为灾难　由人为因素引起,如战争、车祸、核事故和空难等。

3. 生物性灾难　由生物性因素引起的对人们造成巨大危害的灾害性事件,主要包括各类传染性疾病。如新型冠状病毒肺炎(Corona Virus Disease 2019,COVID-19),简称"新冠肺炎",是由新型冠状病毒感染引起的急性呼吸道传染病,其传染性强、病死率高,对人们生活造成巨大的灾难性影响。

(二)根据灾难发生的方式分类

1. 突发性灾难　发生突然,事先往往难以预料,因而造成的危害也较大,如地震、火山喷发和洪水等。

2. 渐变性灾难　发生缓慢,其特点是时间长、范围广、具有隐蔽性而容易被人们忽视,但危害十分严重。如 1968—1985 年非洲大陆连续大旱,造成 36 个国家受灾,死亡人数超过百万。其他如土地沙化、环境污染、森林面积减少、生态平衡破坏、物种灭绝等已带来的和将带来的灾难,都属于渐变性灾难。

（三）根据灾难发生的顺序分类

1. 原生灾难　由灾难原因直接引起的灾难,如火山喷发的火山灰及岩浆有毒气体直接引起的灾难。

2. 次生灾难　灾难原因诱发的其他灾难,如火山喷发诱发的火灾。

3. 衍生灾难　是前两者引发的间接灾难,如火山喷发后的气候反常。

（四）根据灾难的性质分类

1. 气象性灾难　水灾、旱灾、风灾、冰雹和太阳黑子爆炸等。

2. 地质性灾难　地震、山崩、滑坡、泥石流和地面沉降等。

3. 环境灾难　此类灾难虽然属于人为性,但所造成的结果却与自然密切相关,故列在此类,如空气污染、水源污染、噪声污染、温室效应、臭氧层空洞和电磁污染等。

4. 疫病灾难　这类灾难属于人与自然共同所致,如流行性感冒、病毒性肝炎、霍乱、新型冠状病毒肺炎和天花等。

知识链接

灾　难　分　级

目前国际上尚无统一的灾难分级标准。灾难严重程度与受灾地区承受能力密切相关,故灾难分级较为困难。我国对灾难的分级以人口直接死亡数及经济损失为依据,分为五级,A 级为最高级,E 级为最低级。

A 级:死亡万人以上或损失亿元人民币以上的为巨灾。

B 级:死亡千人至万人或损失千万元至亿元人民币的为大灾。

C 级:死亡百人至千人或损失百万元至千万元人民币的为中灾。

D 级:死亡十人至百人或损失十万元至百万元人民币的为小灾。

E 级:死亡十人以下或损失十万元人民币以下者为微灾。

三、灾难所致的伤病类型

根据灾区伤员发病情况,灾难伤病大致分为以下类型。

（一）机械因素所致伤病

此类疾病多由于直接机械损伤,如建筑物倒塌挤压伤、车祸、火烧伤、电击伤、淹溺、冻伤、战伤、台风卷起摔伤、冰雹砸伤、滑坡和雪崩挤压伤等所致,直接损害躯体,使其完整性遭到破坏,如骨折、断肢、挤压、撕脱、挫伤、扭伤和裂伤等,常合并出血、感染等危及生命的状况,如果得不到及时救护,可能会导致患者死亡。

（二）生物因素所致疾病

灾难发生后由于致病菌存在,出现各种疾病,此类疾病因其范围广、传播快、病情重、病死率高,与平时该类疾病的特点不完全相同。灾期和灾后生物因素所致疾病有以下几类。

1. 呼吸道疾病

（1）普通上呼吸道感染:由鼻病毒、副流感病毒、呼吸道合胞病毒、冠状病毒和腺病毒等引起。

（2）流行性感染:由甲、乙、丙类流感病毒及其他变异流感病毒等所致。

（3）其他:由其他致病原所致疾病,如流行性腮腺炎、流行性脑脊髓膜炎、百日咳、肺结核和猩红热等。

2. 肠道疾病　肝炎（如甲型病毒性肝炎）、霍乱、阿米巴痢疾、细菌性痢疾、伤寒和其他非特异性感染性腹泻等。

3. 虫媒性疾病　流行性乙型脑炎、疟疾、丝虫病、斑疹伤寒和鼠疫等，或由病原体直接穿透皮肤入人体所致的疾病，如钩虫、钩端螺旋体和血吸虫等。

4. 其他　如结膜炎和真菌感染等。

（三）气体尘埃因素所致疾病

此类疾病主要是火山喷发或森林大火产生的烟雾所致。如公元 79 年维苏威（Vesuvius）火山喷发，毁灭了意大利古城庞贝（Pompeli）和赫库兰尼姆（Herculaneum），致使约 1.6 万人死亡，死亡原因主要是有毒气体和尘埃造成的窒息；1980 年，美国圣海伦斯火山（Mount St. Helens）喷发，最致命的原因是几分钟内发生窒息，救护十分困难。

（四）灾难损伤综合征

由于灾难对人类生存构成了巨大威胁，在灾难幸存者的肉体和精神上留下了难以抚平的创伤。灾难发生时的恐怖场面及紧张状况，以及灾后留下的毁灭性破坏，都可使人们心理和躯体间出现不平衡，对环境不满、悲观、愤怒等应激状况，导致一系列病理、生理变化，引起疾病。

1. 生理应激反应　包括躯体平衡失调引起的灾害应激性疾病，如消化道应激性溃疡、心血管病加剧（血压升高、猝死）及应激性高血糖等。

2. 灾难性心理障碍　心理平衡失调所致的疾病统称为灾害应激病或创伤后应激病，其病理生理学基础是中枢神经系统生理功能障碍或失常，对健康及社会危害很大。

第二节　灾难医学救援的组织管理

灾难医学救援工作是一项错综复杂的综合性工程，它不仅要有多学科医疗卫生技术的综合应用，医疗救护、卫生防疫工作的相互配合，还需要整个救灾系统如排险、运输、通信、后勤、公安、消防等各个部门默契配合。只有将各部门综合成有机整体，在各级政府统一调度和指挥下，才能根据实际情况井然有序地实施高效率医学救援工作。与平时医疗工作相比，灾难医学救援工作具有任务重、接触病种多、流动性大、管理难度大、工作量大、空间小、污染机会多等特点。

一、灾难医学救援的组织形式

灾难医学救援组织形式是灾难伤员医疗和转送工作的组织方式，包括救治机构的设置、救治任务和救治范围等。

（一）灾难的分级救治

灾难医疗救护一般可分为三级，即第一级现场抢救、第二级早期治疗和第三级专科治疗。灾难伤员多，伤情复杂严重，迫切需要完善的救治，但灾区的医疗机构被破坏，失去了救治能力，而外援医疗队携带的医疗装备和药品器材数量有限，灾区又无条件收容大量伤员。因此，灾难伤员必须经过现场抢救后转送至第二级或第三级治疗。

1. 第一级现场抢救　由军队或地方医疗队派出的医务人员与战士、民兵、公安与消防人员、红十字会员、群众、担架员、挖掘人员等共同组成抢救小组，在灾区现场，对伤员实行初步急救措施。首先将伤员从各种灾难困境中抢救出来，然后进行心肺复苏、止血、包扎、固定和其他急救措施，再将经过急救的伤员集中，做好转运准备。

2. 第二级早期治疗　由灾区原有的医疗机构或外援的医疗队单独设立，也可由两者合作共同组织实施。其基本任务是对经过现场抢救小组处理的伤员进行检伤分类、登记、填写简要病历,实行紧急治疗,包括开颅减压、气管切开、开放性气胸缝合、胸腔闭式引流、腹部探查、手术止血、抗休克、挤压伤筋膜切开减压、清创、四肢骨折复位及抗感染等;留治传染病患者、轻伤员或暂不宜转送的危重伤员;将需要专科治疗或需较长时间恢复的伤员转送到灾区指定医院进行救治。

3. 第三级专科治疗 由设置在安全地带的地方和军队医院担任。其主要任务是收容灾区医疗站、医院转送来的伤员进行确定性治疗,直到痊愈出院。

（二）分级救治的要求

分级救治将医疗与转送相结合,在技术上分三步进行,为确保救治质量,参与各级救治的医务人员必须共同遵守一定的要求。

1. 迅速及时 时间就是生命,灾难伤员的救治最首要的是"快",快速救治对于挽救生命、提高治愈率和减少致残率至关重要。大出血、窒息、中毒患者救治成败可能就在数分钟之间。因此,首先应做好现场抢救,迅速帮助伤员脱离险境,对危急伤员迅速采取果断救治措施,保住生命;其次要尽可能靠近现场设立救治机构,缩短转送距离;第三要使用快速转送工具;第四要加强救治机构的管理,提高工作效率。

2. 分工合作 为了保证分级救治质量,各级救治措施要前后衔接,既不中断,又不重复。前一级要为后一级救治做好准备,创造条件,争取时间;后一级要在前一级救治的基础上,补充其未完成的措施,并进行新的救治措施,使救治措施前后紧密衔接,逐步扩大、完善,所以参加救援的医护人员首先要对各种灾难损伤特点和发生发展规律、救治理论原则有统一认识,保证工作步调上一致;第二,要树立整体观念,认真执行本级救治范围。属于本级该做的,不能推到下一级,以防失去救治的及时性。第三,要按规定填写统一格式规范的医疗文书,便于医生了解前一级救治机构已经进行了哪些救治,并以此制订下一步治疗计划。

3. 转送与医疗结合 在转送过程中,进行必要的不间断的伤情观察和医疗护理,确保伤员迅速安全地到达接收医疗机构。

二、灾难医学救援的组织指挥

灾难事故具有突发性、严重性和复杂性等特点。灾难造成的伤员,在现场需第一时间帮助脱离险境、抢救和转送。各级救治机构,在一定的时间内,也有成批的伤员不断地进入,经过救治,再成批转送。灾难伤员的脱险、抢救、医疗、转送等工作,涉及面广,影响因素多。为了使整个救治工作有条不紊地进行,必须要有经过训练的、具有一定组织能力的人员进行调度、控制与协调,这种对灾难伤员救护工作中的管理活动称为灾难伤员救护组织指挥。灾难伤员救护组织指挥,按卫生救援实施过程,分为救灾准备阶段的组织指挥和实施阶段的组织指挥;按伤员救护地点,分为现场救护组织指挥、救治机构内的组织指挥和伤员转送组织指挥。其工作要点包括:

1. 做好伤员分类 由具备一定经验的医生负责,组成伤员分类组,在较宽敞的场所采取询问伤情和观察体征的简单方法,将需要紧急救治的伤员,如窒息、大出血、气胸、颅脑伤、休克等,传染患者和其他伤员进行分类和登记,做好分类标志。

2. 组织伤员转送 伤员经过医疗站救治后,除重伤员需暂留治观察外,其余都要转送到专科医院治疗。为了迅速、安全地转运伤员,应掌握好转送指征,做好转送人员、物品和交通工具的准备。

3. 随时调整救治力量 救灾医疗队工作内容随着时间变化而有所不同。在灾难早期,多数伤员处在困境中,应将主要力量放在现场抢救上;当现场抢救的伤员陆续转送到医疗站等早期治疗机构时,应将抢救人员逐渐集中到早期治疗机构;当现场救治高峰出现回落后,部分伤员转出至医疗站,现场需要抢救的人员逐渐减少,而门诊和巡回医疗的任务便逐渐突显起来;当急救、门诊和巡回的医疗任务逐渐减少后,应将卫生救援工作重点转移到卫生防疫和灾区卫生机构重建。

4. 提高救治机构的整体效能　灾难伤病种类复杂,救治机构除了按灾难类型考虑配备相应专业力量外,在救治过程中还要经常进行技术力量的调整。面对大量伤员,要求各专科医师淡化专业界限,从事一些本专业以外的救治任务,以提高救治机构的整体效能。

知识链接

美国国家灾难医学系统

美国于 1984 年成立了国家灾难医学系统,这个系统是国家卫生部、国防部、各医疗机构、各州及私人的联合救援组织。它将大城市主要医院和地方医院组成统一的救援网络系统,主要任务是:①专门成立救灾医疗队;②将不能在当地治疗的伤员转送到其他地区;③收容灾难伤员。有了全国统一的灾难医学救援系统,可以使灾难卫生救援工作逐步实现规范化和标准化,这对解决伤员多,卫生救援力量薄弱的矛盾,提高卫生救援能力具有重要作用。

三、灾难护理的主要任务

灾难护理是灾难医学的重要组成部分,主要包括积极参与现场的抢救、院内的后续救治以及灾后的心理护理。

(一)灾区现场抢救

灾难发生最初阶段人员的伤亡最多,灾难伤员初期的现场急救极其重要,需重视灾难发生后"黄金一小时""白金十分钟"的抢救时间,要切实提高护理人员急救水平,使伤者尽可能在短时内获得最准确救治。现场常用高级创伤生命支持、供氧、止痛、输液、除颤等抢救措施,在特殊情况下应建立移动 ICU。

知识链接

急诊急救的重要时间

白金十分钟(emergency platinum 10mins,EPTM)有狭义和广义之分,狭义上指紧急事件发生后,以送到医院急诊科或相关科室抢救时间为起点,到医生进行紧急救治的最初 10 分钟为止。广义上,EPTM 指紧急灾害事件发生为起点,到最初的 10 分钟左右为终点。EPTM 需要提高大众自救意识和技术,因此其不仅是急救医学范畴的时间概念,更是一个社会范畴的时间概念。

"黄金一小时"(golden hour)原则,即对重症创伤者而言,在一小时内进行有效救治能大幅提高其存活率。该原则由马里兰大学创伤医学中心 R Adams Cowley 提出,他认为"在生与死之间有黄金一小时,如果患者严重创伤,虽然不是在那段时间内死亡,可能在两三天甚至两周后死亡,但是在那一小时内发生在患者体内的改变已经是不可恢复了"。

（二）大批伤员的分类救治与抢救指挥

在大批伤员出现的情况下,要按伤情轻重缓急进行分类,确保在有限的时间和资源内,使更多伤员获得救治。同时,根据灾难性质和规模,及时求助和调度其他资源参与现场抢救,与公安、消防、交警、武警等部门配合,建立灾难急救绿色通道。

（三）制定各类灾难事故救护预案

灾难的发生不可预料,也不存在完全一样的灾难事件,但灾难所引起的危害具有一定规律性。在科学研究灾难特点的基础上,制定各类灾难救护预案,并联合急诊科、ICU、外科等部门,定期开展演练,优化预案,提高应急救护能力。

（四）心理干预

灾后心理干预主要是心理专业人员通过交流、疏导、抚慰的方式,帮助心灵遭遇短期失衡人员进行的调整,帮助当事人从危机状态中走出,尽快恢复正常心理状态的一种心理治疗方式。灾难事件不仅严重威胁人类生命安全,而且往往会对人们造成极大的心理创伤,如果不能及时适当的干预,可能会造成永久性心理创伤。因此,突发灾难事件后应及时进行心理干预。

（五）灾难伤员转运

灾难发生后,大批伤员突然出现,由不同级别的医疗机构承担不同的医疗任务,无论是救治水平还是医疗资源的利用,都是十分经济和有效的(灾难伤员的转运要求详见第二章)。

第三节　各类灾害的应急救援

我国常见的灾害有地震、台风、火灾、水灾等,不同灾害有其特殊性。近年来,随着科技的高速发展,核泄漏等情况也时有发生。因此,掌握各种灾害特点与危害,是采取有效应急救援的前提。

一、地震的应急救援

地震是群灾之首,它具有突发性和不可预测性,频度高,可产生严重次生灾害,强震造成大量人员伤亡和严重经济损失,破坏了震区生态环境,挑战着人类医疗救援、救治、防疫、灾后的重建能力和速度,对社会造成较大影响。

（一）地震灾害的特点

1. 事件的突发性　灾害发生的时间、空间和破坏程度难以预料。不仅在短时间内对人民群众的生命财产造成巨大损失,而且救援人员往往来不及进行充分计划和准备,开展医学救援工作必须冒着巨大危险,而且是在极度紧张的条件下开展高强度、超负荷的工作。

2. 伤情的复杂性　短时间内造成大量人员伤亡,而且伤情较为复杂。其复杂性体现在以下三点:①重伤员多,如四川汶川特大地震造成了大批骨折伤、颅脑外伤、脏器伤的伤员;②复合伤、多发伤多,合并骨折和挤压综合征等,并伴有少量慢性病和传染病;③感染伤员多,伤口长期暴露在污染环境中,创面感染化脓,部分伤员为耐药菌感染,给医疗救治和伤口愈合造成困难。

3. 任务的特殊性　在抢险救灾过程中,洪水和余震等次生灾害会直接威胁医务人员生命安全,救援后勤保障和医疗装备等物资匮乏直接影响医疗救治工作的顺利进行,救治工作往往要在救护车、帐篷、旷野甚至废墟中开展。在严重自然灾害中,伤、病、疫情的复杂程度难以预见,并且随着灾情发展,安全区会变成危险区,迫使急救中心不得不及时调整救援方

笔记栏

案,以适应继发灾害变化。

4. 环境的惨烈性 重大灾害造成环境的严重破坏,给人们的精神及心理带来强烈冲击,救援官兵和受灾群众会出现焦虑、自责、恐怖、失眠等不同的心理问题。环境刺激和过度紧张的工作也会对医学救援人员的身心造成负面影响。因此,医务人员要有较好的自我调整和控制情绪的能力。

（二）地震的救援对策

1. 快速反应,科学决策 针对地震灾害突发性的特点,在时间紧、任务急的情况下,要求各级医疗救援组织坚决按照上级部署和号令,快速反应,以灾情为命令,时间为生命,迅速做出工作调整,将工作重点转移到医疗救援上;迅速启动相应预案,抽调医疗队、防疫队、心理救援队,紧急驰援灾区,迅速展开医学救援。

2. 整体运筹,多方救治 针对灾害伤情复杂和环境特殊的特点,采取多元化救治格局。一是医疗队跟随救灾部队实施现场抢救,以减少伤残率和病死率;二是部分医疗队、医疗站负责伤员的分类、早期救治、留治轻伤员,对于一些疑难复杂病症采取远程信息医疗技术;三是运用火车、飞机等工具送伤员到远离灾区的医院进行专科治疗。

3. 抓紧防疫,预防疫情 一是以饮水安全为重点,选择临时性供水水源,并加强对临时性供水措施的卫生监督,防止水源污染,确保饮水安全;二是以人居环境卫生消毒为基础,集中力量杀灭蚊蝇,对污染源和可疑污染源进行反复消毒处理,建立疾病监测系统,防止传染病发生与流行;三是抓好卫生宣传,通过举办培训班,培训志愿者,强化群众防病意识,传授自救技术,打好卫生防疫纵深战。

4. 心理救援,人文关怀 救援官兵和医护人员面对大范围的灾情,加之高强度工作,都需要重建安全感,缓解心理压力,抚平心理创伤,减少心理障碍。

5. 帮建医院,重建家园 灾害必然造成医疗机构受损,因此,灾区医疗机构重建工作是医学救援的任务之一。

> **知识链接**
>
> 海 啸
>
> 海啸是一种灾难性的海浪。根据海啸形成的不同情况,科学家将其分为四种类型:海底地震引发的地震海啸、气象变化引起的风暴潮、火山喷发诱发的火山海啸、海底滑坡带来的滑坡海啸。研究发现,大约95%的海啸是由地震引发的,通常由震源在海底50千米以下、里氏震级>6.5级的海底地震引起。海啸时掀起的狂涛骇浪,高度可达十余米至几十米,形成"水墙",时速可达数百公里。另外,海啸波长很大,可以传播几千公里而能量损失很小。当海啸到达岸边,"水墙"会以摧枯拉朽之势冲上陆地,同时还能夹着数吨岩石及船只、废墟等杂物,向内陆扫荡数公里,甚至会沿着入海的河流逆流而上,沿河地势低洼地区会被吞噬,对人类生命和财产造成严重危害。

> **知识链接**
>
> 挤压综合征
>
> 当四肢或躯干肌肉丰富的部位被外部重物长时间挤压,或长期固定体位的自压,解除压迫后出现以肢体肿胀、肌红蛋白尿、高钾血症为特点的急性肾衰竭,称为挤压综

合征。多在意外事故、自然灾害及战争时发生。

急救原则:

(1) 在事故中,急救人员应迅速进入现场,积极抢救伤员,尽早解除重物挤压。

(2) 伤肢制动,并暴露在凉爽空气中或用凉水降低伤肢温度,降低组织代谢,减少毒素吸收。

(3) 挤压的伤肢有开放伤口出血,应予止血,但禁忌加压包扎。

(4) 早期采用预防性措施,可给予伤员碱性饮料或 5% 碳酸氢钠静脉滴注以碱化尿液。

(5) 及时补充血容量,预防休克,维持水、电解质平衡。

(6) 对开放伤口出血者,可输红细胞悬液、新鲜血浆。

(7) 限制高钾食物和药物摄入,以避免高钾血症。

二、台风的应急救援

台风是发生在热带洋面上的猛烈风暴,在其活动过程中常伴随有强风、暴雨、巨浪和狂潮,台风、暴雨造成的洪涝灾害,波及范围广,来势凶猛,破坏性极大,是最具危险性的灾害。

（一）台风发生的规律及特点

台风发生的规律及其特点主要有以下几点:①台风(包括热带风暴)具有季节性,一般发生在夏秋之间,最早发生在 5 月初,最迟发生在 11 月;②台风中心登陆地点难准确预报,风向时有变化,常出人预料,台风中心登陆地点往往与预报不一致;③台风具有旋转性,其登陆时风向一般先北后南;④损毁性严重,对不坚固的建筑物、架空的各种线路、树木、海上船只、海上网箱养鱼、海边农作物等破坏性很大;⑤强台风发生常伴有大暴雨、大海潮、大海啸;⑥强台风发生时,人力不可抗拒,易造成人员伤亡。

（二）台风现场的危害

台风的破坏力主要由强风、暴雨和风暴潮三个因素引起,从而直接引起建筑物、公共设施等破坏,间接对人类造成伤害。伤者通常为户外活动人员,以坠落伤、塌房致伤、砸伤、割刺伤、车祸、电击伤、淹溺等居多,受伤部位多以头部外伤、皮肤刮伤、四肢骨折、颅脑损伤、胸腹部损伤等为主。

（三）台风发生时的救援措施

1. 加强宣教,全员应对 通过各级组织和医务人员进行宣传教育,使全体人员明确台风天气过程和可能致灾的因素,做到心中有数、预防为主、有序应对。

2. 检查落实各项准备 包括人员、装备、药品器械,保证能够做到随时出动,有效应对。制定的救灾应急处置预案中,对后勤保障方面也应做出安排;与上级医疗机构和当地医院联系,建立应急通道;与地方相关机构如当地武装部、水利局、电力局等部门保持联系协调。

3. 开展针对性训练 强台风过程中造成人员伤亡的主要类型为摔伤、砸伤、溺水、触电等,针对这些伤情的救治开展相应准备和应急训练。

4. 明确救治程序、分工 接到命令后,应迅速派出应急小组,进入灾区,展开医学救援,主要开展检伤分类、现场急救、医疗救治、转送伤员四项工作。

三、火灾的应急救援

火灾是平时和战时最常见的灾难之一,可随时随地发生,不仅造成巨大财产损失,也会给个人和家庭带来严重不幸。

（一）火灾的危害特点

1. 直接伤害

（1）火焰烧伤：火焰表面温度可达800℃以上，但人体所能承受的温度仅为65℃，超过65℃人就会被烧伤。所以火灾在焚毁大量物质财产的同时，也会严重危害人的生命。

（2）热烟灼伤：火灾通常伴有烟雾流动，烟雾中的微粒携带着高温热值，通过热对流，传播给流经物体，它不仅能引燃其他物质，还能伤害人体。当人体吸入高温烟气，可出现呼吸道灼伤，造成组织肿胀、阻塞呼吸道，甚至窒息死亡。

2. 次生伤害　由火灾引发的次生灾害非常多，如烟气爆炸、坍塌、中毒等，这些次生灾害往往对人体造成始料不及的伤害。

（1）浓烟窒息：火灾过程中，伴随燃烧会生成大量烟气，其浓度由单位烟气中所含固体微粒和液滴多少决定。烟气温度依据火源距离而变化，距火源越近，温度越高，烟气浓度越大。人体吸入高浓度烟气后，大量烟尘微粒有附着作用，使气管和支气管严重阻塞，并损伤肺泡壁，造成通气和换气功能障碍，导致窒息、死亡。

（2）中毒：现代建筑火灾燃烧物质多为合成材料，所有火灾中的烟雾均含有毒气体，如CO、NO、SO_2、H_2S等。现代材料中的一些高分子化合物在火灾高温燃烧条件下可热解出剧毒悬浮微粒烟气，如氰化氢（HCN）、二氧化氮（NO_2）等，上述有毒物质产生麻醉作用能致人迅速昏迷，并强烈刺激呼吸中枢和肺部功能，引起中毒性死亡。火灾中80%死亡病例乃吸入有毒气体而致死。

（3）砸伤、埋压：火灾区域的温度根据不同的燃烧物质而有所变化，通常1000℃左右，一般建筑结构材料在超过耐火极限时间后就会坍塌。在火灾中，由于坍塌造成砸伤、摔伤、埋压等伤害非常普遍，这种伤害主要表现为体外伤或内脏创伤引起失血性休克。

（4）刺伤、割伤：火灾造成建筑物、构筑物坍塌，许多物质经各种理化性质的爆裂都会形成各种形式的利刃物，随时可能刺伤皮肤、肌肉，甚至直接刺（割）破血管和内脏，导致脏器损坏或失血过多而死亡。

（二）火灾现场的救护对策

在火灾中，以烧伤的患者为主。烧伤后引起皮肤、黏膜甚至肌肉、骨骼等组织损伤，严重烧伤不仅造成局部损害，而且常引起机体水、电解质代谢紊乱和感染性休克。现场人员自救和互救，救援人员及时现场抢救，使烧伤人员尽快脱离火场，得到有效救护。

1. 积极开展自救

（1）迅速报警：发现火灾时应及时报警，报火警的主要步骤：①报警时要清晰表达火灾所在区县、街道、胡同、门牌号或乡村地址；②要清晰表达燃烧物和火势大小，以便消防部门调出相应的消防车辆；③说清楚报警人的姓名和使用的电话号码；④要注意听清消防队询问，正确简洁地回答，待对方明确说明可以挂断电话时，方可挂断；⑤报警后要到路口等候消防车，指示消防车去火场的道路。

（2）保持镇定：当周围发生火灾时，一定要保持镇静，以免在慌乱中做出错误判断或采取错误行动，受到不应有的伤害。

（3）迅速撤离：受到火势威胁时，要当机立断，披上浸湿的衣物、被褥等冲向安全出口方向，勿躲入柜子里、床下或角落里，切忌盲目跑向火场；当发生火灾的楼层位于自己所在楼层之上时，应迅速向楼下跑，因为火向上蔓延；下楼通道受火势阻断时，可利用疏散楼梯、阳台等逃生自救，也可用绳子或将床单撕成条状连成绳索，紧拴在窗框、暖气管、铁栏杆等固定物上，用毛巾、布条等保护手心，顺绳滑下，或下到未着火楼层脱离险境。

（4）避免烟雾中毒：燃烧时会散发出大量烟雾和有毒气体，其蔓延速度是人奔跑速度的4~8倍，人们很容易被烟雾毒害窒息而死亡；当烟雾呛人时，要用湿毛巾、浸湿的衣物等捂住口、鼻，屏住呼吸，不要大声呼叫，以防中毒；要尽量使身体贴近地面，靠墙边爬行逃离火场。因为贴近地面的空气一般含烟雾少，含氧量较多，可以避免被毒烟熏倒而窒息。

（5）积极呼救：当所在地被大火封闭时，可以暂时退入房间，关闭所有通向火区的门窗，用浸湿的被褥、衣物等堵塞门窗缝，并泼水降温。同时，积极向外寻找救援，以打手电筒、挥舞色彩明亮的衣物、呼叫等方式向窗外发送求救信号，以引起救援者注意，等待救援。

2. 现场急救措施　主要措施：①使伤员迅速脱离现场，去除烧伤源（火源、热源等）；②紧急处理窒息、骨折或大出血等；③保护创面、镇静止痛；④尽快转运，及时输液和抗休克。

（三）烧伤患者的心理治疗

烧伤患者除躯体疼痛外，心理上也受到创伤。烧伤早期患者有恐惧、后悔、埋怨的心理，表现为烦躁不安、精神恍惚、对疼痛不能忍受等，此时应对患者进行耐心劝导、说服，纠正其心理异常反应，同时要讲解各种康复治疗的意义和作用，给患者介绍已治愈的典型病例，帮助其树立治疗信心，取得患者主动配合；创面愈合阶段，往往出现瘢痕挛缩、关节畸形，特别是头面部烧伤，面容遭到毁坏的患者，思想负担重，甚至会有轻生念头。此时医务人员要态度热情和蔼，避免刺激性语言，劝导患者正确对待疾病和困难，同时要做好患者家属思想工作，动员患者家属，特别是对象或配偶，给予患者无微不至的关怀，使其能得到温暖，看到未来的幸福；烧伤后期的心理疗法，着重对患者未来的工作和生活做出适当安排，解除后顾之忧。

四、水灾的应急救援

发生洪涝灾害时，除造成严重的经济损失外，对人身健康的主要危害是导致人员淹溺死亡，所以掌握溺水的自救和救护技术至关重要。

（一）落水自救

被洪水卷入或落水后，应保持冷静，切勿大喊大叫，以免水进入呼吸道引起阻塞和剧烈咳呛；与此同时，应尽量抓住漂浮物如木板、树木、桌椅等，以助漂浮，双脚像踏自行车那样踩水，并用双手不断划水，避免慌张；落水后立即屏气，在挣扎时利用头部露出水面的机会换气，再屏气，如此反复，以等待救援。

（二）水上救助

对筋疲力尽的溺水者，抢救人员可从前方接近；对神志清醒的溺水者，抢救人员应从背后接近，用手从背后抱住溺水者头颈，另一只手抓住溺水者手臂，游向岸边，要防止抢救人员被溺水者死死抱住而双双发生危险；在水中发现淹溺者已昏迷，可在拖泳过程中向淹溺者进行口对口吹气，边游边吹，争取抢救时间。

（三）岸上急救

抓紧时间做短暂空水（即倒水），快速急救，切不能因等待医务人员到来或转送而贻误抢救时机，要迅速清除淹溺者口鼻中的污泥、杂草或呕吐物，以保证气道畅通。淹溺所致呼吸心跳停止者，应立即进行心肺复苏并到附近寻找 AED，要坚持不懈地进行人工呼吸和胸外心脏按压，不能轻易放弃。

（四）综合救治

淹溺死亡的原因可能为呼吸道阻塞造成窒息、血液电解质变化引起心室纤维性颤动或急性肺水肿等，医务人员必须进行全面处理，包括除颤、纠正酸中毒、控制肺水肿、防止感染等综合急救措施。

五、核泄漏的应急防护

历史上核泄漏事件已经发生多次,每一次核泄漏给人类带来的危害巨大且深远。核泄漏对人类健康的主要危害由放射性物质引起,这种危害既有身体上的短期损伤和远期后遗症,又有心理上难以愈合的创伤。

（一）放射性物质的特点

放射性物质是指能自然向外辐射能量、发出射线的物质,一般是原子质量很高的金属,如钋、铀等。放射性物质释放的射线主要有 α 射线、β 射线和 γ 射线等。各种核反应可产生中子和 γ 射线。放射性核素主要有氚、钴 60、镍 63、硒 75、锑 124、碘 131、铯 137、镭 226、钚 238 等。

微量放射性物质不会影响人体健康,只有较大剂量放射性物质泄漏才会对健康造成危害。放射性物质对人体的影响包括分布在空气和体表时的外照射和吸入性内照射。β、γ、X 射线和中子辐射主要引起外照射,α 射线主要是内照射。不同种类射线对人体损伤程度不同,在相同辐射剂量情况下,中子辐射损伤最重,γ 射线次之,X 射线轻于 γ 射线。在同样剂量放射线作用下,对胎儿危害最大,其次是儿童,再次是成人。人体对放射线最敏感部位是造血系统、免疫系统、生殖器官和胃肠道等。

（二）放射线的危害

1. 成人遭受一定剂量的放射线后,产生的健康危害主要有:①外周血细胞下降、感染、贫血和出血等;②免疫功能低下,易疲劳;③食欲缺乏、恶心、呕吐、腹泻等;④性功能低下,甚至不孕、不育等。

2. 胎儿受照射后产生的主要危害有:①胎儿病死率增加、器官形成障碍,出现死胎或畸形发育;②新生儿病死率增加;③出现小头畸形、智力发育不全、生长发育迟缓和畸形儿概率增多。

3. 放射线照射还可能引起的远期效应包括:①外周血白细胞、红细胞、血小板和血红蛋白减少;②骨髓中白细胞可呈成熟障碍甚至再生低下,骨髓和外周血细胞染色体畸变率增加;③可引发白血病和其他类型恶性肿瘤,如甲状腺癌、肺癌、乳腺癌、皮肤癌、恶性淋巴瘤;④可加速老化,毛发脱色或变白,皮肤弹性减弱;⑤可发生骨髓纤维化、真性红细胞增多症及多发性骨髓瘤等。

（三）发生核泄漏事故时人员的防护措施

1. 核泄漏早期防护措施

（1）隐蔽:在放射性污染物到达以前,人员应躲在室内,关闭门窗,必要时可用砖、土坯、沙袋将窗户屏蔽。

（2）尽可能快速撤离:受照剂量较高、可能发生确定性损伤效应的人群应尽快撤离。

（3）必要的药物防护:可在专业医生指导下服用碘化钾片。

2. 核泄漏中期采取的防护措施

（1）搬迁:即将人群从污染区迁移。

（2）污染区控制:限制人员进入污染区。通过清扫、水洗、覆盖或刮去表层等措施清除建筑物、道路及工作场所受放射性物质的污染。

（3）污染食物摄入管理:控制摄入受污染的食物和饮水,如必须食用沾染食物时,可用水洗或去掉被沾染的表层、削去果皮的方法去除蔬菜和水果表面的放射性污染物。

3. 核泄漏时个人防护措施

（1）呼吸防护:可用防尘口罩,也可用手帕、纸巾、餐巾、衣服等捂住口鼻。如果将口罩或其他防护材料浸湿,其防护放射性物质效果更佳。

(2) 体表防护:可用任何着装用品,如帽、头巾、雨衣、手套和靴等,并可翻起衣领、围上围巾、扎紧袖口和裤脚等,减少体表放射性物质沾染。

(3) 清洗沾染:放射性物质沾染皮肤时,最好的清除沾染方法是淋浴,在没有淋浴情况下,可用水清洗身体裸露部位,如脸、手、颈部等,特别应注意有油泥的部位以及耳、鼻、眼周围,应彻底擦洗。

(4) 健康检查:一旦发现有异常放射性物质或上述不适症状,应尽快到专业医疗机构进一步检查和治疗。

🔍 知识链接

切尔诺贝利核泄漏事故

切尔诺贝利核泄漏事故被称为历史上最严重的核电站灾难。1986 年 4 月 26 日早晨,乌克兰切尔诺贝利核电站第 4 号反应堆发生爆炸,更多爆炸随即发生并引发大火,致使放射性尘降物进入空气中。据悉,此次事故产生的放射性尘降物数量是在广岛投掷的原子弹所释放的 400 倍,27 万人因切尔诺贝利核泄漏事故患上癌症,其中致死 9.3 万人。专家称,消除切尔诺贝利核泄漏事故后遗症需 800 年。

日本核泄漏事故

2011 年 3 月 11 日,日本福岛第一核电站发生核泄漏事故。日本将此次核泄漏事故等级提高至 7 级。日本核泄漏事故的客观原因是由大地震和海啸"组合拳"引起的,这次核泄漏事件对日本渔业和旅游业造成了沉重打击。

🔍 知识链接

危险品爆炸处理

《安全生产法》在第七章附则中第九十六条规定:危险物品,是指易燃易爆物品、危险化学品、放射性物品等能够危及人身安全和财产安全的物品。

危险物品,即由于其化学、物理或者毒性特性使其在生产、储存、装卸、运输过程中,容易导致火灾、爆炸或者中毒危险,可能引起人身伤亡、财产损害的物品。显然,这是从物品性质上所作的界定。通常而言,危险物品主要包括危险化学品、放射性物品。

1. 危险化学品 根据《危险化学品安全管理条例》规定,危险化学品包括爆炸品、压缩气体和液化气体、易燃液体、易燃固体、自燃物品和遇湿易燃物品、氧化剂和有机过氧化物、有毒品和腐蚀品等。压缩气体和液化气体主要包括氢、甲烷、乙烷、压缩硫化氢、液化石油气、供给城市生产生活的天然气、人工煤气、重油制气等气体燃料;有毒品如氰化钠、氰化钾、硝基苯等;腐蚀品主要包括酸性腐蚀品如甲醛溶液,碱性腐蚀品如氨水、二乙醇胺等;其他腐蚀品如酸性氟化钾、甲醛溶液等。

2. 放射性物品 主要包括金属铀、硝石酸钍等。

危险品爆炸事件往往发生比较突然,并且伴有强烈冲击波、高温高压和浓烟。如果现场堆积化学品等易燃易爆物品,发生二次爆炸的可能性很大。危险品爆炸一般会产生火光、爆炸冲击波、浓烟等,容易对人产生烧伤、人体组织破裂、跌倒受伤等伤害。其中,爆炸后最可怕的就是爆炸冲击波,可能造成人体耳膜破裂、内脏损伤等伤害。

当判断出周围发生了危险品爆炸事故后,首先需要做的是背朝冲击波传来方向趴下或蹲下,而不是保持直立,这样可以最大限度避免受到爆炸冲击波的伤害;其次,在逃生过程中应低下身体,用毛巾或布蒙住口鼻,减少烟气吸入,并往上风方向快速撤离;当爆炸发生后,不要待在密闭空间里,应选择开阔环境和选择能够有效阻挡、反射爆炸冲击波的掩体,如可以躲在土围墙、建筑物、汽车、家具等物体背后,尽量远离门窗、管道口、沟渠等位置。当确认已经来到较为安全的地点后,应立即拨打 120、110、119 等急救报警呼救,并向救援人员准确说明爆炸地点和时间。

第四节　灾民常见的心理问题及干预措施

突发灾难不仅严重影响人们的生命和财产安全,还严重威胁着人们的精神心理健康。灾民会因灾难而产生一系列灾难心理危机,若反应过于强烈或持续存在,则有可能导致精神疾患,使灾难危害持续存在。近二十年来,灾后心理干预的重要性日渐明显,各国针对各大灾难后的救援活动、灾后心理干预逐渐成为灾后重建的核心内容之一。

一、灾民常见的心理问题

根据受灾具体情境的不同,受灾群体的心理特点主要表现为应激反应性、从众效应性、非理性行为性三个方面。

（一）灾民常见心理应激反应

面对突如其来的灾害,不同个体间的差异导致了个体对灾害心理反应的不同。常见的心理应激反应包括:情绪反应、认知反应、行为反应和生理反应。

1. 情绪反应

（1）焦虑:是灾民在预期发生危险或不良后果时所表现出的紧张与担心等情绪状态,为最常见的心理应激反应,可表现为坐立不安、双手震颤、出汗、脉搏增快、呼吸加深、血压升高、腹泻或便秘、尿频尿急等。

（2）愤怒:是人们在追求某一目标过程中,针对存在的障碍而产生的情绪体验,表现为冲动、易激惹、不服从管理等特征。

（3）抑郁:是一组以情绪低落为特点的情绪体验,可表现为:①悲观、失望、无助、绝望;②自信心下降、自我消极,严重者甚至自杀;③睡眠障碍、食欲缺乏、性欲减退等;④活动水平下降,从社交及工作中退缩。

2. 认知反应　灾民在认知方面主要表现为感知混乱、思维迟钝、语言混乱、注意力不集中、自控力下降、决断力下降等特点。

3. 行为反应　灾民在应激时所表现的行为反应具有差异性,可出现敌对与攻击、无助与自怜、冷漠、病态固执、逃避与回避及物质滥用。

4. 生理反应　主要表现为失眠、噩梦、易醒、疲倦、呼吸困难甚至窒息感、颤抖、易出汗、口干、食欲下降、消化不良等。

（二）应激障碍

1. 急性应激障碍（acute stress disorder,ASD）　又称急性应激反应（acute stress reaction,ASR）或急性心因性反应,是一种由创伤性事件强烈刺激引发的一过性精神障碍。在灾难幸存者中发生率可达 50%，多数伤员在遭受刺激后数分钟或数小时出现精神症状。历时短暂，可在数小时、数天或数周内恢复，预后良好。如处理不当，可有 20%~30% 的人转为创伤后应激障碍。

2. 创伤后应激障碍（post-traumatic stress disorder，PTSD）　又称延迟性心因性反应，是一种由异乎寻常的威胁性或灾难性心理创伤，导致延迟的（遭受创伤后数日或数月，甚至半年后）、长期持续的精神障碍。经历创伤性应激事件是 PTSD 最直接的原因，但不是所有经历创伤性应激事件的人都会发生 PTSD，目前认为其发生与个体的一些心理社会易感因素有关。

二、灾民心理危机干预

灾后心理学，国际上通常称为心理危机干预，国内又称为心理援助，是指通过有心理学背景的专业人士，应用心理学、社会学等专业知识和技能，帮助受灾人群克服灾难引起的心理恐惧、焦虑、抑郁等负面情绪，减轻灾难所致的痛苦，并增强适应能力的治疗方法。其目的是缓解干预对象的精神和躯体症状，预防 PTSD，为灾民的心理康复、心理重建打下良好基础。

（一）心理救援队伍组建

灾难心理救援队伍可由精神科医生、临床心理治疗师、精神科护士、心理咨询师和有相应背景的志愿者组成。在开始工作之前，要对所有人员进行短期的紧急培训，使每名成员均能承担灾难现场多元化角色与责任。

（二）心理援助目标人群

心理危机干预人群可以分为四级，重点应从第一级人群开始，逐步开展，一般性宣传教育要覆盖四级人群，分别为：①第一级人群：亲历灾难的幸存者，包括死难者亲属、伤员、幸存者；②第二级人群：灾难现场目击者，如目击灾难发生的灾民以及救援者，如现场指挥人员、救护人员等；③第三级人群：与第一级和第二级人群有关的人，如幸存者和目击者亲属；④第四级人群：后方救援人员、灾难发生后在灾区为灾民服务的人员和志愿者。

（三）灾民心理危机干预原则

1. 整体性原则　心理危机干预是灾难性事故整体救援的一个主要组成部分，应听从整体救灾工作的部署，综合协调好各方面关系，以提高心理危机干预的整体效果。同时，应从心理、生理、社会等因素整体考虑干预对象的情况，全面观察和处理其心理问题。

2. 实时性原则　灾难救援中，应注意把握好进行心理危机干预的时机，正确处理好生命救援与心理危机干预的关系。如受灾人群生命处于严重威胁状态时，应将抢救生命放在首位。当两者可同时进行时再给予必要的心理安慰和支持。

3. 保护性原则　灾难救援中任何救援措施包括心理干预都必须强调受灾人群的身心保护，注意根据受灾人群的心理承受能力采取恰当的心理干预方法，尽可能地保护其不再遭受心理刺激。

4. 平等性原则　实施心理干预时应本着"生命至上"原则，公平对待所有的当事人，一视同仁。决不能因其社会地位、财产及职业等因素而区别对待。

5. 服务性原则　强调以人道主义为指导，全心全意为每个心理干预对象做好服务工作，维护其身心健康。

（四）灾难心理危机干预的注意事项

1. 灾难心理危机干预不是一种程序化的心理治疗，而是一种心理服务，是一个长期过程，在没有准备与计划情况下不应轻易开展。

2. 心理危机干预过程中，应严格遵从伦理道德要求，尊重当事人心理需要，对于对方的

笔记栏

防御机制,不要轻易使用强制性干预,避免造成二次伤害。应尊重受助者隐私权和知情同意权,杜绝浮躁、浅薄、功利的非专业行为。

3. 心理干预人员要有自我保护意识和方法,要合理宣泄自身不良情绪。干预团队要建立督导机制,成员间相互鼓励支持。

4. 心理危机干预必须和社会支持系统结合。尤其在重大灾难事故中,心理危机干预和社会工作服务是紧密结合在一起的。

（五）灾难心理危机干预措施

1. 普通受灾人群的心理干预　在灾难救援中应根据救援对象身心状况给予针对性心理疏导和护理,使其情绪、认知和行为都能有效应对灾难事件的影响,从而能积极配合治疗,有效促进身心康复。

（1）增强认识、普及相关知识　通过发放灾难相关知识手册、书写宣传展板、组建宣讲团、新媒体等方式普及灾难科普知识和心理急救知识,纠正人们对灾难的不合理认知,树立正确的防灾、减灾意识,学会简单的心理干预方法,减少不良心理反应。

（2）创造良好的治疗和休养环境　灾难事故后获救的人身心双重受创、缺乏安全感。心理干预者应注意让受灾者尽可能脱离灾难现场,与严重受伤的幸存者保持距离,尽可能为其提供安全、舒适的环境。

（3）缓解负性情绪　面对灾难带来的心理创伤,心理干预人员应尽可能地鼓励受灾者宣泄负性情绪,以预防心理障碍发生。如鼓励受灾者向亲友倾诉情绪,鼓励其转移注意力,化负性情绪为力量,投入到家园建设中。

（4）紧急医疗处理　对极度悲伤或恐慌的幸存者,在采取心理干预措施的同时应及时联系医生或其他专业心理治疗人员,并一直陪伴其身旁或安排他人陪伴,直到幸存者情绪平稳。如果心理干预效果不理想,应及时报告医生并遵医嘱进行药物治疗。

（5）重建社会支持系统　灾后幸存者可能失去了所熟悉的社会联系,倍感孤独而加重心理障碍。因此,心理干预者不仅应帮助幸存者与亲人、朋友建立联系,还应该使其与能够得到额外帮助和支持的组织机构建立联系。

（6）制订心理康复计划　灾难事故造成的心身创伤康复是长期过程,为促进其全面康复,应制订相应的心理康复计划。根据具体情况安排一些有益的、力所能及的活动,如散步、读书看报、听音乐、看电视等。

2. 灾难心理应激障碍人群的心理干预

（1）急性应激障碍（ASD）的心理干预　主要包括与当事人讨论灾难事件的经过,让当事人自述所见所闻和所做所为,告知当事人在遭受灾难之后,出现恐慌、情绪低落、烦躁等反应都是人类正常的应激反应,并针对其亲身经历,告知相关灾难事件的应对知识。鼓励多与家属和朋友交谈。对于急性期的伤员,应用适当的药物治疗可缓解恐惧、抑郁和失眠等症状。为减轻和消除不良刺激,应尽可能脱离或调整诱发疾病的环境,指导伤员重新调整和安排生活习惯、恢复正常的生活和工作。必要时调换工作岗位,改善人际关系,培养生活乐趣,促进伤员康复。

（2）创伤后应激障碍（PTSD）的心理干预　在PTSD伤员的治疗中,放松技术是最常用的心理行为训练技术之一,是帮助其处理心理压力的有效方式。放松能保持内心平和,帮助伤员适应生活和改善健康状况。常用的放松技术有呼吸放松、想象放松、肌肉放松等,也可酌情采用认知疗法、暴露疗法和药物干预。

3. 灾难救援人员心理危机干预　参与灾难现场救援过程中,救援人员在目睹惨绝人寰的灾难场景的同时,还要长时间、近距离、反复接触各种遇难者、开展救护伤残人员等高强度救援工作,易出现短暂或长期的精神紧张、心理应激等身心健康问题,若未及时得到帮助和干预,可逐渐转化为严重的心理问题,甚至出现 PTSD。救援人员的心理干预主要目的是避免自伤或伤及他人,恢复心理平衡。同时,救援人员也要学习并掌握一些有效应对危机的心理干预策略和健康行为。

（六）灾难心理常见干预技术

心理危机干预是灾后救援的重要任务,要为受灾人群提供有组织、有计划的心理干预。心理干预技术主要有三类:沟通技术、心理支持技术和干预技术。

1. 沟通技术　干预者要与受灾人员建立良好的沟通和合作关系,多运用通俗易懂的言语交谈,多利用可能的机会改善受灾人员自我内省和感知,提升自信。干预者要对受灾人员表示出真诚、关切和理解,注意态度亲切、和蔼和体贴,传递温暖。让灾民感受到干预者在为他着想,拉近双方距离。

2. 心理支持技术　心理支持技术主要是给予当事人精神支持,而不是支持其错误观点和行为。通过解释、鼓励、暗示、指导、改变环境等方法,降低当事人的情感张力。同时,心理支持还包括家庭、亲友和社会各界的支持、关心和理解。

3. 干预技术　又称为解决问题的技术,是一种特殊形式的心理咨询和治疗,其核心是帮助当事人学会克服困难和挫折的一些基本方法。主要干预技术:

（1）提高心理弹性。例如提升个体的自我效能感;保持积极的应对方式;培养积极的情绪;获得同辈支持;调整认知风格,改变自己不合理的信念;接受模拟训练,对灾害情景进行系统脱敏;充分利用家庭支持资源,建立有效的社会支持系统。

（2）心理危机干预。推荐的技术有:①稳定情绪技术;②放松训练;③减压＋紧急事件应激晤谈;④眼动脱敏再加工技术。

（3）构建专业的心理危机干预社会支持系统等。

第五节　个人、家庭、社区灾难准备健康教育

灾难是人类社会发展中无法回避的现象,而有效的灾难教育可以在一定程度上减轻灾难对人类身心健康的损害程度,尤其是灾难准备健康教育。灾难准备健康教育应贯穿整个教育过程,并且应从个体、家庭到社区全方位开展。

一、个人灾难准备健康教育

个人灾难准备健康教育应从幼儿园开始,贯穿中小学、大学整个教育阶段。通过灾难应对教育使幼儿、中小学生、大学生了解灾难发生的原因、形式及其应对方法,获取相关知识并拥有自救互救的能力,使其能够积极应对各种灾难,以提高我国国民的灾难应对素质和能力。

（一）幼儿灾难准备健康教育方式

幼儿是一个极为特殊的群体,完全缺乏自我防护意识,一旦发生灾难,极易受到伤害。由于其心智不成熟,对于宣教的理解能力有限,因此,对幼儿实施灾难准备健康教育时,应内容简单,形象生动,活动方式灵活多变,如通过游戏、角色扮演及灾难准备健康教育刊物、宣传片等方式来开展灾难准备教育;邀请交警到幼儿园对交通规则进行讲解演示;邀请消防人员为幼儿讲解如何安全用火,演示遇到火灾时如何逃生等注意事项;邀请医务人员来幼儿园教育幼儿如何简单处理包扎小伤口等。

（二）中小学生灾难准备健康教育方式

中小学生虽然有一定的自主意识，但其身心发展还不成熟，缺乏必要的自我保护、应对危机能力，这个阶段可塑性很强，是灾难准备健康教育的重点人群。

1. 国外　目前，美国、英国等国家的学校根据教育对象的年龄特征、学校所在地点等主客观条件来制定灾难准备健康教育计划。英国在灾难准备健康教育中，强调实践性课程和角色扮演训练，给学生们以感性认识，使其在面对真实情况时能够做出恰当反应，减少由此带来的紧张感和困惑。日本根据中小学生身心发展的阶段特征，制定具体的灾难准备健康教育目标和内容；在教学上，通过各种教育教学活动进行系统教育，编制相关健康教育的教材，研究学校安全教育方法；在具体形式上，日本各级政府通过当地服务类期刊、社区网站等渠道对青少年及家长进行不定期的急救知识普及讲座，既有急救基本技术的综合介绍，也有针对个别情况进行的特殊应急培训等；在方法上，强调体验和训练性质，经常开展防地震、防火和防原子弹等演习；有一项训练课为"人工心肺复苏"，即利用模拟教学教育学生在模拟人身上进行心肺复苏，要求所有的学生都必须过关。

2. 国内　根据学生不同的身体和心理发育阶段特点来加强防灾、减灾、抗灾教育。学校可以通过学科教学渗透、灾难知识宣传、灾难应对演习及开发专门的灾难教育游戏等方式，对学生进行灾难知识、灾难应对、灾难心理及灾难体验的教育。

（三）大学生灾难准备健康教育方式

如何应对高校发生的突发事件，增强大学生防灾意识和灾难应对能力，是整个灾难应对教育中的重要部分。

1. 树立大学生灾难防范意识　日常生活当中，大学生应具有灾难防范意识和掌握一定的自救互救技能。如过马路时遵守交通规则；上下楼梯或乘电梯时右行右立，让出紧急通道；到陌生地方，应观察消防设施的位置并记住逃生路线等。一旦发生灾难，应理性面对，战胜恐惧，及时做出合理反应。

2. 大学生灾难准备知识宣传者的角色　通过加强有关常见灾难的基础知识教育，使大学生了解相关知识和内容。在此基础上，向同学、朋友、家人传递这些知识，或组织提高灾难应对能力的活动或游戏，承担灾难应对知识的宣传推广者的角色，普遍提高人们抵抗灾难的能力。

3. 提高大学生应对灾难的实践能力　通过教育者的演示与指导以及受教育者的实地观摩和亲身体验，如学校及防灾机构、社区等可以共同开展逃生、自救、互救教育，使大学生具有防灾减灾技能，并将这些技能转化为习惯，在面临灾难时能迅速做出正确逃生自救行为，增加生存机会，并尽量救助他人。此外，大学生可以帮助周围社区以及在中小学进行宣传教育，发挥推广作用。

二、家庭灾难准备健康教育

家庭教育在幼儿、青少年成长过程中发挥着基础、持久、广泛而深刻的作用，是学校教育和社会教育的基础，也是对幼儿、青少年健康成长影响最直接、最关键的部分。政府、家长和社会各界均应高度重视家庭在幼儿、青少年灾难教育体系中的主体地位和作用，采取措施，充分发挥家庭灾难教育功能。

（一）幼儿家庭灾难准备健康教育

家长是孩子的第一任老师，在日常生活当中应加强对孩子的灾难应对教育，并应注重日常生活中的言传身教。如日本的家庭尤其注重家长的言行举止，营造出良好的灾难应对教育氛围，让孩子在潜移默化中强化防灾意识、增强灾难应对能力，如家庭中配备防灾减灾物品,并定期更换,配合学校进行防灾演习等。通过家庭生活的耳濡目染,可使幼儿不断学到安全防护知识,提高自我保护能力。

（二）青少年家庭灾难准备健康教育

家长应高度重视对子女的家庭灾难教育,做好家庭灾难教育总体规划。通过制度化的家长培训,编制家庭灾难教育教材资料,营造良好的防灾、减灾、抗灾社会文化环境,推动家庭灾难教育的有效开展。家长应带领或支持子女到灾难教育基地参观体验,针对青少年子女的灾难素质和能力缺陷,有的放矢地开展教育;家庭还可以通过添置灾难教育图书资料和家庭防灾物品、强化子女的自我教育意识和能力等方式,助推青少年开展灾难技能自我教育;同时,家庭应与学校、社区密切配合,充分借助学校和社区的图书资料、硬件设施等优势教育资源,推动家庭灾难技能教育顺利进行。

三、社区灾难准备健康教育

社区是一定地域范围内的社会群体,它是城市开展防灾减灾抗灾工作的基础和门户,不仅要在第一时间直接面对灾难,也要第一时间应急处置灾难。因此,社区群众的防灾减灾抗灾意识、自救互救能力和灾难医学知识水平,决定着城市的防灾减灾抗灾能力。

（一）健康教育的重要性

以城市社区为基础,建立一种区域性的灾难医疗救援体系。由于社区内人员环境熟悉,人员间具有高度可识别性,有利于调动社区内医务人员、志愿者与居民积极参与灾难的自救与互救,充分发挥社区管理优势,减少灾难带来的混乱与无序,能更好地完成紧急医疗救援任务,减少灾难对社区居民生命健康的损害。

（二）健康教育的方式

1. 建立常态运行机制　对社区主要相关人员开展培训和演练,建立社区灾难医疗救援系统,模拟练习,建立常态(非灾时)运行机制。

2. 建立社区灾难紧急医疗救援应对模式　从如何启动灾难医疗救援应急系统与分级响应、如何现场统一指挥管理及协调联动入手,建立灾时紧急医疗救援应对机制,并根据社区灾难的影响程度与特点,提出四种城市社区灾难紧急医疗救援应对模式,分别为社区流动医院模式、社区 - 急救分中心(站)模式、社区 - 消防 - 急救模式和区域联动模式。

3. 建立灾难稳定期医疗救援应对机制　从灾难信息统计、卫生防疫及心理干预三方面建立灾难稳定期医疗救援应对机制。在重大灾难发生时,除了身体健康的恢复,更要注重对受灾群体心理危机的干预,帮助他们缓解焦虑和恐惧,恢复心理平衡。

第六节　灾后防疫

灾难发生后,由于生态环境平衡遭受严重破坏,如水源污染、生活供给困难等综合因素的作用,极易发生灾后疫情。因此,在抢救生命和保护财产的同时,应及时做好防疫。

一、防疫要点

（一）经呼吸道传播的疾病

由于灾区房屋倒塌、交通受到破坏,大量灾区群众居住在帐篷、活动板房等临时安置区,大量伤员被送到临时医疗救护中心。人群聚集易发生呼吸道传播疾病,如麻疹、百日咳、流行性脑脊髓膜炎、上呼吸道感染、流行性感冒及肺结核等。

（二）经消化道传播的疾病

灾区供水系统及基本生活条件被破坏，大量人畜粪便、垃圾废液等生物性污染物流入或渗入地面水体，污染并破坏饮用水水质，导致消化道传染病暴发与流行。如霍乱、伤寒、细菌性痢疾、病毒性腹泻、甲型肝炎等。

（三）经虫媒传播的疾病

自然灾难导致生活环境恶劣，如遇高温、雨季等情况，环境潮湿更加速了蚊蝇繁殖，造成虫媒传染病的传播，如疟疾、流行性乙型脑炎、登革热等。

（四）经接触传播的疾病

灾难发生后，人群聚集易导致经接触传播的疾病，如鼠媒传染病、钩端螺旋体病、流行性出血热和寄生虫病、浸渍性皮炎、虫咬性皮炎、尾蚴性皮炎等。

（五）经土壤传播的传染病

灾区伤员常有开放性创伤，伤口多有泥土等物质污染，是破伤风、气性坏疽等经土壤传播传染病的危险因素。

📖 **知识链接**

饮水消毒方法

1. 煮沸法　将水煮沸 10 分钟，可有效灭菌。

2. 消毒剂法　按照比例将消毒剂投入水中，混匀后放置 30 分钟，检测余氯达到 0.3mg/L 可直接用于生活用水。但此水不得直接饮用，饮用时应煮沸。

二、环境治理

（一）消灭病媒生物

要注意加强环境治理，防止虫媒疾病流行。随着气温不断升高，以及人畜粪便、垃圾、尸体腐烂等因素影响，各种病媒生物密度将大幅度升高，应及时采取药物喷洒等措施控制病媒生物密度，室外或垮塌现场可由专业人员按照比例配制高氯氰菊酯等，用普通喷雾器或超低容量喷雾器喷洒，有条件时可使用飞机进行喷洒作业；室内可使用气雾剂、蚊香，也可使用上述药物按照使用浓度进行喷洒，快速杀灭有害媒介生物；临时住所或帐篷周围 5~10m 使用 2.5% 溴氰菊酯可湿性粉剂 100 倍稀释后喷洒，以防止蜱螨侵害。另外，灾区人员应注意进行个人防护，如使用驱避剂喷洒在衣服上或涂抹于暴露皮肤部位，防止蚊虫叮咬。

（二）做好尸体处理

操作人员首先要做好个人防护，如佩戴防护眼镜及口罩、穿隔离衣、戴胶皮手套、穿高筒胶鞋等，操作完毕后，将使用过的防护物品和工具严格消毒，并洗澡更衣。处理尸体要做好"喷、包、捆、运、埋"等工作。

1. 喷　尸体与喷药应紧密结合，可用石灰水、草木灰等吸附含臭物质，或喷洒 3%~5% 的来苏水；WHO 建议尸体用液状石蜡浸泡后就地焚化，以避免疫情扩散。

2. 包　先用包装物包裹尸体头部，后用覆盖物包裹整个尸体或将尸体装入塑料袋并扎紧口。

3. 捆　将包裹后的尸体捆扎三道（头、腰、腿部），以便搬运和避免包裹物破裂。

4. 运　应尽可能使用专用车辆将包捆后的尸体及时运走，尸体装车前应先在车厢内垫一层塑料布,以防止污染车厢,运送完毕要进行整车洗消。

5. 埋　应选择合适的埋尸地点,在不影响环境及不污染水源的前提下将尸体深埋。

三、预防接种

思政元素

最珍贵的免费疫苗

新型冠状病毒肺炎疫情暴发以来,在中国共产党的领导下,我国从免费检测到免费治疗,再到免费接种疫苗,应接尽接,体现了中国的大国担当,体现了中国特色社会主义制度的优越性。中国疫苗的上市,为世界抗击新型冠状病毒肺炎疫情注入信心。身为中国人,我们骄傲,我们自豪,而且我们是全民免费接种新型冠状病毒肺炎疫苗,对有效制止疫情传播起着重要作用。我国用实际行动诠释了人民至上、生命至上的理念。

对于灾区实行普遍预防接种,是降低传染病发病率、控制和消灭传染病的有力措施。灾区接种的疫苗有麻疹疫苗、脊髓灰质炎疫苗、百白破三联疫苗、流行性脑脊髓膜炎菌苗、流行性乙型脑炎疫苗和流行性感冒疫苗等。

(戎有和　王　敏)

复习思考题

1. 用你学过的知识,比较近几年全球发生的重大灾难性事件的应对处理,哪些国家的经验可供我们借鉴?

2. 灾后防疫包括哪几部分? 结合近几年我国发生的重大灾难事件,谈谈目前哪几部分还存在薄弱环节及不足之处?

3. 医治精神创伤是灾难发生后的医疗任务之一,现在和未来哪些方面可做进一步的探究和完善?

4. 2008 年 5 月 12 日四川省汶川县发生的里氏 8.0 级特大地震中受灾人口 4 571 万,近9 万人死亡或失踪,37 万余人受伤,造成了巨大的生命财产损失。

请问:

(1) 如果你是某一医疗救援队伍的负责人,你将制订怎样的救援计划?

(2) 震中附近的某市受灾严重,10 分钟后市内伤员源源不断地被送进当地人民医院,30分钟后离市区约 30 千米处的其他地区伤员被送入了医院,在短时间内收治灾区伤员 1 000余人。这是一个仅有 300 张床位的二级甲等医院,面对突如其来的自然灾害造成的突发群体伤亡事件,如果你是该医院的护理部主任,你将如何组织护理力量进行应对?

(3) 如何进行灾后防疫工作?

扫一扫,
测一测

第六章

急诊科的组织与管理

学习目标

1. 识记:急救绿色通道的定义、急诊护理工作的范畴;急诊护理文书的书写要求;急诊预检分诊分级标准。

2. 理解:急诊科设置与布局原则;急救绿色通道的硬件设施要求及保障制度;急诊科的组织管理;急诊传染病防控救治原则。

3. 应用:急诊医疗服务体系及应用;急诊护理工作流程;急诊传染病患者的救治与转运。

医院急诊科是急诊医疗服务体系中的第二个重要环节。各种急危重症患者需要通过急诊科医护人员依据相应程序与原则对其进行分诊、救治、护理和分流。对于病情特殊的急危重症患者的救治工作往往由多学科、多科室、多部门医护人员协作完成。因此,作为医院抢救和管理任务最重的、跨学科的一级临床科室,医院急诊科工作不仅关系到患者的生命安危,也可直接反映医院医疗护理工作质量和医护人员的综合素质。医院急诊科工作具有急、忙、杂、多学科性、涉及暴力事件多等特点。因此,在急诊临床实践中应以急诊医疗护理工作质量为中心,建立科学的管理模式、健全管理体系和组织制度、构建合理的设置布局、规范管理和控制急诊医疗护理的各个环节,才能不断促进急诊科工作的发展,保证急诊医疗护理工作的高效率和高质量。

第一节 急诊科的组织机构及工作范畴

目前,急诊科的组织结构因各地、各医院规模大小、服务半径、地区人口密度、医院急诊工作量、医院人员总编制情况不同而有所区别,规模大的医院可以建立独立的急救中心。现代急诊科不仅要设施齐全,还要培养一支梯队合理的急诊专业医生团队、急诊专科护理队伍,这对推进急诊医疗服务体系发展具有重要作用。

一、急诊科的组织机构

综合医院急诊科通常实行院长领导下的科主任负责制,有一支多专科、固定的急诊专业团队,包括急诊专业医师和护士。急诊科医生必须具有较为丰富的临床实践经验,具备独立处理常见急诊病症的能力,人员专业结构合理搭配。急诊护士应具备扎实的专业知识、熟练的急救护理技术、认真负责的工作态度。急诊科人员组成包括业务主管院长、急诊科主任、副主任、主治医师、医生,急诊科护士长、护师、护士,以及其他医技后勤人员。

综合医院还应成立急诊领导小组,由院长担任组长,成员包括主管业务副院长、医务处负责人、急诊科主任和护士长、各临床科室主管急诊工作的科主任及总住院医师,有关专家、科主任负责业务技术指导。遇重大抢救时,可调动全院力量,配合急诊科进行抢救工作。

二、急诊护理工作的范畴

医院急诊科主要职能是处理和研究各种急性病、慢性病急性发作、急性创伤、急性中毒、急性器官功能衰竭的救治与护理,并承担着灾害事故、意外事件的院内救治。急诊救护工作繁重,具体包括以下方面。

（一）接诊各类紧急就诊的患者和院前救护转运的伤病员

急诊科护理工作服务对象多为突然发病的急诊患者和院前救护转运到医院的患者,急诊护士接诊患者后应及时准确地做好预检、分诊工作,使其得到快速有效的诊治和护理。

（二）负责急危重症患者的抢救

制订各种急危重症急诊抢救和护理的实施方案,对生命受到威胁的危重患者进行及时有效的抢救,并组织协调院内人力、物力进行抢救配合。

（三）承担灾害性事故的急救工作

突发群体性意外伤害、灾害性事件时,急诊医护人员要参加有组织的救护活动,包括院前救护、伤病员转运、院内救护等各环节的工作。

（四）开展急救护理的科研、教学和培训工作

急诊护士处于急诊患者救治与护理临床实践的一线,可归纳总结各种急危重症患者病情发生发展、救治及护理经验,开展急危重症护理的科学研究和承担急救护理教学工作,以促进急危重症护理专业发展。随着急诊医学发展,急诊护士还需要不断进行专业培训,以更新救护知识,加快人才梯队建设,提高急诊护理工作质量。

（五）开展急救知识和技能的普及、宣传工作

急诊医疗服务体系不是孤立的系统,提高全民急救意识和初级急救知识也是其重要部分。作为专业急救人员,急诊医护人员还担负着向基层卫生组织和普通民众宣传普及急救知识的工作,以更好地发挥急诊医疗服务体系的作用。

三、急诊范围

各类急危重症患者,因意外伤害、灾害事件造成损伤的患者都属于急诊范围。主要包括:①急性疾病:急性外伤、复合伤、烧伤、急性大出血、急性炎症、急性过敏性疾病、急腹症、突发高热(腋下温度>38℃)等;②各种类型休克;③心、肺、脑、肾功能障碍或多器官功能障碍;④抽搐、昏迷;⑤呼吸、心搏骤停;⑥各种急性意外伤害(急性中毒、中暑、自杀、淹溺、触电等);⑦急产、难产、难免流产、子痫等产科疾病;⑧小儿高热惊厥、急性呕吐、腹泻等;⑨耳道、鼻道、气管或食管有异物;⑩其他经预检医护人员认为符合急诊抢救条件者。

第二节　急诊科的设置与布局

医院急诊科的设置与布局应遵循急诊诊疗护理工作的规律与特点。医院急诊科接治的患者多突发病、危、重症,就诊救治护理过程以应急为主。所以,急诊科的设置与布局应便于快速诊治及处置急诊患者,最大限度地利用急诊资源,缩短患者就诊时间。综合医院急诊科应相对独立成区,位于医院的前方或一侧,并位于医院临街的醒目处,有单独出入口。急诊

科标识应醒目突出,有指路标志和夜间灯标,以便于寻找和识别;门前有宽敞的停车场,方便车辆停放或调度,运送患者的车辆可直接达到急诊科或抢救室门前;急诊科大门和门内大厅应宽敞,设有无障碍通道,以便于担架、平车进出和患者及家属较多时作候诊短暂停留。急诊大厅应有急诊科各个层面的平面图。此外,医院急诊科的设置与布局还应根据医院总体规模、全院总体床位数和急诊就诊量进行合理配置。有先进的医疗仪器设备和通信系统,以便于对急诊患者进行分科救治或集中抢救。

一、急诊科设置与布局的原则

急诊科设置与布局应遵循以下三项原则。

（一）快捷、简单、安全原则

科学、合理的医院急诊科布局与管理是急诊患者顺利就诊与抢救的关键。为高效接诊来院就诊的急、危、重症患者,医院急诊科设置与布局的首要原则是"快捷、简单、安全",急诊科布局应方便急诊患者的救治与护理。

（二）预防和控制医院感染原则

综合性医院急诊科常接收内科、外科、妇产科、儿科等多种专科疾病的急危重症患者,就诊人数较多,为避免交叉感染,医院急诊科设置与布局的第二项原则是有利于预防和控制医院感染。

（三）合理配置资源原则

医院急诊科设置与布局应遵循合理配置资源原则。急诊科设备、设施配备齐全,以保障急诊工作及时有效开展。三级综合医院和有条件的二级综合医院应有挂号、各类辅助检查、药房、收费等部门。

二、急诊科具体设置与布局

医院急诊科设有医疗区和支持区。医疗区包括预检分诊处、诊疗室、抢救室、重症监护室、留观室、清创室、手术室、注射室、输液室、隔离室等;支持区包括挂号收费处、药房和各类急诊辅助检查室等。急诊科内各诊室、辅助科室及病房应有明显标识;各诊室、房间及通道光线明亮、空气流通、温度适宜,室内设备放置合理。

（一）预检分诊处

预检分诊处是急诊护士接诊急诊患者的第一站,应设在医院急诊科入口最明显位置,负责对急诊患者进行分诊。预检分诊的护理人员应是责任心强、经验丰富的专科护士,能快速地对患者病情做出轻重缓急的判断和专科分诊,同时,预检分诊护士通知急诊医生及时处置就诊患者,积极协调急危重症患者的抢救任务,并对护送急诊患者的陪同者或家属给予有效的帮助。为了使预检分诊工作顺利进行,分诊处应有足够的使用面积,并配备诊查台、候诊椅和简单的医疗检查器械,如血压计、听诊器、体温计、电筒、压舌板等,常用的检查单、患者就诊卡、登记本等,便于预检护士做相应的数据统计;预检处还应设有电话机、对讲机、信号灯、呼叫器等通信设备,预检护士可随时接收院内外急救信息,进行急诊咨询,协调组织患者抢救。此外,为方便患者,预检分诊处还应放置轮椅、平车、饮水设施等,并配备导医或导诊员。

（二）急诊诊疗室

一般综合医院急诊科应设立内科、外科、儿科、妇产科、眼科、耳鼻喉科、口腔科等专科诊疗室。室内备有诊疗床、桌椅,并根据各专科工作特点备有急诊诊疗所需的医疗器械和抢救用品,物品应定期清洁消毒、检查更换。急诊专科诊疗室的布局还应遵循专科急诊工作要求,如外科急诊诊疗室附近应设有清创室或急诊手术室,便于处置外伤急症患者;儿科应有独立的急诊接诊区;传染病和肠道急诊均应有隔离区。所有患者由急诊医生首诊,先给予必要的诊治处理,然后进行分流。部分疑难、危重患者由专科会诊解决。

（三）急诊抢救室

预检分诊后的危重症患者应立即送入急诊抢救室,所以急诊抢救室应设在急诊科入口最近处。急诊抢救室应有足够宽敞的空间、充足的照明。并根据需要设置相应数量的抢救床,每床净使用面积不少于 $12m^2$。就诊的急危重症患者病情复杂,抢救过程需多专科医护人员参与,故急诊抢救室设施配置应齐全。急诊抢救室需配置常用的抢救设备、器材、急救用品和急救药品,如心电监护仪、除颤仪、心电图机、起搏器、呼吸机、洗胃机、吸引器、气管插管用品、气管切开包、胸穿包、腹穿包、抢救车等。所有抢救用品必须做到"五定、一保持",即定时核对、定人保管、定点放置、定量配置、定期消毒,保持完好的备用状态。中医医院急诊科在配备基本诊疗设备的同时,应配备针灸针、艾条、刮痧板、火罐、中药结肠透析设备等。

（四）急诊重症监护室

急诊重症监护室（emergency intensive care unit,EICU）主要收治心肺复苏后恢复循环者、严重创伤和中毒患者、随时有生命危险或病情危重暂时不能转送的危重症患者。专职医护人员对危重患者进行集中治疗与监护,如体温监护、心电监护、呼吸功能监护、肝肾功能监护、脑功能监护等,及时发现异常并进行处理和抢救,是院前急救、急诊科救治急危重症患者的进一步延续。EICU 应配备多功能监护仪、呼吸机、心电图机、血流动力学监测设备、血气分析仪、纤维支气管镜、除颤仪、各类输液装置、中央管道系统以及常用抢救用品和药品等。

（五）急诊留观室

急诊留观对象是暂时不能确诊、病情危重尚未稳定的患者,或经抢救处置后需要等待床位进一步住院治疗的患者。急诊留观室床位数根据医院承担的医疗任务和急诊患者量确定,室内设施、护理工作要求、护理管理程序与普通病房相似。对于留观患者,留观时间原则上不超过 72 小时,其后应根据患者病情进行离院、转院或收入相应科室住院。

（六）急诊清创室

急诊清创室的位置应邻近急诊外科诊疗室。清创室内设有诊疗床、清创台,专科医生在清创室对急性外伤患者完成清创缝合手术,故急诊清创室内需备齐清创缝合所需用品,如清创缝合包、敷料、洗手池、站台、各种消毒液、消毒设施等。

（七）急诊手术室

急诊手术室的设置应结合医院总体规模及手术室格局而定。急诊手术室位置应与急诊抢救室相邻。急诊外科的危重症患者经过抢救和初步处理后,病情没有改善,须在急诊手术室接受进一步手术治疗。急诊手术室常规设置应与医院手术室要求相同,设有无菌手术间和清洁手术间,并配备相应的手术包、手术器械及麻醉、抢救设备等。

（八）急诊输液室

急诊输液室设有输液躺椅、轨道式输液架,还可为临时需要输液治疗或短期系统治疗的患者设置一定数量的床位,其床位数应根据医院急诊就诊人数而定。急诊输液室配有中心供氧和中央负压吸引管道装置,治疗室内还备有常用输液用品和急救药品、器材。

（九）急诊隔离室

急诊隔离室设在预检分诊处附近,为传染病患者使用。遇有可疑传染病患者,预检护士应立即隔离患者,并及时通知专科医生会诊。一旦患者确诊为传染病,应尽早将其转送至专科病房或医院,并按照传染病管理办法进行消毒隔离和疫情报告。

笔记栏

（十）发热门诊

发热的急诊患者进入急诊科后，预检护士应先测量患者体温，若发现患者疑似感染性疾病导致的发热，应引导患者进入发热门诊就诊。发热门诊属于传染区域，因此应有一个相对独立的空间，有明显的标志和指示图，设置和布局与传染科病房类似，与普通门急诊分开，通风良好。

（十一）急诊病房

目前一些医院已经开始通过设立急诊病房缓解急诊患者入院难的矛盾，促进了急诊患者分流。急诊病房设施配备按照住院病房标准。急诊病房住院患者的疾病谱广泛，涉及多专科，尽量将不同系统疾病的患者分别安置，防止院内交叉感染。

（十二）辅助科室

急诊辅助科室包括 X 线检查室、CT 检查室、MRI 检查室、B 超检查室、心电图室、常规化验检查室、药房、急诊收费处等，其中较大型的诊疗设备可与门诊共用，充分利用资源，同时，急诊患者须做的基本辅助检查与处置不出急诊区便可完成。中医医院急诊科可设置急诊煎药室，急诊药房应当储备足够用于急救治疗的中药注射剂。

三、急救绿色通道

急救绿色通道（green channel of emergency treatment）是为进入医院急诊科的急症、危重症患者实行优先抢救、优先检查和优先住院的原则，在接诊、检查、治疗、手术及住院等环节上为患者提供快捷高效的服务系统。急救绿色通道的建立是提高急危重症患者救治成功率最有效的机制，能有效缩短救治时间，降低病死率和伤残率，提高生存质量。医院内设立急救绿色通道抢救小组，一般由医院业务副院长领导，由急诊科主任、护士长和各相关科室领导及能熟练胜任各个环节工作的人员组成。为保证急诊急救的高质量和急救绿色通道畅通，医院在急救绿色通道硬件设施、规章制度、人员配备上应给予充分保障。

（一）进入急救绿色通道的疾病范围

纳入急救绿色通道的患者原则上是生命体征不稳定、预见生命垂危的各类急危重症患者，但各医院可根据自身医疗人力资源、医疗技术水平、医疗配置、急救制度、患者结构等制定纳入标准。一般而言，以下情况均应纳入急救绿色通道范围：休克、昏迷、心搏呼吸骤停、严重心律失常、急性重要脏器功能衰竭所导致的生命垂危患者；无家属陪伴、无法确认身份、无法交付医疗费用但须急诊抢救的患者；外伤、中毒等批量患者。

（二）急救绿色通道的硬件设施要求

1. 方便畅通的通信设备　综合医院设立急救绿色通道专线，选用现代化通信设备如对讲机、有线或移动电话等，以方便接收院前急救信息，联系院内相关科室和医护人员参与急救。

2. 急救绿色通道流程图　在医院急诊大厅设立简单清晰的急救绿色通道流程图，方便入院患者及家属快速进入急救绿色通道各个环节。

3. 急救绿色通道标识醒目　急救绿色通道的各个部门应设有醒目的绿色标牌或箭头指示，并附有急救绿色通道患者优先的告知。如预检分诊处、抢救通道、急诊抢救室、急诊手术室、急诊药房、急诊化验室、急诊医学影像中心、急诊观察室、输液室等。在急诊挂号处、急诊收费处、急诊化验室、急诊药房等可设立急救绿色通道患者专用窗口。

4. 急救绿色通道的医疗设施　急救绿色通道需备用可移动的多功能抢救床、可充电或带电池的输液泵、常规心电图机、便携式多功能监护仪、固定和移动吸引设备、气管插管设备、除颤仪、起搏设备、简易呼吸囊、面罩、呼吸机等。

（三）急救绿色通道的保障制度

1. 急救绿色通道首诊负责制　第一个接诊急诊入院患者的科室和人员为首诊科室和首诊人员。首诊医护人员根据患者病情决定是否启动急救绿色通道，通知急救绿色通道相关环节做好准备。遇有诊断未明确的伤病员，首诊科室和首诊人员应承担主要诊治责任，并负责及时邀请有关科室会诊。在未明确收治科室时，首诊科室和首诊人员应负责到底。遇有大批伤病员、严重创伤、重症患者时，应及时报告科主任和护士长、医疗管理部门或相关院领导，组织和协调抢救。急救绿色通道运作时，首诊医护人员要随时确保各环节顺畅交接和协调。

2. 急救绿色通道记录制度　首诊医护人员应详细记录纳入急救绿色通道的患者姓名、性别、年龄、住址、就诊时间与方式、生命体征、初步诊断、陪同人员联系电话等。对于"五无"（无姓名、无地址、无联系方式、无家属、无费用）患者，应及时报告，并积极寻找家属及联系信息。进入急救绿色通道患者，其辅助检查申请单、处方、住院单等单据上应加盖"急救绿色通道"专用章，以保证患者抢救运输的通畅。

3. 急救绿色通道转送制度　首诊医护人员在转送急救绿色通道患者时，须提前电话通知相应环节的人员做好接收准备，并全程陪同转送。交接患者时应明确交代患者病情、已进行的相关治疗和检查、注意事项、可预见的各种情况等。

4. 急救绿色通道备用药品管理制度　急诊科应备有常规抢救药物，实行"五定"制度，并有专人或班次负责保管、定期清点，以保证齐全，随时可用。抢救急救绿色通道患者时可按急需先用药、后付费。

（四）急救绿色通道的人员要求

综合医院设有急救绿色通道抢救领导小组，由医院业务院长领导，急诊科主任、护士长和各相关科室领导组成。各级急救绿色通道岗位职责明确，担任急救绿色通道的各环节人员须有两年以上急诊工作经验，具备高度责任心、技术熟练，能胜任各个环节的工作。急救绿色通道各环节 24 小时均应有值班人员。急救绿色通道专业医护人员需定期开展业务学习、危重病例与疑难病例讨论、相关培训与业务考核，以提升急诊急救水平。

（五）急救绿色通道的运行过程

接到急救绿色通道专线电话、急危重症患者或院前急救车到院后，预检分诊护士应通知相关医生接诊，并将平车推至急诊门口等候；生命体征不稳定者应立即推入抢救室进行抢救；初步判断患者病情后，接诊医护人员开通急救绿色通道，并通知各环节工作人员；患者需做的辅助检查，在病情允许搬动的情况下，医护人员应全程陪同；若不宜搬动，应在抢救室进行床旁检查；各辅助科室人员、会诊医生在接到急诊电话要求行床旁检查时，应在 10 分钟内到位；急救绿色通道患者各项挂号、检查、治疗、用药、住院等手续简化，先检查，先用药，后补缴费用及办理取药、住院等手续。

第三节　急诊科的护理管理

医院急诊科管理工作的核心是保证抢救急危重症患者的高效率和高质量。综合医院宜从本地区、本单位的实际情况出发，建立健全急诊科组织管理体制，提升急诊科医护人员业务水平，制定各级各类急诊工作规章制度、岗位职责、技术操作规程和各类疾病抢救流程、应急预案，加强风险防范，防止差错事故发生，保障急诊医疗护理工作质量。

一、急诊科的组织管理

医院急诊科组织机构形式依据医院规模不同而有所差异。规模较小的医院将急诊业务设为医院门诊业务的一部分,急诊科设在医院门诊部,由门诊部实施统一管理,急诊科护士长隶属于护理部和门诊部主任双重领导。综合医院则建立独立的急诊科或急救中心。急诊科护理工作由业务主管院长或护理副院长分管,急诊科护士长受护理部和急诊科主任双重领导。

二、急诊科护理人员的管理

(一)急诊科护理人员的基本素质要求

1. 从事急诊护理工作的护士应具备护士执业资质,毕业后在医院内主要科室进行过轮转学习,具有 3 年以上临床护理工作经验。

2. 从事急诊护理工作的护士应接受过规范化培训或专科护士培训,掌握急诊、危重症患者的急救护理知识与技能,常见急救操作技术的配合及急诊护理工作内涵与流程,具有对各专科危重症患者病情观察、分析、判断的能力,具有良好的护患沟通能力和突发事件的紧急协调和管理能力,并定期接受急救技能再培训,再培训间隔时间原则上不超过 2 年。中医医院急诊护士还应掌握常见急危重症疾病的辨证施护,以及刮痧、拔罐、针灸、穴位按压等中医急救技术。

3. 从事急诊护理工作的护士应具备高尚的医德品质、认真负责的工作态度、健康的心理状态、良好的身体素质和团结协作的团队精神。

(二)急诊科护理人员的业务培训要求

医院急诊科应制订各年资急诊护理人员的人才培养规划、具体培训计划和业务考核计划,并及时落实。从事急诊护理工作的护士应定期参加有关急诊护理新业务、新进展的学习和培训,以不断提升个人急救护理技能。依据国家中医药管理局制定的《中医医院急诊科建设与管理指南(试行)》规定,中医医院急诊科护士应系统接受中医知识与技能培训,西医院校毕业的护士 3 年内中医知识与技能培训时间不少于 100 学时。

三、急诊科的业务管理

医院急诊科护理主要任务是接受急诊就诊患者,对急危重症患者进行抢救和监护,开展急救护理的教学、科研和培训工作。所以,急诊科的护理业务管理是制订急诊护理工作各环节的工作要求和质量控制标准。

(一)急诊各诊室工作管理

1. 急诊各诊室负责护士应熟练掌握各种抢救程序和各种抢救仪器操作步骤。在急诊日常工作中严格执行各种护理查对制度、护理操作规程和消毒隔离制度,防止出现差错事故。

2. 急诊各诊室内应张贴护理工作流程、急危重症抢救流程、抢救仪器操作流程和应急预案,位置醒目。预检分诊处设接诊分诊流程;抢救室内可张贴常见急重症抢救流程,如过敏性休克、急性左心衰竭、心肌梗死、心搏骤停、有机磷农药中毒、上消化道出血等抢救流程。

3. 急诊各诊室急救用品、器材和急救药物应处于完好备用状态,须做到专人保管、专人负责保养、妥善使用,严格执行交接班制度和查对制度。仪器使用完毕应定位放置,注意保养,做到"五防":防潮、防震、防热、防尘、防腐蚀。

4. 急诊各诊室护理工作要求

(1)急诊分诊护士要求:接受急诊分诊系统培训,或 2~3 年以上的急诊工作经验;具有良好的沟通技巧;具有良好的心理素质,能够承受和应对不同的外界压力和突发事件以及各种变化;决策果断、应变能力强,具有较好的现场控制能力;拥有丰富的急诊常见疾病、相关的人体解剖、病理和生理知识,疾病控制和感染预防的相关知识;熟练掌握和应用护理评估技能;能与急诊各相关部门维持良好的人际关系;善于学习,能够不断提高急诊分诊水平;掌握急诊相关法律医学知识;具有较强的急救能力。

(2) 预检分诊处实行 24 小时应诊。预检护士应详细询问就诊伤病员病情,按伤情分轻、重、缓、急依次组织就诊,危重伤病员应立即送抢救室并通知医生和抢救室护士,迅速组织抢救;遇有大批伤病员时,应立即报告科主任、行政总值班及院领导;对传染病或疑似传染病患者,应直接送传染病专科诊室就诊;遇有涉及刑事案件者应向保卫部门和当地派出所报告。预检分诊处护士应严格执行登记制度,做好传染病登记、预检登记、救护车登记、死亡登记、入院登记等。

📖 知识链接

改良早期预警评分(modified early warning score,MEWS)

将患者意识、心率、收缩压、呼吸频率和体温 5 项生命体征作为评估病情的一种方法,根据各项生命体征参数得分和得分总和评估患者病情的潜在危险性,制订不同级别的医疗处理干预原则。MEWS 评分总分 5 分或单项 3 分是"触发"水平,MEWS 评分 <5 分:提示病情平稳,多不需要住院治疗;5 分≤MEWS 评分 <9 分:病情恶化的可能性大,多需要住院治疗;MEWS 评分≥9 分:死亡的危险性明显增加,MEWS 分值越高,提示该患者潜在病情越重。一般用于年龄超过 16 岁的患者,不建议用于儿童和妊娠期妇女。具有应用简单、获取临床信息快捷、方便易得及不受医院或急诊科硬件设备条件的限制等优点,从患者到急诊科接受检查和病情评估结束,所需要的时间约 10 分钟,非常适用于院前急救,或者基层医院对危重患者的病情评估。改良早期预警评分(MEWS)见表 6-1。

表 6-1 改良早期预警评分(MEWS)

项目	评分						
	3	2	1	0	1	2	3
心率(次/min)	—	≤40	41~50	51~100	101~110	111~129	≥130
收缩压(mmHg)	≤70	71~80	81~100	101~199		≥200	—
呼吸频率(次/min)	—	≤8	—	9~14	15~20	21~29	≥30
体温(℃)	—	≤35.0	—	35.1~38.4		≥38.5	—
意识	—	—	—	清楚	对声音有反应	对疼痛有反应	无反应

总分 0—3 分,给予常规护理措施;
总分 4—5 分或单项得分 3 分,注意观察患者,给予必要的护理措施;
总分 6—8 分,立即上报医生,密切观察患者病情变化,给予紧急处理,并完善记录;
总分≥9 分,立即抢救,收入 ICU;
根据患者病情变化随时评估,随时调整评分,给予相应处理方法。

(3) 急诊抢救室护士要树立"时间就是生命"的观念,熟悉常见急危重症抢救预案,积极配合急诊医生对患者进行抢救,分秒必争,严密组织,合理分工,密切协作,做到"急、准、好"和严肃认真,紧张而有序地开展抢救工作。

(4)急诊留观室护士向患者及家属介绍留观、陪护等有关制度,并提前告知患者及家属留观期间治疗护理过程中的注意事项及存在潜在风险。护士加强巡视病房,观察患者病情,按照医嘱做好治疗、护理工作,如有病情变化应及时报告,每班做好书面和危重症患者床头交接班。

(5)对于腋温>37.3℃者应引导至发热门诊就诊。

(二)急诊护理教学、科研、培训管理

急诊护理教学是依据具体教学计划对护理学专业学生进行理论授课和实习带教,同时包括外院进修护士培训工作。急诊护理科研是在救治护理急诊患者过程中,通过仔细观察急危重症患者病情与护理效果,发现护理问题,寻找解决方法的探索过程。急诊护理培训是对急诊科各年资护士的继续教育活动,运用多种形式,如外出进修、急诊专科护士培训、参加学术交流、开展专题讲座等,组织急诊科护士更新急救护理知识与技能。急诊护理教学、科研、培训的管理应统筹安排,确保落实,达到以研促教、教学相长的目的。

(三)急诊工作质量控制标准

急诊科护理管理的最终目标是为患者提供高质量的急救护理。按照《医疗机构管理条例》和《全国三级综合医院评审标准》的要求,对急诊护理工作质量的评估,须制定质量考评指标。

1. 急诊就诊环境整洁,各部门设置布局合理,就诊秩序井然,各部门之间通道减少交叉穿行,清洁区与污染区分开,患者就诊和抢救便利。

2. 制订平时呼救、大规模灾害事故和常见急危重症的急救流程和应急预案,接到呼救后在规定的时间内出发并到达急救现场。

3. 急诊护士分诊及时,准确率≥90%;专科护理操作技术合格率≥95%,基础护理合格率≥90%。

4. 危重症患者抢救脱险率80%~85%以上;留观患者诊断符合率达90%;门急诊病历和护理记录及时、准确、完整,书写合格率≥95%。

5. 急救医疗器械、设备、物品齐备,性能良好,合格率100%;物品消毒灭菌合格率100%;急救药品完好率100%。

6. 无等级医疗事故,差错发生率控制在规定范围内。

四、急诊科的制度管理

制定医院急诊科的规章制度是使急诊科医护人员明确职责,规范工作,有章可循。急诊科各项规章制度的制定应参照《全国医院工作条例》相关规定,并结合急诊科具体工作实际。

(一)急诊工作制度

1. 急诊科医护人员必须坚守岗位,随时准备抢救患者,不得离开指定地点。值班人员如因事离开,必须告知有关人员,并找人代班,代班人到指定地点签到后,值班人员才能离开。

2. 急诊科医护人员对急诊患者的救治处置与护理应具有高度责任感、认真严肃的工作态度,并能迅速准确做出判断和处理,不应出现科室间相互推诿现象。

3. 急诊各辅助诊疗科室均应指派急诊值班人员,坚守岗位,接急诊通知后,立即赶赴急诊科,优先检查,尽快报告检查结果。

4. 急诊患者是否需住院或留观,由急诊医师决定,特殊情况可请示上级医师。对急诊和留观的伤病员,应留陪伴,以便了解病情,照顾伤病员,及时与家属和单位联系。

5. 急诊伤病员住院及检查,应由急诊科工作人员或家属陪送,危重症患者必须由工作人员陪送。住院伤病员应先办理住院手续后住院,若病情危重须立即手术者,先送手术室手术,后再补办住院手续。急诊伤病员已决定收住院者,病区不得拒收。

6. 急诊科医师如经仔细检查确无本科情况时,应在病历上详细写明检查情况后,转科或请有关科室会诊。接到急诊通知后的各专科会诊医生应在规定时间内赶到急诊科进行会诊,商定处理办法,不得延误。

7. 急诊科内各分诊室须充分做好急救药品器材准备,固定存放地点,指定专人负责,每天检查,随时补充,同时做好外出抢救的人员、药品、器材与运输工具准备,保持临战状态。

8. 急诊各分诊室值班护士交接班时,应检查一切急救用品的性能、数量及其放置位置,如有缺损或不适用时,应立即补充更换;对急诊留观患者,应床旁交班,避免将处理未毕事项交他人处理,特殊情况必须离开时,应交代清楚;交接班时应注意查对,将交接事项摘要记入交班本,并双方签字。

9. 凡因交通事故、斗殴致伤、服毒、自杀等涉及法律者,应立即上报医务部门或院总值班,并通知公安部门及有关单位来人处理,要留陪送人员。

10. 遇传染病或疑似传染病患者,应按消毒隔离制度执行。

(二)预检分诊制度

1. 急诊预检分诊工作由业务知识技能熟练、责任心强、临床工作经验丰富、服务态度好的护士担任。

2. 预检护士须坚守工作岗位,不得擅自离岗,如临时有事离开时必须由能力相当的护士代替。

3. 预检护士应主动热情地接诊前来就诊的伤病员,简明扼要询问病情,检查生命体征,通过必要的体检、检验,进行快速、合理分诊,做到不漏诊,如分诊遇有困难,请有关医师协助。

4. 分诊护士应根据患者病情轻重缓急迅速分流患者,指导就诊,对危重症患者,分诊护士应立即处理,并迅速通知有关医生和护士开展抢救。危、急、重伤患者实行先抢救后补办手续。

5. 对于急救绿色通道患者,要联系呼叫相关环节人员,并及时报告。

6. 分诊护士做好传染病预诊,对传染病患者或疑似传染病者均应安排到隔离室就诊,避免交叉感染,并做好传染病疫情登记工作。

7. 遇有严重工伤事故、交通事故及其他突发事件、大批伤病员来诊时,应立即通知急诊科领导及医务部门,以便组织抢救。对涉及刑事、民事纠纷的伤病员除向医务部门汇报外,还应向有关公安部门报告。

8. 对于短时间内反复急诊或辗转几家医院均未收治的急诊伤病员,即使其临床表现可能不符合急诊条件,也应适当放宽,给予合理解释,不能贸然从事,避免贻误病情。

9. 做好急诊就诊的各项登记工作及记录,尤其是患者就诊时间、首诊医生姓名、所属科室、接诊时间和患者转入、转出或死亡时间,要求记录及时、准确、完整,对无家属患者应尽量尽快与家属或单位取得联系。

(三)急诊首诊负责制度

1. 凡第一个接待急诊就诊患者的科室和医师为首诊科室和首诊医师。首诊医师对所接诊患者,特别是对急症、危重症患者的检查、诊断、治疗、转科和转院等工作负责到底。

笔记栏

2. 急诊患者由预检护士引导至急诊专科诊疗室,首诊医师应当做好病历记录,完善有关检查并给予积极处理。若确属其他科室情况,应进行必要的紧急处置后,及时请相关科室会诊,直到会诊科室签署接收意见后方可转科。不得私自涂改科别,或让患者去预检分诊处改科别。

3. 凡遇有多发伤、涉及多专科疾病或诊断未明确的患者,首诊科室和首诊医师应承担主要诊治责任,并负责及时邀请有关科室会诊。在未明确收治科室时,首诊科室和首诊医师应负责到底,必要时由急诊科组织会诊,协调解决,有关科室均应服从。

4. 如患者确需转科,且病情允许搬动时,由首诊科室和首诊医师负责联系安排,如需转院,且病情允许搬动时,由首诊医师向医务部门汇报,落实好接收医院后方可转院。

（四）急诊抢救制度

1. 急诊抢救工作应分工明确,统一协调。参加抢救的医护人员应严肃认真,分秒必争,密切协作,避免忙乱,不得互相指责、埋怨。

2. 抢救工作事先要有充分准备,做好各种抢救的预案,抢救时应快速、准确,争取时机,全力以赴进行抢救。

3. 抢救危重症患者应按照病情严重程度和复杂情况决定抢救组织工作,有重大抢救工作时,护士应立即与科主任、护士长联系,报请院领导及医务部门,由有关领导亲临指挥。

4. 抢救工作遇到诊断、治疗、技术操作困难时,应立即请示上级医生及时处理。一切抢救工作均要准确、清楚、完整,及时做好记录,并标明执行时间。

5. 抢救过程中医护人员要积极协作,口头医嘱要准确、清楚,尤其是药名、剂量、给药途径与时间等,护士要复述一遍,避免有误,及时记录,并补开处方。

6. 抢救完成后6小时内应当将抢救记录记入病历,记录时间应具体到分钟,主持抢救的人员应审核并签字。

7. 抢救过程中使用的各种急救药物的安瓿、输液空瓶、输血空袋等用完后暂行保留,两人核对后方可丢弃,避免医疗差错。

8. 抢救室急救用品实行"五固定"制度,即定数量、定地点、定人保管、定时核对、定期消毒,各类仪器要保证性能良好。急诊科抢救物品一律不外借,值班护士要班班交接,并做记录;用后归放原处,清理补充。

9. 对于经抢救病情稳定、需转入病房或手术室治疗的患者,急诊科应派人护送;病情不允许搬动者,需专人看护或经常巡视;对已住院的急症患者定期追踪随访。

10. 急诊主管医师或护士长应对每一次抢救工作进行总结,内容包括患者到院后处理是否及时、正确,组织是否得力,医护配合情况,抢救中有何经验教训等。

（五）涉及法律问题伤病员处理办法

1. 接诊因自杀、自残、他杀、交通事故、斗殴致伤及其他涉及法律问题所致伤害的患者,预检护士应立即应急处理,并通知急诊科主任、护士长和医务部门,同时报告公安或交通部门。

2. 医护人员应本着人道主义精神,积极救治此类伤病员,同时应增强法纪观念,提高警惕。

3. 对患者的病情检查应全面仔细,各类医疗文书书写应实事求是,准确、清楚,病历要注意保管,切勿遗失或被涂改。

4. 急诊科医生开具验伤单及诊断证明时,要实事求是,并经上级医师核准,对医疗工作以外的其他问题,医护人员不随便发表看法。

5. 留取服毒患者的呕吐物、排泄物,并送毒物鉴定。

6. 与陪送者共同清点昏迷患者的随身财物,有家属在场时应交给家属,若无家属,可由值班护士代为保管,但应同时有两人共同签写财物清单。

7. 涉及法律问题的伤病员在留观期间,应与公安部门联系,派人看护。

（六）发热门诊的工作制度

1. 发热门诊属感染区域,应独立设区,划分三区两通道,严格划分清洁区、半污染区和污染区,工作人员通道及患者通道。各区域和各通道间应设立明显标识和醒目的提示用语,避免交叉感染。发热门诊内各诊室需保持通风良好。

2. 发热门诊清洁区、半污染区、污染区之间应设立相对应的缓冲区、脱衣区,以达到有效阻断传染源、减少自身感染风险的目的。

3. 医务人员在发热门诊隔离区工作应做好二级防护:戴一次性帽子、医用防护口罩、护目镜或防护面屏、医用防护服、一次性手套、一次性鞋套。

4. 当班医生坚持首诊负责制,对每个发热患者必须进行详细的流行病学资料收集及认真检查,根据流行病学资料、症状和体征、实验室检查和肺部影像学检查综合判断进行临床诊断,避免漏诊。

5. 严格执行疫情报告制度,一旦出现可疑患者,立即进行隔离观察和治疗（一人一室）,并立即向医院感染科和地区疾病控制中心报告。

6. 值班医护人员应坚守岗位,不得随意离岗,如有隔离患者,未转诊前负责所有治疗与护理工作,严禁无关人员入内。

7. 隔离患者须戴口罩,严格隔离,严格管理,不得离开隔离病房。

8. 严格探视制度,不得陪护,不得探视。

五、急诊护理文书的管理与书写

在接诊抢救急诊患者过程中,护士要详细记录病情观察内容、紧急救治和护理措施的实施过程。急诊护士记录的客观资料是急诊护理文书,可作为衡量护理工作质量、开展护理临床科研、实施护理管理、处理医疗纠纷和医疗事故的依据,因此,急诊护理文书的管理和书写必须按照相关规定严格执行,以确保其完整可靠。

（一）急诊护理文书的范围

急诊护理文书包括各类登记本（急诊预检登记本、发热患者预检登记本、传染病登记本、死亡登记本、留观患者登记本、危急值登记本、抢救记录本、交班报告本）,各种护理记录单（体温单、一般患者护理记录单、危重患者护理记录单）。

（二）急诊护理文书的管理

急诊护理文件应保持完整,防止丢失、破损、污染。急诊患者及家属不得随意翻阅护理文件,更不得擅自将护理文件带出病区;各类急诊护理文件保存期限各有不同,应按规定妥善保存,定点放置;记录、查阅和使用后应及时归于原处。

1. 各类登记本 急诊预检登记本、发热患者预检登记本、传染病登记本、死亡登记本、留院观察患者登记本、抢救记录本、危急值登记本、交班报告本保存一年,以备查阅。

2. 各种护理记录单 体温单、一般患者护理记录单、危重患者护理记录单等作为患者病历的一部分随病历放置,患者出院后送病案室长期保存。

（三）急诊护理文书的书写

1. 各类登记本的书写 建立各种急诊登记本是便于护理工作量和流行病学统计和分析。书写要求按照规定的内容填写,且字迹清晰、工整,不得刮擦、粘贴和涂改,以方便查阅。急诊科常用登记本内容及要求可参考表6-2。

笔记栏

表6-2 急诊科各类登记本内容

名称	主要用途	记录内容
急诊预检登记本	记录就诊患者的一般信息	就诊日期与时间,患者姓名、性别、年龄、工作单位或家庭住址(电话)、科别、初步诊断等内容,每24小时小结就诊总数
发热患者预检登记本	记录疑似传染性发热患者信息	就诊日期、序号、患者姓名、性别、年龄、体温、症状、分诊科别、住址及证件号、联系方式、患者来源(本区、外区、外地)、接触史(疫区、患者)等
传染病登记本	记录在急诊就诊、确诊为某种传染病的患者一般信息,便于传染病预防及管理	科室、日期、门诊号或住院号、患者姓名、性别、年龄、职业、家庭住址、工作单位及地址、发病日期、初诊日期、报告日期、诊断依据(临床、实验室)、处理情况(住院、转院、留观)、备注(病种、病名)等
死亡登记本	记录急诊死亡患者信息	日期、科别、患者姓名、年龄、性别、出生年月、死亡原因、抢救医生、抢救护士、医疗费用形式、留观或非留观、家庭住址、备注等
留观患者登记本	记录急诊留观患者一般信息及流动情况	患者姓名、床号、性别、年龄、地址、科别、诊断、是否病危、入院日期、转院日期、转至何院、转归日期(进留观室、死亡、出院)等
危急值登记本	记录危及生命的检验、检查结果	患者姓名、病案号、床号、检验项目、检验结果、复查结果、报告人、报告时间(具体到分钟)、接收人、接收方式、通知医生方式、通知医生时间
抢救记录本	记录在急诊抢救室接受抢救患者信息及抢救情况	患者姓名、年龄、性别、单位、住址、入院时间、入院情况(既往史、主要辅助检查结果)、体检情况(体温、脉搏、呼吸、血压)、入院诊断、抢救经过、最后诊断、患者转归(留观、住院、出院、死亡)、转归时间等,并有首诊医生、抢救医生和抢救护士签名
交班报告本	记录留观患者病情及转归情况	交接各班次患者流动情况及新入院、出院、有病情变化患者的一般信息,各班应有护士签名和时间

2. 随病历保存的护理文书书写要求 随病历保存的急诊护理文书具有法律效力,应严格按照要求书写。

(1)此类护理文书记录内容必须客观、及时、准确、真实、完整。

(2)护理文书中文字描述简明扼要,应用医学术语和公认的缩写代号,除专有名词外,不可用中英文掺杂叙述;文笔流畅,字迹工整,书面清洁,不写非正式简体字和自造字;若有书写错误,须在错处划两条横线以示去除并签名,不得刮、粘、涂改。

(3)表格式护理文书必须按照格式要求,逐项填全各栏项目,除特别规定外,应逐行记录,不可有空行。若有空行时,应以斜线划去。

(4)各种护理文书记录一律用蓝笔或红钢笔书写,并签全名,以示负责。

(5)体温单、一般患者护理记录单、危重患者护理记录单书写按照具体规定。

六、急诊护理风险管理

急诊护理风险是存在于急诊护理工作过程中可能会导致损伤或伤残事件的不确定性或可能发生的一切不安全事件,来源于急诊护理过程的任何环节。急诊护理风险管理是加强对急诊护理工作中涉及的患者、家属、护士可能造成伤害事件的潜在风险进行分析、评估和管理,强化全体医护人员风险意识,并采用有效的风险控制措施,以减少急诊护理风险发生。

（一）强化急诊医护人员风险意识和法律观念

急诊科应定期组织急诊护士学习相关法律知识,如《医疗事故处理条例》《传染病防治法》《护士管理办法》中有关疾病防治条款、护士权益等法律知识,护士做到知法、懂法、守法,自觉遵守医疗法律法规,可避免差错事故和护患纠纷的发生,从而降低急诊护理风险。

（二）落实急诊科护士业务考核和培训计划

护理部加强对急诊科护士急救知识技能考核,对急救护理技术水平相对欠缺的护士应进行强化培训。组织各级各年资急诊科护士学习急救护理最新进展、新业务,开展疑难病例护理查房和讨论,以提高急诊科护士整体急救护理水平。

（三）建立完善的护理风险评估和监控体系

由急诊科主任、护士长、医生、护士组成护理风险监控小组,对急诊科医疗护理工作过程中的潜在风险做出分析、评估和预测,特别对于危重症患者的抢救与监护,制定相应的防范和处理措施,预防和减少风险事件。急诊护理风险监控小组接受护理质控或安全管理组、护理质量管理委员会、护理部的指导。

（四）健全护理管理机制与护理风险告知制度

从急诊护理工作每个环节入手,制定出每项护理操作过程中须遵守的制度和应采取的措施,落实各种护理风险告知制度。

（五）增强急诊护士暴力防范意识

急诊科是暴力事件高发的工作场所,急诊护士作为与患者接触频繁的工作群体,更易受到此类事件的影响与困扰。在受到暴力后,急诊护士容易产生职业紧张感和心理转变,多表现为委屈、愤怒、焦虑、恐惧等负面情绪及工作倦怠感、工作满意度下降和离职意愿增强等心理变化,极大影响职业工作积极性。因此,要通过健全制度与安保配置、提高服务质量和沟通能力、加强宣传培训等措施有效提高急诊护士对工作场所暴力的应对能力,掌握正确的应对流程和自我保护方法,组织有效演练以应对恶性暴力事件发生。

七、急诊信息化管理

急诊信息化是急诊服务的数字化、网络化和信息化,是通过计算机技术、现代网络技术及数据库技术,对急诊入院患者诊疗信息及急诊管理信息进行有效收集、储存、传输和整合。急诊信息化有助于整合医疗资源、优化急诊就诊流程、提高急诊服务质量和工作人员工作效率。急诊信息化建设和管理是体现急诊服务现代化的重要标志,也是急诊服务发展的必然趋势。

（一）急诊信息化系统

急诊信息系化系统隶属医院信息化系统(hospital information system,HIS),主要包括急诊患者信息系统、移动护理工作站系统和急诊护理质量管理系统。

1. 急诊患者信息系统　是登记患者信息的管理系统,包括患者姓名、年龄、性别、住址、就诊科别、急诊时间、初步诊断、处理和抢救措施及危重症患者去向等。该信息系统与患者就诊信息卡和医生站信息系统实现共享(图6-1)。护士接

图6-1　急诊患者信息系统

笔记栏

诊紧急入院的患者,输入患者预检信息,如生命体征、分诊判断;医生对患者进行诊疗后,其处理措施、检查用药信息进入医生站信息系统;护士遵医嘱进行处理,并记录危重症患者抢救措施和最终去向。急诊患者信息系统除可以汇总急诊患者信息外,还可以进行急诊工作指标统计分析,如急诊诊疗人数、急诊抢救人数与死亡人数、急诊停留时间、急危重症患者去向等数据。通过对数据的监测与分析,利于持续改进急诊工作质量。

2. 移动护理工作站系统　是患者身份识别、急救措施和护理信息采集和记录的管理系统。护士在抢救床旁用掌上电脑扫码患者腕带或信息卡信息,进行患者身份确认,输入患者生理评估数据,同时浏览医嘱信息,并及时执行和电子化确认。移动护理工作站系统确保抢救和护理措施和时间的准确性,避免产生护理差错,也可减少护士书写记录单时间。

3. 急诊护理质量管理系统　是收集质控信息和评价急诊科护理质量的系统。该系统依据质量评价指标体系对各项急诊护理工作数据进行自动统计、分析和存储,并生成各类统计分析图表,如急诊护士分诊准确率、患者急诊停留时间、抢救成功率等。急诊护理管理系统与移动护理工作站系统之间的数据交换,可获取急诊病区和护士个人的工作量信息,为急诊护理工作量调整和工作质量评价提供客观资料。

(二) 急诊信息化管理

急诊信息化是提升急诊护理管理水平的有效途径,急诊信息化管理应充分利用信息技术优质高效的特性,使急诊护理工作更为高效。

1. 强化急诊护士信息意识　急诊科护士要有强烈的信息意识,注重信息收集、整理和利用,将采集到的数据综合起来用以分析具体问题,为护理决策提供参考,从而使患者和医院受益。

2. 加大急诊信息化知识与技术培训力度　通过分层与全员培训方式推广急诊信息化系统,促使急诊护士掌握计算机操作基本流程,了解信息系统软件各项功能,培养护士使用信息化系统的习惯,提高急诊护理服务效率。

3. 制定急诊信息化管理规范　急诊信息化建设是一个不断完善的长期工程,急诊护理人员在信息化建设过程中,不断明晰自身需求,协助信息管理人员改进急诊信息化系统,提升急诊信息化系统的实用性,同时注重急诊信息化系统的安全性,制定急诊信息化系统故障应急预案,确保信息化系统安全。

第四节　急诊护理工作流程

案例分析

下午4点,急诊科同时接收了四名患者,护士经过快速评估,得到四位患者的主客观资料如下:

患者1:女性,56岁。有高血压病史,主诉头痛,心悸,烦躁,视物模糊,测血压200/120mmHg。

患者2:男性,28岁。车祸,由急救车送至急诊科。患者昏迷,双侧瞳孔不等大,呼吸不规则,血压测不出。

患者3:女性,17岁。右手腕部毛巾覆盖,由同学陪同步入就诊。可见患者腕部切割伤,出血不止,心率 110 次 /min,血压 95/70mmHg。

患者 4:男性,40 岁。主诉流涕,鼻塞,发热,体温 38.3℃。

请问:

1. 急诊护士在进行分诊时,如何对上述患者进行病情分级? 根据上述资料,写出上述患者的护理处理措施。

2. 护士对患者 3 实施紧急救护过程中,了解到该患者情绪低落,请问护士该如何进行心理护理?

参考答案

医院急诊科护理工作流程(图 6-2)包括护士接诊患者后,进行分诊、急诊护理处理。急诊护理工作流程中每个环节岗位职责明确、衔接紧密,以保障急诊患者得到快速、准确的救治。

图 6-2　急诊护理工作流程

一、接诊

接诊是指预检护士快速、妥善接待来急诊科就诊的患者及家属,并给予准确评估和处理。急诊科面向全社会,患者来自社会不同阶层,其疾病特点、心理状态、个人素质、文化修养、社会背景千差万别,所以急诊接诊工作要求预检护士谨慎细致地对待每一位患者。依据病情轻重缓急,可安排一般急诊患者坐在候诊椅或躺在平车上,分别在不同专科诊室依序候诊;预检护士若接到救护车通知或有成批伤病员入院通知时,应主动到急诊科门口接诊,并与护送人员进行病情交接;在就诊过程中,预检护士应做到耐心细致,对于需要进行抢救的患者应立即通知医生和护士参加抢救,并对候诊秩序进行有效协调,对患者或家属的质疑进行解释和情绪安抚。

二、分诊

分诊是指急诊护士根据患者主诉、主要症状和体征,区分患者病情的轻重缓急及隶属专科,进行初步判断和安排救治的过程。分诊目的是确认患者病情危急重程度和划分专科诊治。预检护士在进行分诊时,应突出重点、紧急评估和快速分类,不能延误患者抢救治疗时机。

（一）分诊评估方法

分诊护士通过询问、观察和重点的体格检查(视、触、叩、听、嗅)来收集患者病情资料,然后进行分析并做出判断。在运用分诊评估方法时,护士应有所侧重,并形成良好的工作习惯,耐心倾听患者主诉;用眼观察患者的面色、意识等一般情况;用耳听患者的呼吸、咳嗽,感知有无异常;用鼻闻患者身上有无异常气味;用手触患者脉搏频率、节律和周围血管充盈度;初步评估疼痛范围及程度等。体检重点在于观察和测量生命体征,必要时可做血、尿、粪常规,测定血糖、血尿淀粉酶等。

（二）分诊评估技巧

在临床实践过程中,常用分诊技巧可概括为分诊公式,简单易记、实用有效。常用的分诊技巧公式可参考表6-3。

表6-3 常用的急诊分诊技巧记忆公式

记忆公式	分诊用途	含义
OLDCART 公式	用于询问患者病史	O(onset of symptom):症状发生的时间 L(location of problem):不适的部位 D(duration of symptom):症状持续的时间 C(characteristics of the symptom the patient described):患者描述的症状特点 A(aggravating factors):导致症状加重的因素 R(relieving factors):可以缓解症状的因素 T(treatment administered before arrival):来院就诊前所接受过的治疗
PQRST 公式	用于询问患者的疼痛症状	P(provokes):疼痛发生的诱因、加重或缓解因素 Q(quality):疼痛的性质 R(radiates):疼痛的部位,有无放射痛 S(severity):疼痛的程度如何 T(time):疼痛开始、持续、停止的时间
SOAPIE 公式	用于快速分诊急诊患者	S(subjective):收集患者或陪伴人员叙述的主观资料 O(objective):通过评估方法收集患者客观资料 A(assess):综合所有资料对患者病情进行全面分析 P(plan):依据评估结果,组织安排抢救和专科分诊 I(implementation):实施专科诊疗和抢救护理 E(evaluation):评价候诊或已就诊患者的病情是否有变化

（三）急诊预检分诊分级标准

急诊患者就诊常以急性症状为主,且十分突出,分诊护士依据评估收集到的资料对患者病情进行分级判断,以进一步确定其救治科别、救治次序和救治程序,并使患者在合适的区域获得恰当诊疗。急诊预检分诊分级标准可参考表6-4。

表 6-4 急诊预检分诊分级标准

分诊级别	指标维度	指标条目	响应时间(min)	分区
I 级(急危)	危急征象情况指标	心搏/呼吸骤停	即刻	红区
		气道阻塞/窒息需紧急气管插管/切开		
		休克征象/急性大出血		
		突发意识丧失/抽搐持续状态		
		胸痛/胸闷(疑急性心肌梗死/大动脉夹层/肺栓塞/张力性气胸/心脏压塞)		
		特重度烧伤/脑疝征象		
		急性中毒危及生命		
		脐带脱垂,可见胎先露部位/孕妇剧烈腹痛		
		其他:凡分诊护士认为患者存在危及生命,需紧急抢救的情况		
	单项客观指标	脉搏≤40 次/min 或≥180 次/min		
		收缩压<70mmHg 或≥220mmHg		
		呼吸频率≤8 次/min 或≥36 次/min		
		SpO_2<85%		
		体温>41℃或<32℃		
	综合指标	MEWS≥6 分		
II 级(急重)	高风险(不需即刻抢救)/潜在危险情况	活动性胸痛,怀疑急性冠脉综合征但不需要即刻进行抢救,稳定	<10min	红区
		有脑梗表现,但不符合 I 级标准		
		腹痛(疑绞窄性肠梗阻/消化道穿孔/急性胰腺炎等)		
		中毒患者(但不符合 I 级标准)		
		突发意识程度改变(嗜睡、定向障碍、晕厥)		
		糖尿病酮症酸中毒/骨筋膜室综合征		
		精神障碍(有自伤或伤人倾向)		
		阴道出血,宫外孕,血流动力学稳定		
		创伤患者,有高危险性受伤机制*		
		其他:凡分诊护士认为患者存在高风险,但不需紧急抢救或潜在危险情况		
	单项客观指标	脉搏 41~50 次/min 或 141~179 次/min		
		收缩压 70~80mmHg 或 200~219mmHg		
		SpO_2 85%~89%		
		疼痛评分 8~10 分		
	综合指标	MEWS 4~5 分		
III 级(急症)		MEWS 2~3 分或患者有急性症状和急诊问题	<30min	黄区
IV 级(亚急症)	IVa	MEWS 0~1 分或患者有急性症状和急诊问题	<60min	绿区
	IVb	没有急性发病情况或特殊门诊患者	<120min	绿区

注:* 高风险创伤机制指 3m 以上跌倒、乘客甩出车外、同乘人员严重受伤或死亡。
高风险创伤机制患者或年龄>90 岁,在原有分级基础上上浮一级!

三、急诊护理处理

急诊护士对就诊患者进行评估分诊后,应根据不同病种和病情,给予进一步处理措施。急救护理措施需具有针对性和有效性。

(一)急诊护理处理原则

急诊护理处理原则是依据患者病情轻重缓急、依据急诊护理规章制度、严格交接查对制度和严格遵循操作规程进行处置。

(二)急诊护理处理方法

1. 急危重症患者处理　对急危重症患者,应立即送入抢救室、急诊手术室或监护室进行救治,开放急救绿色通道,同时通知有关专科医生,再去办理就诊手续。紧急情况下,医生未到时,护士可酌情予以急救处理,如吸氧、建立静脉通路、人工呼吸、胸外心脏按压、吸痰、止血等,同时密切观察病情变化。

2. 一般急诊患者处理　按照患者病情级别和分诊科别引导其至相应专科诊室依次就诊。急诊各诊室护士对一般急诊候诊患者应注意动态观察,并根据病情变化随时调整就诊次序。

3. 特殊患者处理　如有疑难病例或就诊者过多,应及时请上级医生协助处理;遇有成批伤员就诊及需要多专科合作抢救的患者,应通知门诊部和医务部门值班人员,协助调配医护人员参加抢救;复合伤患者涉及两个专科以上的,应由患者病情最严重的处理科室首先负责治疗,并邀请专科会诊,其他科室密切配合。

4. 患者分流与转送处理　按病情需要进行辅助检查,如血、尿、粪常规和生化检查,需做 X 线、B 超等检查者,应有专人陪送,并做好交接工作。经抢救病情平稳允许移动时,要迅速转入病房;如需继续抢救或进行手术者,应通知病房或手术室做准备;不能搬动的急需手术者,应在急诊手术室进行,留观室或监护室继续抢救治疗,待病情平稳后再转入病房;凡是抢救的患者,都应有详细病历和抢救记录;抢救记录填写要认真细致、清楚;转入病房时,要有医护人员陪送,并将患者病情及处理经过向病房医护人员进行交班。

四、急诊患者及家属的心理护理

急诊护理工作是护患双方参与的过程,而急诊患者及其陪同者常认为自己的病情最严重,希望得到优先安排和尽快就诊,所以急诊护士应了解急诊患者及家属的心理特点及心理压力源,运用有效的交流方式,采取积极的心理护理措施,减轻患者及家属的心理不适感,以达到良好的急救护理效果。

(一)急诊患者与家属的心理压力源

1. 病情严重程度　这是影响患者及家属心理的主要因素。急诊患者一般起病急骤、病情变化快或病势凶险,身体的不适感以及对病患角色转变的不适应性,使其内心产生强烈不安和恐惧感。

2. 治疗护理措施的影响　急诊救护过程中运用吸氧管、气管插管、呼吸机、持续性静脉通路、强迫性治疗体位等,会使其感到不适,诱发无助感。

3. 医护人员的影响　医护人员的业务素质、能力、言行对患者均有潜在的暗示作用。患者对稳重且动作敏捷、急救技术熟练的医护人员能产生安全感。相反,行为轻率、动作拖拉、漫不经心的举止容易让人产生不信任感。态度诚恳、热情周到、关心体贴的服务能使患者略微放松,减轻或消除不安情绪;冷漠、生硬、粗鲁、不尊重的服务态度则能明显增加患者及家属的紧张程度。

4. 社会文化因素的影响 患者因个体文化程度、经济条件、职业等因素而形成不同的性格心理特征。此外,患者在家庭中的地位,与家庭成员的关系,家属对患者此次患病所持的态度均会对其心理造成一定影响。

5. 医院环境所致的影响 初次就诊的患者对医院及急诊环境比较陌生,从而产生警惕及不安心理。急诊科设置的各种抢救设施、医护人员的穿梭、不分昼夜的采光照明、其他患者呻吟不止等营造了紧张的环境氛围,造成患者视觉、听觉超负荷,导致高度焦虑、烦躁、失眠等。

（二）急诊护理中的护患沟通

针对急诊患者及家属的心理特点,如恐惧感、陌生感、焦虑和无助感等,急诊护士运用多种人际交往技巧,加强与患者及家属的交流与沟通,建立良好的护患关系。

1. 快速、准确地分诊、分流,使患者尽快就诊。遇有问题,耐心解释,理解患者及家属的心理反应。

2. 护士应主动向患者及家属介绍急诊科环境、医疗程序,帮助其尽快熟悉环境。

3. 热情而真诚对待不同阶层患者,处理问题沉着、果断,技术操作准确熟练,赢得患者及家属信任。

4. 患者辅助检查、治疗和护理操作的安排应相对集中,减少对患者的影响。

5. 尊重患者及家属的各项治疗护理操作知情权,保护患者隐私。

6. 对家属提供适当的心理安慰,尽量满足患者对陪伴的要求。

7. 对濒死和死亡患者的家属,做好心理疏导和亡者的善后护理。

8. 进行护患沟通时,应有法律意识,不能随意承诺或保证预后。

（三）急诊患者及家属的心理护理

1. 评估患者及家属心理状态 可以采用访谈法、观察法和心理测验法收集患者心理状态的资料,包括患者的基本入院资料和临床资料,如患者婚姻状况、教育程度、职业、家庭支持系统、个人生活状况、疾病发生过程与诊疗情况等。护士分析所收集的资料,确定患者的基本心理状态和心理需要,并对造成患者消极心理反应的主要因素进行评估。

2. 心理护理要点

（1）稳定患者及家属的情绪是急诊心理护理的首要任务:急危重症患者病势凶险,随时可能出现生命危险,患者及家属焦虑、紧张和恐惧情绪比较突出,热情接待、细致询问病情,以恰当言行稳定患者及家属情绪,结合患者病情的轻重缓急,首先处理紧急的、严重危害身心健康的心理反应。

（2）建立良好的护患沟通关系是急诊心理护理的前提条件:意外受伤的急诊患者因感到委屈而愤怒,持续性疼痛患者也容易出现愤怒情绪,医护人员应充分理解患者及家属的过激行为,勿训斥患者,应尊重患者及家属的人格,言语和蔼,使其获得安全感;医护人员可能忙于抢救工作而与患者及家属交谈机会少,患者常感到孤立无助。在情况允许时,护士可边观察、边了解患者的心理反应,或边实施操作、边说明意图,以消除患者疑虑取得良好配合。

（3）娴熟的医疗操作技术和严谨的工作作风是急诊心理护理的有效保障:医护人员训练有素、技术精湛,不仅可以使患者转危为安,而且有助于获得患者及家属的信任,所以,医护人员沉着、稳重、有条不紊地进行抢救护理工作,可舒缓患者的恐惧情绪。

（4）因势利导提高急诊心理护理的有效性:针对导致患者不良心理反应的原因,有的放矢地进行心理护理,如对疾病错误的认识而导致的焦虑,应首先对患者进行有关医学知识的解释和教育,帮助患者纠正认知偏差,采取积极的应对策略,对存在不良情绪的患者,鼓励其合理宣泄,以缓解心理压力。

(5) 动员患者的社会支持系统进行急诊心理护理:急诊患者多由亲友或同事陪送,护士应从言谈举止上给予适当安慰和必要的心理指导,告知家属在患者面前保持镇定的重要性,要求其尽量不在患者面前流露悲伤情绪,以免增加患者心理负担,同时告知家属如何配合医疗护理工作,如何支持和鼓励患者;少数危重患者有可能抢救无效,应先告知家属,使其有充分的心理准备;对救治无效死亡的患者,应和家属一道做好善后工作。

第五节 急诊传染病患者的管理

思政元素

最美"逆行者"

2020 年初,荆楚大地新型冠状病毒肺炎疫情肆虐,EICU 护士小张接到医院要组建医疗队驰援武汉的消息,她没有丝毫犹豫,放弃休假主动请缨,并在大年初一奔赴武汉,投入到没有硝烟的抗击疫情战斗中。在重症隔离病房穿着厚重的防护服、戴着 N95 口罩和护目镜,冒着可能被感染的危险,无微不至地照顾患者,挽救一个又一个生命。一个班上完,她早已汗透衣衫、压痕满面、疲惫不堪,但她从不抱怨,因为她始终牢记自己的职责与使命。"疫情无情,人间有爱",在抗击新型冠状病毒肺炎疫情中,全国约 2.86 万名护士挺身而出,奔向武汉驰援湖北,筑起守护生命的长城。每个时代都有不同的"英雄",战斗在抗疫一线救死扶伤、迎难而上的医务人员无疑是这个时代最可爱的人。

请问:你能从案例中学习到小张护士哪些品质和职业担当?

传染病防控工作是综合医院承担的重要公共卫生职能之一。急诊科作为医院中多学科、多病种、多危急重症患者救治的重要部门,不仅是急危重症患者救治的阵地,同时也是传染病识别、救治的前沿。如果不重视急诊科传染病的防控,急诊就可能成为传染病的蔓延场所。因此,必须将急诊科纳入传染病防控体系中,从急诊科的建筑、流程、培训等重点环节加强对传染病的防控,充分发挥急诊科在传染病识别、筛查、重症隔离及救治中的作用,确保早发现、早报告、早隔离、早治疗传染病患者。

一、规划科室建筑布局

2020 年 7 月,国家卫生健康委员会、国家发展改革委颁布了《综合医院"平疫结合"可转换病区建筑技术导则(试行)》,为进一步规划急诊科建筑布局以满足传染病救治需求提出了明确要求。该导则中规定,急诊科宜与"平疫结合"区域保持便捷的交通联系;急诊科主入口附近宜设置必要场地,满足疫情时人流分诊、筛查需要;急诊科入口附近应当设置预检和隔离诊室,隔离诊室直接对外开门,便于患者转运。

二、急诊传染病的救治

急诊科是传染病识别、筛查、救治的"前哨",抵御散发传染病的侵袭,做好暴发性传染病的防治,是综合医院急诊科承担的重要公共卫生职能之一。急诊科需从遵循传染病防控救治原则、规范诊疗流程、病情评估、传染病患者的救治与转运几方面做好此项工作。

（一）传染病防控救治原则

综合医院急诊科在传染病防控救治工作中发挥着至关重要的作用,不仅承担救治大量非传染性急危重症患者的任务,同时,还要在传染病流行期间,救治突发的传染病患者。要二者功能兼顾,需遵循平战结合、两级防治、暂时隔离原则。

（二）规范传染病诊疗流程

规范传染病筛查和救治流程,落实首诊负责制度、培训考核制度、专家会诊排查及信息报告制度、群体性不明原因疾病应急处置预案、重症患者救治制度等相关制度。加强院内感染防控,落实消毒隔离管理。强化传染病防控上报意识,确保上报流程畅通,能够有效控制传染病在急诊及医院内传播。

（三）急诊传染病患者的病情评估

在全面收集患者主、客观资料的基础上,对传染病及疑似患者进行护理评估,特别要对就诊患者进行流行病学调查,全面评估患者发病情况、临床特征、危险因素、暴露史和接触史。根据不同传染病及疑似患者的发病原因、发病机制、临床表现,有针对性地选择血、尿、粪常规检查和血液生化检查、血清学检查、病原学检查、分子生物学检查、影像学检查,用以辅助明确诊断。

（四）急诊传染病患者的救治与转运

急诊传染病及疑似患者应在急诊隔离诊室就诊或在隔离病房救治,发热患者引导到发热门诊就诊。医护人员应按不同的传染病病种做好标准预防及三级防护。传染病患者及疑似患者确诊后及时转运到传染病病房,如果医院没有传染病病房,应转运到传染病医院。转运过程中根据传染病的种类采取相应防护措施。转运按甲类传染病管理的严重急性呼吸综合征(非典型性肺炎)、新型冠状病毒肺炎等患者,有条件的医院可使用负压担架和负压救护车。急诊传染病及疑似患者隔离期间及终末处理严格按传染病的隔离与消毒规范执行。

📖 知识链接

标准预防（standard precaution）

1995年,美国疾病控制与预防中心提出"标准预防"的概念,将普遍预防与体内物质隔离法的许多特点进行综合。对所有医院接受治疗的患者,无论其诊断如何、是否具有传染性,均需要采取预防措施。其目的在于尽量最大可能降低医务人员与患者之间、患者与患者之间微生物传播的危险性,起到双向防护的作用。

标准预防的应用:2000年,在我国原卫生部颁布的《医院感染管理规范》中提出了标准预防的要求。2009年,我国原卫生部颁布的《医院隔离技术规范》WS/T311-2009中明确了标准预防的定义,其是指针对医院所有患者和医务人员采取的一组预防感染的措施。包括手卫生,根据预期可能的暴露选用手套、隔离衣、口罩、护目镜或防护面屏,以及安全注射。也包括穿戴合适的防护用品处理患者环境中污染的物品和医疗器械。标准预防基于患者的血液、体液分泌物(不包括汗液)、非完整皮肤和黏膜均可能含有感染性因子的原则。2020年,国家卫生健康委员会印发《新冠肺炎疫情期间医务人员防护技术指南(试行)》中,对标准预防的概念进行了更新。标准预防是指针对医院所有患者和医务人员采取的一组预防感染的措施。包括手卫生,根据预期可能的暴露选用防护服、口罩、手套、护目镜、防护面屏,安全注射装置及安全注射、主动和被动免疫、环境清洁。此指南强调标准预防是预防与控制院内感染需普遍遵守的重要原则之一,其目的在于降低已知和未知病原体感染传播的风险。倡导医务人员无论身在何地、进行何种诊疗或操作,只要接触患者,均可能存在感染暴露风险,均应采取相应的防护措施,不应只在疾病明确诊断后才采取隔离防护措施,而应覆盖诊疗活动的全过程。

（李　娜　董　丽）

复习思考题

1. 谈谈你对急救绿色通道首诊负责制的理解。

2. 患者,男性,78 岁。主因烦渴、意识不清,呼之不应、呼吸急促,约 4 小时就诊。30 年前诊断为 2 型糖尿病,平素不规律服用降糖药及保健品,家属诉血糖均在 10mmol/L 以上,入院前 2 日,因受凉后出现发热,全身乏力、进食较差,当时空腹血糖 19mmol/L。入院查体:体温 37.5℃,心率 85 次 /min,呼吸 32 次 /min,血压 95/60mmHg,意识不清,精神恍惚,面色潮红,呼吸深大,有烂苹果味。双肺呼吸音粗,心肺检查未见明显异常。腹软,肝脾未触及,双下肢无水肿。

(1) 急诊护士如何评估患者的客观资料?

(2) 入抢救室后护士首先采取哪些处理?

扫一扫,
测一测

第七章
院内急诊救护技术

学习目标

1. 识记:洗胃术、气管插管术等院内急诊救护技术的目的、适应证与禁忌证。
2. 理解:洗胃术、气管插管术等院内急诊救护技术的操作步骤和要领,连续性血液净化技术与血液透析的异同点。
3. 应用:能在紧急情况下遵医嘱正确实施洗胃术、球囊 - 面罩通气术等院内急诊救护技术,配合医生做好气管插管术和气管切开术的护理,能利用所学知识实施起搏器、连续性血液净化治疗、体外膜肺氧合技术患者的护理并处置常见并发症。

随着生物医用材料、现代工程技术与医疗技术的不断结合,医护人员不仅可以通过洗胃、气管插管和机械辅助呼吸等技术对中毒、呼吸衰竭等患者进行救护,还可以应用体外心脏起搏、主动脉球囊反搏、连续肾脏替代治疗和体外膜肺氧合技术为心搏骤停、多器官功能障碍综合征和炎症反应综合征等患者提供生命支持和救治。因此,急诊和 ICU 护理人员应掌握这些急诊技术的救护要点,配合医生为重症患者实施院内救护。

第一节 洗 胃 术

洗胃术(stomach pumping or gastric lavage)又称洗胃法,是向患者胃内反复注入一定量的液体并抽吸,直至抽出液变清亮的一种方法。根据注入液体的途径和方法可将其分为口服催吐洗胃法和插管洗胃法。口服催吐洗胃法适用于神志清醒能配合操作的患者;插管洗胃法适用于口服催吐失败、意识障碍或不合作的患者,且护士应在患者洗胃前置入洗胃管。

一、目的

清除或中和急性中毒患者胃内毒物或其他有害物质,避免毒物被进一步吸收;抽吸胃内潴留宿食,减轻胃黏膜水肿。

二、适应证与禁忌证

(一)适应证

1. 口服非腐蚀性毒物所致急性中毒,如有机磷杀虫药、镇静安眠药、重金属类毒物、对人体有害的食物等。
2. 幽门梗阻,以减轻胃黏膜炎症或水肿。

（二）禁忌证

1. 口服强酸、强碱等腐蚀性毒物导致食管、胃黏膜损伤。

2. 食管胃底静脉曲张、食管阻塞、胃癌、消化性溃疡或上消化道出血。

3. 胸主动脉瘤、重度心肺功能不全、惊厥或抽搐未控制。

三、操作步骤

（一）口服催吐洗胃法

1. 患者取坐位，围好围裙，如有义齿取下义齿，将污物桶置于患者座位前。

2. 自饮灌洗液：指导患者快速口服洗胃液 200~500ml 直至出现饱胀感。

3. 催吐：患者头低身体略前倾，双手支在膝盖上，护士用压舌板压迫患者舌根部或刺激咽喉部引起呕吐反射，使其吐出胃内容物。

4. 反复洗胃直至胃液澄清。

（二）插管洗胃法（以电动洗胃机洗胃法为例）

1. 接通电源，连接管路，检查电动洗胃机是否可以正常运行。

2. 留置三腔洗胃管。意识清晰患者取坐位或半坐位；昏迷患者取侧卧位，头部稍低，将涂有液状石蜡的洗胃管经患者口腔或鼻腔插入胃内，确认胃管在患者胃内后，用胶布妥善固定。

3. 洗胃管三根硅胶管分别正确、紧密地连接洗胃机各管道。

4. 按"手吸"键，抽吸胃内容物。

5. 按"自动"键，机器即开始进行自动冲洗。每次灌入液量 300ml 左右，反复灌洗，直至洗净。

四、注意事项

1. 依据口服毒物种类的不同选择合适的洗胃液　洗胃液应具有中和毒物、解毒或延缓毒物吸收、保护消化道黏膜的作用。急性中毒患者服用性质不明的毒物时，应选择温开水或生理盐水，待检验明确毒物性质后，再采用解毒性溶液进行洗胃。常见口服毒物中毒的洗胃液及禁忌药物可参考表 7-1。

2. 根据患者病情选择留置胃管的种类和洗胃方法　插管洗胃法包括电动洗胃机洗胃法、电动吸引器洗胃法、漏斗式胃管洗胃法和注射器抽吸洗胃法。①电动吸引器洗胃法是用"Y"形三通管连接胃管、灌注器（输液器）和电动吸引器，用负压吸引原理吸出胃内容物；②漏斗式胃管洗胃法是一种适用于衰弱或休克患者的洗胃法，该法首先将带有漏斗的洗胃管插入患者胃内，再将胃管漏斗端举起且高于患者头部 30~50cm，由漏斗部注入洗胃液 300~400ml，当漏斗内尚余少量液体时，立即倒转漏斗放至低于胃水平，利用虹吸作用将胃内液体吸出，反复如此直至吸出液体澄清；③注射器抽吸洗胃法是一种适用于重度衰竭、休克、胃扩张患者的洗胃法，该法是用 50ml 注射器经胃管抽尽胃内容物，然后注入洗胃液 300~400ml，再用注射器抽吸，反复如此直至吸出液体澄清。

3. 尽早开始实施洗胃术　在口服非强腐蚀性毒物的患者抢救中，洗胃术应尽早实施。在发病现场或转送途中即可施行催吐洗胃；对于口服毒物 6 小时内的中毒患者，洗胃排毒效果好，且并发症少；但超过 6 小时，也不能轻易放弃洗胃。

4. 洗胃时把握"先吸后灌、快出快入、出入量基本相等"原则　每次灌洗量为 300~500ml，防止每次灌洗量过多或过少。灌洗量过多不仅可导致急性胃扩张，还可以促进胃内容物排空进入肠道，加快毒物吸收，甚至刺激迷走神经，引发心搏骤停；而灌洗量如果过少，

表 7-1 常见毒物中毒的洗胃溶液和禁忌药物

口服毒物种类	洗胃液	禁忌药物
性质不明毒物	清水或生理盐水	
巴比妥类安眠药	1:15 000~1:20 000 高锰酸钾	硫酸镁
有机磷类		
① 1605、1059、4049(乐果)	2%~4% 碳酸氢钠、0.9% 生理盐水	高锰酸钾
② 敌敌畏	1:15 000~1:20 000 高锰酸钾	
③ 敌百虫	1:15 000~1:20 000 高锰酸钾	碱性药物
④ DDT(灭害灵)	温开水或生理盐水	油性泻药
灭鼠药		
① 有机氟类	0.2%~0.5% 氯化钙或淡石灰水洗胃、硫酸钠溶液导泻、饮用豆浆、蛋白水、牛奶等	
② 磷化锌	1:15 000~1:20 000 高锰酸钾、0.5% 硫酸铜	鸡蛋、牛奶、脂肪及其他油类食物
酸性毒物	镁乳、蛋清水、牛奶	强碱药物
碱性毒物	1% 醋酸、白醋、蛋清水、牛奶	强酸药物
氰化物	3% 过氧化氢引吐,1:15 000~1:20 000 高锰酸钾洗胃	
异烟肼	1:15 000~1:20 000 高锰酸钾	
苯酚(石炭酸)	温开水、植物油洗胃至无酚味或用 1:15 000~1:20 000 高锰酸钾洗胃	
发芽马铃薯、毒蕈	1%~3% 鞣酸	
河豚、生物碱	1% 活性炭悬浮液	

洗胃液无法和胃内容物充分混合,不利于彻底洗胃,且会延长洗胃时间。另外,洗胃液总量应为 15 000~40 000ml,以便彻底清除胃内毒物。

5. 密切评估及观察病情 插管洗胃前护士应仔细评估患者的生命体征、意识状态、中毒情况、有无洗胃禁忌证及患者的心理状态和合作程度等。洗胃过程中应密切观察患者病情、吸出液颜色、气味等,保持呼吸道通畅。若患者出现腹痛、休克或引流出血性液体时,则停止洗胃。

6. 标本送检 对口服性质不明毒物的患者,洗胃首次抽出的胃内容物应留取标本送检。待明确毒物性状后再采用对应的洗胃液洗胃。

第二节 气管插管术与气管切开术

气管插管术(tracheal intubation)和气管切开术(tracheotomy)是通过建立有效的人工气道,使医护人员能为患者实施机械辅助呼吸和气管内吸痰等救护措施,以改善急危重症患者呼吸功能的一项救护技术。与气管插管相比,实施气管切开术的患者镇静镇痛需求减少,其舒适度有所改善、吞咽功能得以保留,但较易出现感染、拔管困难等并发症。

一、气管插管术

(一)目的

将导管经口腔或鼻腔插入气管内,保持患者呼吸道通畅、促进气体交换;利于及时清除呼吸道分泌物;为机械辅助呼吸、加压给氧及气管内给药提供条件。

(二)适应证与禁忌证

1. 适应证

(1)呼吸功能不全或呼吸困难综合征,需行人工加压给氧和辅助呼吸。

(2)呼吸、心搏骤停。

(3)呼吸道内分泌物不能自行咳出,需行气管内吸引。

(4)拟在全麻或静脉复合麻醉下进行手术或颌面部、颈部等大手术。

(5)婴幼儿气管切开前需行气管插管定位。

(6)对误吸患者进行肺泡冲洗时需放置气管内插管。

2. 禁忌证

(1)喉头水肿、急性喉炎、喉头黏膜下血肿、插管创伤引起的严重出血。

(2)咽喉部烧伤、肿瘤或异物残留。

(3)主动脉瘤压迫气管。

(4)下呼吸道分泌物潴留所致呼吸困难,难以经插管内清除。

(5)颈椎骨折或脱位。

(6)面部骨折。

(7)会厌炎。

(三)操作步骤(以经口明视插管术为例,图 7-1)

1. 准备用物 除气管插管盘外,还需简易呼吸器、呼吸机、局麻药、吸氧装置、吸引器或吸引装置。其中气管插管盘内备气管导管、喉镜、开口器、导管芯、牙垫、注射器、无菌吸痰管、听诊器、医用胶布等。

2. 解释 对清醒患者,解释插管的必要性,以消除其心理负担并取得合作,同时进行咽部局部麻醉以防咽反射亢进,必要时可考虑适当应用镇静剂或肌松剂,呼吸困难者插管前应充分给氧,以免因插管费时增加患者缺氧时间。

3. 卧位 患者取仰卧位,头向后仰,使口、咽、气管基本保持在一条轴线上,如喉头暴露仍不好,可在患者肩背部或颈部垫一小枕,使头尽量后仰以利于喉头充分暴露。

4. 操作 操作者站在患者头顶侧,先用右手拇指和示指适当使患者张开嘴,若昏迷或牙关紧闭而难于手法张口者,可应用开口器,在喉镜直视下,镜片抵住咽喉部后转至正中位,将舌体推向左侧,见到声门暴露的第一个标志悬雍垂,然后顺舌背将喉镜片稍深入至舌根,上提喉镜,即可看到声门暴露的第二个标志会厌边缘,使喉镜片前端置于会厌与舌根交界处,上提喉镜即可看到声门,导管插入声门同时,拔除导管管芯,继续置管,直至气管导管套囊进入声带下 3~4cm位置,安置牙垫,退出喉镜;检查导管是否已

图 7-1 经口明视插管术

进入气管;妥善固定导管和牙垫。

5. 充气　导管气囊充气一般 5~10ml,以封闭气道。

6. 连接　用吸痰管清除呼吸道内分泌物后,将导管与其他通气设施连接即可。

(四)注意事项

1. 根据患者年龄、性别,选用不同型号气管导管　经口插管时成年男性一般用 36~40 号导管,女性用 32~36 号;经鼻插管相对小 2~3 号,小儿气管导管内径选择可依据公式初步计算:导管内径 =4.0+(岁 ÷4)或导管内径 =(16~18+ 岁)÷4。插管前应仔细检查导管气囊是否漏气、喉镜电池是否充足、灯泡是否明亮。

2. 开口困难或口腔内插管妨碍手术进行时,可使用经鼻明视插管术　经鼻明视插管因所用气管导管较细,细导管可增加气道阻力,同时也不利于清除呼吸道分泌物,故只在必要时应用。

3. 插管后应听诊两肺呼吸音是否对称、并进行床旁 X 线检查,防止过深或过浅(图7-2)　导管插入深度一般为鼻尖至耳垂外加4~5cm(小儿 2~3cm),即门齿下 22~24cm,然后适当固定,以防引起单侧通气或滑脱。

4. 导管气囊充气的压力应适当　压力过高可阻断气管黏膜血流,引起缺血、溃疡,甚至气管狭窄。目前,临床普遍应用低压高容气囊,压力控制在合适范围,不需定时气囊放气减压。

图 7-2　气管插管

5. 妥善固定导管　导管插管期间必须妥善固定插管,防止移位和滑出。胶布交叉固定时不宜过紧,防止管腔变形,同时,随时更换失效的胶布;对躁动患者予以适当约束,防止导管脱出;每班应测量、记录气管插管与门齿距离,并做好交接班。

6. 保持气道通畅　定时翻身、拍背、气道湿化,按需进行密闭式气管内吸痰。吸痰前先充分吸氧,吸痰时注意无菌操作,动作宜轻柔、迅速,每次吸痰时间不得长于 15 秒;吸痰同时应及时吸除口腔内分泌物,防止误吸。

7. 清洁口腔和鼻腔　气管插管后患者禁食,口腔失去咀嚼运动,口干、异味加重,同时口腔插管者要用牙垫填塞固定,会影响口腔清洁卫生。因此,每天两次口腔清洁护理,可防止口腔感染;用温水棉签擦洗鼻腔,保持鼻腔清洁。

8. 观察病情　严密监测患者生命体征、神志、血氧饱和度;观察有无窒息、肺不张、肺部感染等并发症,出现症状,及时通知医生处理。

9. 加强心理护理　插管后患者当即失音,故应做好心理安慰,通过手势或纸笔与患者进行交流,了解其需求。

10. 气管插管一般不超过两周,如还需治疗则应改行气管切开　患者病情好转,严密监测生命体征、呼吸状况、血气分析情况下遵医嘱予以拔管,配合医生及时清除呼吸道分泌物,拔管后立即给予面罩或鼻导管吸氧,并观察患者有无呼吸急促、发绀、心率加快等呼吸困难症状。拔管后禁食 4~6 小时,防止呛咳和误吸发生。

二、气管切开术

(一)目的

解除或防止上呼吸道梗阻,保持呼吸道通畅;清除呼吸道分泌物,改善呼吸困难;为机械辅助呼吸、加压给氧及气管内给药提供条件。

（二）适应证与禁忌证

1. 适应证

（1）各种原因造成的上呼吸道梗阻和/或下呼吸道阻塞导致呼吸困难。

（2）需长时间进行机械通气治疗。

（3）颌面部手术，便于麻醉管理和防止误吸预防性气管切开。

2. 禁忌证 无绝对禁忌证，相对禁忌证为颈部恶性肿瘤、严重出血性疾病及下呼吸道占位而导致的呼吸道梗阻。

（三）操作步骤

1. 用物准备 包括气管切开包、吸引器、无菌吸痰管、气管套管、照明灯、呼吸机、给氧设备、无菌手套、局麻药、急救药品等。

2. 解释 对意识清楚患者解释操作的必要性，以消除其心理负担并取得合作。

3. 卧位 患者取仰卧位，肩下垫小枕，头后仰，暴露手术野；不能取平卧位者可取半卧位，固定头部。

4. 操作 操作者戴无菌手套，消毒患者颈正中及其周围皮肤，铺洞巾。局部浸润麻醉上自甲状软骨，下至胸骨上切迹（成人）；操作者左手固定喉部，右手执刀沿颈部正中于甲状软管下缘至胸骨上切迹做一 3~5cm 纵形切口，逐层暴露气管环，切开第 2、3 或 3、4 气管软骨环，不得低于第 5 气管软骨环，撑开气管切口，配合护士快速抽吸气道分泌物及血液，操作者插入气管套管，拔除管芯，若原来有气管插管导管应同时拔除。

5. 充气 证实气道通畅后，可插入内套管，并向气囊适当充气。

6. 固定 缝合皮肤，固定气管套管，松紧以一手指为宜。针对患者情况，可将气管套管与其他通气管道相连接（图7-3）。

图 7-3 气管切开

知识链接

气囊的作用及充气方法

1. 气囊的作用 防止漏气和误吸；对于气管切开无须机械通气的患者，如果自主气道保护能力好，可将气囊完全放气或更换为无气囊套管（推荐级别：B级）。

2. 气囊的充气方法与压力监测

（1）不能采用根据经验判定充气的指触法给予气囊充气（推荐级别：C级）。

（2）应使气囊充气后压力维持在 25~30cmH$_2$O（推荐级别：D级）。可采用自动充气泵维持气囊压（推荐级别：B级）；无该装置时每隔 6~8 小时重新用气囊测压表手动测量气囊压，每次测量时充气压力宜高于理想值2cmH$_2$O；可用气囊压力检测仪检测气囊压；应及时清理测压管内积水（推荐级别：E级）。

（四）注意事项

1. 气管切开术护理要点 术前尽量避免使用过量镇静剂以免加重呼吸抑制。术中严格执行无菌技术和手术操作规范,防止出现气胸、出血等并发症,及时吸出手术区域气道分泌物。术后仔细检查伤口有无出血、导管是否通畅、气囊压力是否正常等。

2. 妥善固定气管套管 气管套管固定要牢固,经常检查固定带松紧。套管太松容易脱出,太紧则影响血液循环;气管套管连接呼吸机者,呼吸机管道应放置于呼吸机支架上,注意不要向外、向下牵拉气管切开套管,以免使其移位,同时可防止压迫气管黏膜;患者床旁常规备气管切开包,用于脱管时急用。

3. 保持气道通畅 开放气道不具有正常湿化气道功能,气道易干燥,造成分泌物浓缩而阻塞呼吸道。应持续湿化气道,及时吸痰清除气道内痰液,以保持气道通畅。湿化方法有雾化、气道滴注、空气湿化等。

4. 保持气管切口处皮肤清洁 每天至少更换消毒剪口纱布和消毒伤口 1 次,保持局部皮肤干燥,并观察有无红肿、异味分泌物。

5. 保持清洁口腔和鼻腔 每天两次口腔清洁护理,以预防口腔感染;用温水棉签擦洗鼻腔,保持鼻腔清洁。

6. 密切观察病情 严密监测患者生命体征、神志、血氧饱和度,观察有无皮下气肿、气胸及纵隔气肿、出血等症状,出现上述症状应及时通知医生处理。

7. 加强心理护理 气管切开患者感觉病情重,情绪悲观,因此应加强患者心理护理,通过有效方式与患者进行交流,了解患者需求。

8. 拔管护理 遵医嘱拔管前须先堵管,堵管期间严密观察患者呼吸情况;堵管 24~48 小时,患者无呼吸困难,确认呼吸道通畅后可行拔管;拔管后,观察切口引流情况;床旁仍备气管切开包,以便病情变化时急救。

第三节 球囊-面罩通气术

球囊-面罩又称简易呼吸器,是进行人工通气的简易工具。与口对口呼吸相比,球囊-面罩通气供氧浓度高,且操作简便。与气管插管相比在改善组织缺氧方面同等有效。简易呼吸器由一个有弹性的球囊、三通呼吸阀门、衔接管、储氧袋和面罩组成,在球囊后面空气入口处有单向阀门,以确保球囊舒张时空气能单向流入,其侧方有氧气入口,连接氧气后,使用储氧袋,可以提高给氧浓度。

一、目的

通过面罩,挤压球囊使空气或氧气直接进入肺内,以维持和增加机体通气量,纠正低氧血症,改善换气功能。

二、适应证与禁忌证

(一) 适应证

1. 急性呼吸衰竭出现呼吸停止或呼吸微弱,经积极治疗后无改善,肺通气量明显不足者。

2. 慢性重症呼吸衰竭,经各种治疗无改善或有肺性脑病者。

3. 呼吸机使用前或停用呼吸机时。

4. 临时替代呼吸机或转运患者时。

(二) 禁忌证

1. 中等量以上的活动性咯血。

2. 颌面部严重损伤和骨折。

3. 大量胸腔积液。

三、操作步骤

1. 准备用物　选择合适的面罩,以便得到最佳使用效果。外接氧气,应调节氧流量至氧气储气袋充满氧气(氧流量 8~10L/min)。

2. 卧位　患者仰卧,取去枕、头后仰体位。

3. 操作　球囊-面罩通气术分为单人操作法和双人操作法。①单人操作法:操作者位于患者头侧,使患者头后仰,托起下颌,将面罩罩住患者口鼻,用 EC 手法(左手拇指、示指呈"C"形按住面罩,中指和环指放在患者下颌下缘,小指放在下颌角后面,呈"E"形),保持面罩适度密封,用另一只手均匀地挤压球囊,送气时间为 1 秒,将气体送入肺中,待球囊重新膨胀后再开始下一次挤压,保持适宜的吸气/呼气时间,见图 7-4;②双人操作法:操作者分别用双手拇指和示指放在面罩主体,中指和环指放在下颌下缘,小指放在下颌角后面,将患者下颌向前拉,伸展头部,畅通气道,保持面罩的适度密封,由另一人挤压球囊,见图 7-5。

图 7-4　球囊-面罩通气术单人操作手法

图 7-5　球囊-面罩通气术双人操作手法

四、注意事项

1. 充分开放气道,保持患者呼吸道通畅;保持面罩密闭性,保证患者通气量。

2. 挤压球囊时应根据气囊容量、患者病情、年龄、体质等决定,通气量以见到胸廓起伏即可,一般 400~600ml。

3. 挤压球囊时压力不可过大,挤压球囊的 1/3~2/3 为宜,挤压力度均匀以免损伤肺组织,造成呼吸中枢紊乱,影响呼吸功能恢复。

4. 挤压频率按照美国心脏协会建议,如果成人患者有脉搏,每 5~6 秒给予 1 次呼吸(10~12 次/min);如果没有脉搏,使用 30:2 的比例进行按压-通气;如果建立了高级气道,可以每 6 秒一次人工通气(即每分钟通气 10 次)。

5. 发现患者有自主呼吸时,应按患者的呼吸运动加以辅助,注意挤压球囊的频次和患者自主呼吸的协调,尽量在患者吸气时挤压球囊,避免在呼气时挤压球囊。

6. 使用简易呼吸器过程中,密切观察患者胸廓是否随着挤压球囊而起伏,生命体征及动脉血氧饱和度是否改善,经由面罩透明部分观察患者嘴唇与面部颜色变化,观察单向阀工作是否正常。

7. 对清醒患者做好心理护理,解释应用简易呼吸器的目的和意义,缓解紧张情绪,使其主动配合,边挤压球囊边指导患者"吸……呼……"。

8. 简易呼吸器使用后应拆分组件消毒保养;储氧袋容易损坏,只能擦拭消毒,禁用消毒剂浸泡。

9. 受人为因素影响,如果长时间使用,易使通气量不足,必要时及时行气管插管。

第四节　机械辅助呼吸技术

案例分析

　　患者,男性,70 岁。慢性支气管炎、慢性阻塞性肺疾病、慢性肺心病 3 年。3 天前患者开始出现烦躁、谵语,遂来院就诊,血气分析示Ⅱ型呼吸衰竭,收入呼吸重症监护病房。

　　查体:体温 37.5℃,心率 122 次 /min,呼吸 28 次 /min,血压 160/75mmHg。颈静脉怒张,肝 - 颈静脉回流征阳性。入院血气分析:PaO_2 45mmHg,$PaCO_2$ 100mmHg,动脉血氧饱和度 75%。

　　入院诊断:COPD 急性发作合并肺部感染,慢性肺心病急性发作期,Ⅱ型呼吸衰竭,肺性脑病。

　　治疗方案:经鼻气管插管,呼吸机支持治疗,积极控制感染等。

　　请问:

　　1. 使用呼吸机前需要进行哪些准备?

　　2. 该患者机械通气治疗可以选择哪种通气模式?

　　3. 该患者行机械通气治疗的护理措施有哪些?

ER-7-1

参考答案

　　机械辅助呼吸技术(mechanical ventilation)是利用机械装置来代替、控制或改变自主呼吸的一种通气方式。机械辅助呼吸技术作为目前急危重症患者常见的器官功能支持手段,已普遍应用于麻醉、各种原因所致的呼吸衰竭及大手术后呼吸支持与治疗。

一、有创机械通气

(一)目的

　　通过气管插管或气管切开维持呼吸道通畅,恢复无自主呼吸患者的通气功能;改善气体交换功能,纠正缺氧或二氧化碳潴留;减少呼吸做功,减轻呼吸肌疲劳,防止肺不张;为使用镇静和肌松剂患者提供通气保障。

(二)适应证与禁忌证

1. 适应证

(1)急、慢性呼吸衰竭或呼吸停止。

(2)严重呼吸困难伴低氧血症(PaO_2<60mmHg)或出现极度呼吸窘迫,如呼吸频率>28~35 次 /min,大汗淋漓,抬肩、叹息或张口呼吸等。

(3)肺部手术后或肺不张所致严重低氧血症,肺部外伤所致的反常呼吸。

(4)颅内高压者行治疗型过度换气(保持 $PaCO_2$ 在 25~35mmHg)。

（5）进行呼吸道药物和气溶胶治疗。

（6）中枢性呼吸功能障碍患者。

（7）重症肌无力、高位截瘫等呼吸功能障碍患者。

2. 禁忌证

机械辅助呼吸技术并无绝对禁忌证，有些患者需积极处理原发病的同时应用机械辅助呼吸治疗，否则病情会出现恶化。如急性大咯血发生误吸窒息者，支气管异物未取出者，低血容量性休克未纠正者，伴肺大疱、气胸及纵隔气肿的呼吸衰竭患者，未进行胸腔闭式引流者等。

（三）操作步骤

1. 建立气道通路　神志清楚、配合良好、人工呼吸机使用时限在数小时内的患者通过面罩、喉罩或口咽通气管建立人工气道。需较长时间机械辅助呼吸的患者选择气管插管或气管切开方法建立人工气道。

2. 呼吸机准备　湿化加温器内加入无菌蒸馏水，将呼吸机管道、氧气和电源连接好，接上模拟肺；开机并进行机器自检，检查呼吸机各连接处是否漏气，工作是否正常，各功能部件有无故障；自检后呼吸机处于备用状态。

3. 设置呼吸机支持模式、工作参数和报警参数　根据患者病情变化和血气分析结果调整通气模式和各项参数。

（四）注意事项

1. 选择机械辅助呼吸模式

根据患者自主呼吸状态，选择合适的机械辅助呼吸模式。按照应用类型可将机械辅助呼吸模式分为控制性机械通气（controlled mechanical ventilation，CMV）、辅助性机械通气（assisted mechanical ventilation，AMV）和辅助-控制通气（assist-control ventilation，A/CV）。基本机械辅助呼吸模式可参考表 7-2。

表 7-2　机械辅助呼吸模式

应用类型	呼吸模式	适用范围	通气特点	优缺点
CMV	IPPV（intermittent positive pressure ventilation）间歇正压呼吸	没有自主呼吸、全身麻醉状态患者	呼吸频率和潮气量均由呼吸机决定	有自主呼吸的患者会发生呼吸对抗，较少用于手术室外患者
AMV	PSV（pressure support ventilation）压力支持通气	用于有一定自主呼吸能力而稳定，但呼吸容量不足的患者	呼吸频率由患者决定，患者吸气触发呼吸机以预先设定的压力释放出气流，并在整个吸气过程中保持一定压力	呼吸机在吸气相向呼气相切换为流速切换，故漏气时可出现吸气时间过长，患者呼吸困难。压力水平设定须适当，则少有人-机对抗
	CPAP（continuous positive airway pressure）持续正压气道通气	用于有自主呼吸的肺不张、急性呼吸窘迫综合征、阻塞性睡眠呼吸暂停综合征等患者	呼吸频率和潮气量均由患者决定，呼吸机仅在一定吸入氧浓度和压力下送气，可使患者整个呼吸周期内气道均保持正压	有助于防止肺萎缩，增加功能残气量，改善肺顺应性

续表

应用类型	呼吸模式	适用范围	通气特点	优缺点
AMV	BiPAP（Bi-level positive airway pressure）双水平气道正压通气	有自主呼吸患者	提供气道双水平正压通气,吸气相和呼气相均为正压通气	吸气压力支持可克服气道阻力,减少呼吸做功,降低氧耗,呼气正压增加功能残气量;危险性小
A/CV	SIMV（synchronized intermittent mandatory ventilation）同步间歇指令通气	自主呼吸好,但潮气量不够的患者或者脱机前的训练	呼吸机按每分钟指定的次数和预定的潮气量给患者呼吸,不足的部分由患者自身呼吸频率和潮气量补充	能与患者的自主呼吸同步,减少患者与呼吸机的对抗

2. 预设呼吸机工作参数

根据患者的原发病、体重及病理生理状态来预设呼吸机工作参数。机械辅助呼吸过程中,还需结合动脉血气分析来调节呼吸机参数,以促进患者病情好转,减少并发症。常用呼吸机工作参数见表7-3。

表7-3　呼吸机工作参数

项目	设置值	意义
呼吸频率（respiratory rate，RR）	12~15 次/min	依据患者呼吸状态进行设定
潮气量（tidal volume，TV）	6~8ml/kg	每次通气量,避免过大
吸/呼比（I：E）	1：1.5~1：2	吸、呼气时间各占呼吸周期中的比例,依据患者呼吸病理学改变来设置
呼气末正压（positive end-expiratory pressure，PEEP）	5~10cmH$_2$O	呼气末正压可以增加功能残气量,防止肺泡萎陷,张开已萎陷的肺泡,过高则影响循环功能
吸入氧浓度（FiO$_2$）	常用 40%~50%	既改善低氧血症,也避免出现氧中毒
触发灵敏度（sensitivity）	压力触发 -1~-0.5cmH$_2$O 流量触发 1~3L/min	患者呼吸触发呼吸机启动的难易程度
湿化器温度	32~35℃	提高吸入气体的温度和湿度

3. 呼吸机使用期间的观察与护理

（1）加强气道管理。

（2）正确分析呼吸机报警原因并及时处理,报警原因与处理方法见表7-4。

表7-4　呼吸机报警原因与处理

报警参数	原因	处理方法
压力报警		
高压报警	咳嗽、分泌物堵塞、管道扭曲、人机对抗等	检查呼吸管道连接情况;观察有无连接管道扭曲受压,是否出现堵塞现象;及时清除呼吸管道和集水器中的冷凝水;及时清除呼吸道分泌物

续表

报警参数	原因	处理方法
低压报警	管道脱落和漏气	检查呼吸管道有无松动、破裂、漏气或脱落;检查气管导管气囊充气情况,如气囊破裂立即更换气管导管;如患者出现呼吸急促等缺氧症状,立即使用简易呼吸器
容量报警		
高容量报警	实际 TV 高于所设置的水平	同高压报警
低容量报警	气管导管与呼吸机脱开或某处漏气	同低压报警
气源报警		
吸入 FiO_2 报警	氧气或空气压力不足报警	FiO_2 一般设置为高于或低于实际值的 10%~20%,通知中心供氧室调整或更换氧气瓶以确保供气压力
电源报警	停电或电源插头脱落、电闸掉闸	脱开人工气道,行简易呼吸器通气;尽早重新连接电源或合上电闸

（3）采取有效措施预防机械辅助呼吸常见并发症,常见并发症原因及预防处理方法见表7-5。

表 7-5　机械辅助呼吸常见并发症

并发症	原因	预防和处理措施
气压伤(气胸、纵隔气肿等)	患者本身原因;气道压力过高、潮气量过大;PEEP 和 PSV 使用不当	设置合理通气压力;慎用 PEEP 和 PSV;必要时镇咳;慎重进行胸部创伤性检查和治疗;出现气压伤,可用低压通气或暂停使用呼吸机;必要时实施胸腔闭式引流
呼吸机依赖	呼吸肌疲劳、萎缩、肺功能不全;呼吸机使用时间过长	创造撤机条件;加强呼吸肌的功能锻炼;合理应用镇静剂;合理运用特殊呼吸模式(IMV、PSV)和尽量使用间断治疗,缩短呼吸机使用时间;加强营养支持;加强心理护理
呼吸机相关性肺炎		详见第十二章第一节

（4）加强基础护理:保持口腔清洁,每日 2~3 次口腔护理,防止口腔炎、真菌感染等发生;注意保护眼睛,防止干燥,污染或角膜溃疡等。

（5）监测湿化器的温度和水量:防止温度过高灼伤呼吸道,温度过低或者水量不足影响加温加湿效果。

（6）观察有无呼吸机拮抗:应用机械辅助呼吸患者因心理和生理应激造成其自主呼吸与呼吸机不能同步协调,出现自主呼吸加快,心率加快,血压增高。对于因烦躁、疼痛、紧张等引起的呼吸机拮抗,应用镇静剂;对于自主呼吸频率过快、潮气量小的患者,应用非去极化肌松药对抗自主呼吸。

（7）严密观察患者病情:如胸部运动情况,胸廓膨胀是否对称;观察有无口唇和指甲发绀、意识状态、生命体征、血氧饱和度等。

（8）按需吸痰:观察痰液的色、质、量。

4. 撤除呼吸机

（1）明确撤机指征:患者病情稳定,感染得到控制,酸碱、水电解质紊乱和低蛋白血症得以纠正;呼吸功能得到改善,自主呼吸增强,咳嗽有力,能自主排痰,吸痰换管时无明显呼吸困难;降低通气量后患者能自主代偿,营养状态和肌力恢复到上机前水平。

(2) 采用合适方法撤机:逐渐减少潮气量和指令性通气,刺激呼吸中枢,使机体逐渐适应。间断停机,待停机时间逐渐延长至 24 小时且无呼吸困难等症状时,撤除连接患者气道和呼吸机的各管道(呼吸机处于备用状态)。

(3) 停用呼吸机后的观察与护理:彻底清除气道内分泌物,根据病情拔除人工气道。遵医嘱停止呼吸机辅助治疗后 2 小时内患者不要进食,同时鼓励患者自主咳嗽排痰,并密切注意患者呼吸、循环、意识等变化。

二、无创机械通气

(一)目的

不需要建立人工气道,通过无创正压通气维持患者足够的潮气量,防止肺泡塌陷,改善通气功能,改善通气 / 血流比例,纠正低氧血症,减少呼吸肌做功,降低呼吸肌耗氧量,缓解呼吸肌疲劳。

(二)适应证与禁忌证

1. 适应证

各种原因引起的呼吸衰竭,如慢性阻塞性肺疾病急性发作、中枢性睡眠呼吸暂停综合征、急性心源性肺水肿、神经 - 肌肉疾病等。

2. 禁忌证

(1) 呼吸心跳停止。

(2) 自主气道保护能力差,如昏迷、呕吐、气道分泌物多且排出困难。

(3) 上呼吸道机械性梗阻。

(4) 无法应用面罩,如面部创伤、烧伤或畸形。

(5) 无法配合无创通气,无自主呼吸或自主呼吸微弱,紧张、不合作,精神疾病,神志不清。

(6) 近期面部、颈部、口腔、咽部、食管和胃手术后等。

(7) 合并其他器官功能障碍,如血流动力学不稳定、严重心律失常、消化道大出血或穿孔、严重脑部疾病等。

(三)操作步骤

1. 患者准备　无须建立人工气道,明确患者性别、年龄、体重、病情、既往史和对呼吸机支持的特殊要求,向清醒患者解释使用呼吸机的目的和注意事项等。

2. 呼吸机准备　无创正压通气患者与呼吸机之间通过鼻罩、面罩、口鼻罩等进行连接,其中以鼻罩和口鼻罩最常用。设置呼吸机支持模式、参数和报警限,检测呼吸机是否正常工作。

3. 用物准备　备气管插管用物、吸引装置、给氧装置和简易呼吸器,紧急时吸痰、给氧和人工呼吸等。

(四)注意事项

1. 常用通气模式选择

原则上所有呼吸机都可用于无创正压通气,由于漏气的存在,所以使用控制压力的模式优于控制容量的模式,最常用模式有 CPAP 模式和 S/T 模式。

(1) 持续正压气道通气模式(CPAP 模式):CPAP 是一个高于大气压的基线压力,应用于有自主呼吸的患者,吸气时无附加压力。设置参数包括 CPAP 和 FiO_2,CPAP 一般设置为

6~10cmH$_2$O,FiO$_2$根据患者氧合情况调整,一般不超过60%。

(2)自主呼吸/时间触发模式(S/T模式):在该模式中,呼气末的基线压力称为呼气气道正压(expiratory positive airway pressure,EPAP),吸气时在气道所增加的压力称为吸气气道正压(inspiratory positive airway pressure,IPAP)。该吸气压力在自主模式中由患者触发来启动、流量切换终止,而时间模式由时间触发、时间切换终止。S/T模式能保证患者在有/无自主呼吸下的通气,可用于所有无创通气患者。

2. 无创通气面罩的选择

(1)面罩种类:鼻罩和口鼻面罩最常用。鼻罩更舒适,但容易出现经口漏气。患者张口呼吸或采用鼻罩经口漏气明显时,宜选择口鼻面罩。

(2)面罩大小:根据患者脸型准备合适型号的面罩。面罩过大容易造成漏气量增大,导致患者不易触发或终止呼吸机送气,影响治疗效果。

(3)面罩固定带张力:调整固定带张力,松紧度以能于面颊旁轻松插入一至两指为宜。

3. 常规护理　部分无创机械通气患者具有一定的活动能力和自理能力,应尽可能采取半卧位促进呼吸;协助患者进行适当运动;加强营养;做好各种管道护理。

4. 病情观察　监测患者体温、呼吸、脉搏、血压、意识等生命体征;观察呼吸机工作状况,监测患者气道压力、通气量、潮气量等;观察呼吸频率、节律,评估有无呼吸困难;评估患者咳嗽、咳痰情况,观察痰液量、色、形状等;观察患者有无烦躁、呼吸状态差、生命体征恶化、呼吸机显示漏气等人机配合不良的表现。

5. 常见并发症护理

(1)面部皮肤压力性损伤:面罩质硬、佩戴时间过长等易导致面部、鼻梁皮肤压伤,所以应选择密闭性和舒适性好的鼻罩(口鼻罩或面罩),减小固定带压力,减轻面罩对面部的压力。若患者自主呼吸能耐受,可间断停用呼吸机使受压面部皮肤得到充分减压。

(2)胃肠胀气:主要由于气道压力高或张口呼吸、反复吞咽引起。可通过抬高床头、避免摄入碳酸饮料、避免吸气正压超过25cmH$_2$O、胃肠减压等预防或改善胃肠胀气。

(3)排痰不畅:主要与患者咳痰能力差有关,应鼓励患者主动咳嗽、咳痰,必要时使用吸痰管或纤维支气管镜进行吸痰。

(4)口咽部干燥:与经口漏气有关,应选择合适的鼻罩/口鼻罩,定时饮水保持机体水平衡,对吸入气体进行合理的温化湿化等改善口咽干燥。

(5)呼吸机相关性肺损伤:主要与通气压力过高有关,可通过合理设置通气压力来降低其发生率。

(6)心理顾虑:无创机械通气之前,应对患者做好健康教育和心理疏导,充分沟通,减轻患者恐惧程度。

第五节　血管置管术

重症患者通常需要建立良好的血管通路,以便于医护人员进行血流动力学等各项指标的监测,同时便于进行液体、药物、肾脏替代和体外膜肺氧合技术等救治。ICU内,动脉通路通常选择桡动脉或足背动脉置管进行动脉压监测,选择颈总动脉或股动脉进行体外膜肺氧合技术治疗,而静脉通路主要通过深静脉将导管置入患者中心静脉内。一般情况下,静脉和动脉通路均为临时置管。

一、中心静脉置管术

中心静脉置管术又称为深静脉置管术,它是一种通过颈内静脉、锁骨下静脉或股静脉等深静脉穿刺将中心静脉导管置入患者中心静脉内的血管置管技术。

（一）目的

进行中心静脉压监测或输注液体、药物治疗等。

（二）适应证与禁忌证

1. 适应证

（1）严重创伤、休克、心功能不全、肾衰竭、大中型手术的术中和术后等危重症患者的中心静脉压、中心静脉血氧饱和度或连续心排血量监测。

（2）需接受大量、快速输血输液,输入血管活性药物、刺激性药物或静脉高营养液治疗。

（3）体外膜肺氧合、连续性肾脏替代、血浆置换或血液灌流等治疗。

（4）置入临时心脏起搏器。

2. 禁忌证

（1）出血性疾病、凝血功能障碍。

（2）穿刺部位感染、损伤、血肿或肿瘤。

（3）穿刺血管狭窄或血栓形成。

（三）操作步骤（以经皮导引钢丝外置管法中路穿刺颈内静脉为例）

1. 准备用物　包括中心静脉导管（单腔、两腔或三腔）,深静脉穿刺包,5ml注射器,输液器,局麻药,生理盐水,肝素帽或无针正压接头。

2. 操作前准备　用生理盐水预冲中心静脉导管、穿刺针和扩张管,并检查中心静脉导管和穿刺针是否通畅;输液器与输液管连接,并排气备用。

3. 卧位　协助患者仰卧头低位,右颈部垫起,头后仰使颈内静脉充盈,头转向穿刺对侧并后倾15°,使穿刺部位充分暴露;估计静脉导管留置长度,通常为12~20cm。

4. 穿刺部位　颈内静脉中路穿刺部位位于胸锁乳突肌锁骨头、胸骨头和锁骨形成的三角区中心。

5. 操作　穿刺部位定位后,常规消毒皮肤,铺洞巾,局部麻醉;用5ml注射器抽取生理盐水,然后连接中心静脉穿刺针;穿刺针与中线平行并指向患者足端,在患者锁骨上缘3~5cm处穿刺进针1.5~2cm,出现落空感后,回抽注射器,吸出血液同时注入通畅表明穿刺针已进入颈内静脉;将注射器与穿刺针分离,一手压住针柄防止空气进入,另一只手将中心静脉导管的导丝自穿刺针尾孔插入12~15cm;然后退出穿刺针,用小刀划开穿刺点皮肤后用扩张器扩张皮肤及皮下切口;通过钢丝将静脉导管送入上腔静脉内,退出静脉导管内钢丝后,用注射器回抽血液通畅（再次确认导管在静脉内）,生理盐水封管后,连接肝素帽或无针正压接头。

6. 缝合　在穿刺口部位将静脉导管与皮肤缝合,然后无菌敷料覆盖。

（四）注意事项

1. 中心静脉置管部位　可选择颈内静脉、颈外静脉、锁骨下静脉、大隐静脉或股静脉。上腔静脉置管是通过颈内静脉、颈外静脉或锁骨下静脉将静脉导管置入上腔静脉,锁骨下静脉穿刺风险高,易出现血胸或气胸,因护理方便,故为主要路径;而下腔静脉置管是通过大隐静脉或股静脉将导管置入下腔静脉,下腔静脉置管易出现静脉血栓。

2. 中心静脉置管方式　可以选择切开插管、半切开插管或经皮穿刺插管,经皮穿刺插管操作简便、并发症较少,是重症患者首选置管方式。

3. 密切观察有无穿刺并发症　中心静脉置管易导致肺胸膜、心脏、胸导管、臂丛神经、纵隔、膀胱、动脉和静脉损伤等穿刺并发症,出现气胸或血胸等,所以插管过程中护士应密切观察患者有无胸闷、气短、呼吸困难等症状;置管后,协助医生进行床旁 X 线或超声检查,确保中心静脉留置导管放置正确。

4. 严格无菌操作,防止感染　护士应定期更换穿刺部位敷料,并保持敷料清洁干燥,同时观察导管周围皮肤有无红肿和脓性分泌物。若患者同时出现发热、寒战等全身感染症状,应立即协助医生拔除导管,并进行导管细菌培养,以确定患者有无导管相关性菌血症。

5. 观察患者有无深静脉血栓或栓塞并发症　为了防止中心静脉形成管腔内、附壁或导管头部血栓,中心静脉置管应保持一定输液速度;护士在每次输液后应及时用肝素盐水进行脉冲式冲管及正压封堵,并密切观察患者穿刺侧肢体有无肿胀、疼痛和青紫等静脉栓塞症状。由于下腔静脉置管留置线路长,而且留置期间下肢需伸直并保持髋关节外展外旋,更易出现静脉血栓。因此当发现管路不通畅时,护士须用肝素盐水回抽,切忌向中心静脉内注射,以免血栓脱落引起肺、脑等栓塞;出现血栓后可根据医嘱采用尿激酶或肝素溶栓治疗,若溶栓治疗失败可进行血管造影,根据造影结果进行血栓取出术等。

6. 保持中心静脉管路密闭,防止空气进入形成空气栓塞　护士应妥善固定导管,并保证中心静脉管路每个连接处均连接紧密,防止患者躁动导致导管连接处脱落或导管断裂,同时密切观察患者有无咳嗽、呼吸困难和难以解释的低氧血症等空气栓塞症状。一旦出现上述症状,应立即使患者采取头低脚高、左侧卧位,并及时通知医生进行检查和处理。

7. 防止导管脱出　护士在妥善固定导管同时,应密切观察穿刺部位静脉导管与皮肤缝合是否有效。另外,应观察和记录导管置入刻度,并严格交接班,如发现导管向外脱出,不可回送,应立即通知医生,行床旁 X 线或超声检查明确导管位置。

二、动脉置管术

动脉置管术是通过桡动脉、股动脉、腋动脉或足背动脉等动脉穿刺将留置导管置入患者动脉的血管置管技术。

（一）目的

通过桡动脉、股动脉、腋动脉或足背动脉等留置动脉导管,监测动脉压或进行液体、药物等治疗。

（二）适应证与禁忌证

1. 适应证

（1）严重创伤、休克、心功能不全、肾衰竭、大中型手术的术中或术后等危重症患者的血流动力学、血气和电解质等监测。

（2）监测和判断血管活性药物的治疗效果。

（3）主动脉球囊反搏、血液透析、血浆置换或血液灌流、体外膜肺氧合治疗。

（4）选择性动脉造影或注射刺激性药物,如抗肿瘤药物进行区域性化疗。

2. 禁忌证

（1）出血性疾病、凝血功能障碍、动脉夹层。

（2）穿刺部位感染、损伤、血肿或肿瘤。

（3）穿刺血管侧支循环功能障碍。

（三）操作步骤（以经皮导引钢丝外置管法股动脉穿刺为例）

1. 准备用物　包括深静脉穿刺包;动脉导管;5ml 注射器、带压力泵的加压袋套;肝素、生理盐水 500ml。

2. 操作前准备　用生理盐水预冲动脉导管、穿刺针和扩张管,并检查导管和穿刺针是否通畅。

3. 连接压力冲洗装置　将 12 500U 肝素(一支 2ml)注入 500ml 生理盐水袋(瓶)内,然后将输液袋(瓶)套入装有压力泵的加压袋套内;挤捏加压袋的皮球,打气到 150~300mmHg。打开输液器开关,将压力管道内空气排尽。

4. 卧位　患者平卧,膝关节微屈,臀部垫软枕,髋关节外展外旋 45°,充分暴露穿刺部位。穿刺置管前应备皮,以剔除体毛。

5. 穿刺部位　腹股沟韧带中点下方 1~3cm,动脉搏动最明显处,常规消毒皮肤,铺洞巾,局部麻醉。

6. 操作　用 5ml 注射器抽取生理盐水,然后连接穿刺针;左手示指和中指固定股动脉,右手持穿刺针与患者皮肤呈 30°~45° 并指向近心端、在左手两指间动脉搏动最明显处进针;出现落空感,血液进入注射器表明穿刺针已进入股动脉;将注射器与穿刺针分离,一手压住针柄防止血液流出,另一只手将动脉导管导丝自穿刺针尾孔插入 15~25cm;然后退出穿刺针,用小刀划开穿刺点皮肤后用扩张器扩张皮肤及皮下切口;通过钢丝将动脉导管送入股动脉内,退出导管内钢丝,用注射器回抽血液通畅(再次确认导管在动脉内),将压力冲洗装置与动脉导管连接;在穿刺口部位将动脉导管与皮肤缝合,然后无菌敷料覆盖;妥善固定穿刺部位,并适当制动穿刺侧肢体。

(四) 注意事项

1. 根据监护和治疗的目的选择动脉置管部位　动脉置导管部位可选用桡动脉、股动脉、肱动脉、足背动脉、腋动脉、颈后动脉、颞浅动脉或颈总动脉等。桡动脉或足背动脉置管通常进行动脉压监测,而股动脉、颈总动脉、腋动脉或肱动脉主要进行体外膜肺氧合等治疗,其中最常选用的是股动脉。

2. 根据监护和治疗的目的选择动脉置管种类和方法　足背动脉和桡动脉置管一般选用动脉置管针经皮置入。股动脉、腋动脉和颈总动脉一般选用 Seldinger 法(经皮导引钢丝外置管法)留置动脉导管。

3. 置管前行侧支循环试验　动脉置管易引起远端肢体缺血、血栓形成和栓塞等并发症,因此桡动脉和足背动脉置管前应进行侧支循环试验,以了解侧支循环情况。股动脉穿刺置管后应通过超声多普勒检查或足背动脉插管测压以了解下肢血流情况(足背动脉压 <50mmHg 为髋关节动脉网不能代偿,下肢缺血)。

4. 严格无菌操作,防止感染　护士每 24 小时更换 1 次穿刺部位敷料,并应保持敷料清洁干燥,同时观察有无导管周围感染、导管隧道感染和导管相关性菌血症。一旦患者出现感染迹象,应立即通知医生及时进行对症处理。

5. 观察患者有无肢体缺血或血栓栓塞并发症　为预防血栓形成,选择动脉穿刺针不宜太粗,操作时注意严格无菌技术,尽可能减少动脉损伤;穿刺置管时间不宜过长,一般 3~4 天,不宜超过 7 天;定时用肝素稀释液加压冲洗测压管道系统。另外,定期评估患者双下肢皮肤颜色、温度、脉搏搏动、感觉和运动功能,观察患者穿刺侧肢体有无苍白、疼痛和变凉等表现,若患者出现上述症状,应及时放松留置导管的包扎,若放松包扎后患肢血液循环无改善,应及时拔除动脉置管。

6. 穿刺点压迫　桡动脉、足背动脉或肱动脉等表浅动脉穿刺失败或拔管后应压迫止血 5 分钟,然后加压包扎,防止穿刺部位出血或形成血肿,而股动脉在穿刺失败或拔管后应局部压迫穿刺点 30 分钟,然后沙袋压迫 6 小时,肢体制动 12 小时,卧床 24 小时。

7. 保持管路通畅　动脉置管每 1~2 小时需由压力冲洗装置冲洗管路,以保证管道通畅;

当动脉监测数据或波形异常时,护士应检查管路是否通畅,及时调整导管位置或进行冲洗。

8. 预防并发症 穿刺动作应轻柔,避免反复穿刺损伤血管内壁,同时避免穿刺导致肠穿孔、腹膜后出血(股动脉)、正中神经损伤(肱动脉)、臂丛神经损伤(腋动脉)、脑栓塞(桡动脉、腋动脉、肱动脉)等并发症。

第六节　临时心脏起搏和主动脉球囊反搏

临时心脏起搏和主动脉球囊反搏主要通过血管置入起搏器电极或气囊导管,辅助心脏完成泵血功能,是循环系统的重要治疗技术。

一、临时心脏起搏

临时心脏起搏是将起搏电极经外周静脉、皮肤或胸腔等途径送至右心室心内膜,通过置于体外的起搏器发放电脉冲,经起搏电极刺激心脏,使心肌激动和收缩的治疗技术。

（一）目的

临时心脏起搏的目的是实现心率支持,从而起到稳定正常的血流动力学,保证重要脏器灌注,为危重患者的救治争取时间,给予需要循环支持的患者安全保障,同时兼有一定诊断功能。

（二）适应证和禁忌证

1. 适应证

（1）心肌梗死、颅内压升高、心内膜炎、药物中毒或电解质紊乱、心脏射频消融术后导致患者严重窦性心动过缓或高度房室传导阻滞,出现血流动力学紊乱,患者出现意识模糊、低血压和胸痛等症状。

（2）反复发作的阿斯综合征、房室分离伴心输出量降低。

（3）反复发作的房性心动过速、室上性或室性心动过速等。

（4）安装永久心脏起搏器前的过渡性治疗。

（5）已置入的永久性心脏起搏器需要更换而已有起搏器依赖。

（6）心搏停止。

（7）快速心房起搏诊断缺血性心脏病、窦房结功能测定等。

课堂互动

患者,女性,53 岁。间断心悸 6 个月余,动态心电图提示窦性心动过缓、阵发性心房颤动。拟阵发性房颤收入心内科。

请问:该患者具有起搏器置入适应证吗?

---

2. 禁忌证

临时心脏起搏的禁忌证是相对的。

（1）开放性胸部损伤、心肌大面积创伤。

（2）长时间心搏停止、电机械分离。

（3）出血性疾病、凝血功能障碍。

笔记栏

（4）静脉炎、静脉栓塞。

（三）操作步骤（以经颈内静脉置入心室电极管为例）

1. 准备用物 心电图机、心电监护仪、除颤器、起搏器、深静脉穿刺包、静脉鞘管、漂浮电极导线、局麻药品（利多卡因）、生理盐水、抢救药品（阿托品、肾上腺素等）。

2. 卧位 协助患者仰卧，摆好穿刺体位，使颈内静脉充盈。

3. 准备 将心电图机的肢体导联与患者连接，并描记 II 导联（或 III、aVF）心电图。球囊起搏电极管的阴极与 V_1 导联连接（或直接进行肢体导联和胸前导联的心电监护）；穿刺部位定位后常规消毒皮肤，铺无菌治疗孔巾，局部麻醉。

4. 操作 用注射器向起搏电极的气囊注射生理盐水 1ml，检查气囊完整无破裂后抽出生理盐水；用生理盐水预冲穿刺针、扩张管和静脉鞘管，并检查穿刺针是否通畅；用 5ml 注射器抽取生理盐水后连接穿刺针；穿刺针与患者中线平行并指向患者足端，在患者锁骨上缘 3~5cm 处穿刺，因为从该部位置入起搏电极的血管路径最短，而且导线易于固定；沿颈内静脉进针 1.5~2cm 出现落空感后，回抽注射器，吸出血液同时注入通畅表明穿刺针已进入颈内静脉；将注射器与穿刺针分离，一手压住针柄防止空气进入，另一手将导丝自穿刺针尾孔插入 12~20cm，然后退出穿刺针，用小刀划开穿刺点皮肤后用扩张器扩张皮肤及皮下切口；通过钢丝送入静脉鞘管，退出钢丝，将起搏电极管从静脉鞘管内插入颈内静脉；根据心电图特征推送电极管至右心房时，气囊充气 1~1.5ml，使电极管顺着血流漂浮进入右心室。当 V_1 导联的 P 波直立，QRS 波幅增加表明电极穿过三尖瓣进入右心室，抽出气囊内气体，推送电极管进入右心室尖部（ST 段抬高 1.5~3.0mV）。

5. 连接 将导线与体外脉冲发生器的心室输出端连接，根据起搏电流和心电图调整电极在心尖部的位置，直至起搏阈值 <1.0mA 且稳定引起心室收缩，然后调节起搏方式、频率、电流和感知度等参数。

6. 固定 抽出起搏电极的气囊内气体，退出静脉鞘管，将电极导线缝合固定于穿刺部位皮肤，并用无菌敷料覆盖。

7. 确认 拍摄正、侧位胸部 X 线，描记 12 导联心电图，以确认电极位置。

案例分析

患者，女性，73 岁。以间断胸闷、憋气半月晕厥 2 次为主诉入院，既往无特殊病史。入院后体温 36.5°，心率 42 次/min，呼吸 18 次/min，血压 95/65mmHg。心电图示：II 度房室传导阻滞、心脏超声提示：左房扩大、二尖瓣中度反流。临床诊断：心律失常。拟行临时起搏器置入术。

请问：置入临时起搏器的患者术后如何护理？

ER-7-2

参考答案

（四）注意事项

1. 临时心脏起搏是 ICU 内治疗严重心律失常和心搏骤停的重要技术，其主要途径包括经静脉心内膜起搏、经皮体外起搏、经食管心脏起搏和胸腔内心外膜起搏。胸腔内心外膜起搏主要用于心脏术后患者，经皮体外起搏因其安装迅速（电极片固定于胸壁的皮肤）常用于院前急救。但经皮体外起搏释放电流高、脉冲时间长，不仅干扰心电图而且患者会因肌肉抽动而产生疼痛，因此连续经皮体外起搏 120 分钟后应进行经静脉心内膜起搏。

2. 根据起搏器的起搏模式和性能将起搏器进行 5 位编码（NBG 编码），其顺序依次代表起搏心腔、感知心腔、感知心脏自身活动后的反应方式；程序控制功能；抗快速心律失常功能。临时心脏起搏主要目的是建立心室起搏以获得稳定的血压，当患者存在自主心律时，通常选择心室起搏、心室感知和按需起搏；若患者无自主心律时，选择心室起搏、无感知和非同步起搏。

3. 起搏器连续发放脉冲的频率为起搏频率，通常起搏频率应以维持血压为原则，心室起搏频率为 70~80 次 /min 或低于患者自身频率 10~20 次 /min。起搏器感知 R 波或 P 波能力的程度为感知灵敏度，心室感知灵敏度一般为 1~3mV。

4. 连续稳定地引起心室(心房)搏动的最小脉冲强度为起搏阈值。心室起搏电流应是阈电流 3~4 倍(3~5mA 或 3~6V)，以保证心室输出电流升高后起搏器仍能引起心室搏动。

5. 进行血流动力学和心电监测，了解患者有无心律、起搏功能和感知功能异常。若出现起搏后无钉状波、无起搏波、起搏频率减慢、脉率和心率不一致、起搏周期不固定和心律失常等现象，护士应及时检查导线连接是否正常、绝缘层是否完整、周围有无电磁干扰以及电极位置是否正确。

6. 在体外心脏起搏器期间，护士应协助患者保持平卧位，同时避免患者剧烈活动，或搬动患者时防止电极脱落或刺破心脏。当患者出现胸痛、低血压和 Beck 三联征时，护士应及时协助医生进行检查和心包穿刺。

7. 妥善固定体外起搏脉冲器，以免患者变换体位时坠落和导线脱出，同时防止脉冲器设定值被改动(数字起搏器通常在检查和调节后自动锁住，防止无意间改变程序)。经股静脉、大隐静脉或腋静脉置入电极时，患者穿刺侧的肢体应避免屈曲，防止导线打折或绝缘层断裂。

8. 心脏除颤后，护士应检查起搏器功能是否正常，防止除颤器产生的电磁干扰起搏器的起搏功能或使起搏器损坏。观察患者有无顽固性呃逆、腹部痉挛等起搏电压过高表现，以便及时通知医生调节电极位置、起搏电压或重新置入电极。

9. 起搏器放置时间一般为 1~2 周，最长不能超过 4 周。需每天检查起搏器电池电量是否充足，禁止起搏器连接电极工作状态下更换电池。定期进行 12 导联心电图检查和胸部 X 线检查，确保电极位置正确。

10. 注意观察并发症的发生。密切观察患者肢体有无缺血、血栓并发症，为预防血栓形成，护士应密切观察患者穿刺侧肢体皮温、皮色变化、足背动脉搏情况。穿刺侧肢体每 2 小时给予被动按摩一次。

二、主动脉球囊反搏

主动脉球囊反搏(intra-aortic balloon pumping, IABP)是在动脉系统置入带气囊的导管至降主动脉内左锁骨下动脉开口远端，气囊与心动周期同步充盈与排空，使血液在主动脉内发生时相性变化，从而起到机械性辅助循环的作用，进而维持体循环血压，保障心脑等重要器官组织有效灌注。

(一)目的

通过股动脉将带气囊的导管放置在胸主动脉部位。在心脏舒张期，气囊充气增加主动脉阻抗，使冠状动脉压增加，从而提高心脏的血液供应。在心脏收缩期，气囊迅速放气，使主动脉内压力下降，降低心脏射血阻力，从而降低心脏后负荷，增加排血量，这不仅利于减少心肌耗氧量，改善左心室功能，而且增加了全身重要脏器的血液灌注。因此 IABP 有助于提高心肌供氧、维持血流动力学稳定。

(二)适应证和禁忌证

1. 适应证　心功能不全、心源性休克、心搏骤停或心脏移植术前后，应用大剂量缩血管药物,但心脏排血指数(CI)<2.0L/(m²·min),同时伴有平均动脉压(MAP)<60mmHg(新生儿<40mmHg,婴幼儿<50mmHg);SBP<90mmHg;CVP>15cmH₂O;LAP>20mmHg;尿量<0.5ml/(kg·h)。

2. 禁忌证

(1)重度主动脉瓣关闭不全。

(2)主动脉瘤、主动脉窦瘤、主动脉夹层瘤或髂动脉梗阻性疾病等动脉疾病或损伤。

(3)出血性疾病、凝血功能障碍。

(4)脑不可逆损害。

(三)操作步骤

球囊导管置入方式包括经皮股动脉穿刺置入、经股动脉切开置入和经胸升主动脉置入,通常经皮股动脉穿刺置入为最常用的方法(以经皮股动脉穿刺置管、压力触发模式反搏为例)。

1. 准备用物 评估患者身高,备好相应型号的主动脉球囊反搏导管、反搏机;带压力泵的加压袋套;深静脉穿刺包;50ml注射器;肝素;生理盐水500ml;局麻药。

2. 评估 评估患者双下肢皮肤颜色、温度、脉搏搏动、感觉和运动功能;检查反搏机是否工作正常。

3. 连接 连接压力监测、冲洗装置。将12 500U肝素(一支2ml)注入500ml生理盐水瓶内,然后将输液瓶套入装有压力泵的加压袋套内;挤捏加压瓶的皮球,打气到150~300mmHg。将输液器上端与输液瓶连接,下端接一次性压力传感器进液端,然后调节三通使出液端与压力延长管相通;打开输液器开关,将动脉测压管道内空气排尽;将压力传感器固定于固定架上,并与右心房水平相当,压力连接线与反搏机压力监测孔连接。

4. 卧位 患者取平卧,膝关节微屈,臀部垫软枕,髋关节外展外旋45°,以无菌巾遮盖患者隐私部位。

5. 局部麻醉 穿刺部位右股动脉(或左股动脉)(腹股沟韧带中点下方1~3cm,动脉搏动最明显处),常规消毒皮肤,铺无菌孔巾,局麻药局部麻醉。

6. 检查 检查导管气囊膜是否完全缠绕、漏气,然后用50ml注射器抽尽气囊内气体,并用生理盐水浸润;测量股动脉至胸骨柄距离,标记导管插入深度;用生理盐水预冲穿刺针、扩张管和静脉鞘管,并检查穿刺针是否通畅。

7. 操作 用5ml注射器抽取生理盐水后连接穿刺针;左手示指和中指固定股动脉,右手持穿刺针与患者皮肤成30°~45°并指向近心端、在左手两指间动脉搏动最明显处进针;出现落空感,血液进入注射器表明穿刺针已进入股动脉;将注射器与穿刺针分离,一手压住针柄防止血液流出,另一只手将动脉导管导丝自穿刺针尾孔插入15~25cm,然后退出穿刺针,用小刀划开穿刺点皮肤后用扩张器扩张皮肤及皮下切口,通过钢丝送入静脉鞘管,退出钢丝;将指引钢丝插入主动脉内球囊导管中央管腔后,将球囊管通过静脉鞘管送入患者降主动脉内直至标记处;逆时针旋转缠绕柄使气囊放松,撤出指引钢丝;中央腔抽回血后再用肝素盐水冲洗,与压力延长管相连。

8. 连接 将球囊导管气道腔与反搏主机气道系统连接;根据动脉波型调节反搏触发模式、反搏频率、充气时间和放弃时间等反搏参数(全自动型除外)。

9. 确认 行床旁X线检查,明确气囊导管位置在降主动脉(肾动脉开口——左锁骨下动脉开口下2cm)内。

10. 缝合 退出静脉鞘管,在穿刺口部位将气囊导管与皮肤缝合,然后无菌敷料覆盖。

(四)注意事项

1. 根据患者股动脉粗细和体表面积选择气囊导管型号,保证气囊充气时阻塞降主动脉管腔的 80%~90%。

2. 妥善固定球囊导管,并保持其通畅。IABP 期间,护士每次用肝素盐水(500ml 生理盐水加肝素 12 500U)2~3ml,每隔 1~2 小时冲管一次。经股动脉球囊反搏期间,患者应绝对卧床,穿刺侧肢体保持伸直外展,下肢不能弯曲超过 30°,同时床头抬高不能超过 30°,防止气囊导管打折或移位。

3. 反搏触发模式包括压力触发、心电触发、起搏状态触发和内部强制触发等方式。心电触发是最常用的触发方式,患者应用起搏器时可进行起搏状态触发,心搏骤停时可进行内部强制触发。反搏频率可以为 1∶1(一个心动周期内反搏 1 次)或 1∶2(两个心动周期内反搏 1 次)。当病情好转后可改为 1∶3 反搏,但维持时间不应超过 4~6 小时。

4. 根据血流动力学指标调节反搏效果。在气囊辅助下的舒张压(辅助动脉舒张压)应维持在 110~130mmHg,并超过非辅助动脉收缩压;在气囊辅助下的主动脉舒张末压(辅助主动脉舒张末压)应低于非辅助动脉舒张末压 5~15mmHg。

5. IABP 可在体内保留 1~2 周,期间应静脉滴注或皮下注射肝素进行抗凝治疗,维持 APTT 在 1.5~2.0 倍或血浆抗凝血酶Ⅲ活性(ACT)在 150~180 秒。

6. 撤离 IABP 前 4 小时应停用肝素,撤离后继续观察血流动力学指标和穿刺肢体血液循环情况,同时局部压迫穿刺点 30 分钟后,沙袋压迫 6 小时,肢体制动 12 小时,卧床 24 小时。

7. 注意观察并发症的发生。IABP 可引起感染、肢体缺血、血栓形成和栓塞等动脉置管并发症,同时还可导致导管插入动脉夹层、动脉穿孔和气囊破裂等并发症。为预防肢体缺血或血栓形成,操作时选择穿刺针不宜太粗,操作时注意严格无菌技术。护士应密切观察穿刺部位有无感染、出血和血肿;每 1~2 小时评估双下肢体皮肤颜色、温度和足背动脉搏动情况,并进行肢体保暖或被动按摩。若患者出现下肢疼痛、变白、发凉和足背动脉搏动消失等症状,应及时通知医生进行处理。

第七节　连续性血液净化治疗

连续性血液净化治疗(continuous blood purification,CBP),又称连续性肾脏替代治疗(continuous renal replacement therapy,CRRT)。利用净化装置通过体外循环方式替代受损的肾脏滤去体内多余的水分、尿素和肌酐等中小分子物质,还可以清除体内毒素、炎症介质和血管活性物质等大分子溶质,是 ICU 内治疗重症患者的重要血液净化技术之一。

一、目的

将血液引入血滤器中,通过弥散、对流和吸附等方式清除血液中的炎症细胞因子和毒素等中小分子溶质,通过超滤清除血浆内多余水分,通过调节置换液成分来纠正酸碱和电解质失衡。

二、适应证和禁忌证

连续性血液净化治疗作为体外循环治疗技术在重症患者救治中显示出独特疗效,应用范围已扩展到非肾脏疾病的患者,其禁忌证是相对的。

(一)适应证

1. 急性肾衰竭血流动力学不稳定,且处于高分解代谢状态需大量输液。

2. 急性肾损伤:血清肌酐 >354μmol/L,尿量 <0.5ml/(kg·h)并持续 12 小时以上;尿量

<0.3ml/（kg·h）并持续 24 小时以上；或无尿持续 12 小时以上。

3. 系统炎症反应综合征。

4. 急性重症胰腺炎。

5. 难治性心功能不全、肝功能衰竭或多脏器功能衰竭。

6. 严重酸碱失衡和电解质紊乱：血钠 >160mmol/L，血钾 >6.5mmol/L，pH<7.1。

7. 挤压综合征或横纹肌溶解综合征。

8. 各类免疫系统疾病，如急性炎症性脱髓鞘性多发性神经病、重症肌无力、系统性红斑狼疮。

9. 药物中毒，尤其是多种药物复合中毒。

课堂互动

患者，女性，60 岁。突发胸闷、气促 3 天入院，既往有慢性肾功能不全，化验检查血清肌酐在住院期间进行性增高，考虑行 CBP 治疗。

请问：CBP 的适应证有哪些？

（二）禁忌证

1. 无法建立合适的血管通路。

2. 出血性疾病、凝血功能障碍。

3. 不可逆脑损害。

4. 难以纠正的低血压。

案例分析

患者，男性，35 岁。据家属介绍患者因一天前饮酒后出现腹痛、腹胀、呕吐，自行在家服用吗丁啉后未缓解。入院时神志不清，体温 38.7℃，脉搏 120 次 /min，呼吸 30 次 /min，血压 118/89mmHg，SPO$_2$ 93%，腹痛、腹胀、呕吐进一步加重。实验室检查结果示：胰淀粉酶 645U/L，脂肪酶 >3 000U/L。临床诊断：急性胰腺炎。遵医嘱患者需行连续性血液净化治疗。

请问：责任护士应做哪些准备？

ER-7-3

参考答案

三、操作步骤

血管通路是进行 CRRT 的必要条件，根据患者病情建立 CRRT 血管通路，可分为临时性和永久性两类。临时性血管通路用于紧急透析和长期维持性静脉内瘘未形成时，根据血流方向可选择从动脉到静脉和静脉到静脉两种方式。CRRT 通常选用 Seldinger 法置入单针双腔中心静脉导管，以中心静脉留置导管进行缓慢连续性静脉 - 静脉透析滤过为例。

1. 准备用物 包括单针双腔中心静脉导管，深静脉穿刺包，5ml 注射器，输液器，肝素帽或无针正压接头，血液滤过管路，血液净化器（血滤器），置换液，局麻药，生理盐水。

2. 以经皮导引钢丝外置管法 经颈内静脉、锁骨下静脉或股静脉留置单针双腔中心静脉导管(图 7-6)。

3. 自检 CRRT 机开机后进行自检,监测正常后根据提示依次安装动脉管路、动脉压力监测传感器、静脉管路、静脉压力监测传感器、血液净化器和肝素泵。

4. 预冲 将滤器静脉端向上,启动血泵(泵速 80~100ml/min),用生理盐水依次排净动脉管路 - 血液滤过器血室内 - 静脉管路内气体;连接置换液接头与滤器旁路,调节泵速至 200~300ml/min,排净滤器外气体。

图 7-6 经股静脉留置单针双腔中心静脉导管

5. 设置参数 根据医嘱设置治疗参数:血流速度(100~200ml/min)、置换液量(>35ml/(kg·h)、超滤率(20~40ml/min)、肝素量、温度和时间等数值。

6. 建立体外循环 消毒单针双腔中心静脉导管接头,用注射器回抽导管内封管溶液直至见到回血,并确认导管通畅无血凝块,然后注入生理盐水,并根据医嘱从静脉端推注肝素(首剂肝素 0.3~0.5mg/kg)。将动脉端管路与中心静脉导管动脉端连接,静脉管路与中心导管静脉端连接,打开动脉夹和静脉夹,启动血泵开始治疗(若需放出预冲液,应先将动脉端管路与中心静脉导管的动脉端连接,打开动脉夹和静脉夹,然后启动血泵待预充液流出后关闭管路静脉夹,再将静脉管路与中心导管静脉端连接,重新启动血泵继续治疗)。

7. 进行血液滤过透析 妥善固定管路和导管连接处,逐步调整血流速度,记录生命体征和治疗参数。运行过程中,严密监测和记录患者生命体征以及机器动脉压、静脉压、跨膜压、血泵工作状态和超滤液体量等(图 7-7)。

8. 治疗结束时充分回流血液 首先降低血液流量,打开动脉端预冲侧管,用生理盐水将残留在动脉侧管内的血液回输到动脉壶,然后再关闭血泵,依靠重力将动脉近心侧管路内血液回输入患者体内,夹闭动脉管路和中心静脉置管动脉导管端的夹子;再次打开血泵,待生理盐水回输至静脉壶时安全夹自动关闭。

图 7-7 连续性肾脏替代治疗

9. 冲洗血管通路 断开管路与中心静脉血管通路后,注入 10ml 生理盐水冲洗血管通路。然后注入肝素(剂量取决于单针双腔中心静脉导管管腔容积),并关闭导管夹,使管路保持一定压力,防止血液回流造成凝血。以无菌纱布包裹固定中静脉置管。

10. 清洁、消毒 CRRT 机器 撤走 CRRT 机上管路和滤器,并按照医疗垃圾处理。

四、注意事项

1. 根据患者病情选择治疗模式和血液净化器。CRRT 治疗包括血液滤过、血液透析、血液透析滤过、血液超滤和血浆滤过吸附。血液滤过主要通过透析器,以对流为主清除血中的

126

中小分子溶质;血液透析主要通过血滤器,以弥散为主清除血中的中小分子溶质;血液超滤是通过增大血滤器两侧跨膜压排除体内多余水分;血液灌流主要是通过灌流器中的吸附材料清除血液中的中小分子溶质;血浆滤过吸附是通过血浆分离器将血浆分离后进行血液灌流,清除大分子溶质。所以连续血液透析和 / 或滤过主要用于急性肾衰竭患者,而连续血浆滤过吸附主要用于脓毒症、炎症反应综合征或挤压综合征患者。

2. CRRT 安装管路时,应按照体外血液循环顺序依次安装。安装后仔细检查血液管路连接是否正确、接口是否紧密,同时核对各项设定值参数是否正确。遵照医嘱留取血标本,做相关实验室检查。

3. 根据患者病情选用置换液。为保证患者水、电解质和胶体渗透压稳定,透析或滤过患者采用晶体置换液;而血浆置换患者置换液中应加入 <20% 新鲜血浆、人血白蛋白或人工胶体。从静脉管路端加入置换液(后稀释法)清除效率高,但易凝血,所以无肝素 CRRT 或血液高凝患者通常从动脉管路端加入置换液(前稀释法),但此法清除效率低。

4. 根据患者凝血功能采取抗凝技术。血液净化技术需要将血引入体外,所以应将血液进行抗凝处理才能保证治疗正常进行。没有活动性出血性疾病的患者,CRRT 通常以普通肝素进行全身肝素化,其方法是在引血前静脉推注首剂肝素(前稀释法首次剂量为15~20U/kg,后稀释法首次剂量 20~30U/kg),在治疗中以肝素泵从动脉管路持续滴入,维持量为 5~15U/(kg·h)。CRRT 期间,应维持 ACT 延长 50% 以上或 APTT 在 2.0 倍左右,同时血小板数量正常。另外,在治疗结束前 30~60 分钟,应停止泵入肝素,有出血倾向患者可采用小剂量肝素、低分子量肝素、无肝素、枸橼酸钠局部肝素化法进行抗凝。

5. 透析液剂量和温度

(1) 透析液剂量推荐采用体重标化的超滤率作为剂量单位[ml/(kg·h)],以清除炎症介质为主的患者提倡采用高容量模式,高容量模式至少达到 35~45ml/(kg·h)。

(2) 透析液温度设定在 37~38℃,CRRT 患者应注意保暖,密切监测体温变化,若患者出现低体温应分析原因,及时调整置换液、透析液温度。

6. 监测

(1) 密切监测静脉管路端压力,及时分析原因并进行处理。静脉压升高可能由于静脉导管阻塞,血栓形成,静脉管道受压,血压升高,血流速过快,透析液压力低引起;静脉压下降可能由于患者血压下降,血流速度减慢,大出血;血滤器侧压力升高,可能由于动脉穿刺位置不良,动脉穿刺针脱出或动脉管路扭曲受压,血滤器凝血。护理人员应及时检查穿刺导管是否通畅,静脉和动脉管路是否扭曲受压,同时检查透析机相关数据、观察血滤器颜色,监测患者血压变化。

(2) 密切监测动脉管路端压力,及时分析原因并进行处理。动脉压上升可能由于静脉穿刺点阻塞、静脉管路受阻或血滤器凝血;动脉压下降可能由于血流不足或速度减慢、血泵和泵管结合不严导致血液回流、动脉端血流量不足。护士应及时检查静脉穿刺针的通畅性、血滤器是否凝血、检查血泵与泵管连接是否紧密,并监测 CRRT 机各项指标。

(3) 监测跨膜压。跨膜压是血滤器中空纤维膜(半透膜)两侧(内外)压力差,即血液侧与超滤液侧压力差,当其超过 100mmHg 时出现报警,护士应及时检查血滤器或静脉壶内是否有血栓阻塞。

7. 将血液滤过管路与中心静脉管路连接前,首先要抽出中心静脉管路内封管溶液直至见到回血,并确认导管通畅无血凝块,然后注入生理盐水 10ml。这是因为中心静脉管路内含大量肝素,如未抽出而直接进行 CRRT,可造成 ACT 或 APTT 时间延长,从而影响 CRRT期间抗凝治疗。

8. CRRT过程中应加强尿素、肌酐及尿量等肾功能监测,了解肾脏功能恢复情况,需每小时记录并累加超滤液体量,及时将数值报告医生,根据治疗效果及时调整治疗方案。CRRT过程中尽量不输入黏稠度高的液体,如脂肪乳,以免影响治疗效果。

9. 及时分析处理机械故障。透析液浓度报警可能是电导反测试系统失灵,浓度配比系统故障,透析用水不符合标准,透析液成分不正确;漏血检测器报警可能是透析时破膜,或气泡进入透析液;透析液负压报警可能是透析管路发生阻塞,进入气体,有泄漏或压力传感器损坏。发生以上报警要及时查明原因、处理,必要时暂时停止透析。

10. 注意观察并发症的发生。CRRT除了可引起留置中心静脉导管并发症外,还可因使用抗凝剂导致出血、血小板减少和低钙血症。另外,因抗凝剂用量不足,治疗过程中可出现管路栓塞或患者出现血栓栓塞。CRRT还可导致高血压、低血压、失衡综合征和感染等并发症,以及滤器破膜、漏血和空气栓塞等机械并发症。

第八节　体外膜肺氧合技术

体外膜肺氧合(extracorporeal membrane oxygenation,ECMO)技术是将体内静脉血引出体外,经过特殊材质在人工心肺旁路氧合后,再注入患者静脉或动脉系统。该技术是近年来对呼吸和循环衰竭的重症患者进行救治的一项复杂救护技术。重症监护室的医生、护士、灌注师和麻醉师需密切配合,同时还需要运用多种监护手段对患者呼吸、血流动力学、凝血功能和体温进行适时监测。

一、目的

ECMO是将血液(静脉血)经胸腔外血管引到体外,通过膜式氧合器(其作用类似人工肺,简称膜肺)进行气体交换转换为动脉血,再通过驱动泵提供动力将动脉血回输体内。对严重心肺功能衰竭及中毒、感染等患者,ECMO能较长时间全部或部分替代心肺功能,维持全身脏器灌注,使心肺得到休息。

二、适应证和禁忌证

体外膜肺氧合技术具有心肺替代功能,操作简单,在临床应用广泛。

（一）适应证

1. 机械通气超过3小时,吸氧浓度(FiO_2)=1,但PaO_2<50mmHg,pH<7.2。

2. 机械通气超过12小时,FiO_2>0.6,PEEP>5cmH$_2$O,但PaO_2<50mmHg、肺内分流率>30%,动脉氧分压/吸入氧浓度($D_{A-a}O_2$)<100mmHg。

3. $D_{A-a}O_2$>620mmHg超过4小时,氧合指数(OI=MAP×FiO_2×100)>40超过2~6小时,且PaO_2<50mmHg超过2小时。

4. 循环支持　心脏移植术前用于过渡治疗、术后难以脱离体外循环。

5. 呼吸支持　急性呼吸窘迫综合征,急性肺栓塞和气道梗阻,感染、误吸、淹溺、外伤、吸入有毒气体等导致的急性严重呼吸功能衰竭。

6. 心功能不全、心源性休克和心搏骤停,应用机械辅助、大剂量缩血管药物和IABP支持,但心脏排血指数(CI)<2.0L/(m^2·min)超过3小时。同时伴有平均动脉压(MAP)<60mmHg(新生儿<40mmHg,婴幼儿<50mmHg);SBP<90mmHg;PCWP>20mmHg;尿量<0.5ml/(kg·h);BE<−5mmol超过3小时。

（二）禁忌证

1. 新生儿孕龄 <32 周,体重 <2kg。
2. 成人机械通气 >7 天,新生儿 >10 天,导致肺纤维化和气压伤。
3. 脑损伤或脑出血病史。
4. 出血性疾病、凝血功能障碍。
5. 同时合并肾、肝等两个以上脏器功能衰竭。
6. 恶性肿瘤或长时间休克患者。
7. 严重脓毒血症。

三、操作步骤

血管通路是进行 ECMO 的必要条件,根据患者病情和血流方向 ECMO 的插管途径包括静脉—静脉转流法、静脉—动脉转流法和动脉—静脉转流法,其中动脉—静脉转流法已不常用。静脉—静脉转流法是将血液自颈内静脉、股静脉或头侧静脉引流出,由股静脉、大隐静脉或颈内静脉回输,主要用于心功能良好的呼吸衰竭患者的支持治疗。静脉—动脉转流法是将血液自颈静脉、股静脉或心房引流出,由股动脉、颈动脉至主动脉弓回输入体内,主要用于呼吸和循环衰竭患者支持治疗。

1. 用物准备　ECMO 系统,动静脉插管及穿刺包,预充液(晶体预充液、胶体预充液),肝素、监护设备(ACT 测定仪、动静脉氧饱和度监测仪),三通管,CO_2 等。

2. ECMO 系统管路连接　将静脉回流管与离心泵入口连接,在动静脉桥远端剪短静脉管道后与动静脉氧饱和度监测仪接头连接;连接膜肺进出口样本采集管;连接内循环管道,并分别与 O_2 和 CO_2 管道连接。

3. 管道预充排气　打开 CO_2 预充管道排气后,关闭动静脉管道、预充管和桥连管。预充管与晶体和胶体预充液连接,先充晶体、后充胶体,胶体液内加入 2 000U 肝素。预充完成后,将离心泵的泵头安放在离心机上,固定膜肺、连接氧气管。

4. 试运行　打开控制开关仪器自检。打开流量开关,流量计数调零、设定报警参数;负压管调零后,打开离心泵进出口和动静脉管道,观察机器运转是否正常;调试完毕后关闭动静脉管道。

5. 麻醉和插管　静脉给予肌松药、镇痛药进行基础麻醉;静脉推注肝素抗凝后进行动静脉插管。

6. 调节 ECMO 运行参数　打开静脉管道钳,调节旋转流量,然后打开动脉管道钳,打开气体流量计,调节气体流量和血流量。

案例分析

患者,女性,40 岁,行同种异体原位心脏移植术,术后出现急性肺水肿、肺功能衰竭、体外循环停机困难,急诊应用 ECMO,流量 4L/min。
请问:护士在监护时应注意哪些问题?

ER-7-4

参考答案

四、注意事项

1. 根据患者病情选择氧合器。估计 ECMO 辅助时间 <5 天者可用中空纤维膜氧合器;

ECMO 辅助时间 >5 天者用硅胶膜式氧合器。

2. ECMO 不仅可以改善患者低氧血症,同时通过血泵代替心脏维持泵血功能,为循环衰竭患者心功能恢复创造条件。因此应用 ECMO 后,患者一旦血流动力学稳定,应逐渐减少血管活性药,并将泵流量由 80% 逐渐降到 50% 左右,以保持心肺自身的血液灌注和血管弹性。

3. 纠正水、电解质和酸碱失衡。由于肾血流量减少、药物对肾功能的毒性损害以及 ECMO 期间对血细胞的机械性损伤都可以导致患者出现急性肾衰竭,所以 ECMO 期间应及时纠正水、电解质和酸碱失衡,通过调控前后负荷、多巴胺和碱化尿液等多种途径维持肾血流量稳定,保证尿量 >1ml/(kg·h)。另外,通过血液超滤滤去体内多余水分、降低血钾浓度,从而减轻肾脏负担。

4. ECMO 期间除了对患者进行血流动力学监测、凝血功能监测以及肝、肾、脑、心脏和肺等重要脏器功能监测外,同时还应对患者进行末梢循环状态监测、机体内环境监测、连续血氧饱和度监测、红细胞比容监测、超声心动监测、胸 X 线监测、游离血红蛋白监测和血浆胶体渗透压监测。

5. 调节 ECMO 参数。初期为尽快改善微循环、减少心肺负荷,血流量可以为心输出量的 80%~100%;氧气浓度为 70%~80%;气流量∶血流量为 0.5~0.8∶1。当患者 MAP 维持在 70~90mmHg、CVP 维持在 5~12cmH$_2$O、LAP 维持在 5~15mmHg、静脉血氧饱和度 >75% 时,应逐渐降低血流量至心输出量的 50%,氧气浓度为 40%~50%。当患者血流量为心输出量的 10%~25% 时,可停止 ECMO 支持。

6. ECMO 期间患者应用镇静、镇痛和肌松药时,除加强基础护理外,密切监测中心体温,维持体温 35~37℃,当体温 <35℃时,及时用变温水箱、变温毯复温。颈内静脉插管可影响上腔静脉回流,故要观察患者头面部是否肿胀,使头部居正中位,避免头向插管对侧偏转,并使上半身稍抬高。

7. 监测离心泵前压力、氧合器前后压力。若氧合器前压力 >280mmHg 时,应检查报警原因,及时发现和处理插管脱落、泵管破裂或空气进入管道;若离心泵前负压超过 –60mmHg、静脉管路来回摆动、中心静脉压升高和动脉压不升提示静脉管路引流不畅或血容量不足。

8. 观察膜式氧合器、静脉和动脉管路内血液颜色,判断氧合器工作是否正常、气源和气体通路连接是否正确。若氧合器或出口端颜色暗红,离心泵内伴隆隆样杂音时,患者出现胸闷、憋气等症状,应及时通知医生检查氧合器内有无栓塞,是否需要更换。

9. ECMO 停止循环时,试停 ECMO 前应增加肝素剂量,防止管道内血栓形成。ECMO 期间出现故障需要停止循环时,应首先夹闭动静脉管路,开放管路桥。在排除和更换故障部位时,及时调节呼吸机辅助呼吸参数和正性肌力药物剂量,增加呼吸循环支持。

10. 注意观察并发症的发生。ECMO 除了可引起血管置管常见并发症外,还可因全身肝素化导致出血,以及血泵负压转流对血液造成机械损伤,出现管路内血栓、气栓形成、渗血和溶血等并发症。患者游离血红蛋白 >50mg/L,尿管中出现血红蛋白尿时及时通知医生,检查患者是否出现溶血、离心泵头内血栓形成等情况。

（王惠峰 尚方）

复习思考题

1. 试述洗胃术的监护要点。

2. 如何观察中心静脉置管术患者有无深静脉血栓或栓塞并发症?

3. 患者,40 岁。临床诊断为颅脑损伤、全身多处骨折、失血性休克。查体:体温 36℃,心率 105 次/min,呼吸 8 次/min,血压 75/50mmHg。患者昏迷,鼾式呼吸,双侧瞳孔不等大,左侧约 4mm,右侧约 3mm,无对光反射。入院后医嘱:给予气管切开术、机械辅助呼吸技术、心电监护,并给予升压、扩容、呼吸兴奋剂,留置导尿等对症处理。作为 ICU 护士,该如何做好该患者的护理?

4. 王某,男性,36 岁,因持续性中上腹疼痛 6 小时急诊入院,胆结石和高脂血症病史 5 年。急诊血淀粉酶 545U/L,急诊以"急性重症胰腺炎、胆石症"收入院。当晚出现呼吸急促,大汗淋漓,心率 130 次 /min,血压 80/60mmHg,SaO$_2$ 83%,考虑并发 ARDS,转入 ICU,患者尿量逐渐减少,医嘱对患者进行床旁 CRRT 治疗。请问,ICU 护士在监护 CRRT 患者时应注意哪些问题?

5. 体外膜肺氧合技术也称为体外生命支持技术,请查阅相关资料,说明体外膜肺氧合技术与体外人工循环技术的差别。

扫一扫,
测一测

第八章

重症监护病房的组织与管理

> **学习目标**
>
> 1. 识记:ICU 感染的预防与控制、伦理与法律问题。
> 2. 理解:ICU 的发展历史、设置布局、人员配置、护理质量管理、信息化管理。
> 3. 应用:通过学习 ICU 感染的预防与控制、护理文件书写的要求及护理质量管理,树立 ICU 护理的服务理念和目标。

重症监护医学(critical care medicine,CCM)是以救治各类危重症及多系统功能障碍患者、提高抢救成功率、降低医疗费用、减少住院天数为主要目的的诊疗体系。它是随着重症监护理论与实践的不断充实和丰富以及重症监护技术的不断更新与完善,逐步建立起来的。重症监护是急诊医疗服务体系重要组成部分。

第一节 概 述

重症监护病房(intensive care unit,ICU)又称加强治疗中心、加强监护病房、深切治疗部等,是危重症患者集中监护治疗的场所,ICU 具有抢救重症患者经验并经过专门培训的医护人员、先进的监护和抢救设备,对重症患者进行连续、动态的治疗和护理,提供规范的、高质量的生命支持,以期取得最有效的救治效果。

ICU 的早期阶段可以追溯到 19 世纪南丁格尔时代。在克里米亚战争期间,将危重伤员或者术后患者集中安置在靠近护士站的病房或者术后复苏室,便于护士密切观察和护理;第二次世界大战中大量失血性休克和战伤的抢救,促使欧洲各国纷纷建立休克病房和创伤中心,形成了早期的外科 ICU;1952 年,丹麦哥本哈根发生了脊髓灰质炎大流行,许多患者伴有呼吸肌麻痹,不能自主呼吸,最后麻醉科医生与内科医生共同努力,建立人工气道和人工通气的方法,集中对呼吸衰竭患者进行加强监护和治疗,堪称世界上最早用于监护呼吸衰竭患者的"监护病房"。

我国的 ICU 起步较晚,20 世纪 60~70 年代,随着心电监护仪、呼吸机、除颤仪、血液透析机等现代监护仪器设备的集中应用和外科手术发展,在医院建立了不同规模的术后恢复室,率先为外科大手术后危重症患者提供专门医疗护理;70 年代末期,心脏手术的开展推动了心脏监护病房的建立;北京协和医院在 1982 年设立了第一张 ICU 病床,1984 年正式成立了作为独立专科的综合性 ICU;2003 年中华医学会和中华护理学会重症监护委员会正式成立,标志着危重病医学和护理的发展进入了一个新发展阶段。随着科学技术迅速发展和专业分工越来越细,各专科 ICU 相继建立。目前,ICU 已经开展了血流动力学监测、主动脉内球囊反搏(IABP)、机械通气、持续血液净化治疗(CBP)、体外膜肺氧合(ECMO)技术等监护救治技术,监护内容涉及心、肺、脑、肝、肾、凝血系统、水电解质平衡、消化、免疫和细菌学监测等,ICU 不仅是医院现代化的重要标志,也是重症监护医学临床与实践的重要基地。ICU 救治水平已经成为衡量和判断一个国家、一个地区、一所医院综合救治能力和整体医疗实力的主要标准,我国卫生健康委员会也将医院建立急诊科和 ICU 作为医院等级评定的条件之一。

第二节　ICU 的设置与布局

ICU 是对危重症患者进行集中监测和强化治疗的一个特殊场所。合理的设置布局、完善的仪器设备、科学的人员配置是提高危重症患者救治成功率的重要保证。

一、ICU 的规模与模式

ICU 的规模与模式主要根据不同医院的等级、不同规模、不同性质和实际收治患者的需要来设置。

(一) ICU 的规模

ICU 床位数量应以医院总床位数的 2%~8% 为宜,此比例可根据医院实际需要适当增加。ICU 床位使用率以 75% 为宜,全年床位使用率平均超过 85% 时,应适度扩大规模。重症医学科每天至少应保留 1 张空床以备应急使用。

(二) ICU 的模式

ICU 存在多种模式,如专科 ICU 或综合 ICU;全时服务的 ICU 或部分时间服务的 ICU。作为一个独立的专业,目前 ICU 更趋于向综合性的、全专业化的方向发展。

1. 专科 ICU　多属某个专业科室管理,专门收治某个专科危重患者,针对监护治疗单一脏器功能而设立。如心血管重症监护病房(cardiac care unit,CCU)、呼吸科重症监护病房(respiratory intensive care unit,RICU)、儿科重症监护病房(pediatric intensive care unit,PICU)、神经外科重症监护病房(neurosurgical intensive care unit,NSICU)、心脏外科重症监护病房(cardiac surgery intensive care unit,CSICU)等。

2. 综合 ICU　是归属医院直接管辖的一个独立的临床业务科室,收治医院各科室危重患者,以监测和支持患者所有脏器功能为主要任务。

3. 部分综合 ICU　其特点介于综合 ICU 和专科 ICU 之间。患者来自多个邻近专科,如外科重症监护病房(surgical intensive care unit,SICU)、麻醉科重症监护病房(anesthesiology intensive care unit,AICU)、急诊重症监护病房(emergency intensive care unit,EICU)等。

二、ICU 的布局与设置

(一) ICU 的布局

ICU 整体布局应该使医疗区域、医疗辅助用房区域、污物处理区域和医务人员生活辅助用房区域有相对独立性,以减少彼此干扰,并利于控制感染。

(二) ICU 的设置

1. 设置原则　一是方便患者转运、检查及治疗,二是接近病区、手术室、医学影像学科、检验科和输血科(血库)等,三是最大限度减少各种干扰和交叉感染。

2. 设置要求　为医护人员提供便利的观察条件,要有合理的包括人员流动和物流在内的医疗流向,可以通过不同的进出通道来实现。

笔记栏

(1) 建筑装饰:必须遵循不产尘、不积尘、耐腐蚀、防潮防霉、防静电、容易清洁和符合防火要求的总原则。

(2) 床单位:ICU 病床每床的占地面积不少于 $15m^2$,床间距 >1m,每个 ICU 最少配备一个单间病房,使用面积不少于 $18m^2$,用于收治隔离患者。在人力资源充足的情况下,多设计单间或分隔式病房,床单位在设计时应确保患者尽可能地在医护人员视线范围之内。

(3) 中心监护站:设置在医疗区域的中央地区,以稍高出地面、确保患者尽可能都在医护人员视线范围内,能直接观察到所有病床的扇形设计为最佳。

(4) 环境设施:包括温度湿度、灯光照明、噪声等。

1) 温度、湿度:ICU 病室的温度应维持在 (24 ± 1.5) ℃左右,湿度为 50%~60%。有条件者应安装空气净化系统,保证通风,独立控制室内的温度和湿度。

2) 采光、照明:ICU 应设有全室照明和局部照明。全室照明要求不影响患者睡眠、刺激小、明亮;局部照明选用可调节型,以适应于不同角度,常放置在床头;窗户采用双重窗帘,避免日光直接照射;应设有两套电路系统,防止突然停电,保证用电安全。

3) 噪声:ICU 除了患者的呼叫信号、监护仪器的报警声外,电话铃声、打印机等仪器发出的声音等均属于 ICU 噪声。在不影响正常工作的情况下,这些声音应尽可能减少到最低水平。此外,还应注意工作人员的说话声、笑声及走路声。根据国际噪声协会建议,ICU 噪声白天最好不超过 45 分贝、傍晚 40 分贝、夜晚 20 分贝,地面覆盖物、墙壁和天花板应该尽量采用高吸音的建筑材料。

(5) 辅助用房:包括医师办公室、主任办公室、护士长办公室、工作人员休息室、中央工作站、治疗室、配药室、仪器室、更衣室、清洁室、污废物处理室、值班室、盥洗室等。有条件的 ICU 可配置其他辅助用房,包括会议室或示教室、家属接待休息室、实验室、营养准备室、谈话间等。辅助用房面积与病房面积之比应达到 1.5:1 以上。

(6) 其他:ICU 应安装感应式洗手设施和手部消毒装置,单间每床 1 套,开放式病床至少每 2 床 1 套。建立完善的通信系统、网络与临床信息管理系统、广播系统等。ICU 内悬挂日历和时钟,有效缓解患者因时空改变产生的疏离感。

(三) ICU 的设备

1. 监测治疗设备

(1) 呼吸系统:能进行多参数呼吸与监测的呼吸机、血氧饱和度、呼气末 CO_2 浓度监测仪、气管插管与气管切开包、简易呼吸器、纤维支气管镜、急救呼气囊及各型治疗面罩等。

(2) 循环系统:多功能心电监护仪、除颤仪、有创动静脉压测定装置、心排血量测定仪、漂浮导管、临时起搏导管和起搏器等。

(3) 泌尿系统:血液透析和腹膜透析装置、血液净化机、尿比重计等。

(4) 中枢神经系统:脑电图监测仪、颅内压监测仪等。

2. 诊断仪器设备 血液、体液及胶体渗透压测定计、床边 X 线机、超声诊断仪、多功能血气和电解质分析仪、自动生化分析仪、快速血糖监测仪、血栓弹力图仪等。

3. 抢救和护理设备 要有装备齐全的急救车,车内备有抢救用具、急救药品和一定数量治疗用品。另外,应具备多功能医用监护病床、床旁监护系统、输液泵、微量注射泵、肠内营养输注泵、电热毯、降温毯、头部降温冰帽、快速输血装置、输液恒温器、自动血压计、智能按摩压疮防治床垫等。

4. 其他辅助设备 有条件者,视需要可选配简易生化仪和乳酸分析仪、网络电脑、闭路电视监视系统、脑电双频指数监护仪、胃黏膜二氧化碳张力与 pH 测定仪、体外膜肺、主动脉内球囊反搏和左心辅助循环装置、防止下肢深静脉血栓发生的反搏处理仪器、胸部震荡排痰装置等。

5. 后勤装备　ICU 每床配备完善的功能设备带或功能架,提供电、氧气、压缩空气和负压吸引等功能支持。每张监护病床装配电源插座 12 个以上,氧气接口 2 个以上,压缩空气接口 2 个和负压吸引接口 2 个以上。医疗用电和生活照明用电线路分开,每个 ICU 床位的电源应该是独立的反馈电路供应。ICU 最好有备用的不间断电力系统和漏电保护装置,最好每个电路插座都在主面板上有独立的电路短路器。

三、ICU 的人员配置

ICU 实行院长领导下的科主任负责制。科主任负责科内全面工作,定期查房、组织会诊和主持抢救任务;护士长负责监护室的管理工作,包括病室管理、安排护理人员工作、检查护理质量、监督医嘱执行情况及护理文件书写等情况。

🔍 **知识链接**

ICU 人员编制

ICU 人员编制国内外尚无统一规定,但 ICU 是集中收治各类危重症患者监护和治疗的单位,相关操作技术专业性强,工作量大,仪器设备纷繁复杂,为满足救治需要,ICU 医护人员配备要超过一般科室。对于一般综合性 ICU,医生与床位数的比例应为 0.8 : 1 以上,护士与床位数的比例应为 3 : 1 以上。

另外,ICU 可以根据需要适当配置一定数量的医疗辅助人员,包括物理治疗师、呼吸治疗师、感染控制师、药剂师、营养师、心理治疗师、放射检查人员、社会工作者、勤杂保洁人员、仪器维修和保养人员等。

第三节　ICU 的管理

健全的 ICU 管理是发挥其功能和避免医疗护理差错的重要保证,必须加强制度建设和质量管理,才能确保 ICU 各项工作顺利开展。

一、ICU 患者收治原则

ICU 患者的收治要兼顾患者的救治价值和避免浪费资源的原则。一般包括以下五方面。

1. 急性、可逆、已经危及生命的器官或者系统功能衰竭,经过严密监护和加强治疗短期内可能得到恢复的患者。

2. 存在各种高危因素,具有潜在生命危险,经过严密监护和有效治疗可能减少死亡风险的患者。

3. 在慢性器官或者系统功能不全的基础上,出现急性加重且危及生命,经过严密监护和治疗可能恢复到原来或接近原来状态的患者。

4. 其他适合在重症医学科进行监护和治疗的患者。

5. 慢性消耗性疾病及肿瘤的终末状态、不可逆性疾病和不能从加强监测治疗中获得益处的患者,一般不是重症医学科的收治范围。

笔记栏

二、ICU 患者的转入与转出

ICU 对患者的收治与转出都有明确的制度规定,以保障 ICU 有限床位能正常周转和合理利用。ICU 护士做好患者转入和转出相关工作。

(一)转入前准备

ICU 患者通常从急诊科、手术室或医院其他科室转入,转入前护士应了解患者诊断、病情、转入治疗目的等。根据病情需要,酌情准备多功能监护仪、呼吸机、除颤仪、负压吸引器、吸痰管、血流动力学测量装置、动静脉穿刺针、输液装置、尿袋、各类护理记录单及抢救药品等。

(二)转运途中

给予心电监护,密切监测生命体征,观察病情变化。给予患者吸氧,保障气道通畅,必要时给予呼吸机辅助通气。妥善固定各类管道并确保通畅。调整好各种血管活性药物输注速度。

(三)接收程序

患者进入 ICU 后,立即连接多功能心电监护仪,严密监测生命体征。根据病情需要,连接中心静脉测压管、血流动力学测量装置等。给予氧气吸入,必要时行机械通气。及时清除呼吸道分泌物,保持呼吸道通畅。做好交接班和护理评估工作。

(四)转出

ICU 对患者转出有明确规章制度,否则将影响 ICU 资源合理利用。患者转出指标包括:①重要脏器功能恢复;②各种危重征象得到控制超过 24 小时以上的患者;③无救治希望者和 / 或家属自动放弃治疗的患者。

三、ICU 的职责及与专科间的关系

专业化的 ICU 是完全独立的科室,ICU 医师将全权负责患者的医疗工作,但同时 ICU 又是高度开放的、与专科联系最密切和最广泛的科室,因此专科医师应参与并协助 ICU 的治疗,尤其是专科疾患的诊治。一般要求专科医师每天至少一次对本专科患者进行查房,并向 ICU 医师提出要求和建议,ICU 医师也有义务将病情和治疗计划详细向专科医师报告,以取得理解和支持。无论在任何时候,ICU 医师请求专科会诊时,专科医师均应及时到场。

四、ICU 的质量管理

ICU 收治的是生理功能严重衰竭患者,在药物治疗和加强监护的基础上,更需要有高素质的人员向患者及家属提供高品质医护服务,这样才能达到降低病死率和感染率,提高救治成功率,缩短住院天数的目的。所以,提高 ICU 质量管理水平是保证患者安全及医疗护理质量的有效途径和根本方法,必须加强制度建设和质量管理。

(一)ICU 质量管理的基本原则

1. 以质量为第一的原则　ICU 集中收治危重患者,护理质量水平的高低与患者的生命安危息息相关,在 ICU 中进行每一项护理工作都必须牢固树立质量第一的思想,以确保 ICU 加强监护取得最佳效果。

2. 预防为主的原则　由于 ICU 护理工作性质的特殊性,要让 ICU 护士在工作中树立"预防为主"的观念,制订护理方案时,要预想到可能发生的问题及解决的方法,在护理工作过程中进行预防性质量控制,使各种不安全因素得到有效遏制,确保患者生命安全。

3. 以患者为中心原则 ICU 护士树立"以患者为中心"的服务宗旨,体现"以人为本"的基本思想,按照生物 - 心理 - 社会医学模式的要求,以现代护理观为指导,将整体护理贯穿其中,做好 ICU 患者的护理工作。

4. 以数据为依据的原则 ICU 质量管理中,要突出量化管理的概念,包括数据采集、病情评估、疾病诊断和治疗等都要以数据为依据,客观反映患者病情。

5. 标准化的原则 ICU 中进行的各项技术和操作必须有严格的质量管理标准,ICU 医护工作人员必须共同遵守这个标准和准则,以确保护理质量水平。

6. 全面质量管理并持续改进的原则 要求对 ICU 工作的每个环节进行质量监控,进行全过程的质量管理;要求 ICU 系统内的所有要素包括人员、技术、环境、用药、设备等都被纳入护理质量管理的范畴;针对每次质量监控发现的问题提出整改措施并落实,达到 ICU 护理质量持续改进的目的。

（二）ICU 质量管理的主要内容

1. ICU 物资信息和人力资源管理 ICU 物资信息管理包括 ICU 仪器的配备、药品的管理、病房规划及特点、ICU 患者信息如病历、出入院处理、病理报告、实验室检查等;ICU 人力资源管理包括人员编制、工作职责、业务水平和素质要求等。

2. ICU 工作制度管理 良好的质量管理水平体现在严格的工作制度上,因此为保证工作质量和效率,ICU 应建立一套科学、严格的工作制度。除常规护理制度外,还应特别强调 ICU 的岗位责任和培训制度、消毒隔离制度、抢救制度、质量管理监控制度、患者转入转出制度、院内感染预防控制制度、毒麻药和抗生素使用制度、突发事件应急预案处理制度、医疗护理不良事件防范及报告制度、仪器使用保管制度和探视制度等。要求各班人员严格按照操作流程和规范使用仪器,要定期保修维护,各种抢救设施随时处于待命状态;加强业务学习,重视综合能力培训,严格操作规程,积极预防医院感染,建立 PDCA（plan,do,check,act）质量监控保证体系,以确保 ICU 工作的质量。

📖 **知识链接**

PDCA 质量监控体系

PDCA（plan,do,check,act）质量监控体系,是管理学中的一个通用模型,是按照全面质量管理体系建立的质量监控循环,即准确收集资料,及时找出影响护理工作质量的主要因素和薄弱环节,制订并执行计划和措施,检查效果,并将其纳入修订计划和制度中,在工作中不断按上述程序运作,以促进 ICU 工作的不断提高。

PDCA 循环是能使任何一项活动有效进行的一种合乎逻辑的工作程序。P（plan）——计划,包括方针和目标的确定及活动计划的制订。D（do）——执行,具体运作,实现计划的过程。C（check）——检查,总结执行计划的结果,明确效果,提出问题。A（act）——行动或处理,对总结检查的结果进行处理,成功的经验加以肯定,便于以后工作时遵循,总结失败教训,对于没有解决的问题,提给下一个 PDCA 循环去解决。

五、ICU 的信息化管理

随着信息化技术的普及和深入,作为前沿学科的重症医学,其临床基地 ICU 大量使用计算机与人工智能相关的信息化高新技术,极大提高了 ICU 的工作效率和医疗安全性。

（一）ICU 临床信息系统

从系统管理的角度来看，医院信息系统（hospital information system，HIS）是由医院管理信息系统（management information system，MIS）和临床医疗信息系统（clinical information system，CIS）组成。CIS 是以采集、存储、展现和处理患者信息为中心，为临床医护人员和医技科室服务的信息系统。ICU 与临床信息系统密切相关，ICU 内高度数据集成化的环境、相对较短的诊断 - 治疗回路（diagnosis-therapy cycle）都决定了计算机信息化技术在 ICU 中的重要地位，有必要利用计算机信息化技术优化 ICU 资源利用，以提高 ICU 管理水平。

（二）信息化技术在 ICU 中的决策支持作用

临床决策支持系统（clinical decision support system，CDSS）可应用于 ICU 中相关医学指标数据的解释、疾病诊断与预测及治疗建议等方面。基于计算机信息化的人工智能技术即人工神经网络（artificial neural network，ANN）已广泛应用于疾病的诊断或预测。计算机化治疗是指治疗计划完全或部分按照预先设计的计算机决策程序执行的过程，ICU 内过量信息超过了医护人员决策依据极限，增加了医疗差错风险，而详细明确的电子化治疗规程（e-protocol）和 / 或决策规则可提高治疗依从性，在疗效和预后等方面也有确切的研究结果。

随着医学科学的发展，计算机信息化技术与重症医学的联系越来越紧密，ICU 中的监护治疗设备产生的大量数据是基于庞大的计算机信息化系统的软硬件环境，人工智能、计算机辅助决策与电子化治疗规程的开展和实施将促进 ICU 循证临床实践，对降低医疗差错、降低病死率、缩短住院天数有积极意义。

六、ICU 的护理文件书写

（一）ICU 监护记录的特点

1. 完整记录患者全身重要脏器功能状态　如对各项指标监测结果的记录和治疗用药情况及效果的记录。

2. 记录要连续、动态地反映病情　ICU 内的危重症患者病情变化快，记录的间隔时间、重点内容根据病情而定，一般以 0.5~1 小时为宜。

3. ICU 监护记录单多为表格形式　可以节省护理人员书写护理记录时间，并可做到一目了然。

4. 记录各项监测指标　ICU 记录表格有反映呼吸机参数、呼吸功能监测的指标及血流动力学监测的各项指标，因为大多数 ICU 重症患者依靠呼吸机维持呼吸功能，用多功能床旁监护仪监测循环功能。

（二）获取监测信息的途径

1. 询问病史　ICU 护士通过询问患者或家属及其他相关人员，了解患者在入住 ICU 之前的病情、治疗及自我感受情况。

2. 密切观察

（1）临床观察：通过临床观察了解患者的意识、瞳孔、口唇、皮肤颜色、各种引流管的量、性质、颜色等。

（2）观察监护仪上数据或图像显示：心电监护仪、人工呼吸机等监测仪器上可显示多项反映患者各重要脏器功能状态和生命体征的数字或波形，如心电图、心率、呼吸、血压、血氧饱和度等，还可通过有创动脉插管观察动脉血压、中心静脉压、漂浮导管等数值，及时发现病情变化情况。

3. 体格检查　通过体格检查了解患者病情发展的情况、肢体活动、肢端温度和湿度及各项处置是否合适，有无出现其他并发症。

4. 实验室数据　ICU 患者视病情进行各项血生化及血气分析的检查,护士遵医嘱定时获得患者病情变化信息。

通过以上几方面的观察,可以了解患者目前存在的主要问题、各重要器官的功能指标,为制订治疗、护理计划提供可靠依据,但在临床工作中,医护人员不能过分依赖仪器提供的信息,应多与患者接触,严密、仔细地观察,才能获取精确信息。

（三）ICU 护理文件书写的要求

ICU 护理文件包括交接班记录和监护记录单。由于 ICU 工作性质的特殊性,及时、准确、简明、完整的护理记录是护士对患者高度负责的体现,具有科学性和法律效力,要求能连续、动态地反映病情观察、护理、治疗措施及结果。

1. 及时　ICU 患者病情变化快而且复杂,监测项目多,ICU 护士需要及时记录治疗护理措施和病情变化情况,这在抢救患者时尤为重要。

2. 准确　监护记录要能准确反映患者病情变化,要求 ICU 护士在观察病情的基础上,深入分析、推理和判断,只有准确判断才能做到准确记录。

3. 简明　重症患者病情变化快,常涉及多个脏器,记录内容较多。因此,ICU 护理记录应简明扼要,选择最能反映病情变化的内容和指标进行记录和分析。

4. 完整　ICU 护理记录要在完整的基础上突出重点,全面地反映患者病情变化,如心脏术后,血流动力学监测、呼吸机参数、血氧等数据是重点监测指标。

第四节　ICU 的护理工作

ICU 护理人员对危重患者进行全面、连续、动态的观察、监护和治疗,及早发现问题并配合医生处理,以挽救患者生命。协助患者维持理想的生活、活动功能或者安详的离世,任何环境下保持高品质的护理专业水平是关键。

一、ICU 的护理理念、目标

ICU 的护理理念是让患者获得全身心的照顾、保护患者尊严、遵循预防护理和风险防控及危机处理,从而实现让患者得到安全的、有效的、以患者为中心的、适时的、高效率的和公平公正的护理,以使其脱离危重状态,恢复及维持生命机能,预防及早期发现并发症的护理目标。

二、ICU 护士的素质要求

ICU 集中了现代化的监护与急救设备,集中了危重症患者,护理质量的优劣是 ICU 救治工作成败的关键因素之一,这对 ICU 护士提出了很高的要求。

（一）基本素质

作为 ICU 护士,要面对各种危重症患者抢救、监测和护理复杂场景,应具备头脑清醒、业务精通、技术精湛、积极好学、手脚勤快、动作敏捷、反应灵敏、良好的沟通能力等基本条件和素质。

（二）心理素质

ICU 护士除具备高尚的医德、丰富的专业知识和熟练的操作技能外,还应具备优秀的心理品质,包括稳定的情绪、遇事沉着冷静、温柔的性格、敏锐的感知观察力、准确快速的记忆能力、高度集中的注意力、敏捷独立的思维。

（三）身体素质

ICU护士应有健康的身体，以适应紧张的工作环境，能承受繁重的抢救、治疗和护理任务。

三、ICU护士应具备的能力

美国重症监护护士学会（American association of critical care nurses，AACN）认为ICU护士的能力特性应包括临床决策、伦理考虑、关护技巧、合作能力、系统思考、多元文化的适应、促进学习、临床质询八方面。ICU护士除经过严格的挑选和专业培训外，还应在原有护理学专业经验的基础上，接受包括品德、知识、技术及能力等方面的再教育。经过学习和实践，除思想政治、道德风尚、心理素质、专业技能及作风仪表等方面有良好的修养外，还应具备以下六方面能力。

（一）有效获取知识的能力

ICU护士应树立终身学习的思想，通过不断学习，更新知识，钻研业务，扩充、丰富和完善自己的知识结构和领域，提高自己的综合应变能力和素质。

（二）敏锐精细的观察力

ICU患者病情变化急骤，抢救治疗的时机往往转瞬即逝，这就要求ICU护士在平时的监护工作中具备敏锐精细的观察力，能有效运用仪器设备，有计划、有目的、主动地观察病情，进行严密监控；能有效运用自身视觉、听觉、触觉、嗅觉等感官，观察患者细微的躯体功能和心理变化，在第一时间发现问题，做出综合判断，及时采取救治措施，最大限度地挽救患者生命。

（三）突出的应变能力

ICU患者病情危重、复杂、变化快，要求ICU护士具备应付突发紧急情况的处置和应变能力，能临危不乱，采取果断的护理救治措施，为抢救和治疗赢得宝贵时间。

（四）非语言交流能力

ICU患者病情严重，机体极度虚弱或行气管插管、气管切开、使用呼吸机治疗等情况而暂时失去语言能力，ICU护士要善于并灵活运用眼神、手势、体态、面部表情等非语言交流方式与患者进行有效沟通，必要时可使用写字板辅助交流。ICU护士的非语言交流在一定程度上能够缓解患者的紧张情绪，使之增强战胜病魔的信心。

（五）情绪调节与自控能力

面对ICU危重患者可能因为病室环境、疾病及治疗等产生的焦虑或恐惧心理问题，ICU护士要有良好的工作态度，严谨的工作作风，熟练的沟通技巧，通过自己无微不至的护理使患者心理问题得到有效的疏导和缓解。同时，ICU护士要全身心地投入工作，有沉着稳定的情绪与平和的心态，有良好的情绪调节和自我控制能力，始终保持饱满的热情，创造愉快的工作环境，提高工作效率。

（六）扎实的护理实践能力

护士和医生的高效密切协作配合是抢救成功的关键。这就要求ICU护士有娴熟的护理操作技能，还要熟练掌握相关仪器设备的使用，确保抢救措施顺利实施。

知识链接

ICU护士的专业标准

美国重症监护护士学会（AACN）将保证护理质量、完善个人发展、维持与临床发展同步的教育、与其他部门分享专业知识、满足患者伦理需求、与其他部门持续合作、以循证护理指导临床、合理利用资源等八项列为重症监护的专业标准。香港医院管理局将 ICU 护士的核心能力归纳为护理职责、法律及伦理职责、团队中职责、管理职责、护理学专业发展职责、个人专业发展职责六方面。

四、ICU 的整体护理

护理程序是实施整体护理的一种理论与实践模式,ICU 护理的本质不是依赖于 ICU 特殊的环境,也不是高科技的监护仪器,而是在于对人的生理、心理和社会方面问题深刻理解的基础上,对问题的决策过程。

(一)资料的收集、整理和分析

收集包括病史、症状或体征、实验室检查、专科治疗史、各系统功能监测参数的变化等主客观资料,并对资料进行汇总、整理和分析,目的是发现已存在、潜在的及可能发生的问题。

(二)诊断建立

通过对资料评估、观察、推论、确认后建立护理诊断,是护理工作的指南,是发现问题和建立临床与实验室诊断的先导。

(三)制订干预计划

对提出的护理诊断进行优先排序,以确定具体、切实可行的护理目标和干预措施。

(四)干预的实施

护理人员按计划进行护理,并力求取得最佳效果,在执行计划过程中就应开始评估效果。

(五)效果评价

评估实施干预的措施是否正确,并对其效果进行评价,评价护理目标实现与否,对护理程序各阶段进行评价,如此循环,以完善护理计划。由于 ICU 工作的特殊性,有时不可能按此步骤进行,如在对主客观资料进行收集的同时就应马上确认问题给予紧急干预,在干预的过程中评价效果,然后再修正计划(图 8-1)。

图 8-1　ICU 工作程序

知识链接

ICU 后综合征

ICU 后综合征（Post-intensive care syndrome，PICS）指重症疾病患者转出 ICU 后，在认知、心理和生理方面新出现或加重的一系列功能障碍，并且这些障碍在出院后持续影响患者；同时因患者入住 ICU 接受治疗及后期的照护而给家属带来各种压力，导致家属在心理、生理方面出现障碍，这些症状称之为家属 ICU 后综合征（Post-intensive care syndrome family，PICS-F），两者合称为 ICU 后综合征（PICS）。

患者 ICU 后综合征表现：①认知障碍：谵妄、记忆力减退、注意力不集中、执行功能障碍等；②心理障碍：创伤后应激障碍、焦虑、抑郁等；③生理功能障碍：日常生活能力减弱、虚弱、慢性疲劳、食欲缺乏、肌肉萎缩、体重减轻、气急、睡眠剥夺、疼痛、脱发等。

家属 ICU 后综合征的临床表现：①生理障碍：焦虑、抑郁、急性应激障碍、复杂性哀伤、PTSD 等；②心理障碍：重度睡眠障碍和疲劳感。

预防 ICU 后综合征的干预措施：①ICU 期间的早期活动、合理镇静、早期心理支持；②ICU 过渡期间的连续性护理；③出院后门诊、心理咨询服务以及实施运动康复计划等各种医疗活动。

第五节　ICU 感染的预防与控制

ICU 是院内感染的高发区，患者由于病情重、多种侵入性操作、抗生素药物的使用及免疫力低下等原因，易发生院内获得性感染，且较难控制。所以 ICU 病房的感染管理与控制是临床抢救与治疗成功与否的关键，也是直接关系到患者能否顺利康复的重要环节。

一、ICU 容易产生感染的原因

（一）患者病情危重

不同病种、不同部位与不同程度感染的危重症患者集中，加之大多已较长时间应用各种抗生素，成为 ICU 容易产生感染的基础因素。

（二）侵入性操作较多

危重症患者因抢救常需要进行多次或多部位侵入性操作，如血流动力学监测应用的漂浮导管、动脉测压导管等；各种人工气道及治疗急性肾功能不全的动静脉血液过滤装置等；气管插管、使用呼吸机、较长时间留置导尿等，成为 ICU 容易产生感染的直接原因。

（三）患者免疫功能低下

不同病情的危重症患者长期使用免疫抑制剂、激素类药物及反复使用抗生素使患者机体免疫力下降。

（四）交叉感染

包括多种危重症患者同住一室，成为主要的感染源；查房、治疗和护理操作频繁、院内会诊及探视，使得室内人员流动性大，易将病原菌带入；医护人员的手及物体表面被污染，血、血制品、药品污染，医用器械被污染，或各类检查、监测和治疗仪器设备及物品消毒不彻底等。

（五）细菌耐药性

因患者在转至 ICU 之前已应用过多种抗生素，为了控制感染，ICU 患者多使用最新且药效最强的抗生素。大量使用抗生素会导致多重不敏感耐药菌株大量繁殖并分泌毒素，致使敏感药物减少，难以控制感染。

（六）其他药物不良反应及胃肠外营养的应用

其他药物不良反应，如预防应激性溃疡而使用的抗酸剂、H_2 受体抑制剂等，可使胃液碱化，促使革兰氏阴性杆菌增殖，细菌移位定植而致感染；完全胃肠外营养，影响肝功能，且改变肠内菌群，使得肠内厌氧菌繁殖活跃而致感染。

（七）其他

如医务人员医院感染知识不够，对其危害性认识不足，对监控措施重视不够，或管理不严亦可造成感染，甚至暴发流行。

二、ICU 院内感染的控制及对策

ICU 中的危重症患者感染是多因素作用的结果，控制和预防应从多环节综合考虑。

（一）设立专科性 ICU 病室

设立专科性 ICU 病房如 SICU、MICU、EICU，尽量减少综合性 ICU 病室病种的复杂性，或增加 ICU 病室单间病房数量。

（二）设置隔离病房

ICU 病室应设置单间，用以收治严重创伤、感染及免疫力低下的患者。有感染或易感染者单间隔离，做好感染患者体液的处理、污染的医疗仪器的清洁及消毒、污染的床单被服的清洁及消毒。对于疑似有传染性的特殊感染或重症感染者，应隔离于单独房间；对于空气传播的感染，如肺结核，应隔离于负压病房；接受器官移植等免疫功能明显受损患者，应安置于正压病房；对于耐甲氧西林金黄色葡萄球菌（MRSA）、泛耐药鲍曼不动杆菌等感染或携带者，尽量隔离于单独房间，并有醒目的标识，如房间不足，可以将同类耐药菌感染或携带者集中安置。

（三）严格无菌操作

危重症患者实施专人管理，实行责任制护理，给患者做治疗或护理时，严格执行无菌操作程序。ICU 内建议使用一次性材料，可重复使用耗材应送供应室统一处理。

（四）加强 ICU 病室管理

ICU 的病床数量根据医院等级和实际收治患者的需要，一般以医院病床总数的 2%~8% 为宜。ICU 开放式病床占地面积为 15~18m²，每个管理单元至少配置 1~2 个单人房间，面积为 18~25m²，用于安置隔离患者。每个 ICU 设正压病室和负压病室各 1 个，医护人员不可同时照顾正、负压隔离室内的患者；明确区分清洁区、半清洁区和污染区，设有超净工作台、隔离病房、污物处理室等，污物处理流程遵循一个方向进行，避免重复和往返，墙壁地面采用瓷砖或抗菌材料以便于清洗；严格管理和限制人员出入，包括限制探视人员以及减少医生、护士不必要的出入，医护工作人员进入 ICU 应更换专用工作服、换鞋入室、戴口罩、洗手，这样可避免带入院内其他细菌，也避免了因地面走动扬起灰尘而沉浮在机器表面。因事外出时必须更衣。接触疑似为高传染性如禽流感、SARS、新型冠状病毒肺炎等患者应穿防护服、带护目镜及 N95 口罩。

（五）注意手卫生

手卫生被认为是切断 ICU 医院感染传播、降低院内感染率最重要的措施之一。要用流动水按七步洗手法洗手，水龙头最好采用感应式自动开关、脚踏式或肘式开关，并配有手自动烘干机或消毒纸巾。另外，还应重视手的清洁和消毒，以乙醇为主要成分的抗菌洗手液能有效减低皮肤上微生物数量。接触患者前后、进行清洁或侵入性操作前、接触患者体液或分泌物后、接触患者使用过的物品后,当手上有血迹或分泌物等明显污染时必须洗手;有耐药菌流行或暴发时,建议使用抗菌皂液洗手。

（六）严格的消毒制度

普通 ICU 建议开窗换气每日 2~3 次,每次 20~30 分钟。有条件的医院 ICU 病房可设置为层流病房,或用空气消毒机定时空气消毒。ICU 病室常规每月做空气细菌培养 1 次,空气中细菌菌落数应 <200CFU/m³;床单位及仪器外表应有定期清洁和终末消毒制度;墙面和门窗应保持无尘和清洁,通常用清水擦洗即可,但有血迹或体液污染时,应立即用 2 000mg/L 含氯消毒剂擦拭消毒;所有地面,包括病房、走道、污物间、洗手间、储藏室、器材室,每天可用清水或清洁剂湿式拖擦;对于多重耐药菌流行或有医院感染暴发,必须采用消毒剂消毒地面,每日至少一次,推荐消毒剂包括 0.2% 过氧乙酸和 2 000mg/L 含氯消毒剂。

（七）合理使用抗生素

ICU 患者发生感染时要严格按照病原学检测及药敏试验结果,合理应用抗生素,并加强多重耐药菌监测工作。

（八）早期发现并积极预防感染

常规监测 ICU 医院感染发病率、感染类型、常见病原体和耐药状况等,尤其是中心静脉导管相关性血流感染、呼吸机相关性肺炎和导尿管相关尿路感染。短期内同种病原体如 MRSA、鲍曼不动杆菌、艰难梭菌等连续出现 3 例以上时,应怀疑感染暴发。病情允许时气管切开及各种介入性治疗应尽早终止,引流液和分泌物应常规并反复做细菌培养,所有导管拔除时均应做细菌培养及药敏试验,以便早期发现感染并及时治疗。

知识链接

MRSA 预防策略

耐甲氧西林金黄色葡萄球菌（methicillin-resistant staphylococcus aureus, MRSA）是 ICU 院内感染的重要病原菌之一。

1. MRSA 预防策略

（1）实施 MRSA 监测项目:鉴定出目前或既往曾有 MRSA 感染史的患者,并追踪医院起源的 MRSA。

（2）对有 MRSA 定植或 MRSA 感染的患者实施接触预防。

（3）对设备和患者环境进行清洁或消毒。

（4）使用监测体系以迅速地发现再次进入或传播 MRSA 的临床人员,或者新近定植 MRSA 或 MRSA 感染的患者。

（5）与临床人员共享 MRSA 数据和成效。

（6）对患者和家属进行 MRSA 预防教育。

2. MRSA 特殊防护措施

（1）进行主动的监测检测:患者和医务人员筛查。

（2）祛除 MRSA 定植菌的治疗:针对性或在重症监护室通用（每日洗必泰洗浴 +/- 鼻腔使用莫匹罗星）。

（3）与所有 ICU 患者接触时均使用隔离衣和手套。

三、ICU 护士的职业防护

（一）树立标准预防的观念

标准预防是指认为患者的血液、体液、分泌物和排泄物均具有传染性,需进行隔离,不论是否有明显血迹、污染,是否接触非完整皮肤与黏膜,接触上述物质者,必须采取预防措施。ICU 护士频繁接触患者血液、体液、分泌物及排泄物,受感染的危险性很大,要求医护人员在工作中应树立标准预防的意识和观念,在标准预防的基础上对感染易发因素采取有针对性的防护措施,如预防针刺伤、选择合适的防护用品、正确洗手等。

（二）环境因素的危害及防护

ICU 护士工作环境存在各种物理和化学的有害因素,如噪声、射线、电击伤害及 ICU 病房相对封闭、空气流通差等。在工作中,应积极控制噪声,预防射线侵害,遵守用电规则,定时通风等。

🔍 知识链接

ICU 护士的职业防护

ICU 护士要严格执行无菌技术操作,注意手卫生,树立标准预防理念,做好职业安全防护。

(1) 工作服:可穿着普通工作服进入 ICU,但应保持服装清洁。接触特殊患者如 MRSA 感染或携带者或处置患者可能有血液、体液、分泌物、排泄物喷溅时,应穿隔离衣或防护服。

(2) 口罩:接触有或可能有传染性的呼吸道感染患者时,或有体液喷溅可能时,应戴一次性外科口罩,接触疑似为高传染性的感染如禽流感、SARS、新型冠状病毒肺炎等患者,应戴 N95 口罩。一次性外科口罩的有效时间为 4 小时,医用一次性防护口罩有效时间为 6~8 小时,当口罩潮湿或有污染时应随时更换。

(3) 工作帽:无菌操作或可能会有体液喷溅时,须戴帽子。

(4) 手套:接触黏膜和非完整皮肤,或进行无菌操作时,须戴无菌手套;接触血液、体液、分泌物、排泄物或处理被它们污染的物品时,建议戴清洁手套;护理患者后应脱手套,护理不同患者或医护操作在同一患者的污染部位移位到清洁部位时要更换手套;特殊情况下如手部有伤口、给 HIV/AIDS 患者进行高危操作,应戴双层手套。

(5) 护目镜:接触有或可能有传染性的呼吸道感染患者时,或有体液喷溅可能时,或接触疑似为高传染性的感染如禽流感、SARS、新型冠状病毒肺炎等患者,应戴护目镜或面屏。

♻ 思政元素

器官捐献志愿"90 后"成了中坚力量

我国人体器官捐献工作自 2010 年试点启动,至今已历经十余年发展,在党和政府的高度重视下,取得了令人瞩目的成就,初步建立起了符合国际伦理准则、立足中国国情和文化的人体器官捐献"中国模式"。截至 2020 年,全国器官捐献志愿登记人数累计已达 251 万人,完成公民逝世后器官捐献 3 万余人,捐献的器官挽救了 9 万余人的生命。"90 后"已经成为器官捐献的中坚力量,占器官捐献志愿登记人数的 50% 以上。

请问:我们从"90 后"年轻一代人身上学到了怎样一种担当精神?

第六节　ICU 的伦理、法律

ICU 医护人员面对的是危重症患者,病情变化快,在抢救过程中有时要帮助患者抉择,是否拒用或撤销使用药物、机械设备及一些基础生命支持措施。而这些生命保障系统的抉择过程经常面临伦理或法律的两难境地,医护人员、患者及其家属或代理人必须解决这一难题,在现代医学实践伦理和法律框架基础上,提供一种应用伦理原则以避免或解决冲突的系统。

一、ICU 的伦理

护士在护理工作中会面临许多道德伦理问题而难以做出选择,护理人员必须遵循护理伦理的四个基本原则,即有利原则、不伤害原则、自主原则、公平原则,以指导护理工作。

（一）伦理问题的产生

ICU 伦理问题的产生可以在个人内在的价值系统,表现在专业的职责与个人价值观的冲突,如对躁动不安患者是给予镇静药物还是进行约束;可以在患者、家属或医护人员中,表现在专业伦理和专业角色要求的冲突,如医生为患者使用试验性药物,从专业角色角度护士应配合医生,但从伦理规范出发应将实情告之患者;也可以在政策和法律中,表现在患者要求接受某一护理措施但无规可循,如患者要求进行安乐死,但没有相关法律政策可循。

（二）解决伦理冲突的机制

ICU 医护人员要熟悉影响医学决策的伦理和法律原则,除了掌握有关 ICU 伦理相关知识外,还需要精通与患者、家属及他们的医疗团队之间沟通这些伦理原则与面临冲突的技巧。医疗机构应建立使伦理冲突得以圆满解决的机制和政策,既围绕如何避免伦理冲突,又强调如何解决冲突。

（三）影响伦理决策的因素

在对伦理问题进行判断和选择的过程中,有很多因素会影响其决定,如价值观、伦理理论、外在环境和法律法规等。

（四）伦理决策

1. 评估决策能力　ICU 中医疗决策权受控于患者的自主原则,但病情也许会严重影响其决策能力,即患者有接受并理解相关信息的能力,对信息能做出适当反应,有与治疗者沟通的决定和意愿。

2. 决策代理人　当患者的决策能力削弱或丧失时,应寻求决策代理人来代理决策,理想的代理人最好是患者书面指示中预先指定的人选,再则是法定监护责任顺序的家庭成员,通常顺位为患者配偶、成年子女、患者父母、成年亲属、患者(外)祖父母,也可由法庭任命的个体行使代理角色。

3. 理想代理人　应当具有"愿意接受责任、理解并接受患者个人价值观点、没有严重的情感阻力实施责任、没有利益冲突"的特质。在医疗行为中,卫生机构应具有相应的机制指定某人代表患者的最大利益,如可以从生物伦理委员会或医院卫生保健伦理委员会中获取咨询。

4. ICU 决策代理　在 ICU 决策过程中,应当是医生、患者或决策代理人共担责任的过程。医生应当避免在患者决策生命支持措施的时候给予独立的家长式医疗决策,即使是该决策似乎最大程度上代表了患者利益也不行,医生只被赋予判断特殊的治疗措施是否医疗无益的资格,只有患者或其他代理决策人才有权决定生命质量相关问题,也就是说,判断生命的延长对患者是否有意义和价值,医生应当试图从其他治疗人的角度涉入决策过程。

（五）伦理决策的模式

近几年,专业人员在各自的理论基础上,提出了多种伦理决策模式,可帮助护士认识自己在伦理问题中的角色及责任,找出伦理冲突中的关键问题,如解决伦理问题的六步模式,要求护士尊重患者,防止患者受到伤害,为患者提供平等的服务,并对治疗效果进行评价。

（六）伦理决策中的道德要求

结合我国的文化传统和价值取向,对 ICU 患者护理的道德要求应做到尊重患者、理解家属、保守秘密、果断机智、冷静慎独、勇担风险、团队协作、保证安全。

（七）伦理决策中的具体问题

有创监护技术中的伦理问题,从伦理学的角度看,当监护设备或技术相对无伤害,很少或不会引起并发症时,建立监护是合适的,如无创血压监测。而一些有创监护技术更能准确反映患者疾病状态,如有创血压监测除了可以提供持续的血压情况外,还可通过插管抽取血液进行血生化检查。然而这种方法可能会产生穿刺部位感染、败血症、空气栓塞等并发症。医护人员在选择应用有创监护技术时,应充分考虑患者能否从中获得益处,并与患者及其家属进行沟通取得合作,技术应用中还应密切观察可能发生的并发症。对于不能确定患者最终能否受益的监护方法,应进行大规模临床随机对照试验评估利弊,并限制其使用及寻求指南的指导。

案例分析

2018 年 4 月,某医院 ICU 收治了一位 55 岁脑干出血患者。患者入院时 GCS 评分 3 分,只能靠呼吸机维持生命。抢救一周后,病情仍未好转,出现反复高热,尿崩和无尿交替出现。一边是每天累计的高额治疗费,一边是希望渺茫的抢救结果。此时家属要求医护人员给予患者安乐死。

请问:

1. 面对家属的要求,医护人员该如何处理?

2. 如果执行了家属的意见,医护人员会不会触犯相关法律?

参考答案

二、ICU 的法律

ICU 护理工作中的法律问题,内容可能涉及患者的住院和治疗、患者的权利和义务、患者的法律能力和责任等多个方面,护士必须熟悉和遵守相关法律规定,依法行事。

（一）治疗中患者知情同意问题

根据我国相关法律规定,知情同意权是患者享有的权利之一。在对 ICU 患者实施特殊监测、治疗和检查时,应当做必要的解释。由于实施保护性医疗措施不宜向患者说明情况的,应当将有关情况告知患者家属,在提供有关资料时,应注意与医生保持一致,防止患者或家属产生误解。

当然,知情权也不是绝对的,在客观上不能履行告知义务时,医疗机构的告知义务可以免除,如在急危重症患者抢救中,可以由护士使用保护性约束,但护士要在记录单上记录使用理由和经过,并及时向医生反映情况,争取适当治疗,尽早解除约束。

（二）治疗中患者隐私权问题

我国的相关法律认为,维护隐私是患者的权利,也是医护人员的义务,在医疗护理工作中保护患者的隐私,避免患者的精神和心理遭受各种有害因素侵害和刺激,这不仅是道德问题,也涉及法律问题,否则可能会损害患者的名誉和家庭幸福,医护人员也会因此被提起诉讼。

> **知识链接**
>
> 患者的权利
>
> 依据《中华人民共和国宪法》《中华人民共和国民法通则》《中华人民共和国执业医师法》《中华人民共和国消费者权益保护法》,患者的权利包括下列主要内容。
>
> 1. 患者有个人隐私和个人尊严被保护的权利。
> 2. 患者有获得全部实情的知情权。
> 3. 患者有平等享受医疗的权利。
> 4. 患者有参与决定有关个人健康的权利。
> 5. 患者有权获得住院时及出院后完整的医疗。
> 6. 患者有服务的选择权、监督权。
> 7. 患者有免除一定社会责任和义务的权利。
> 8. 患者有获得赔偿的权利。
> 9. 患者有请求回避权。

（三）预防法律问题发生的护理措施

1. 学法、懂法、守法　要让 ICU 护士在工作中杜绝法律问题的发生,就必须做到学法、懂法和守法。要求学习相关的法律知识,提高法律意识,能用相关的法律法规规范自己的行为,遵守法律规定。

2. 防止侵权与犯罪的发生　侵权行为指对某人或许多人的人身权利不应有的侵犯。犯罪是指一切触犯国家刑法的行为;侵权不一定是犯罪,但犯罪必定包含对被害者合法权益的侵犯。护士在工作中必须防止侵权和犯罪的发生。在 ICU,随意泄露或议论患者病情和隐私,则侵犯了患者隐私权。这就需要护理人员充分了解患者应有的权利和自己应尽的义务,尊重和爱护患者。

3. 防止出现护理过失行为　过失是指行为人应当预见自己的行为可能危害他人的合法权益,但因为疏忽大意而没有预见,或已经预见但轻信能够避免的心理态度。护理工作中有很多情况会导致过失行为,如没有及时观察病情、治疗时没有按规定查对等。要防止这些行为的出现,首先要增强工作责任心,二是要严格按照规章制度办事。

4. 执行医嘱的合法性　医嘱是护士对患者实施治疗措施的依据,具有法律效应。护士在执行医生医嘱时应仔细核查无误后,及时准确地执行。护士发现医嘱有明显错误时,有权拒绝执行,并向医生提出质疑。随意篡改医嘱或无故不执行医嘱均属违法行为。

笔记栏

 课堂互动

　　患者,女性,20岁。因"全身水肿5天,发热咳嗽1天"就诊。24小时尿蛋白7.9g,血白蛋白26g/L。诊断:肾病综合征、急性支气管炎。予呋塞米注射液20g,每日2次,静脉注射;青霉素钠400U,每12小时一次静脉滴注。

　　请问:医嘱中是否有错误存在? 护士能否按医嘱执行?

　　5. 其他防范措施　在执行护理活动过程中,如护理文件的书写、执行各项护理操作、对患者病情的观察和听家属的主诉等,护理人员应加强防范。

●（王　芳　尚　方）

复习思考题

1. 建立综合ICU的意义是什么?
2. ICU护士应具备的能力是什么?
3. 如何做好ICU感染的预防、控制与管理?
4. 结合临床实际,谈谈如何避免ICU法律问题的产生?

扫一扫,
测一测

第九章

重症患者的监护

　　重症患者的评估与监护是 ICU 护士获取患者病情变化信息的重要手段,是制订并实施护理计划的重要依据。在确定患者即将进入 ICU 时,即应开始对重症患者进行评估和监护,直至病情稳定转出为止。全面评估与监护有助于护士判断病情,避免遗漏患者病情变化的信息或细节。

第一节　重症患者入室前评估与监护

　　重症患者入室前评估应从接到患者入 ICU 通知开始至患者入 ICU。入 ICU 通知可来自急诊科、手术室或院内其他部门,也可来自其他医疗单位,此阶段主要目的在于迅速找出危及患者生命的主要原因,进行及时监护与处理,它可帮助 ICU 护士了解患者大致状况,预知患者和家属需求,并做好相应的准备。

一、患者一般情况

　　入室前评估得到的信息虽然简短,但非常关键。通常包含患者的诊断、入 ICU 的主要原因、生命体征是否稳定以及患者性别、年龄、重要化验报告等,这些信息有助于 ICU 医护人员针对即将接收的患者有预见地进行人员、仪器设备等准备。

二、患者的特殊情况

　　部分患者转入 ICU 前可能存在一些特殊情况,如可能患有传染性疾病,若有则需将患者安置于隔离病房。有些患者转入 ICU 后急需进行一些特殊处理,护士应根据入室前评估收集的信息提前做好准备。如果患者需要行呼吸机辅助呼吸,应准备好呼吸机及合适的吸痰管;如果患者存在血流动力学不稳定,需要应用血管活性药物支持,应准备好输液泵等输注仪器,备好所需药物,并制作标签,确保血管活性药物正确输注;如果患者需要进行临床心脏起搏或主动脉球囊反搏治疗,应准备临时起搏器或主动脉球囊反搏仪器等;如果患者需要体外生命支持,应准备好体外膜肺氧合器及导管等;如果患者需要血滤,应准备床旁血液净化仪、血管通路及置换液。此外,还应该根据患者需要准备各种有创监测管道、引流管及其他特殊管道等。

三、仪器设备准备

一个 ICU 单元一般都有标准配置要求,如监护仪(包括有创血压监测模块、电极片)、血压计、给氧装置、吸引装置、简易呼吸球囊等,在接收患者之前再次检查、确认所需仪器设备是否准备齐全。ICU 护士对患者入室前的信息获得越多,准备就越充分,能够确保患者入室的过程平稳、快速和安全。ICU 重症患者入室流程如图 9-1。

图 9-1　ICU 重症患者入室流程

第二节　重症患者转运途中的监护

患者因病情治疗的需要,从急诊室、手术室或其他科室转移至 ICU。因此,重症患者转运是 ICU 的重要工作内容之一。转运途中由于条件限制可能会发生各类风险事件,甚至导致患者死亡。因此,提高转运安全性,减少不良事件发生至关重要。根据转运实施的不同区域,重症患者转运分为院内转运和院际转运。院内转运是指在同一医疗单位不同医疗区域之间的转运;院际转运是指在不同医疗单位之间的转运。

一、转运前决策与患者评估

转运是为了使重症患者获得更好的诊治,但转运存在风险。因此,转运前应充分权衡获益与风险。医生做出转运决定后,应将转运的必要性和潜在风险告知患者或家属,获取其知情同意并签字。重症患者转运应由接受过专业训练、具备重症患者转运能力的医务人员实施。转运人员至少有 1 名具备重症患者护理资质的护士,并根据病情需要配备医生或其他专业人员,如呼吸治疗师等。

转运前和转运中都要对患者进行风险评估。评估主要依据源自医务人员的经验和患者的生理学参数监测指标,如血压、脉搏、心率、呼吸和动脉血氧饱和度等。转运前应充分评估危重症患者转运中可能存在的危险因素(表 9-1),以及可能导致的并发症,如窒息、心搏与呼吸骤停、休克等,以及管道脱开、输液中断等意外,做好相应对策并准备好必要的急救设备。对高风险危重患者进行预处理是降低风险等级、保障转运安全的重要举措。对传染性疾病重症患者必须遵守传染性疾病的相关法规和原则。

表 9-1　院内转运中的危险因素

危险因素类型	具体内容
与病情相关的危险因素	循环系统:低血压、高血压、心动过速或过缓、其他心律失常
	呼吸系统:低氧血症、高呼吸道压、分泌物阻塞、剧烈咳嗽
	中枢神经系统:颅内压增高、剧烈烦躁
	其他:出血、高热
与设备相关的危险因素	通气设备:呼吸回路断开、呼吸囊漏气或密封不够、氧气源不足
	输注设备:电池不足、药物不够
	静脉通路:断开、长度不足、输液架出现问题
	监护仪:功能异常、电池不足、干扰、屏幕显示不清
	负压系统:无负压吸引或吸引力不够

二、转运途中可能出现的风险事件

（一）呼吸、心搏骤停

严重颅脑外伤、脑出血、脑疝患者在搬运过程中可能出现呼吸、心跳突然停止,严重危及生命;心脏损伤、心脏压塞、心肌梗死、呼吸衰竭、心力衰竭的患者在转运途中也很容易发生心跳呼吸骤停;全身麻醉术后患者呼吸功能未完全恢复、有呕吐及呼吸道分泌物较多的患者,可因呕吐物的误吸或气道分泌物阻塞引起窒息缺氧,如不及时发现和纠正,均可引起严重后果。

（二）血压改变

低血容量性休克患者,如血气胸、多发性损伤、宫外孕破裂及其他内脏损伤患者,搬动过程中可能由于体位变化引起重要脏器灌注不足;心脏压塞、心肌梗死患者可引起心源性休克,术后患者因麻醉及手术刺激均对患者生理功能造成一定的影响,血管舒张功能麻痹、突然体位变化均可诱发"循环虚脱",甚至猝死,搬动过程中的低血压、低氧血症还可以加重心肌缺血,削弱心功能。

（三）氧气供给不足

转运患者使用氧气枕供氧时,由于流量不能调节,造成供氧量不准确;使用便携式氧气筒供氧时,流量可调节,但有时因为患者躁动不安,造成吸氧管脱落或鼻塞偏离鼻孔未及时发现,导致给氧中断。

（四）坠床

由于平时疏于对平车的保养,不规范使用平车,在转弯或下坡时可能会由于担架与车架脱落导致患者坠床。运送烦躁患者未予以护栏固定或护士一人护送而照顾不周,或有时让家属自行护送,也是坠床的原因之一。

（五）管道护理不当

1. 静脉输液管道　因搬运不当、患者烦躁或输液压力不足造成针头拔出、静脉血回流堵塞针头、穿刺针头滑出血管致渗出肿胀,输液管接头处脱落等引起输液中断。

2. 其他管道　因术后或病情需要而留置各种管道,如腹腔引流管、胸腔引流管、脑室引流管、导尿管等,因搬动患者前未调整好各种管道或因转运过程中患者烦躁导致管道脱落、扭转、打折、接头分离等。

（六）交接过程存在的问题

急诊科、手术室和医院其他科室有重症患者要转运到 ICU 时,应和 ICU 护士及时联系,派经验丰富的医生或护士专人护送到 ICU 并做好交接工作。如果 ICU 事先未做好充分准备，护士沟通或交接工作不到位，可能造成重要病情信息遗漏而耽误治疗。或者与患者有效交流不足，人文关怀不到位，引发患者恐慌焦虑。还可能因搬动手法不细致，导致患者隐私暴露或身体不适等情况。

三、转运途中的监护

（一）病情观察

转运途中，应尽可能保持持续心电监护等原有监测治疗措施的连续性，护士应全程观察、记录转运途中患者的病情变化及医疗行为，并始终位于患者头侧，以便随时严密观察其意识、瞳孔、呼吸、脉搏和血压等生命体征变化，重视患者主诉，及时发现并处理问题。颅脑损伤后昏迷患者，途中应重点观察其瞳孔变化及对光反射，同时注意有无颅内高压症状；外伤、骨折及出血患者要注意观察伤口包扎、敷料渗透、骨折固定肢体血液循环情况；内出血患者有无休克发生，重点观察患者皮肤湿度、神志状况等。

（二）呼吸道监护

转运途中护士应随时注意观察患者的呼吸状态。转运昏迷患者时，应将患者的头偏向一侧，并及时清除呼吸道分泌物；转运中毒和脑卒中患者时，应防止呕吐物引起的窒息；对于颅脑损伤及胸部外伤患者，应松开患者颈部和胸部衣扣，清除其咽喉部异物或血块；为舌后坠患者放置通气导管；为呼吸困难患者予以氧气吸入或简易呼吸气囊辅助。

（三）各种管道的护理

患者转运是一个连续性的救治过程，要进行连续不断的病情监测及有效治疗。保持患者静脉输液的通畅，尤其是严重外伤患者，往往出现不同程度的低血容量性休克，应避免搬动引起重要器官灌注不足；应妥善固定各种引流管，保持通畅，防止因患者烦躁及体位变化发生脱落。

（四）保暖和安全

转运患者时须注意保暖，气温低时应盖棉被防止受凉。昏迷及躁动患者除担架护栏外应加约束带固定，防止坠落。此外，搬运时医护人员应做到动作轻稳、协调一致，防止平车、轮椅撞击门墙等物。

（五）心理护理

患者受伤或生病后往往会产生恐惧、紧张、烦躁情绪，护士应及时予以心理安慰和指导。对意识清醒者，护士可用语言、手势、眼神、写字等各种方式与患者交流，了解患者病情和需要，尽量满足其合理要求。

第三节　重症患者入室快速评估与监护

案例分析

患者，女性，56 岁。因"突发意识不清伴恶心呕吐 3 小时"入院，急查头颅 CT 提示：蛛网膜下腔出血。急诊全麻下行"幕上开颅动脉瘤夹闭术"，术后患者被送入 SICU。患者尚未清醒，经口气管插管，固定良好，通气畅，医嘱予以 SIMV 模式辅助通气。硬膜外颅脑引流管一根，头部伤口无渗血。右侧颈内静脉置管一根，应用微量泵给予丙戊酸

笔记栏

ER-9-1

参考答案

钠。患者四肢约束性保护。

请问:SICU护士对该患者如何进行入室快速评估?

重症患者进入ICU后,护士应在数分钟内迅速完成入室快速评估与监护。入室快速评估内容包括患者生命体征、是否清醒、是否连接呼吸机和监护仪、是否使用血管活性药物或抗心律失常药物等紧急药物、有无采集血气分析和电解质等重要实验室指标。患者入室时,责任护士应和其他医务人员一起,尽快为患者进行吸氧、心电监护、开放静脉通道等处理,遵医嘱用药、采集动脉血气等。在接收患者过程中,责任护士应作为指挥者,做好人员分工,确保各仪器连接到位,静脉通路、导尿管、引流管等各种管路通畅。遵循以下"ABCDE"评估步骤可以帮助护士有序完成评估,避免遗漏重要内容。

一、A-Airway 气道

重症患者入室时,ICU护士应立即对其进行气道评估,并做出初步判断。如患者入室时能与周围人员进行语言交流,则说明其气道通畅;否则应通过观察胸部起伏、呼吸波形、血氧饱和度等来判断。如果存在气道梗阻,应立即观察气道内是否有异物、血液或呕吐物,如有,须立即清除,并运用抬下颌法开通气道,必要时放置口咽通气管以保持气道畅通,防止舌后坠;如果存在喉头水肿,可紧急行环甲膜切开,或立即气管切开。如果患者在入室前已带有气管插管、气管切开套管等人工气道装置,护士应检查人工气道装置是否在位通畅、双肺呼吸音是否对称、固定妥当,及时吸除呼吸道分泌物,并同时观察分泌物的量、颜色与性状。

二、B-Breathing 呼吸

首先判断患者自主呼吸情况。有自主呼吸的患者,应注意观察其呼吸的频率、节律、深度、形态,判断是否存在呼吸费力情况;观察患者有无烦躁、焦虑或意识改变等表现,通过胸部触诊和听诊了解患者胸廓起伏情况和呼吸音是否正常。如果条件允许,尽可能听诊患者前后呼吸音。紧急情况下,也可仅听诊前胸呼吸音,并了解两侧呼吸音是否对称。根据患者呼吸困难的严重程度,给予不同的给氧方式。如果患者已放置人工气道,遵医嘱连接床旁呼吸机,并观察患者呼吸困难有无改善,有无呼吸机抵抗等。

三、C-Circulation 循环和 Complaint 主诉

护士应迅速对入室患者进行循环状况评估,通过触摸脉搏、观察心电监护以及测取血压等方法获得初步结果。持续使用同一侧肢体测量血压,通过观察脉压变化、皮肤颜色和温度以及毛细血管充盈时间,判断外周循环状况;如果患者存在低血压,或者血压不稳定,可通过无创血压监测或放置有创测压管道,以获得持续的血压数值;已放置有创压力监测导管的患者应立即连接监测装置,并尽快获得血压监测数值。

护士对患者进行入室快速评估时,应尽量倾听患者的主诉,但是通常情况下,重症患者因种种原因无法提供主诉,ICU护士应从家属或护送人员处获得信息。对患者主诉的评估应基于其致命伤及相关伴随症状的评判。如对颅脑外伤合并胸部外伤患者,应首先评估患者的呼吸系统和神经系统的症状体征,评估目前针对这两个系统的护理措施是否恰当,其他系统的评估可待患者病情稳定后再行询问。

四、D-Drugs and Diagnostic Tests 药物和化验检查

患者在入室前已应用的药物、已采集的化验和已进行的检查对入室以后的处理至关重要。如果患者已有微量泵给药，须确保药物剂量和浓度的准确性；如果没有静脉通路，此时应尽快建立静脉给药通路，并开始记录出入量。快速提取患者在入室前的异常实验室指标和检查结果，重点关注异常指标和结果的变化，并遵医嘱及时复查。

五、E-Equipment 仪器

待患者入室后，ICU 护士需尽快为患者连接好心电监护仪，并检查患者身上的各种导管，如有创测压管、胸腔闭式引流管、导尿管及其他引流管等是否已妥善安置。观察引流液的颜色、量与性质，在引流瓶或导管上做标记，观察引流量，确定所有仪器状态正常。

完成"ABCDE"评估步骤后，应立即进入全身系统评估阶段。如果在入室快速评估任何一阶段发现患者存在紧急病情，如呼吸道不通畅、不能维持有效循环、严重胸痛、严重的酸中毒和张力性气胸等，则需积极处理紧急情况后再进入下一阶段的评估。入室快速评估与监护要点可总结如下，见表 9-2。

表 9-2　入室快速评估与监护要点

一般状况的评估
　　是否需要抢救？
　　意识是否清醒？
　　需要重点监护什么指标、体征 / 症状？
　　是否已完善必要的实验室及影像学检查？

A-Airway 气道
　　气道是否通畅？
　　能否维持有效呼吸？

B-Breathing 呼吸
　　呼吸频率、深度和形态是否正常？
　　呼吸音是否正常？
　　指脉搏血氧饱和度是否正常？
　　是否需要呼吸机辅助？

C-Circulation 循环
　　脉搏
　　心电图监测(心率、心律)
　　血压
　　毛细血管充盈时间
　　意识状况

C-Complaint 主诉
　　出现致命症状的脏器评价
　　相关伴随症状的评价

D-Drugs and Diagnostic Tests 药物和化验检查
　　入室前已给予的药物、已采集的化验
　　入室前已做的检查和化验结果是否已得到合理的处理
　　确保药物剂量和浓度准确

E-Equipment 仪器
　　各类导管是否已妥善固定
　　各仪器是否处于工作状态

第四节　重症患者全身系统评估与监护

ER-9-2

参考答案

案例分析

患者,男性,65 岁。因"反复双下肢水肿 10 余年,进食后腹痛近 1 个月,咳嗽咳痰 3 天"入院。入院诊断为"慢性肾脏病 CKD 5 期,肺部感染,消化道出血,休克"。

入院体格检查:体温 36.6℃,脉搏 104 次 /min,呼吸 22 次 /min,血压 83/52mmHg。双肺可闻及少许湿啰音,心律齐,双下肢非对称性水肿,右侧自大腿根部以下重度水肿为甚,左下肢中度可凹性水肿。实验室检查:血常规:白细胞 $13.44 \times 10^9/L$,红细胞 $2.85 \times 10^{12}/L$,血红蛋白 87g/L。肾功能:尿素 30.6mmol/L,肌酐 427μmol/L。凝血功能:国际标准化比值(INR)1.56、部分凝血酶原时间 55.09 秒、纤维蛋白原(DFbg)1.34g/L、血浆 D 二聚体 2.73mg/L。肝功能:白蛋白 12.6g/L。血电解质:钾离子 5.80mmol/L。入院第 3 天患者脉搏 75 次 /min,血压 82/48mmHg,立即转入 ICU。

请问:

1. ICU 护士应对该患者如何全面系统的评估与监测?

2. 如何动态评估该患者的病情?

在解除危及患者生命的紧急状况后,应进行全身的系统评估。评估内容包括患者全面的生理、心理和社会支持情况。

一、既往史

了解患者的既往史对判断其病情具有十分重要的意义。护士应常规询问患者此次入院的原因,既往身体健康状况、疾病史、手术史等。

(一)神经系统

是否有抽搐、晕厥或黑蒙史,有无肢体麻木、刺痛或无力史,有无听力、视力或语言障碍。

(二)心血管系统

有无心绞痛或心肌梗死史,是否经常乏力,脉搏是否规律,有无高血压,有无安装起搏器或植入性起搏器(ICD)。

(三)呼吸系统

有无呼吸困难史,呼吸时有无疼痛,是否经常咳嗽,有无咳痰,有无高危工作环境暴露史。

(四)肾脏系统

尿液的颜色、性质和量是否正常;排尿次数有无改变,排尿时有无伴随疼痛、或排尿困难。

(五)胃肠系统

近期有无非计划性的体重增加或减少,有无食欲改变,有无恶心呕吐,有无排便规律、性状的改变。

（六）内分泌、血液和免疫系统

有无存在慢性感染、体温异常及出血不止现象。

二、心理社会评估

患者的心理社会状况评估通常通过言语交流、行为观察、心理测量等方式进行。重症患者心理评估内容包括患者认知功能、情绪与情感、应激与应对、健康行为及自我概念和精神信仰等信息。重症患者社会评估旨在了解患者社会功能状态及所处的社会环境，包括角色、家庭、社会和环境等。护士在与患者交流中可观察其情绪、态度、语言、注意力等评估患者精神状态；通过观察患者体态、面部表情、眼神等评估患者交流和应对能力。通过询问或者相关量表测评了解患者通常应对压力或疼痛的方法、家属对此次患病的反应、患者对疾病的态度和期望、对监护室的了解程度、对生活的态度、信念和信仰以及家属的需求等。如果患者存在失聪、视力障碍、语言不通等障碍，护士需要找到患者家属来了解或获取上述信息。

三、全身体检与监护

全身各系统及疼痛评估可与病史采集同时进行，常采用"从头到脚法"。

（一）神经系统评估与监测

神经系统评估包括中枢神经系统和周围神经系统的评估。对于重症患者来说，尤其是颅脑损伤或者颅脑疾病患者，神经系统的评估与监测非常重要。

1. 中枢神经功能评估包括格拉斯哥昏迷评分、瞳孔、神经系统体征等。

> **知识链接**
>
> 格拉斯哥昏迷评分
>
> 格拉斯哥昏迷评分（Glasgow Coma Scale，GCS）是评价重症患者昏迷程度的最常见的方法。GCS 评分包括三项元素：睁眼反应（eye opening，E）、语言反应（verbal response，V）、运动反应（motor response，M）。总分最高为 15 分，最低为 3 分。GCS 评分 13~15 分为轻型，9~12 分为中型，3~8 分为重型，3~5 分为特重型。

（1）瞳孔评估：瞳孔观察是一项重要的评估内容，护士应观察瞳孔大小、形状、双侧是否一致以及瞳孔对光反应。一些药物如阿托品、吗啡等亦会影响瞳孔大小，也有一些患者存在先天性瞳孔不等大或不规则等情况。瞳孔大小应以毫米记录，不能用大、小、针尖等字样描述。

> **知识链接**
>
> 瞳孔的异常变化
>
> 瞳孔的异常变化可能有以下几种情况。
>
> （1）一侧瞳孔散大，对光反射消失而患者神志清楚，提示可能有颅底骨折导致动眼神经损伤。
>
> （2）一侧瞳孔缩小，对光反应正常，伴同侧面部少汗或无汗，眼裂变小，称为 Horner 综合征，在排除颈部交感神经受损的可能后考虑是否存在脑干的局灶性损伤。

（3）双侧瞳孔缩小常提示脑桥损伤、蛛网膜下腔出血或吗啡等药物影响；双侧瞳孔时大时小提示中脑及其附近损伤或出血。

（4）双侧瞳孔散大，光反应消失则提示属于脑疝晚期或疾病临终状态，预后极差。

（2）神经系统体征评估：神经系统体征包括意识状态、神经反射（吞咽反射、角膜反射、巴宾斯基征）、肌力（表 9-3）和运动功能等。

表 9-3　肌力评估

肌力评级	肌力表现
0 级	完全瘫痪
1 级	可见肌肉收缩而无肢体活动
2 级	肢体能沿床面移动而不能抗重力（肢体不能举起）
3 级	肢体能抗重力抬离床面
4 级	肢体能抗阻力做运动，但稍力弱
5 级	正常肌力

2. 怀疑有颅骨骨折患者，应评估有无脑脊液漏。颅脑外伤患者应根据损伤原因评估颅神经受损情况，脊柱损伤的患者须评估感觉平面。

3. 神经系统重症患者需要常规检测血尿电解质、渗透压和尿比重，对意识障碍的患者须检测药物浓度，以鉴别意识改变的原因。

4. 颅内压增高的患者常需进行颅内压（ICP）监测，因为 ICP 增高严重者可致脑疝发生，同时使脑灌注压降低，加重脑缺血，从而影响患者预后。ICP 监测须严密观察 ICP 数值变化，计算脑灌注压（平均动脉压 - 颅内压），观察 ICP 波形和引流液的性质。

5. 对神经系统功能进行评估与监测的同时，还应重视血压和呼吸形态的监测。因为血压控制不良可能导致脑出血、休克、脑疝甚至死亡等严重后果；如果患者出现潮式（Cheyne-Stokes）呼吸或比奥（Biot）呼吸表明呼吸中枢严重受抑制，是病情危重的信号。

（二）心血管系统评估与监测

心血管系统的主要评估内容是判断患者重要脏器的灌注是否良好。

1. 血压、心率和心律监测　再次测量患者的血压、心率和心律，并与入室快速评估阶段获得的指标比较，以判断在入室前和入室后采取的循环复苏手段是否有效。观察患者的心电图变化，了解患者是否存在心肌受损、电解质紊乱等病情变化。

2. 观察皮肤颜色和温度　尤其关注口唇、黏膜和末梢肢体的颜色与温度，评估指甲颜色和毛细血管充盈时间。

3. 评估水肿程度　患者如果存在水肿，其严重程度可以分轻、中、重三度。轻度水肿仅见胫骨前、踝部皮下组织，指压后轻度凹陷，松开后平复较快；中度水肿时全身疏松组织均有较明显水肿，指压后可见明显凹陷，松开后平复缓慢；重度水肿即全身组织均有水肿，因重力原因身体下垂部位皮肤紧张发亮，或有液体渗出，胸腔、腹腔等部位可见积水。

4. 检查颈静脉充盈　正常情况下，坐位时颈静脉常不显露，平卧时可见充盈，其充盈程度限于锁骨下缘至下颌角距离的下 1/3，超过此水平或坐位时可见明显静脉充盈，称为颈静脉怒张，提示静脉压增高，见于右心功能不全、心包周围压力增加（心包压、心包炎等）或外伤等原因引起的上腔静脉回流受阻。

5. 触摸脉搏强度　脉搏强度是评价循环的一项重要指标(表9-4)。应常规评价双侧脉搏搏动(颈动脉除外),如果脉搏难以触及,可使用多普勒探测血流强度。

表 9-4　脉搏强度评分表

脉搏强度	评分	脉搏强度	评分
没有脉搏	0	强	3
微弱可及	1	亢强	4
正常	2		

6. 关注实验室指标和心电图变化　再次测量患者的血电解质、血常规和凝血功能等指标,并与入室时的相关指标比较,以判断在入室后采取的措施是否有效。对于主诉胸痛或疑有胸部外伤的患者应行心肌酶谱或心肌坏死标志物和 12 导联心电图检查,对长期服用抗心律失常药物的患者须检验药物浓度。

7. 检查静脉通路　保持静脉通路通畅,确保血管活性药物正确输注。

8. 保证监护的准确性　检查心电监护仪各导联是否连接完好,设置合理的报警范围。核查记录各类数据包括心率、血压、肺动脉压力等,确保各监测数据准确;有创压力监测的患者须检查压力的传输是否通畅,保证监测数据准确,分析获得的波形,结合临床症状,判断患者的循环状况及使用血管活性药物的效果。

(三) 呼吸系统评估与监测

呼吸系统主要评估通气和氧合是否充分。

1. 评估患者通气是否有效　观察胸廓起伏是评估患者呼吸系统最简单、最直接的方法。对于呼吸困难患者,在入室快速评估阶段,应给予氧气支持及改善通气治疗。入室后,应持续观察患者呼吸困难是否改善。对于行人工气道辅助通气治疗患者,应评估气道分泌物的颜色、量与性状。

2. 听诊呼吸音　呼吸音听诊是呼吸系统评估中最重要的方法之一。听诊顺序由肺尖开始,自上而下,由前胸部到侧胸部及背部,并对比呼吸音是否对称。听诊时注意听诊音的部位、强度、音调、时相和性质等。

3. 监测氧合和通气指标　血气分析、血红蛋白、血氧饱和度是评价氧合和通气的重要指标。对于存在呼吸衰竭的重症患者,应严密监测血气分析结果,及时采取合适的纠正措施。

4. 评估患者口腔情况及气道是否通畅　检查口腔是否清洁;嘴唇是否干燥、有无发绀;牙齿有无松动;口腔黏膜是否完整、有无贫血迹象。检查鼻腔黏膜有无出血,口咽部有无分泌物或痰液。

5. 检查外伤患者的胸部情况　观察胸廓有无损伤,有无伤口或瘀斑;胸廓的形状是否对称或有无畸形;患者呼吸形态是否异常,如是否存在潮式呼吸、间断呼吸、库斯莫尔呼吸、鼾声呼吸等。

6. 评估人工辅助呼吸患者的导管、呼吸机参数及呼吸状况　观察插管型号和深度,妥善固定插管,并做好记录。记录呼吸机参数,如辅助模式、给氧浓度、潮气量等。监测患者气道压力、气道阻力、肺顺应性,了解患者气道阻塞、肺水肿、肺纤维化以及胸腔、胸壁病变的严重程度。观察人工辅助通气治疗患者自主呼吸、氧合指标等,以判断治疗效果及病情变化。条件允许可行持续呼气末二氧化碳监测评价通气状况,可减少反复留取动脉血进行血气分析。通过测定呼气末二氧化碳浓度和每分通气量,还可计算出二氧化碳每分钟产生量、有效潮气量、无效腔与潮气量之比,以综合评判患者的呼吸功能。

7. 评估行胸腔引流患者的情况 应观察管道周围是否存在皮下气肿、胸腔闭式引流管引流液的颜色、量及性状、有无气泡等。

（四）泌尿系统评估与监测

1. 回顾患者入 ICU 前和入室后尿液监测结果,包括尿液情况,如尿量、尿比重、尿渗透压指标,主要反映机体重要脏器血液灌注状态。评估尿中是否出现红细胞、白细胞、管型及蛋白等,以判断患者是否存在泌尿系统感染或肾功能受损。

2. 监测患者血液生化检查和血电解质指标,包括血肌酐、血尿素氮、内生肌酐清除率、血钾、血氯、血磷等,了解患者肾功能状况。

3. 为了便于观察尿液的量和性质,重症患者多留置导尿管,护士应及时留取尿液标本检测尿糖、蛋白或血尿。

4. 行膀胱造瘘患者须检查造瘘口是否清洁、有无溢漏,并及时记录尿液的颜色、量及性状。

（五）胃肠系统评估与监测

1. 营养状况评估 包括身高、体重、皮肤弹性、皮褶厚度、人血清白蛋白等。

2. 腹部评估 腹部是否对称、平坦;腹部有无膨隆;是否有外伤;听诊肠鸣音有无异常;有无压痛和反跳痛。观察患者有无恶心、呕吐及呕血,并及时记录呕吐物的颜色、量及形状。听诊腹部四个象限的肠鸣音,听诊时间不少于 5 分钟。肠鸣音亢进常见于胃肠道出血,若肠鸣音音调、频率和强度明显增强,甚至呈叮当声或金属音时提示有机械性肠梗阻;肠鸣音减弱或消失,见于急性弥漫性腹膜炎、电解质紊乱或肠麻痹。

3. 导管护理 留置腹部引流管的患者需观察引流管放置部位有无渗血,观察引流液的颜色、量及性状。标记引流管类型,并在引流管的腹壁出口处标记刻度,以便于及时发现引流管滑脱;行胃肠腹壁造瘘的患者需观察造瘘口有无渗血渗液、有无皮肤红肿等,并做好记录。留置胃管的患者需确认胃管的位置,标记胃管插入的刻度,必要时做胃肠 pH 及潜血试验。

4. 胃肠黏膜内 pH（pHi）监测 重症患者胃肠道缺血现象普遍,多器官功能障碍患者胃肠道缺血的发生率可高达 80%。胃肠道缺血、缺氧可使局部组织乳酸蓄积,易导致酸中毒,从而引发胃肠道黏膜屏障受损和胃肠功能障碍。因此,临床常用胃肠黏膜内 pH（pHi）指标监测胃肠黏膜组织的灌注和氧代谢,是组织氧合和灌注水平的敏感指标,能反映胃肠黏膜是否存在缺氧情况,也可用于重症患者复苏监测和并发症的预测。胃肠黏膜内 pH 正常范围为 7.35~7.45,最低限为 7.32。

目前临床监测胃肠黏膜内 pH（pHi）多采用间接方法,即通过获得胃肠道黏膜内组织间液的 HCO_3^- 和 PCO_2,利用公式计算 pHi。①生理盐水张力法是以生理盐水作为气体平衡介质来测定胃黏膜 pHi。将 TRIP-NGS 导管按照胃管置入操作方法经鼻（或经口）将导管送入胃腔,将 4ml 生理盐水注入导管的前端小囊,30~90 分钟后抽出囊内生理盐水,弃去前 1.5ml,剩余约 2.5ml 行血气分析,同时抽取动脉血行血气分析。利用改良的 Hedderson-Hasselbalch 公式:$pHi=6.1+\log(HCO_3^-/0.03 \times PCO_2 \times k)$,计算 pHi。②空气张力法是用空气取代生理盐水作为介质来测量胃肠黏膜 PCO_2 的方法。TRIP-NGS 导管与监测仪相连后形成循环系统,将导管置入患者胃内后,监测仪自动向导管气囊内充入空气,10~15 分钟后囊内空气自动抽出,监测仪检测囊内空气的 PCO_2,即黏膜 PCO_2。同时抽取动脉血气,利用 Hedderson-Hasselbalch 公式计算 pHi。③胃管法:置入胃管并吸尽胃内容物后,向胃内注入 30ml 生理盐水,夹闭胃管,30~90 分钟后抽取胃液,弃去前 10ml,再留取 2ml 行血气分析检查,测得

PCO_2。根据公式计算 pHi。

（六）内分泌、血液、免疫系统评估与监测

ICU 护士对重症患者进行全面系统评估时,应关注内分泌、血液、免疫系统的功能。

1. 重症患者常处于应激状态,机体的下丘脑 - 垂体 - 肾上腺轴及交感 - 肾上腺髓质系统被激活,导致内分泌系统发生紊乱,如出现肾上腺皮质功能亢进或低下、正常甲状腺病态综合征、应激性高血糖等。患者可出现心率增快、血压升高、血糖升高等表现,因此早期监测重症患者内分泌激素水平对其病情变化及预后判断具有重要的临床意义。

2. 重症患者的血液系统评估包括血常规和出凝血功能检查。血细胞数量或质量异常提示患者可能存在出血、感染或血液系统恶性疾病。患者出凝血功能监测可判断其是否存在出血倾向、血液高凝现象或弥散性血管内凝血等危急状态。

3. 重症患者常伴有免疫功能紊乱或衰竭,对其进行免疫功能监测可判断病情严重程度和预测预后。临床常用的免疫功能监测指标包括中性粒细胞、单核巨噬细胞、树突状细胞、自然杀伤细胞等免疫细胞;TNF、IL-1、IL-4、γ 干扰素等炎症介质和补体、细胞因子等免疫分子。

（七）皮肤及黏膜评估与监测

1. 评估皮肤组织　皮肤是人体抵御感染的第一道防线。对皮肤的评估可与全身系统评估同时进行,应仔细观察皮肤的完整性、皮肤的颜色、温度和弹性。注意皮肤有无擦伤和破损,若存在皮肤损害,评估皮肤损害的部位、范围及程度,及时处理破损的皮肤,如清洁或清创等,并记录伤口大小、深度、有无分泌物等。

2. 评估压力性损伤危险因素　重症患者在全身体检阶段均应进行压力性损伤危险因素评估,目前临床常用 Braden 评估表来预测压力性损伤风险程度(表 9-5)。

表 9-5　Braden 评估表

评估内容	1分	2分	3分	4分
感觉	完全受限	极度受限	轻度受限	没有改变
活动方式	卧床	轮椅	偶尔行走	经常行走
活动能力	完全不能移动	重度受限	轻度受限	没有改变
潮湿	一直浸湿	浸湿	偶尔浸湿	很少浸湿
营养状况	非常差	可能不足	充足	营养摄入极佳
摩擦 / 剪切力	已存在问题	潜在问题	没有明显问题	

该评估表由患者的感觉、活动方式、活动能力和影响皮肤耐受力的三个因素(皮肤潮湿、营养状况、摩擦和剪切力),共六方面组成,总分 6~23 分,分值越低,压力性损伤发生的危险性越高。以 18 分作为预测有压力性损伤发生危险的诊断界值,15~18 分提示轻度危险,13~14 分提示中度危险,10~12 分及以下提示高度危险,≤9 分极高度危险。

3. 评估皮下湿度或水肿　重症患者常需仪器设备进行支持性治疗,从而导致医疗器械相关压力型损伤。该类型损伤不仅局限于体表皮肤,也可能发生在黏膜(呼吸道、胃肠道和泌尿生殖道黏膜)。临床可使用皮下湿度 / 水肿测量装置评估受压皮肤情况。皮下湿度 / 水肿测量装置可通过压力探测头测量受压组织的抵抗力,随着压迫时间变化绘制压力曲线,通过方程系统计算出水肿液体移位容量,从而判断患者皮下水肿情况。

4. 皮肤压力性损伤护理　对于 Braden 评分 18 分以下的患者即应开始采取常规预防措施,如每 2 小时翻身、保持皮肤清洁干燥、更换体位时避免拖拉等,存在营养不良的患者需请营养科医生会诊。对于使用医疗器械支持治疗的重症患者,每 2 小时观察医疗器械接触部位的皮肤情况,可使用预防性敷料保护接触部位皮肤,为患者调整医疗器械的放置位置,或在条件允许下尽早移除可引起压力性损伤的医疗器械。

第五节　重症患者的评估

重症患者病情复杂,变化快,涉及多个系统,故为提高评估结果的准确性,临床上除应用传统的评估方法外,常借助评估工具,本节主要介绍目前临床应用较为广泛护理评估工具。

一、病情危重程度的评估

急性生理与慢性健康评分Ⅱ(acute physiology and chronic health evaluation Ⅱ,APACH-Ⅱ)、治疗干预评分系统(therapeutic intensive scoring system,TISS)和改良早期预警评分系统(modified early warning score,MEWS)是目前临床护理领域研究较多的病情危重程度评估工具。APACHEⅡ既是衡量重症患者病情严重程度的标尺,也是预测患者临床结局的重要工具。由以下三部分组成:①急性生理学评分(acute physiology score,APS)(表 9-6);②年龄评分(表 9-7);③慢性健康状况评分(chronic health score,CHS)(表 9-8)。总分为三者得分之和,分值范围为 0~71 分,得分越高,表示患者病情越重。A 级:病情较轻,0 分 < 评分 <9 分;B 级:病情比较危重,9 分≤评分 <21 分;C 级:病情危重,21 分≤评分 <36 分;D 级:病情极危重,评分≥36 分。APACHE-Ⅱ评估指标客观,适于动态观察患者病情发展。

二、意识障碍的评估

意识改变提示病情发生变化,ICU 患者常因各种原因存在不同程度的意识障碍,医护人员需及时准确地进行评估。ICU 常见的昏迷和谵妄两种意识障碍评估工具如下。

(一)昏迷的评估

ICU 最常使用的是格拉斯哥昏迷评分(glasgow coma scale,GCS)(表 9-9),包括睁眼反应、语言反应、运动反应三方面内容,总分 15 分,分值越高,提示意识情况越好。13~14 分为轻度障碍,9~12 分为中度障碍,3~8 分为重度障碍。

(二)谵妄的评估

ICU 精神混乱评估法(Confusion Assessment Method for the Intensive Care Unit,CAM-ICU)(表 9-10)和重症监护谵妄筛查量表(Intensive Care Delirium Screening Checklist,ICDSC)(表 9-11)是目前 ICU 成年谵妄最有效和可靠的评估工具。

三、疼痛的评估

ICU 患者由于意识障碍、镇静等原因,不能对疼痛进行主观评价时,可用行为疼痛评估量表(behavior pain scale,BPS)(表 9-12)和重症监护疼痛观察工具(critical-care pain observation tool,CPOT)(表 9-13)进行疼痛评估。

四、镇静的评估

Richmond 躁动 - 镇静评分(richmond agitation-sedation scale,RASS)(表 9-14)和镇静 - 躁动评分(sedation-agitation scale,SAS)(表 9-15)是目前广泛应用于临床,指导镇静药物剂量调整的镇静评估工具。

表 9-6　急性生理学评分 (APS)

监测指标	异常升高值				0分	异常降低值			
	4分	3分	2分	1分		1分	2分	3分	4分
肛温 (℃)	≥41	39.0~40.9		38.5~38.9	36.0~384	34.0~35.9	32.0~339	30.0~31.9	≤29.9
MAP (mmHg)	≥160	130~159	110~129		70~109		50~69		≤49
HR (次/min)	≥180	140~179	110~139		70~109		50~69	40~54	≤39
RR (次/min)	≥50	35~49		25~34	12~24	10~11	6~9		≤5
PaO₂ (mmHg (FiO₂<0.5)					>70	61~70		55~60	<55
(A-a) DO₂ (mmHg) (FiO₂≥0.5)	≥500	350~499	200~349		<200				
pH	≥7.7	7.6~7.69		7.5~7.59	7.33~7.49		7.25~7.32	7.15~7.24	<7.15
HCO₃⁻ (mmHg)	≥52	41~51.9		32~40.9	22~31.9		18~21.9	15~17.9	<15
Na⁺ (mmol/L)	≥180	160~179	155~159	150~154	130~149		120~129	111~119	≤110
K⁺ (mmol/L)	≥7	6.0~6.9	5.5~5.9	5.5~5.9	3.5~5.4	3~3.4	2.5~2.9		<2.5
Cr (mg/dl)	≥3.5	2.0~3.4	1.5~1.9		0.6~1.4		<0.6		
Hct (%)	≥60		50~59.9	46~49.9	30~45.9	20~29.9		<20	
WBC (×10⁹/L)	≥40		20~39.9	15~19.9	3~14.9		1~2.9		<1
GCS 评分					分值等于 15 减去实际 GCS 分值				

注: 当 FiO₂<0.5 时用 PaO₂, 当 FiO₂≥0.5 时用 (A-a) DO₂ (mmHg); (A-a) DO₂=(713×FiO₂) − (PaO₂/0.877) −PaO₂

笔记栏

表 9-7　年龄评分

年龄(岁)	分数	年龄(岁)	分数
≤44	0	65~74	5
45~54	2	≥75	6
55~64	3		

表 9-8　慢性健康状况评分(CHS)

评估要点	分数
无器官衰竭	0
常规手术前存在器官衰竭或免疫抑制	2
急诊手术前或不能手术但存在器官衰竭或免疫抑制	5

注:CHS 评分适应证:①肝硬化及明确的门静脉高压;②美国心脏病学会心功能Ⅳ级;③慢性肺疾病导致活动重度受限;④长期接受透析治疗;⑤因治疗影响机体的感染抵抗力

表 9-9　格拉斯哥昏迷评分(GCS)

评估要点	临床特征	分值
睁眼反应	自主睁眼	4
	呼唤睁眼	3
	刺痛睁眼	2
	刺痛无反应	1
语言反应	正常交谈	5
	回答错误	4
	胡言乱语	3
	只能发声	2
	不能发声	1
运动反应	遵嘱运动	6
	刺痛定位	5
	刺痛躲避	4
	刺痛屈曲	3
	刺痛伸直	2
	刺痛无反应	1

表 9-10　ICU 精神混乱评估法(CAM-ICU)

临床特征	评价指标	阳性标准
1. 意识状态突然改变或波动	与基础水平相比患者的精神状态是否有突然变化? 患者的精神状态(如 RASS、GCS 评分或以往的谵妄评估)在过去的 24h 内有无起伏波动?	任一问题回答"是"
2. 注意力障碍	数字测验:"我读 10 个数字,你听到 1 时就握我的手" 用正常语调读数:8、1、7、5、1、4、1、1、3、6 患者在读"1"时未握手为错误 患者在读"1"以外的数字时握手也为错误	错误≥3 个

续表

临床特征	评价指标		阳性标准
3. 意识水平改变	正常——对周围环境完全知道,并且有适当的互动		RASS ≠ 0
	警惕——过度的警戒状态		
	嗜睡		
	昏睡		
	昏迷		
4. 思维无序	A 组问题:	B 组问题:	错误≥2 个
	(1) 石头会浮在水面上吗?	(1) 树叶会浮在水面上吗?	
	(2) 海里有鱼吗?	(2) 海里有大象吗?	
	(3) 1 斤比 2 斤重吗?	(3) 2 斤比 1 斤重吗?	
	(4) 你能用锤子砸钉子吗?	(4) 能用锤子砍木头吗?	
	(5) 指令:对患者说:"举起这几根手指"(在患者面前举起 2 个手指),"现在用另一只手做同样的事"(不做示范),如果患者不能移动手臂,要求患者"比这个多举一个手指"		

CAM-ICU 总体评估:特征 1 阳性 + 特征 2 阳性 + 特征 3 阳性或特征 4 阳性,则可诊断 CAM-ICU 阳性,即谵妄存在。

表 9-11　重症监护谵妄筛查量表(ICDSC)

意识水平	描述	评分
A	无反应	0
B	对于加强的和重复的刺激有反应	0
C	对于轻度或者中度刺激有反应	1
D	正常清醒	0
E	对正常刺激产生夸大的反应	1

谵妄评分	评分
注意力不集中	0 或 1 分
定向力障碍	0 或 1 分
幻觉 - 幻想性精神病状态	0 或 1 分
精神运动型激越或者阻滞	0 或 1 分
不恰当的言语和情绪	0 或 1 分
睡眠 - 觉醒周期失调	0 或 1 分
症状波动	0 或 1 分
总分 0~8 分,≥4 分提示存在谵妄	0 或 1 分

表 9-12　行为疼痛评估量表(BPS)

项目	1分	2分	3分	4分
面部表情	放松	部分紧张	完全紧张	扭曲
上肢运动	无活动	部分弯曲	手指、上肢完全弯曲	完全回缩
通气依从性(插管)	完全能耐受	呛咳,大部分时间能耐受	对抗呼吸机	不能控制通气
发声(非插管)	无疼痛相关发声	呻吟≤3 次 /min 且每次持续时间≤3s	呻吟 >3 次 /min 或每次持续时间 >3s	咆哮或使用"哦、哎呦"等言语抱怨,或屏住呼吸

表 9-13　重症监护疼痛观察工具（CPOT）

指标	条目	描述	评分
面部表情	自然、放松	未见肌肉紧张	0
	紧张	皱眉、眉毛下垂、眼窝紧缩、面肌轻微收缩，或其他改变（如侵入性操作时睁眼或流泪）	1
	扭曲、痛苦	以上所有的面部变化，并有眼睑紧闭	2
身体活动	无活动	不动（并不代表不存在疼痛）	0
	保护性活动	缓慢、谨慎地运动，触碰或抚摸疼痛部位，通过运动寻求关注	1
	躁动不安	拉拽管道，试图坐起，肢体无目的运动 / 猛烈摆动，不遵从指令，攻击工作人员，试图从床上爬离	2
肌肉紧张度	放松	对被动的运动不作抵抗	0
	紧张、僵硬	对被动的运动有抵抗	1
	非常紧张或僵硬	对被动动作有剧烈抵抗，被动动作无法完成	2
机械通气顺应性（气管插管患者）或发声（无插管患者）	耐受呼吸机或机械通气	无警报发生，通气顺畅	0
	咳嗽但是耐受	咳嗽，可触发报警但自动停止	1
	对抗呼吸机	不同步：机械通气阻断，频繁报警	2
	言语正常或不发声	讲话音调正常或不发声	0
	叹息，呻吟	叹息，呻吟	1
	喊叫，啜泣	喊叫，啜泣	2

CPOT 评价：每个条目计分 0~2 分，总分 0~8 分，0 分无痛，8 分最痛。分值越高，说明患者的疼痛程度越高。

表 9-14　Richmond 躁动 - 镇静评分（RASS）

分数	分级	描述
+4	有攻击性	非常有攻击性，暴力倾向
+3	非常躁动	试图拔出各种导管
+2	躁动焦虑	身体激烈移动，无法配合呼吸机
+1	不安焦虑	焦虑紧张，但身体活动不剧烈
0	清醒平静	清醒自然状态
-1	昏昏欲睡	没有完全清醒，声音刺激后有眼神接触，可保持清醒超,10s
-2	轻度镇静	声音刺激后能清醒，有眼神接触，<10s
-3	中度镇静	声音刺激后能睁眼，但无眼神接触
-4	深度镇静	声音刺激后无反应，但疼痛刺激后能睁眼或运动
-5	不可唤醒	对声音及疼痛刺激均无反应

表 9-15　镇静 - 躁动评分（SAS）

分值	分级	描述
7	危险躁动	试图拔出各种导管，翻越窗栏，攻击医护人员，在床上辗转挣扎
6	非常躁动	需要保护性束缚并反复语言提示劝阻，咬呼吸管

续表

分值	分级	描述
5	躁动	焦虑或身体躁动,经言语提示劝阻可安静
4	安静合作	容易唤醒,服从指令
3	镇静	嗜睡,语言刺激或轻摇可唤醒并能服从简单指令,但又迅速入睡
2	非常镇静	对躯体刺激有反应,不能交流,不服从指令,有自主运动
1	不能唤醒	对恶性刺激无或仅有轻微反应,不能交流,不服从指令

第六节　重症患者疼痛的评估与监护

疼痛在 ICU 患者中普遍存在,33%~77% 的患者在 ICU 期间经历过不同程度的疼痛,除原发疾病、手术、创伤、烧伤、翻身、气管插管、伤口护理、引流管拔除和导管插入等相关操作及长时间制动、炎症反应等引起的急性疼痛外,疾病相关的物理性损伤及某些精神因素亦可引起慢性疼痛。疼痛造成患者痛苦,导致躯体应激反应,出现生理、心理和行为异常,如血压增高、躁动、焦虑,甚至攻击行为,使治疗与护理措施难以实行。给予重症患者疼痛管理,使其维持在相对舒适和安全的状态,对于 ICU 患者具有重要意义。

一、疼痛概述

疼痛(pain)是一种与组织损伤或潜在损伤导致相关的或以损伤来描述的不愉快的主观感受和情感体验。

由疼痛引发的躯体并发症包括:①内分泌 / 代谢:抗利尿激素、促肾上腺皮质激素、皮质醇、儿茶酚胺激素、胰高血糖素等释放增加;②心血管系统:交感神经兴奋,增加血管阻力与心肌耗氧量;增强血小板黏附功能;③消化系统:胃肠道的蠕动和排空减缓;机体处于高代谢状态,易发生负氮平衡;④骨骼肌肉系统:肌肉痉挛,肌张力增高,关节活动度下降;⑤泌尿系统:抗利尿激素和醛固酮释放增加,尿量减少、水钠潴留;⑥免疫系统:抑制炎症和免疫反应,容易获得感染,甚至转归为脓毒症。

二、疼痛的评估

有效的评估是疼痛管理的基础。由于镇静或其他原因,ICU 患者的疼痛评估往往比较复杂。能获得患者主诉时,可以使用主观疼痛评估工具;不能获得患者主诉时,宜使用客观疼痛评估工具。

（一）主观疼痛评估工具

1. 数字评分法(numeric rating scale,NRS)　由 0~10 间隔的 11 个数字组成。0 分代表无痛,10 分代表疼痛难忍,由患者选择不同分值来量化疼痛程度,评分越高则疼痛强度越大。NRS 简单实用,易于记录,在 ICU 患者疼痛评估的研究中使用最为广泛,预测效能也最好。见图 9-2。

2. 视觉模拟法(visual analogue scale,VAS)　是一把 10cm 长的直尺,两端分别标上数字 0 和 10,0 表示无痛、10 表示最痛。由患者在 VAS 尺上指出最能代表其疼痛程度的位置,然后由医护人员读取尺子背面相对应的数值,即为患者的疼痛程度评分。见图 9-3。

3. 面部表情疼痛量表(faces pain scale,FPS)　FPS 由 6 个从快乐到哭泣表情的面容组成,

图 9-2 数字评分法

图 9-3 视觉模拟法

图 9-4 面部表情疼痛量表

0、2、4、6、8、10 分别对应 6 个脸谱。0 为非常愉快、没有疼痛,2 为有一点疼痛,4 为轻微疼痛,6 为疼痛较明显,8 为疼痛较严重,10 为剧烈疼痛。该方法适用于儿童,也可用于认知水平较低或有交流障碍的患者。见图 9-4。

📖 知识链接

主诉疼痛程度分级法

主诉疼痛程度分级法(verbal rating scale,VRS)包括 4 分类、5 分类、6 分类、12 分类和 15 分类评分多种,该评分方法由一系列描述疼痛程度的形容词组成,按照最小程度到最大程度排列。常用的 4 分类疼痛程度分为无痛、轻度疼痛、中度疼痛、重度疼痛。疼痛评估时,由患者从中选择一个最能描述其疼痛程度的词语。医护人员或研究者在进行统计时,需要将不同程度的词语转化为数字来记录,通常将程度最轻的词记为 0,每增进一级增加 1,依此类推。Ahlers 等曾使用过 4 分类的 VRS(VRS-4,无痛、轻度疼痛、中度疼痛、重度疼痛依次记为 0、1、2、3)对 ICU 患者进行疼痛评估,结果发现翻身会给患者带来轻度疼痛。

(二) 客观疼痛评估工具

1. 行为疼痛评估量表(behavior pain scale,BPS) BPS 包括 3 个条目:面部表情、上肢运动、通气依从性(气管插管患者)或发声(非气管插管患者),每项按 1~4 评分,总分 3~12 分,总分越高说明患者的疼痛程度越高。该量表的评估结果与患者的 NRS 评分具有较高相关性。

2. 危重监护疼痛观察工具(critical-care pain observation tool,CPOT) CPOT 包括 4 个条目:面部表情、肢体活动、肌张力、通气依从性(气管插管患者)或发声(非气管插管患者),每个条目根据患者的反应情况分别赋予 0~2 分。评估患者的疼痛程度时,将 4 个条目的得分相加,总分 0~8 分,总分越高说明患者的疼痛程度越高,是一种特别为无法交流的 ICU 患者开发的疼痛行为客观量表。

3. 非语言疼痛评估工具(nonverbal pain assessment tool,NPAT) NPAT 包括 5 个条目：情感、运动、语言线索、面部表情和身体姿势，每个条目根据患者的反应情况分别赋予 0~2 分，评估患者的疼痛程度时，将 5 个条目得分相加，总分 0~10 分，总分越高说明患者的疼痛程度越高。

4. 非语言成人疼痛评估量表(nonverbal adult pain assessment scale,NVPS) NVPS 包括 3 个行为条目：面部表情、活动(运动)、身体姿势，2 个生理指标条目：生理指标Ⅰ(生命体征：收缩压、心率和呼吸频率)和生理指标Ⅱ(皮肤、瞳孔反应、出汗、脸红、苍白)，根据情况每个条目分别赋予 0~2 分，评估患者疼痛程度时，将五个条目的得分相加，总分 0~10 分，总分越高说明患者的疼痛程度越高。

三、重症患者疼痛的护理

重症患者的病情复杂，疼痛发生机制与临床表现多样，单一的镇痛方法难以达到镇痛效果。药物干预是重症患者疼痛管理最主要的方法，亦常配合使用物理、认知 - 行为疼痛管理等非药物镇痛方法。

（一）专科护理

护士应准确判断患者疼痛的部位、性质和程度，依据完整的护理程序，实施护理措施。

（二）健康教育

正确及时地实施健康教育，向患者解释疼痛产生的原因，控制疼痛的方法，以提高患者对疼痛的认识程度，减少疼痛带来的恐惧与焦虑，提高患者对疼痛的自控能力。

（三）药物镇痛的护理

1. 熟悉镇痛药物的药理作用及不良反应 ①非甾体类抗炎药：如阿司匹林、布洛芬，作用于外周疼痛感受器，长期使用无成瘾性，但可导致胃肠道出血；②阿片类镇痛药：如吗啡、可待因、哌替啶，通过与阿片受体相结合改变患者对疼痛的感知，长期使用会产生耐受性和成瘾性。常见不良反应有呼吸抑制、血压下降、过度镇静、胃肠道蠕动减弱、尿潴留和恶心呕吐等；③非阿片类镇痛药：如曲马多，是一种中枢镇痛药，发挥弱阿片和非阿片双重镇痛机制，成瘾性和呼吸抑制作用均弱于吗啡，显著降低阿片类药物用量及其不良反应；④局麻类镇痛药：如利多卡因、布比卡因，通过抑制神经细胞去极化而发挥作用，常与阿片类药物联合应用，用于术后硬脊膜外镇痛。常见不良反应有嗜睡、呼吸抑制、低血压、心动过缓、心律失常等。

2. 遵医嘱正确用药 在可能导致疼痛的操作之前，可预先使用镇痛药，以减轻疼痛；对于已经存在的疼痛，严格根据镇痛药物的代谢周期，把握给药时间间隔。重症患者的病理生理状态特殊，应根据患者病情选择口服、肌内注射、静脉注射、皮下持续注射、硬脊膜外注射等恰当的给药方式。也可根据患者病情选择使用患者自控镇痛(patient controlled analgesia,PCA)，当疼痛显著时，患者自行按压机器按钮向体内注射一定量的镇痛药以达到镇痛效果。临床上可分为静脉、皮下、硬膜外 PCA 等。PCA 适用于清醒、合作并有能力控制镇痛泵按钮的患者。

3. 密切观察药物疗效 使用药物后，护士应注意观察药物的起效时间，正确选择疼痛评估工具，评价镇痛效果。如果镇痛效果不理想，应及时报告医生，对药物进行调整。

（四）非药物镇痛的护理

对于重症患者，配合使用非药物镇痛方法，有助于降低镇痛药物使用量，减少并发症的发生。可通过经皮电刺激神经疗法、注意力分散法、想象法、放松法、抚触 / 按摩法、冷敷、热敷、合理选择卧位等，以达到缓解疼痛的目的。

笔记栏

第七节　重症患者镇静的评估与监护

ICU 患者处于强烈的应激环境之中,受自身严重疾病、环境、隐匿性疼痛、忧虑未来命运等因素的影响,常有焦虑、躁动、睡眠障碍等表现,导致坠床、非计划性拔管等不良事件的发生,不利于疾病康复,甚至威胁生命安全。

一、镇静概述

镇静(sedation)是指应用药物、精神和心理的照护与安抚,减轻患者的焦虑、躁动、谵妄,使重症患者处于安静状态,催眠并诱导顺行性遗忘的治疗方法。

疼痛和不适感是大部分患者焦虑、烦躁的首要原因,故重症患者应以镇痛治疗作为镇静治疗的基础。研究表明,联合镇痛治疗的镇静方案能够减少疼痛的发生率,降低患者镇痛评分,降低机械通气的使用率,减少气管插管时间,缩短住院时间。

镇静原则:①去除焦虑躁动的原因,首选非药物方法进行安抚;②实施有效镇痛后再考虑镇静;③持续监测镇静程度,做到"无监测勿镇静";④评估患者后,实施每日间断镇静或轻度镇静。

镇静适应证:①疼痛;②焦虑;③躁动;④睡眠障碍和谵妄。

二、重症患者镇静的评估

(一)镇静的主观评估

保持重症患者处于最舒适和安全的镇静状态,是 ICU 镇静治疗的重要目标之一。镇静评估是评价镇静效果和调整镇静方案的依据。目前临床常用的主观镇静评价方法包括:①Richmond 躁动 - 镇静评分(richmond agitation-sedation scale,RASS):昏迷、重度镇静、中度镇静、轻度镇静、昏昏欲睡、清醒平静、不安焦虑、躁动焦虑、非常躁动、有攻击性等 10 个条目,依次赋值 –5~+4 分,–5 分表示镇静程度最深,+4 分表示最严重的躁动;②镇静 - 躁动评分(sedation-agitation scale,SAS):患者不能唤醒、非常镇静、镇静、安静合作、躁动、非常躁动和危险躁动等 7 种不同行为依次赋值 1、2、3、4、5、6、7 分。1 分表示镇静程度最深,7 分表示最严重的躁动;③Ramsay 评分:总分 1~6 分,1 分表示镇静程度最浅,6 分表示镇静程度最深。其中,RASS 和 SAS 评分法因其简单、易操作、对镇静目标具有良好的指示性而被广泛应用于临床,并能指导镇静药物剂量的调整。

(二)镇静的客观评估

目前,临床常用的客观评估方法有:脑电双频指数(bispectral index,BIS)和肌肉活动评分法(motor activity assessment scale,MAAS),但没有证据证明客观评估方法对于非肌松治疗的患者有益。

对于接受神经 - 肌肉阻滞剂治疗的患者,因其达到一定的肌松深度后将失去神经肌肉运动反应,难以通过主观镇静评分对其进行镇静深度的评估,可使用脑功能的客观评估指标,如 BIS、麻醉趋势指数(narcotrend index,NI)、患者状态指数(patient state index,PSI)等。

三、重症患者镇静的护理

(一)镇静前护理

1. 通过改善环境、降低噪声、集中进行各项护理及医疗干预操作,减少夜间声光刺激策略,促进睡眠,保护患者睡眠周期。

2. 约束患者时注意保持其肢体处于功能位并适时松懈。

3. 加强心理护理,根据病情合理运用非药物方法减轻患者的焦虑,减少患者对镇静药物的需求,可采用精神疗法、心理和肌肉的放松疗法、自我放松法、自我调节法、分散注意力等方法。

4. 评估患者是否具有镇静干预指征,遵医嘱给予镇静治疗。

（二）镇静中的护理

1. 药物镇静的护理

熟悉药物的药理作用,掌握正确的给药途径,遵医嘱正确用药,密切观察药物疗效及不良反应,撤离镇静药物应循序渐进,逐渐减量,以免发生戒断反应。

常用镇静药物的药理作用及其不良反应:①苯二氮䓬类:常用咪唑安定,是 ICU 患者最常用的镇静药物之一,具有抗焦虑、遗忘、镇静、催眠、抗惊厥作用。负荷剂量可引起呼吸抑制、血压下降,有诱发谵妄的可能,但对循环影响小,是酒精、药物戒断反应的一线选择;②丙泊酚:也是 ICU 常用的镇静药物之一,具有镇静催眠、顺应性遗忘和抗惊厥作用。起效快、作用时间短,可减少脑血流、降低颅内压和脑代谢率,谵妄发生概率低,撤药后可迅速清醒。单次注射可出现暂时性呼吸抑制和血压下降、心动过缓,输注点疼痛、丙泊酚输注综合征,亦可因其溶剂为乳化脂肪,长期或大量使用可引起甘油三酯水平升高。儿童输注时应特别注意丙泊酚综合征,高甘油三酯血症患者慎用;③α_2 受体激动剂:常用右美托咪定,兼具轻度镇痛和镇静效果,与其他镇痛镇静药物具有协同作用,可减少阿片类药物用量、机械通气时间和 ICU 住院时间,有预防、治疗谵妄的作用,对循环影响小。给药过快可因 α_2 受体骤然兴奋出现一过性高血压,其后因 α_2 受体与儿茶酚胺结合反应性下降出现心动过缓、血压下降。

2. 镇静策略

根据镇静状态的评估结果随时调整镇静深度,对于深度镇静患者宜实施每日镇静中断（daily sedation interruption,DSI）,即连续使用镇静药物过程中,每日进行短时间的停用镇静药物,待患者恢复基本的遵嘱反应、神经肌肉动作（即同时满足下列 3 项条件:遵嘱睁眼、眼神追随,遵嘱握拳,遵嘱动脚趾）后再重新给予镇静治疗。其目的在于限制镇静药物过量使用,减少体内蓄积,进而缩短机械通气时间,改善临床结局。

知识链接

患者自控镇静

患者自控镇静（patient controlled sedation,PCS）是在患者自控镇痛（patient controlled analgesia,PCA）技术的思路上发展起来的,在医师预先设定程序和安全限量基础上,由患者控制镇静药的速度和次数,以此控制自身的镇静水平。PCS 的安全性建立在"失安全控制（fail safe）"效应的基础上,随着镇静程度加深,患者进入睡眠状态,将停止对镇静药物的调节,因此不会加深镇静程度。在 PCS 中,根据药物在个体产生的效应调节药物的用量,规避了麻醉师根据患者一般情况和体重平均用药带来的缺陷。目前用于 PCS 的药物主要是丙泊酚和咪唑安定。

---

3. 常规护理

（1）确保安全:患者自我防护能力减弱甚至消失,护士应谨慎操作,确保患者安全。

（2）做好呼吸道管理：患者咳嗽排痰能力减弱，尤其是呼吸机支持的患者，应定时评估呼吸道分泌物的量、色、质，做好呼吸道管理。

（3）预防压力性损伤：患者自行变换体位的能力减弱或消失，应为患者定时更换体位，以防止局部皮肤出现发红和/或压力性损伤的发生。

（4）创造舒适环境：尽量减少噪声，根据患者的需求调节灯光强度，提高患者睡眠质量，帮助正在接受镇静干预治疗的患者建立起正常的睡眠周期，防止患者出现睡眠日夜颠倒现象，影响疾病的治疗效果，导致康复周期延长。

> **课堂互动**
>
> 患者，女性，69 岁。因"外伤所致双侧股骨颈骨折，行双髋关节置换术"进入 ICU。全麻清醒后，患者诉双下肢及臀部疼痛。查体：血压 138/52mmHg，心率 100 次/min，呼吸 17 次/min，血氧饱和度（SpO_2）96%。双侧引流管通畅，引出少许血性液。
>
> 请问：
>
> 1. 此患者是否需要镇静镇痛？意义何在？
> 2. 镇静镇痛过程中需采取哪些护理措施？

第八节　重症患者的心理护理

随着现代医学的不断进步，临床上对危重症患者的救治水平显著提高，但与此同时，重症患者的不良心理反应亦愈显突出，直接影响到疾病的转归和患者的生活质量。因此，加强必要的心理护理，帮助患者获得良好的心理支持，激发其主观能动性，对 ICU 患者疾病康复具有重要意义。

一、重症患者的心理问题

ICU 患者因病情危重，病势凶猛，预后不确定，常会导致强烈而复杂的心理反应。其心理变化历经以下四个阶段。

（一）焦虑、恐惧

常出现在患者进入 ICU 后 1~2 天。主要由于患者对 ICU 环境、疾病转归、治疗效果等缺乏认知而引起，常表现为烦躁不安、敏感多疑、激惹性增高、精神高度紧张和极度恐惧等。

（二）心理否认期

常出现在患者进入 ICU 后第 2 天，第 3、4 天达到高峰，约有 50% 的患者可能发生心理否认反应。常表现为急性症状初步控制后即否认病情，或认为病情很轻无需继续监护治疗。

（三）中期抑郁

常出现在进入 ICU 后第 5 天，发生率约 30%。可能与病情严重、担心预后、环境陌生、限制探视、家庭负担沉重等有关。此期患者对探视、治疗和护理多持回避态度，严重者可萌发轻生念头。

（四）撤离 ICU 的焦虑

个别患者适应了 ICU，并产生依赖，对离开 ICU 缺乏充分准备，故离开时产生焦虑反应，表现出行为幼稚、退化,渴望得到全面照顾。

二、重症患者的心理护理

（一）ICU 患者心理问题评估

目前常用观察法、调查法、心理测验法对患者的心理问题进行客观提取和评估,对于出现不良心理倾向患者,护士要及时采取干预措施,减轻其心理压力。

（二）加强沟通与交流

ICU 护士应全面掌握患者对疾病的认知、对治疗和护理的态度与要求、对工作和家庭的牵挂等,使用安慰性、鼓励性、积极暗示性和健康指令性的语言与患者进行沟通。对因气管插管或气管切开而不能用语言交流的患者,可采用规范化手势语、图片卡、写字板和摇铃等易于患者理解和表达的非语言交流方法。

（三）放松训练

放松训练可使患者达到一种主观的安静状态,有益于拮抗不良心理反应。包括音乐放松训练、肌肉放松训练、深呼吸放松训练和想象放松训练。

（四）强化心理支持与社会支持

1. 心理支持　护士要与患者建立良好的、彼此信任的治疗性人际关系,使患者产生积极获取健康的内在驱动力。

2. 社会支持　是指家庭、朋友、同事、社会团体、工会组织等给予患者精神和物质的帮助。

第九节　重症患者家属的心理护理

ICU 患者家属是急性应激障碍（ASD）和创伤后应激障碍（PTSD）的高危人群。因此,在日常工作中,护士必须重视患者家属的心理健康问题,密切观察其心理变化,及时发现问题并采取相应的干预措施,使家属充分发挥对患者的支持作用,有利于重症患者的康复。

一、重症患者家属的需求

ICU 患者病情多变、随时面临死亡威胁,家属需要在病情保障、获取信息、接近患者、获得支持、自身舒适等方面得到帮助,尤以"病情保障、获取信息"最为迫切。

二、重症患者家属的心理问题

（一）焦虑和抑郁

ICU 患者病情危重,对其家属的情感产生强烈冲击,导致家属出现疲劳、睡眠质量差等表现。研究表明,重症患者家属焦虑发生率为 21%~56%,抑郁发生率为 8%~10%。

（二）急性应激障碍和创伤后应激障碍

ASD 表现为情感麻木、茫然,对周围认识能力降低,通常病程≤1 个月。若患者死亡,家属可有延迟出现和持续存在上述症状,病程 >4 周且影响日常生活,可考虑发生了 PTSD,病程 >3 个月,称为慢性创伤后应激障碍。

（三）恐惧和紧张

ICU 环境陌生,患者随时面临死亡威胁,家属容易产生恐惧心理。由于限制探视,家属不能与患者进行充分的沟通与交流,家属容易产生紧张情绪。

笔记栏

（四）否认和愤怒

家属对 ICU 寄予厚望，将其视为挽救患者生命和治愈疾病的主要场所，当被告知患者病情严重或下病危通知单时，与其期望不相符，部分家属会否认疾病的严重性，或心存侥幸心理。常表现为不理解，甚至愤怒而言行过激。

三、重症患者家属的心理护理

（一）重症患者家属需求和心理问题评估

目前常用访谈法、测验法及危重症患者家属满意度量表（Chinese version of critical care family satisfaction survey，C-CCFSS）法，对患者家属需求及心理问题进行客观提取和评估。

（二）有效沟通

与患者家属建立相互信任的平等关系，鼓励患者家属大胆地表达内心感受，并有效记录，及时解答患者疑虑。

（三）提供信息

向患者家属耐心讲解患者病情转归、转出 ICU 的指征，主动告知家属 ICU 工作环境及规章制度，讲解当前治疗及药物使用相关信息、可能出现的相关并发症及应对措施，以提高患者家属的心理适应性。

（四）共同参与

实施"患者 - 家属 - 专业人员"治疗护理决策共享，建立以患者和家属为中心的照护模式，创造条件鼓励家属共同参与患者的治疗和康复过程，基于"赋能"理念进行心理干预，减轻重症患者家属的心理负担，使其积极面对患者病情。

（五）制定人性化服务管理制度

营造轻松、安静、温馨的环境，定期与家属进行谈话交流，提供健康指导；实行限制式与预约式相结合的探视制度；创设整洁的家属休息区。

（廖晓琴　姚　壮）

复习思考题

1. ICU 护士接到急诊科电话，"现有一位车祸后导致颅脑、胸部损伤的患者，目前已经过初步处理，但是生命体征仍不稳定，需要入住 ICU 进行治疗"，作为 ICU 护士，你应如何对患者进行入室前评估和准备？

2. 患者，男性，51 岁，因"车祸伤 3 小时，昏迷 30 分钟"入院。患者 3 小时前发生车祸，右侧额颞部血肿，右股骨骨折；伤时神志清楚，逐渐出现剧烈头痛、呕吐、进行性意识障碍直至昏迷，遂急诊入院。

急诊科查体显示：昏迷，左侧瞳孔 0.3mm，右侧瞳孔 0.15mm，生命体征平稳，GCS 评分 3 分。右侧额颞叶部头皮裂伤，右颅盖骨线性骨折伴巨大硬膜外血肿，右侧大脑半球受压，脑室受压，脑池变小，中线结构左移；右股骨骨折。诊断为重型颅脑损伤，右硬膜外血肿，脑疝，左股骨骨折。治疗：急诊行"钻孔血肿引流术及右股骨切开复位术"。

ICU：术后带呼吸机及硬膜外引流管入 ICU。查体显示：患者瞳孔等大，意识障碍减轻，呼之能应，GCS 评分 8 分。行颅压监测及控制颅压、维护内环境稳定等治疗。

（1）对此患者是否需要进行镇痛镇静？其意义何在？

（2）如需对患者实施镇痛镇静，过程中还需采取哪些护理措施？

扫一扫，
测一测

第十章

重症患者监护技术

学习目标

1. 识记:各类重症监测技术的目的及禁忌证。
2. 理解:各类重症监测技术的适应证、操作步骤及注意事项。
3. 应用:熟练掌握各项常用的重症监测技术,能为重症患者实施正确的监护护理,及时发现病情变化,采取有效的救护措施。

应用现代化的监护设备对重症患者进行监护,可以及时发现患者的病情变化,从而为医护人员及时采取有效救护措施提供依据。因此,熟练掌握各项重症监护技术是 ICU 护士必备的基本技能。

第一节　循环系统监护技术

循环系统监护主要包括有创和无创两种监测方法。心电图和无创血压监测是通过监护仪器经患者皮肤间接测定其心率、心律和血压等心血管系统功能状态的指标,对患者的组织器官没有创伤,是 ICU 患者最常用的无创监测方法,而中心静脉压、有创动脉压、肺动脉压、脉搏指示连续心排量监测是将导管或探头经体表插入患者心脏或血管内,直接测量各项血流动力学指标的方法,虽然可导致出血、感染等多种并发症,却是 ICU 内对严重创伤、休克、心脏和大血管手术等患者实施救护时不可或缺的有创监测手段。

一、心电图监测

(一)目的
监测心脏的电活动,及时发现和识别心律失常;判断药物治疗心律失常的效果;调节和监测起搏器的起搏功能;监测心脏有无缺血性损害;判断心脏电复律的效果。

(二)适应证
心律失常;电解质紊乱;缺血性心脏病;严重创伤和休克;大中型手术的术中和术后监护。

(三)禁忌证
心电图监测作为一种无创伤监测技术,目前暂无禁忌证。

(四)操作步骤
1. 准备用物　包括床旁心电监护仪及其导线,电极片和 75% 乙醇或生理盐水棉球。
2. 连接电源　将心电监护的导线插头插入心电监护仪的心电插孔内,将电极片扣入电极头。

3. 体位　患者取平卧位或半卧位,暴露监护区域,评估患者监护区域的皮肤情况。

4. 清洁皮肤　用75%乙醇棉球清洁监护区域的皮肤,以祛除皮肤表面的汗渍,防止电极片与皮肤接触不良(胸毛浓密者应备皮去除胸毛)。

5. 粘贴电极片　待监护区域的皮肤表面乙醇挥发后,粘贴电极片,要注意避开除颤位置。

6. 选择合适导联　打开监护仪开关,选择需要显示的导联,调节心电监护的报警参数。

7. 整理、记录　固定导线,记录监测结果。

(五) 注意事项

1. 床旁心电图监测是利用导线将电极片监测到的心脏搏动电信号传入监护仪内,经过处理器处理后变为波形和数字信号输出,因此电极的安放应尽量减少与皮肤接触不良,以避免造成皮肤—电极间的阻抗增高,信号幅度降低。

2. 电极片应根据监护仪的要求放置,常用的心电监护仪有 3 个电极、4 个电极和 5 个电极三种类型。每种监护仪器都标有电极放置示意图,可具体参照执行。使用 5 个电极监护仪时(图 10-1),通常肢体导联的电极置于左右锁骨中点下缘和左右锁骨中线与剑突水平处,改良胸前导联置于胸骨左缘第四肋间。

3. 妥善放置电极,避免放置在骨隆突处;避免肌肉活动部位,以免干扰心电图波形;同时不影响心脏听诊、心电图检查和心脏电除颤。

4. 心电图监测是用 3~7 个导联代替标准 12 导联,通过体表心电图进行心电监测的方法,虽然有的监护仪可同时显示两个导联波形,或自动进行 ST-T 分析,但其监测的波形均不能代替 12 导联心电图进行 ST-T 和 QRS 波的分析。

5. 根据患者病情选择需要监测的导联,若需要监测患者有无心肌缺血,应选择改良的胸前导联进行监测(图 10-2)。

图 10-1　五导联心电监护

图 10-2　心电监测波形

6. 定时观察并记录心率和心律,密切监测心电波形变化,及时发现心律失常。

7. 定时更换电极片及监护部位,当电极片脱落、接触不良或检测图形出现干扰时也应及时更换电极片。

二、有创动脉血压监测

(一)目的

实时动态监测动脉血压变化;了解患者左心室收缩功能、心室后负荷和周围血管阻力。

(二)适应证

大中型手术的术中和术后监护;严重创伤、休克、心力衰竭、多器官功能衰竭和高血压;监测和判断血管活性药物的治疗效果。

(三)禁忌证

出血性疾病、凝血功能障碍;穿刺血管侧支循环功能障碍;穿刺部位感染、损伤。

(四)操作步骤

以经皮桡动脉穿刺为例:

1. 检测桡动脉侧支循环功能(Allen 试验) ①患者抬高被检查的手,紧握 30 秒;②检查者用双手同时压迫桡动脉和尺动脉,阻断血液;③患者保持抬手姿势,嘱患者反复用力握拳和张开手指 5~7 次直至手掌变白;④松开对尺动脉的压迫,继续保持压迫桡动脉,观察手掌颜色变化,若手掌颜色 5~15 秒内充血变红或恢复正常,提示尺动脉和桡动脉间存在良好的侧支循环,即 Allen 试验阴性;相反,Allen 试验阳性,提示手掌侧支循环供血不良。禁止在此上肢进行桡动脉穿刺。

2. 准备用物 包括动脉置管针、一次性压力传感器套装(包括一次性压力传感器、一次性输液器、三通管和压力延长管,图 10-3);监护仪及压力连接线;肝素、5ml 注射器、生理盐水 500ml;压力泵和加压袋;消毒用物;必要时备 2% 利多卡因。

3. 连接压力冲洗装置 将 12 500U 的肝素注入 500ml 生理盐水袋内,然后将输液袋套入装有压力泵的加压袋套内。挤捏加压袋的皮囊,充气至 300mmHg。

4. 连接压力监测装置 将压力传感器固定于固定架上,并保持与右心房同一水平。将压力连接线分别与传感器和监护仪的压力监测孔连接(图 10-4)。

图 10-3 一次性压力传感器套装

图 10-4 压力冲洗装置和压力传感器

5. 连接动脉测压装置 将输液器上端与输液袋连接,下端接一次性压力传感器进液端,然后调节三通,使出液端与压力延长管相通。

6. 排气 打开输液器开关,排尽动脉测压管道内的空气。

7. 体位 患者平卧,前臂伸直,掌心向上,腕部垫小枕,充分暴露穿刺部位后消毒(如为足背动脉穿刺时,足部保持跖屈位),操作者消毒中指和示指以固定穿刺部位。

8. 操作 操作者用示指和中指固定需穿刺的动脉,另一只手持动脉置管针,以 20°~30° 从动脉搏动最明显处进针,见回血后将套管针全部插入,退出针芯,连接压力连接管;用肝素冲管液冲洗后,调节三通关闭冲洗通路;敷贴妥善固定穿刺针(图 10-5)。

9. 压力校零 调节三通开关,使压力延长管端关闭,持续冲洗装置与大气相通,按下监护仪归零按钮。

10. 调节三通开关 使压力延长管和持续冲洗装置相通,观察动脉压图形和数值,调节监护仪的报警参数。

11. 整理、记录 整理用物,固定导线,记录监测结果。

图 10-5 桡动脉压穿刺置管

(五) 注意事项

1. 有创动脉压监测可选桡动脉、股动脉、尺动脉和足背动脉(图 10-6)等,首选桡动脉。进行足背动脉穿刺测压时也应进行侧支循环试验(阻断胫后动脉和足背动脉,大踇趾屈曲数次皮肤颜色变白,松开胫后动脉,大踇趾 10 秒内皮肤变红为阴性)或多普勒超声检查了解足背动脉侧支循环情况。

2. 有创动脉压的正常值为 100~140/60~90mmHg,通常较袖带压高 5~20mmHg。另外,不同部位的有创动脉压也存在差异,一般下肢动脉的收缩压较上肢高,而舒张压较上肢低(图 10-7)。

图 10-6 足背动脉穿刺置管

图 10-7 桡动脉压监测

3. 动脉置管在压力连接管间增加一个三通管(或应用带安全采血装置的压力传感器套装),可用于抽取动脉血进行血气分析;抽血前应调节此三通管使测压通路关闭,用一支注射器抽取管道内液体 5~10ml,然后再用另一支注射器抽取动脉血,以免血标本内混入肝素冲洗液而影响检查结果。

4. 严格无菌操作,并保持管道密闭和持续正压,保证导管内无回血、无气泡。

5. 压力连接管越长、直径越大、弹性越好或管道内有小气泡均会增加测压管道的共振和顺应性,使测量值偏高;而管道内大量气体会降低顺应性,使测量值偏低。

6. 持续用肝素冲管液冲洗管道(3ml/h),防止血栓形成。

7. 监测体位一般为平卧位,也可取半卧位,但换能器应与右心房(第四肋间腋中线)平齐,患者改变体位时应重新校正零点。

8. 有创血压监测数值过高或过低、波形幅度低平时,应检查管路是否通畅,传感器位置是否准确或肢体位置有无影响。

三、中心静脉压监测

(一) 目的

中心静脉压(central venous pressure,CVP)是指胸腔内上下腔静脉与右心房交界处的压力。监测 CVP 可以间接反映右心室前负荷和循环血容量变化,判断心脏收缩功能和肾脏排泄功能,间接推测容量治疗的效果。

(二) 适应证

大中型手术的术中和术后监护;严重创伤、休克、心功能不全和肾衰竭;需接受大量、快速补液及输血的患者。

(三) 禁忌证

出血性疾病、凝血功能障碍;穿刺部位感染、损伤。

(四) 操作步骤

以经皮锁骨下静脉穿刺测压为例:

1. 准备用物 包括中心静脉导管(两腔或三腔)、深静脉穿刺包;一次性压力传感器套装;监护仪及压力连接线;局麻药;肝素冲管液(12 500U 肝素注入生理盐水 500ml);5ml 注射器。

2. 连接压力监测装置 将压力传感器固定于固定架上,并保持与右心房同一水平,将压力连接线分别与传感器和监护仪的压力监测孔连接。

3. 连接中心静脉测压装置 将输液器上端与输液袋(瓶)连接,下端接一次性压力传感器进液端,打开三通,使出液端与压力延长管相通。

4. 排气 打开输液器开关,将中心静脉测压管内的空气排尽。

5. 预冲 用肝素冲管液预冲中心静脉导管、穿刺针和扩张管,并检查中心静脉导管和穿刺针是否通畅。

6. 体位 患者平卧,两肩胛间垫软枕,使头后仰 15°,双肩外展,充分暴露穿刺部位,同时嘱患者头转向穿刺部位对侧,使锁骨下静脉充盈。

7. 准备 测量静脉导管留置长度,约为穿刺点至胸锁关节与胸锁关节至第二肋骨的距离之和;穿刺部位定位后(胸锁乳突肌外侧和锁骨上 1cm),常规消毒皮肤,铺洞巾,局麻药局部麻醉;注射器抽取肝素冲管液然后连接中心静脉穿刺针。

8. 操作 穿刺针与前额面呈 20°~30°,进针 1.5~2cm,出现落空感后回抽注射器,吸出血液同时注入通畅表明穿刺针已进入锁骨下静脉;将注射器与穿刺针分离,一手压住针柄防止空气进入,另一只手将中心静脉导管的导引钢丝自穿刺针尾孔插入 12~15cm;然后退出穿刺针,用小刀划开穿刺点的皮肤后用扩张器扩张皮肤及皮下切口;通过钢丝将静脉导管送入上腔静脉内,退出静脉导管内钢丝,用注射器回抽血液通畅(再次确认导管在静脉内),将排气后的压力连接管与中心静脉导管连接。

9. 缝合固定　在穿刺口部位将静脉导管与皮肤缝合,再次消毒后用无菌敷料覆盖(图10-8)。

10. 压力校零　调节三通开关,使压力延长管端关闭,持续冲洗装置与大气相通,按下监护仪归零按钮。

11. 测压　调节三通开关,使压力延长管开放;观察中心静脉压数值,调节心电监护的报警参数(图10-9)。

图 10-8　锁骨下静脉置管

图 10-9　中心静脉测压

12. 连接　将静脉输液通路与中心静脉导管的另一腔连接,可进行持续输液。

13. 整理、记录　整理用物,固定导线,记录监测结果。

(五) 注意事项

1. CVP 监测可选用锁骨下静脉、贵要静脉、颈内静脉、颈外静脉和股静脉。通常采用锁骨下静脉、颈内静脉和颈外静脉进行穿刺,因为此处采取留置的线路最短。无论采用哪种置管方法都应将导管尖端送至胸腔内。颈内静脉和颈外静脉置管易穿刺,但穿刺后颈部活动受限,且不易固定;锁骨下静脉置管颈部后活动不受限制,易固定,但出血和血肿不易压迫,易损伤胸膜。

2. 经锁骨下静脉、贵要静脉、颈内静脉和颈外静脉置管测量的是上腔静脉压力,经股静脉置管测量的是下腔静脉压力。上腔静脉测压较下腔静脉测压更能准确反映右心房压力,尤其在腹内压增高等情况下。

3. CVP 正常值为 5~12cmH₂O,主要反映右心室前负荷和血容量,与静脉张力和左心功能无关。判断循环血量和右心功能时,CVP 应与动脉压和尿量结合,进行综合判断。

4. 应选用至少有两腔的中心静脉置管,其中一腔为输液通路,一腔为 CVP 测压通路。若使用同一条静脉通路监测 CVP,管路可能会中断血管活性药物输入,导致血压出现急剧变化。

5. 观察有无穿刺并发症,穿刺后护士应仔细观察患者穿刺部位有无出血、血肿和感染;有无淋巴管损伤、气胸和血胸等征象,一旦发现应立即通知医生。

6. 妥善固定导管、连接管与测压装置,防止中心静脉导管脱落或患者自行拔除。

7. 保持穿刺部位敷料清洁干燥,定期更换敷料,如出现潮湿、脱落应立即更换。

8. 严格无菌操作,保持管道密闭,防止空气进入。不测压时应保持静脉置管内液体通畅,定时用肝素冲管液冲洗,防止静脉血栓形成。管道不通畅时切勿加压冲洗,可以应用含有肝素冲管液的注射器缓慢回抽,防止血栓脱落引起肺栓塞。

9. 监测体位一般为平卧位,也可取半卧位,但换能器应与第四肋间腋中线平齐,患者改变体位或进行影响读数的其他操作时均应重新校正零点。

10. 中心静脉置管测压时间一般不宜超过 7 天,以免增加导管相关性感染发生的概率。

课堂互动

请问:CVP 监测过程中,如何有效预防并发症的发生?

四、肺动脉压监测

(一)目的

肺动脉压(pulmonary artery pressure,PAP)监测又称 Swan-Ganz 漂浮导管监测,是将 Swan-Ganz 导管从大静脉置管后,到达右心房入口处时将气囊充气,使导管随血流经右心房、右心室和肺动脉及其分支,使其嵌楔在肺小动脉上,测定肺小动脉楔压(pulmonary artery wedge pressure,PAWP)、肺动脉压(PAP)、右房压(right atrial pressure,RAP)等。监测 PAWP 和 PAP 可以了解左心室前负荷和右心室后负荷,指导和评价强心药、血管活性药和容量治疗的效果。另外,通过漂浮导管还可以测定心脏排血量,判断心功能与心脏前后负荷的关系。

(二)适应证

心脏、大血管术后监护;急性左心衰竭;血流动力学极不稳定,如心源性休克;急性心肌梗死。

(三)禁忌证

三尖瓣、肺动脉瓣狭窄;右心室、右心房内肿物;法洛四联症;出血性疾病、凝血功能障碍;严重心律失常;穿刺部位感染、损伤;心脏起搏器植入术后。

(四)操作步骤

以经皮颈内静脉穿刺为例:

1. **准备用物**　包括 Swan-Ganz 漂浮导管、深静脉穿刺包;一次性压力传感器套装;监护仪及压力连接线;局麻药;肝素冲管液;5ml 注射器。

2. **连接压力监测装置**　将压力传感器固定于固定架上,与右心房水平相当,将压力连接线分别与传感器和监护仪的压力监测孔连接。

3. **连接肺动脉压测压装置**　将输液器上端与输液袋连接,下端接一次性压力传感器进液端,调节三通,使出液端与压力延长管相通。

4. **准备**　打开输液器开关,将测压管内的空气排尽;调节三通开关,使压力延长管端关闭,持续冲洗装置与大气相通,按下监护仪归零按钮;用肝素冲管液冲洗漂浮导管、静脉穿刺针、静脉扩张器,并检查导管是否通畅、气囊是否漏气、充气后导管是否居中,然后漂浮导管装上保护外套。

5. **体位**　患者平卧、肩部垫软枕,使头后仰 15°,充分暴露穿刺部位,嘱患者头转向穿刺部位对侧,使颈内静脉充盈。

6. **局部麻醉**　穿刺部位定位后(胸锁乳突肌三角顶点),常规消毒皮肤,铺洞巾,局麻药局部麻醉;注射器抽取生理盐水,连接颈内静脉穿刺针。

7. **操作**　穿刺针与胸锁乳突肌锁骨头内侧缘平行,与额面呈 45°~60°进针 3.5~4.5cm;出现落空感后,回抽注射器,吸出血液同时注入液体无阻力时,表明穿刺针已进入颈内静脉;注射器与穿刺针分离,一手压住针柄防止空气进入,另一只手将中心静脉导管的导引钢丝自

笔记栏

穿刺针尾孔插入 12~15cm,然后退出穿刺针,用小刀划开穿刺点的皮肤后用扩张器扩张皮肤及皮下切口;通过导引钢丝将静脉扩张器插入颈内静脉,拔出导引钢丝,将导管鞘插入静脉内后拔出静脉扩张器,连接旁路输液管;漂浮导管通过导管鞘插入颈内静脉。

8. 将漂浮导管的肺动脉管腔与压力连接管相连 漂浮导管进入颈内静脉 15~20cm 后(心电监护仪上显示右房压波形:接近基线的小锯齿波,波动范围 0~8mmHg)即进入右心房,将气囊部分充气,方便推进导管。漂浮导管经三尖瓣进入右心室后(心电监护仪上显示右室压波形:波动范围在 0~30mmHg 的大振幅波),将气囊完全充气,以减少导管顶端对右心室壁的刺激。继续推进导管,使其嵌入左心房水平的肺小动脉分支内(心电监护仪上显示 PAWP 波形:振动幅度小、远离基线,波动范围 10~30mmHg;放气后显示 PAP 波形:小锯齿波、离基线近,波动范围 6~12mmHg);将压力连接管与漂浮导管的右心房管腔接头连接。

9. 确认 X 线片显示导管位置正确后,无菌敷料覆盖穿刺部位。

10. 整理、记录 整理用物,固定导线,记录监测结果。

(五)注意事项

1. 肺动脉压监测可选用贵要静脉、锁骨下静脉、颈内静脉和股静脉等。通常采用颈内静脉进行穿刺,因为从该部位置入漂浮导管的路径最短,且不易感染。

2. PAP 收缩压 / 舒张压的正常值为 15~30/5~15mmHg。PAP 降低表示回心血量减少或心源性休克;PAP 升高常见于肺动脉高压、肺栓塞、肺不张或低氧血症。

3. PAWP 正常值为 6~15mmHg。12~15mmHg 提示容量正常或容量不足伴左心功能不全;>15mmHg 提示容量过多或伴左心功能不全,有发生肺水肿的危险性;<6mmHg 提示容量严重不足。

4. 在自主呼吸时,患者呼气时的 PAWP 较吸气时高,而机械通气也可使 PAWP 升高。因此,无论自主呼吸还是机械通气均应在呼气末测量 PAWP。

5. 穿刺过程中应密切进行心电图监护,同时给予患者氧气吸入。一旦发现患者出现严重心律失常,应立即暂停操作,对症处理。

6. 留置期间,每 2 小时用肝素冲管液冲洗一次,防止静脉血栓形成。每次测量血流动力学指标前用肝素冲管液冲洗,保证测得数据准确。

7. 气囊充气应缓慢,充气量应 <1.5ml,防止气囊充气过度导致气囊破裂或肺动脉出血、破裂。PAWP 测量后应立即抽出气囊内气体,若怀疑气囊破裂,应抽出已注射的气体,并及时拔出导管。

8. 护士应持续进行 PAP 监测,以观察其压力和图形的变化,同时判断导管位置是否正常,管腔是否通畅。若 PAP 波形变平或上升,应在气囊放气后将导管退出 1~2cm,以免导管顶端损伤肺血管壁。

9. 尽量缩短漂浮导管留置时间,一般不超过 72 小时,以免发生感染或栓塞。

10. 定期进行胸部 X 线检查,发现导管扭曲、打结应及时拔除;拔出导管前应将气囊内气体排空,以免损伤心内膜。

五、脉搏指示连续心排血量监测

(一)目的

脉搏指示连续心排血量(pulse indicator continuous cardiac output,PiCCO)监测技术由经肺热稀释技术和动脉脉搏波形分析技术结合而成,该监测设备采用热稀释法测量单次心输出量(cardiac output,CO),通过分析动脉压力波曲线下面积来获得连续的 CO,计算胸腔内血容积(intrathoracic blood volume,ITBV)、血管外肺水(extravascular lung water,EVLW)、肺毛细血管通透性指数(pulmonary vascular permeability index,PVPI)、全心射血分数(global ejection fraction,GEF)、心脏指数(cardiac function index,CI)、外周血管阻力(peripheral vascular resistance,SVR)等血流动力学参数,以更好地反映心脏前负荷,指导临床及时调整心脏容量负荷与肺水肿之间的平衡。

(二)适应证

心脏、大血管术后监护,急性呼吸窘迫综合征,心力衰竭,休克,严重感染,严重烧伤等。

(三)禁忌证

严重出血性疾病、主动脉瘤、动脉狭窄、股动脉移植和有肢体栓塞史等。

(四)操作步骤

以经皮颈内静脉穿刺为例:

1. 准备用物　深静脉穿刺包、中心静脉导管、PiCCO 动脉导管、监护仪、压力传感器套装、冰盐水。

2. 穿刺　穿刺深静脉(锁骨下或颈内静脉)放置中心静脉导管,穿刺动脉(如股动脉或腋动脉)放置 PiCCO 导管。

3. 连接监测装置　将温度探头与中心静脉导管连接,将 PULSION 压力传感器套装与 PiCCO 机器连接,连接动脉压力电线。

4. 输入参数　打开机器电源开关,输入患者基本资料(身高、体重、BSA)。

5. 监测　换能器压力"调零",并将换能器参考点置于腋中线第四肋间心房水平,准备好合适的注射溶液,注射速度应快速、均匀,以 5 秒为佳,从中心静脉导管注射,PiCCO 监测仪通过热稀释法测量心输出量(建议测定 3 次求平均值),打印,记录参数。再切换到脉搏轮廓测量法的显示页,监测相关数据。

(五)注意事项

1. PiCCO 的校正　置管成功后,为了保持脉波轮廓分析对患者状况有更准确的监测,推荐病情稳定后每 8 小时用热稀释测定一次 CO 校正。校正方法为从中心静脉注入一定量温度指示剂(冰盐水),经过上腔静脉→右心房→右心室→肺动脉→血管外肺水→肺静脉→左心房→左心室→升主动脉→腹主动脉→股动脉→ PiCCO 导管接收端,计算机将整个热稀释过程画出热稀释曲线,并自动对该曲线波形进行分析,得出基本参数,然后结合 PiCCO 导管测得的股动脉压力波形,最终计算出一系列具有重要意义的临床参数。当患者病情出现变化时,如每搏输出量变异性(SVV)增加超过 10%、全身血管阻力变化超过 20% 等,均需重新校正。

2. 应用 PiCCO 技术进行血流动力学监测　可获得以下重要参数:①心脏前负荷指标 ITBV。ITBV 是反映循环血容量的有效参数,由左、右心室舒张末期容量和肺血容量组成,与心腔充盈量密切相关,可作为心脏前负荷的灵敏度指示器,是较 PCWP 和 CVP 更好的心脏前负荷指标,且不受机械通气的影响;②肺水肿的血流动力学指标 EVLW。EVLW 指分布于肺血管外的液体,包括细胞内液、细胞外液和肺泡内液,后两种过多会造成肺水肿。在任何原因引起的肺毛细血管滤出过多或液体排除受阻所致的肺水肿时,EVLW 是唯一评价肺血管通透性的指标。正常时肺通透性指数(PBI=EVLW/ITBV)为 20%~30%,超出此范围提示肺水肿发生,若 PBI≥1.5 时提示肺严重受损。接受主动脉内球囊反搏治疗的患者,脉搏指示分析法不能准确反映各项指标。

3. 穿刺肢体护理　密切观察穿刺侧肢体温度及颜色,足背动脉搏动情况。如发现肢体温度低、颜色发绀,说明有栓塞的危险。肢体表现疼痛、肌肉痉挛、颜色苍白、变凉、足背动脉搏动消失,立即通知医生。

4. 保持动脉导管通畅 动脉导管接肝素冲管液持续滴注,以防血液凝固堵管。如导管内有凝血而发生部分堵塞而导致波形异常时,应及时抽出血块加以疏通。

5. 防止空气进入测压系统 在测压、取血、调试零点等操作过程中,要严防进入空气而造成动脉内出现气栓。

6. 监测影响因素 指示剂注入量和注入部位不当(贵要静脉、股静脉)及心内分流、主动脉瘤、动脉狭窄、肺叶切除等影响温度稀释;动脉压力监测管路中有气泡;严重主动脉瓣关闭不全;心律紊乱;IABP 术等影响脉搏轮廓。

7. 管道管理 PiCCO 有两套管路,分别是中心静脉插管(锁骨下或颈内静脉)和 PiCCO 专用动脉插管(股动脉或腋动脉),应做好管道常规管理,如严格无菌以预防导管相关性感染、注意凝血情况、保持导管通畅、注意导管侧肢体末梢的循环情况等。

第二节 呼吸系统监护技术

呼吸系统监测包括呼吸运动、通气功能和换气功能监测。呼吸运动监测包括呼吸频率、呼吸类型和呼吸周期比率等;通气功能监测包括潮气量、分钟通气量、气道压力、流量—容积环和动脉血二氧化碳分压等;换气功能监测包括动脉血氧分压、血氧饱和度和动脉氧分压/吸氧浓度等。呼气末二氧化碳分压不仅可以监测通气也能反映循环功能和肺血流情况,目前已成为危重症呼吸监测中的重要手段。

一、动脉血气和酸碱度监测

（一）目的

通过监测动脉血酸碱度(power of hydrogen,pH)、标准碳酸氢根(standard bicarbonate,SB)、实际碳酸氢根(actual bicarbonate,AB)、碱剩余(base excess,BE)、动脉血氧分压(pressure of arterial oxygen,PaO_2)、动脉血氧二氧化碳分压(pressure of arterial carbon dioxide,$PaCO_2$)、动脉血氧饱和度(saturation of oxygen in arterial blood,SaO_2)等指标,分析判断患者肺部通气和换气功能,指导呼吸机参数调节,评价呼吸治疗的效果。

（二）适应证

酸碱失衡,通气或换气功能障碍,严重创伤和休克,大中型手术的术中和术后监护等。

（三）禁忌证

无绝对禁忌证,有出血倾向的患者应谨慎应用。

（四）操作步骤

1. 准备用物 皮肤消毒剂、一次性专用动脉采血器、手套、血气分析仪等。

2. 体位 患者取平卧位或半卧位,上肢外展,手掌朝上,手指自然放松,腕关节下垫一个小软枕。

3. 确定穿刺部位 首选桡动脉为动脉采血部位,评估侧支循环情况,以桡动脉搏动最明显处为穿刺点(距腕横纹一横指、距手臂外侧 0.5~1cm 处)。

4. 调整针栓位置 按照动脉采血器产品说明书的要求将针栓调整到预设位置。

5. 戴手套、消毒 消毒患者穿刺区域皮肤,操作者的示指及中指。

6. 穿刺采血 用已消毒手指再次确认穿刺点,使穿刺点固定于手指下方,另一只手单手以持笔姿势持动脉采血器,针头斜面向上逆血流方向,与皮肤呈 30°~45° 缓慢穿刺。见血后停止进针,待动脉血自动充盈采血器至预设位置后拔针。

7. 按压止血　拔针后立即用干燥无菌纱布或棉签按压穿刺部位 3~5 分钟,并检查出血是否停止。

8. 排气　翻转采血器,将纱布置于动脉采血器上端,轻推针栓,缓慢排出气泡。

9. 标本处理　拔针后立即封闭动脉采血器,根据产品说明书要求,使血液与动脉采血器内抗凝剂充分混匀,标记样本,立即送检。

10. 标本检测　选择标本类型,待吸样针弹出后去掉注射器针头,使吸样针插入血标本中吸取血样,吸样完毕后移开血样。输入患者体温和吸入氧浓度,打印检测结果。

（五）注意事项

1. 避免误采静脉血　正确选取采血部位;使用一次性专用动脉采血器,穿刺动脉后,动脉血自动充盈采血器,穿刺静脉后不会自动充盈采血器,并避免抽拉取血;采血后根据产品说明书要求使血液与动脉采血器内的抗凝剂充分混匀。

2. 避免气体指标影响　采血时尽量避免抽拉注射器,应借助动脉压使血液自动充盈,若采血过程引入气泡,应在第一时间充分排气。

3. 避免导致溶血的因素　避免使用过细的采血针;避免使用注射器转移血液样本;抗凝混匀动作轻柔;避免使用气动传送装置运输样本;冰水混合物储存标本时,避免标本与冰直接接触。

4. 通过动脉导管取血时,应使用固态抗凝剂,在去除 3 倍导管死腔体积的液体后,再进行动脉血标本采集。

5. 患者使用呼吸机或吸氧时,应在调节呼吸机参数或吸氧浓度后等待 30 分钟再采集标本。

6. 血标本采集后应在 30 分钟内检测,动脉血标本放置时间过长,可由于血细胞持续代谢,血标本中的气体分压、血糖、乳酸等检测项目的准确性会受到干扰。

7. 血气分析仪处于备用状态　为随时进行血气分析,仪器应处于备用状态,否则应待仪器开机后预热到 37℃再使用。

8. 严格按照操作规程进行操作、校正和测定,并定期清洁、维护管道和电极。

9. 动脉血气监测正常结果及临床意义见表 10-1。

表 10-1　动脉血气分析常用监测指标及其临床意义

监测指标	正常值	临床意义
pH	7.35~7.45	酸中毒:pH<7.35;碱中毒:pH>7.45
BE	−2.3~+2.3mmol/L	代谢性酸中毒,BE<−2.3mmol/L 代谢性碱中毒,BE>+2.3mmol/L
SB 和 AB	22~27mmol/L	代谢性酸中毒,AB=SB<22mmol/L 代谢性碱中毒,AB=SB>27mmol/L 呼吸性酸中毒,AB>SB 呼吸性碱中毒,AB<SB
$PaCO_2$	35~45mmHg	呼吸性碱中毒,$PaCO_2$<35mmHg 呼吸性酸中毒,$PaCO_2$>45mmHg
PaO_2	90~100mmHg	轻度低氧血症,$PaO_2$60~80mmHg 中度低氧血症,$PaO_2$40~60mmHg 重度低氧血症,PaO_2<40mmHg
SaO_2	95%~98%	轻度低氧血症,$SaO_2$91%~95% 中度低氧血症,$SaO_2$75%~90% 重度低氧血症,SaO_2<75%

二、经皮脉搏氧饱和度监测

(一)目的

经皮脉搏氧饱和度(saturation of peripheral oxygen,SpO_2)监测是利用血氧饱和度测定探头,监测患者指(趾)端等小动脉波动时氧合血红蛋白占血红蛋白的百分数,从而判断患者组织的氧供情况。

(二)适应证

需持续监测 SpO_2 者、需动态调整氧疗方案者和可能发生低氧血症者。

(三)禁忌证

监测部位损伤、感染或循环障碍。

(四)操作步骤

1. 准备用物 准备心电监护仪,将血氧饱和度的导线插头插入心电监护仪的氧饱和度插孔内。

2. 固定 将传感器固定在指(趾)端。

3. 调节参数 打开监护仪开关,调节监护仪上的报警参数。

4. 整理、记录 固定导线,记录监测结果。

(五)注意事项

1. 注意可使监测值偏高及偏低的因素,患者体温过低(<35℃)、休克或血压降低均可导致末梢循环障碍,会导致检测信号下降,可使监测值偏低;血液中存在高铁血红蛋白、碳氧血红蛋白则可使监测值偏高。

2. 心电监护仪的地线应妥善连接,否则会干扰监测波形,甚至损害患者和医护人员的人身安全。

3. 根据传感器规格和形状选择监测部位,如指(趾)甲床、耳垂和鼻翼等,常用监测部位是指(趾)甲床。指(趾)端应洁净,无污垢、染色物和灰指(趾)甲,指(趾)甲不宜过长,并确保探头内发出黯红光或红光一面与甲床接触。

4. 环境中有较强的光源或手术电灼时应将探头覆盖,以免损伤探头或影响监测结果。

5. 监测 SpO_2 的肢体应与监测无创血压的肢体分开。

6. 患者躁动时应妥善固定探头,防止探头脱落影响监测结果或探头损坏。

7. 定时更换监测部位,防止因指(趾)端长期受压而出现血循环障碍,影响监测结果,或致患者指(趾)端青紫、肿胀。

三、呼气末二氧化碳分压监测

(一)目的

呼气末二氧化碳分压(pressure of end-tidal carbon dioxide,$P_{ET}CO_2$)指呼气终末期呼出的混合肺泡气含有的二氧化碳分压或浓度值,正常值 35~45mmHg。其具有高度灵敏性,可以监测通气,反映循环功能和肺血流情况,是危重症呼吸监测中的重要手段。

(二)适应证

机械通气,呼吸功能不全,严重创伤和休克,心肺脑复苏,大中型手术的术中和术后监护。

(三)禁忌证

$P_{ET}CO_2$ 为无创伤监测技术,目前暂无禁忌证。

(四)操作步骤

根据检测气体抽样方式的不同,CO_2 探测器分为主流探头和旁流探头两种,以主流探头操作步骤为例。

1. 将呼吸机管道与患者气管插管连接,将 CO_2 探测器接在呼吸机通气道接口上,将 CO_2 探测器的导线插头插入心电监护仪的 $P_{ET}CO_2$ 插孔内。

2. 打开监护仪开关,调节心电监护的报警参数。

3. 整理、固定导线,记录监测结果。

(五) 注意事项

1. 正确连接监测装置,监测前进行性能测试,使各部件工作正常,无机械性误差。

2. 妥善固定监测管道,保持监测装置清洁。

3. 护士应熟悉正常 CO_2 波形,一般可分四相四段(图 10-10)。

A-B 开始呼气
B-C CO_2 浓度快速上升
C-D 肺泡换气到达平台阶段
D-E 开始吸气, CO_2 浓度迅速下降

图 10-10 正常 CO_2 波形图

(1) Ⅰ相:吸气基线,应处于零位,是呼气的开始部分,为呼吸道内无效腔气,基本不含 CO_2。

(2) Ⅱ相:呼气上升支,较陡直,为肺泡和无效腔的混合气。

(3) Ⅲ相: CO_2 波形为水平或微向上倾斜,称呼气平台,为混合肺泡气,平台终点为呼气末气流,为 $P_{ET}CO_2$ 值。

(4) Ⅳ相:吸气下降支, CO_2 波形迅速而陡直下降至基线,新鲜气体进入气道。

4. 密切观察 $P_{ET}CO_2$ 波形变化,及时发现异常波形。

(1) 上升段延长提示因呼吸道高位阻塞或支气管痉挛以致呼气流量下降。

(2) 肺泡平台倾斜度增加,可能为慢性阻塞性肺疾病或气管痉挛使肺泡排气不均。

(3) $P_{ET}CO_2$ 突然下降但未至零水平,提示呼吸管道漏气; $P_{ET}CO_2$ 突然降到零附近,提示气管插管误入食管、通气环路接头脱落或呼吸道梗阻。

(4) $P_{ET}CO_2$ 呈指数降低,提示心搏骤停、肺栓塞、严重肺低灌注。

(5) $P_{ET}CO_2$ 逐渐降低,提示低体温、肺灌注降低、过度通气。

(6) $P_{ET}CO_2$ 持续降低,且平台消失,提示吸气前肺换气不彻底,支气管痉挛、分泌物增多造成小气道阻塞。

(7) $P_{ET}CO_2$ 持续降低但肺泡平台良好,提示存在过度通气,过大的生理性无效腔(见于各种原因引起的肺血管床减少、肺血流减少或肺血管栓塞)。

5. 动态观察 $P_{ET}CO_2$ 数值变化,呼吸频律、血氧饱和度与 $P_{ET}CO_2$ 的关系。

思政元素

让监护充满"爱"的希望

医院的重症监护室是生与死交锋最激烈的战场。2020年初,湖北武汉各级医院的ICU里,医护人员每天面对的都是新型冠状病毒肺炎重症患者。2月10日凌晨,支援武汉市某医院的护士朱某值夜班,一名使用无创通气的62岁女性患者刚转入ICU,表现得很不适应,当时给氧浓度已达70%,如果无创通气出现问题,随时都有插管危险。与同事交班后,朱某第一时间赶到这名患者床前,安抚情绪,耐心讲解无创面罩的使用方法。凌晨2点,该患者突然躁动,身体挣扎,还伴着咳嗽,导致无创面罩无法正常使用。听到呼吸机漏气报警,护士立即赶到床边,一边调整扶正面罩,观察无创呼吸机参数,一边安慰患者,冒着被患者呼吸道分泌物感染的风险,一直用手扶着无创面罩一个多小时,直到患者情绪稳定,避免了病情进一步发展,用生命的担当守住患者生命最后一道防线。虽然机械通气、有创动脉压监测、CRRT、CVP、ECMO等现代化监护设备和技术成了重症监护室常规化的救治手段,但作为护士——与患者接触最紧密的人,更应用爱和人文关怀让这些冰冷的仪器和数值传递出生命的温度和爱的希望。

第三节　其他监护技术

护士不仅要掌握循环功能和呼吸功能监测技术,还要掌握肾功能、肝功能和凝血功能等其他常用的监测技术,并能根据监测指标对患者的病情做出综合判断,及时采取有效的救护措施。

一、肾功能监测

（一）目的

通过尿量、血肌酐（creatinine in blood,Cr）和血尿素氮（blood urea nitrogen,BUN）等指标的观察,判断患者的肾血流灌注情况及肾小球滤过功能。

（二）适应证

严重创伤和休克,大中型手术后,上消化道大出血,大面积烧伤,心功能不全,肾衰竭,尿毒症。

（三）禁忌证

肾功能监测是为了解肾功能状态,目前暂无禁忌证。

（四）操作步骤

1. 单位时间尿量监测,患者留置尿管后将精密尿袋与尿管连接（图10-11）。

2. 血肌酐、尿素氮监测,患者禁食禁水12小时后,静脉采血进行血肌酐、尿素氮检查。

（五）注意事项

1. 尿量是肾小球滤过率的直接反映,重症患者通常应监测每小时尿量和24小时尿量。尿量 >30ml/h 或 >1ml/（kg·h）表示内脏灌注良好;尿量 <0.5ml/（kg·h）表示内脏灌注减少。尿量 <17ml/h 或 24 小时尿量 <400ml 为少尿;24 小时尿量 <100ml 为无尿;尿量 >250ml/h 或 24 小时尿量 >2 500ml 为多尿。48 小时内尿量 <0.5ml/（kg·h）,并持续 6 小时以上提示患者

肾功能有发生损伤的危险;尿量 <0.5ml/(kg·h),并持续 12 小时以上提示患者发生急性肾损伤;尿量 <0.3ml/(kg·h),并持续 24 小时以上或无尿持续 12 小时以上提示患者出现急性肾衰竭。

2. BUN 是肾脏排泄的蛋白质代谢产物,参考值为 2.8~6.8mmol/L(酶法)。BUN 升高表明肾小球滤过减少或体内蛋白质过度分解。通常轻度肾功能损害时血尿素氮无变化,血尿素氮进行性升高(>20mmol/L)则表明肾衰竭或患者处于高分解状态,应动态进行监测。

图 10-11 精密尿袋监测单位时间尿量

3. 肌酐是肌肉代谢产物,经肾小球过滤,不能被肾小管吸收和分泌。血 Cr 参考值(苦味酸法)为男性 44~133μmol/L、女性 70~106μmol/L、儿童 27~62μmol/L。在肾血流正常的情况下,血 Cr 升高表明肾小球滤过功能降低。由于肾脏代偿能力大,当肾小球轻度损害时,血肌酐通常不升高。若 48 小时内血 Cr 增加的绝对值超过 26.4μmol/L 或增加值≥基础值的 1.5 倍提示患者肾功能有发生损伤的危险;血 Cr 增加值≥基础值的 2 倍提示患者发生急性肾损伤;血 Cr>354μmol/L 且增加的绝对值超过 44μmol/L 或增加值≥基础值的 3 倍提示患者出现急性肾衰竭。

4. 应用精密尿袋监测患者每小时尿量,每次记录后应将精密计量盒内的尿液排入尿袋中。同时应密切观察尿液颜色和性状,若进行尿标本检查,尿标本应在 1 小时内送检,以免因酸碱度变化影响尿中的有形成分。

5. 患者出现无尿或少尿时,应首先检查导尿管的位置是否正确,导尿管是否通畅,然后根据血压、中心静脉压和输入液量的变化进行综合考虑,判断尿量减少是肾前性、肾性,还是肾后性因素引起的。

6. 血肌酐不受高蛋白饮食影响,但血尿素氮易受饮食和运动影响。因此,血尿素氮检查前 3 日,患者每日进食蛋白量应 <40g/d,并禁食肉类、咖啡和浓茶,禁止剧烈运动。

二、有创颅内压监测

(一)目的
颅内压(intracranial pressure,ICP)是指颅内容物对颅腔壁产生的压力。持续动态监测 ICP,在判断病情、指导降颅压治疗方面有重要临床意义。

(二)适应证
颅脑创伤,脑水肿,脑脊液循环障碍,进行性颅内压升高,颅脑手术前后。

(三)禁忌证
出血性疾病、凝血功能障碍;穿刺部位感染、损伤;颅脑损伤或肿瘤导致侧脑室变形移位。

(四)操作步骤
以经颅钻孔侧脑室穿刺测压为例:

1. 准备用物 包括脑室穿刺包;一次性压力传感器套装;监护仪及压力连接线;局麻药;生理盐水;脑室引流管和引流瓶。

2. 备皮 护士对患者穿刺处皮肤进行备皮。

3. 连接压力监测装置 将压力传感器固定于固定架上,置于患者眉末端与耳郭顶点连线的中点水平位置,将压力连接线分别与传感器和监护仪的压力监测孔连接。

4. 连接 ICP 测压装置 将输液器上端与生理盐水连接,下端连接一次性压力传感器进液端,压力连接管连接另一个三通后再分别与脑室引流管和脑室引流瓶连接,然后调节三通,使出液端与压力延长管、脑室引流管和脑室引流瓶相通。

5. 排气　打开输液器开关,将 ICP 测压管内的空气排尽。

6. 体位　患者平卧,护士协助固定头部。

7. 协助医生进行脑室穿刺　常规消毒皮肤,铺洞巾,局部麻醉后,眼眶上方冠状缝处切开皮肤和皮下组织后,用骨钻钻开颅骨内外板。然后刺破硬脑膜,以腰椎穿刺针向外眦方向穿刺 3~5cm,见脑脊液流出后将脑室引流管插入侧脑室前角;确定脑室引流管进入侧脑室,即脑室引流管内液体搏动,放低或抬高引流管可见脑脊液流出或流入;在穿刺口部位将导管与皮肤缝合,然后无菌敷料覆盖。

8. 压力校零　调节三通开关,关闭压力延长管端,使冲洗装置与大气相通,按下监护仪归零按钮。

9. 测压　调节三通开关,使脑室引流管开放,观察颅内压数值,调节监护仪的报警参数(图 10-12)。

10. 固定　妥善固定引流瓶,保持脑室引流瓶内引流管顶点高于穿刺部位 15cm 左右。

11. 整理、记录　整理、固定导线,记录监测结果。

(五) 注意事项

1. 有创颅内压监测途径包括脑室内、脑实质内、硬膜下和硬膜外。因为脑室内穿刺测压准确、方法简单,并可行脑脊液引流和化验,故

图 10-12　有创颅内压监测

最为常用,但可导致颅内感染、脑组织损伤和脑脊液漏等并发症。

2. 患者取平卧位,头部抬高 15°~30°。

3. 穿刺部位应妥善固定,防止引流管脱落;穿刺部位的敷料应保持清洁干燥,每 24 小时更换 1 次。

4. 密切观察有无脑脊液漏、颅内感染和脑组织损伤等并发症,一旦发现应立即通知医生。

5. ICP<15mmHg 为正常,15≤ICP≤20mmHg 为轻度升高;20<ICP≤40mmHg 为中度升高;ICP>40mmHg 为重度升高。ICP>20mmHg 时脑组织微循环发生障碍,应进行降颅压治疗;若 ICP≥平均动脉压,且无波动 5 分钟以上,可诊断为脑死亡。

6. 正常 ICP 波型平坦,随呼吸、心跳上下波动,若波形为直线表示引流管堵塞;若 ICP 反复出现高原波(突然升高至 50~100mmHg,持续 5~20 分钟,然后下降至原来水平或较前水平降低),表示颅腔代偿功能衰竭,脑发生了不可逆损伤。

7. 患者躁动、咳嗽和翻身均可使 ICP 升高,应待患者平静后监测。护士应根据 ICP 监测结果调节脑室引流瓶的高度以控制脑脊液的引流速度,防止颅内压下降过快诱发小脑幕切迹疝或颅内出血;更换引流瓶和搬动患者时应关闭引流管,防止脑脊液倒流。

8. ICP 监测时间一般不应超过 1 周。

三、肝功能监测

(一) 目的

通过胆红素、蛋白和酶等指标的监测,判断患者肝脏排泄、代谢和解毒的功能状态;判断肝脏有无损伤及损伤程度;评价治疗的效果。

（二）适应证

严重创伤和休克,黄疸,肝炎,肝性脑病,急性出血坏死型胰腺炎,肝肾综合征,急性梗阻性化脓性胆管炎,静脉高营养。

（三）禁忌证

肝功能监测是为了解患者肝功能状态,目前暂无禁忌证。

（四）操作步骤

1. 患者禁食禁水 8~12 小时。

2. 静脉采血进行血白蛋白、胆红素、血清酶和碱性磷酸酶等测定。

（五）注意事项

1. 肝脏是机体蛋白代谢的主要器官,监测总蛋白(total protein,TP)、白蛋白(albumin,Alb)、球蛋白(globulin in serum,GLB)、白蛋白与球蛋白的比值(albumin/globulin ratio,A/G)、前白蛋白(prealbumin,Pre-Alb)可了解肝脏损伤的严重程度。

2. 肝脏血清酶检查中,谷丙转氨酶(alanine aminotransferase,ALT)和谷草转移酶(aspartate aminotransferase,AST)监测可帮助判断肝实质细胞受损程度和数量。ALT(速率法)参考值范围为<40U/L,AST(速率法)参考值范围为<34U/L,AST/ALT≈1。肝实质损害越严重,AST 和 ALT 升高的幅度越大。但轻型肝炎时,ALT 较 AST 增高幅度大,因此 AST/ALT<1;而暴发型肝炎和肝衰竭时,AST/ALT>1。当两者持续升高后突然下降,而血清胆红素升高、黄疸等临床表现持续加重,多提示肝细胞大量坏死。

3. 胆红素代谢监测是了解肝脏排泄功能;监测血清总胆红素(total bilirubin,T-BIL)、直接胆红素(direct bilirubin,D-BIL)、间接胆红素(indirect bilirubin,I-BIL)和 DBIL/IBIL,可帮助判断黄疸类型和程度,但同时应结合粪胆素、碱性磷酸酶、尿内胆红素和尿胆原的检查。

知识链接

胆红素代谢检查

T-BIL(G-J 法)参考值范围为 3.4~20μmol/L;D-BIL(G-J 法)参考值范围为 0~6.8μmol/L;I-BIL(计算法)参考值范围为 1.71~11.97μmol/L;DBIL/IBIL 参考值范围为 0.2。溶血性黄疸时,总胆红素和间接胆红素升高,但 DBIL/IBIL<0.2;阻塞性黄疸时,总胆红素和直接胆红素升高,DBIL/IBIL>0.6;肝细胞性黄疸时总胆红素、间接胆红素和直接胆红素均升高,DBIL/IBIL 波动在 0.4~0.6。

---

4. 血氨(blood ammonia)升高主要见于肝功能严重损害,参考值范围为 100~600μg/L(速率法)。当血氨值升高 2 倍以上时,患者多出现意识障碍。

5. 肝功能检查与运动、饮食密切相关,因此,检查前一日患者应避免食用富含胡萝卜素、叶黄素的食物,晚餐应禁酒、禁食高脂肪和高蛋白食物,然后禁食禁水 8~12 小时,抽血当日避免剧烈运动。

6. 为避免检测期间患者应用药物影响肝功能结果,护士应严格掌握患者用药情况,同时应避免输液期间抽血检测。

7. 采血时,止血带压迫时间应控制在 1 分钟内,防止血管长期受压迫后静脉淤血,导致总蛋白检测结果数值升高。

8. 卧位和站位采血时肝功能检测结果会出现波动,血液中的胆红素一日内也会出现周期性变化,因此,患者的采血时间和采血体位应固定。

9. 标本采集后避免阳光直射,防止溶血,及时送检;进行血氨检测时,标本应隔绝空气,防止发生脱氨作用使结果偏高。

10. 密切监测肝功能各项指标变化,及时发现异常并通知医师。

四、止血和凝血功能监测

(一) 目的

通过血小板计数(blood platelet count,BPC)、活化部分凝血酶原时间(activated partial thromboplastin time,APTT)和血浆凝血酶原时间(plasma prothrombin time,PT)等监测,判断患者有无内源性和外源性凝血功能障碍;诊断出血和血栓性疾病;评估和调节溶栓和抗凝治疗。

(二) 适应证

严重创伤、休克和感染,DIC,肺栓塞,急性冠脉综合征,血小板减少性紫癜,肝脏疾病,毒蛇咬伤,肾病综合征,妊娠高血压综合征,抗凝和/或溶栓治疗。

(三) 禁忌证

止血和凝血功能监测是为了解患者止血和凝血功能状态,目前暂无禁忌证。

(四) 操作步骤

1. 根据监测项目,选择采血管和采血时间。

2. 静脉采血进行止血和凝血相关指标的检验。

(五) 注意事项

1. BPC 参考值范围为 $(100\sim300)\times10^9/L$。BPC>$600\times10^9/L$ 为病理状态;BPC>$1\,000\times10^9/L$ 易形成血栓;BPC<$40\times10^9/L$ 易发生出血。

2. APTT 主要用于筛查第一阶段内源性凝血途径有无障碍。APTT 参考值范围为 35~45 秒,延长或缩短 10 秒以上有临床意义;APTT 延长主要见于凝血活酶生成的因子缺陷、凝血酶原减少和纤维蛋白原减少;APTT 缩短表示血液处于高凝状态。当应用肝素、双香豆素进行抗凝治疗时,APTT 应维持在 1.5~3.0 倍;应用尿激酶和链激酶进行溶栓治疗时,APTT 应维持 2.0 倍左右;当 APTT 超过 90~100 秒时应减少抗凝剂用量。

3. PT 主要筛查第一阶段外源性凝血途径有无障碍。PT 参考值范围(Qucks 法)是 12~14 秒,延长或缩短 3 秒以上有临床意义。PT 时间缩短表示血液处于高凝状态。PT 较正常延长 3 秒以上,见于 DIC 低凝期、肝胆疾病和肝素抗凝治疗等凝血酶原减少的情况,但因其影响因素多,监测抗凝治疗时较 APTT 敏感性差,因此,PT 应与 APTT 联合监测。另外,使用国际化标准比值(international normalized ratio,INR),即患者凝血酶原时间与正常对照平均凝血酶原时间比值作为报告形式。PT 的 INR 标准值范围为 0.8~1.5,应用肝素、双香豆素进行抗凝治疗时,PT 的 INR 值应维持在 2~4 倍,当 INR>4.5 时应停药或减量。

4. 纤维蛋白原主要由肝脏产生,是参与凝血过程的一种凝血因子。FDP 是纤维蛋白(原)在纤溶酶作用下生成的碎片,血清 FDP 参考值为 <$5\mu g/ml$。纤维蛋白原降低,而 FDP 增加表明纤维蛋白溶解亢进,患者易发生出血;当 FDP>20mg/L、血浆纤维蛋白 <1g/L,且 BPC<$100\times10^9/L$ 或进行性下降、PT 或 APTT 延长或缩短即可诊断为 DIC。

5. 护士进行静脉穿刺时禁忌反复穿刺,以防止穿刺部位形成血肿或标本混进组织液,影响检验结果。止血带压迫时间应控制在 1 分钟内,防止血管受压迫后激活凝血过程,从而消耗凝血因子,使监测数值偏低。

6. 溶栓治疗时要求每 2~4 小时监测一次 APTT 和 PT。在肝素抗凝治疗 24~48 小时,要求每 4~6 小时监测一次 APTT 和 PT;当 APTT 维持在 1.5~3.0 倍、PT 的 INR 值维持在 2~4 倍时,改为每天监测一次,同时每 1~3 天监测一次 BPC;BPC<100×10⁹/L 或进行性下降 30% 以上应停用肝素。

7. 口服、静脉注射或皮下注射抗凝剂时,应在药物使用前取血,或在两次药物应用的中间取血,以免药物因素影响监测结果;持续静脉滴入者应避免在输液侧肢体采血。

8. 根据监测项目选择真空采血管,采血时采血量应准确,要求抗凝剂与血的比例为 1∶9;采血后应颠倒采血管,使静脉血与抗凝剂混匀,但动作应轻柔,防止颠倒过程中激活凝血过程,使血液凝固或发生溶血。

9. 采血后及时送检,BPC 要求 1 小时内检测,APPT 要求 2 小时内检测,PT 要求 4 小时内检测。

10. 密切监测止血和凝血功能数值变化,及时发现异常并通知医师。

五、血糖监测

(一)目的

重症患者常发生应激性高血糖,通过严密监测血糖,可及时发现血糖变化,及时调整胰岛素治疗方案,为临床治疗提供依据,避免发生低血糖。

(二)适应证

严重创伤、感染和休克,糖尿病,酮症酸中毒,甲状腺或肾上腺等分泌功能异常。

(三)禁忌证

指尖或足跟等采血部位感染、水肿或损伤。

(四)操作步骤

以指尖毛细血管血糖监测为例:

1. 准备用物 包括毛细血管血糖仪;一次性采血针和试纸条;乙醇棉球;棉签。

2. 确定部位、消毒 安装试纸,选择合适采血部位(手指尖部或足跟);用 75% 乙醇消毒,待皮肤完全干燥。

3. 采血 用采血针刺破皮肤,患者指尖向下,使血液自然流出;用棉签吸去第 1 滴血后,将第 2 滴血滴到试纸条的吸收垫内,使其充满。

4. 读数、记录 静置数秒,由血糖仪机器屏幕读取血糖值并记录。

(五)注意事项

1. 血糖仪应保持清洁,防止受潮、比色系统被污染而影响检测结果;当血糖仪更换电池或更换新批号试纸条时,应进行质控品的检测。

2. 血糖仪监测结果应定期与生化检查结果进行比对。

3. 每次检测前应检查试纸条和质控品贮存是否恰当;试纸条的有效期;试纸条的条码是否与血糖仪符合。

4. 采血时不能用力挤压采血部位,否则会使组织液稀释血标本,影响检测结果。

5. 根据患者皮肤的厚度调节采血针刺入的深度,防止刺入过浅或过深,导致血糖仪不能进行检测或影响检测结果。

6. 待采血部位乙醇干透后实施采血,滴血量应充足确保试纸测试区完全变成红色。

7. 密切监测血糖变化,及时发现异常危急值并通知医师。

(代培方)

笔记栏

复习思考题

1. 比较有创动脉压、肺动脉压和中心静脉压监测技术有何区别和联系?

2. 患者,男性,68 岁,因呼吸衰竭需呼吸机辅助治疗入住 ICU,动脉血气分析结果如下: pH 7.32、$PaCO_2$ 60mmHg、HCO_3^- 30mmol/L,请分析患者属于何种酸碱失衡类型?

3. 患者,男性,23 岁,双下肢挤压伤急诊入住 ICU,神志模糊,表情淡漠,口渴,面色苍白,皮肤湿冷,脉搏 112 次 /min,血压 12.0/8.0kPa(90/60mmHg),中心静脉压 0.39kPa(4cmH_2O)。毛细血管充盈迟缓。血气分析结果:pH 7.30,HCO_3^- 15mmol/L,BE −9mmol/L。

(1) 该患者可能发生了什么问题?

(2) 该患者的监护重点是什么?

(3) 护士应采取哪些护理措施?

扫一扫,
测一测

第十一章

危重病营养支持的护理

◆ **学习目标**

1. 识记:能够准确复述肠内、外营养支持的适应证、禁忌证、供给途径。
2. 理解:能够理解不同危重症患者的代谢特点与营养支持原则;能够准确识别肠内、外营养常见并发症并分析发生原因。
3. 应用:能够为实施肠内、外营养支持的患者正确提供常规护理措施。

近 30 年随着分子生物学的不断发展进步,营养物质在维持机体平衡方面的作用被日益认知,危重症患者的全身炎症反应、器官功能异常等因素均会导致能量摄取与利用障碍。调查结果显示,ICU 中营养不良的发生率为 38%~78%,且与不良预后独立相关。因此,传统上被认为起辅助作用的"营养支持"已经演变为"营养支持疗法",成为危重症患者的基础治疗之一。2017 年,欧洲危重病学会(the European Society of Intensive Care Medicine,ESICM)颁布了《重症患者早期肠内营养:ESICM 临床实践指南》,将早期肠内营养(early enteral nutrition,EEN)定义为患者住院后 48 小时内启动的肠内营养(enteral nutrition,EN),无关乎其剂量与类型。大量研究结果表明,EEN 能保护胃肠黏膜屏障结构和功能完整性,减轻黏膜通透性,减少肠道菌群易位,促进胃肠道蠕动,增加胃肠道血液供应,提高局部和全身免疫功能,降低继发感染风险,缩短住院时间,降低医疗费用,明显改善预后。因此,现有循证医学指南推荐重症患者在入住 ICU 的 24~48 小时内启动 EN。

第一节 概 述

营养支持的目的是供给细胞代谢所需要的能量与营养底物,维持组织器官结构与功能。通过营养素的药理作用调理代谢紊乱,调节免疫功能,增强机体抗病能力,从而影响疾病的发展与转归。虽然营养支持并不能完全阻止和逆转重症患者因严重应激导致的分解代谢和人体病理结构改变,但合理的营养支持,可减少净蛋白的分解并增加其合成,改善潜在和已发生的营养不良状态,防治并发症。因此,临床营养支持已成为重症患者综合治疗的一个重要组成部分。

一、营养支持概念

营养支持(nutritional support,NS)是指在患者饮食不能或摄入不足的情况下,通过肠内或肠外途径补充或提供全面的营养素。危重症患者由于严重创伤、手术、感染等,引起机体内分泌系统、神经系统及临床代谢改变,可引起包括肠功能衰竭在内的多系统器官功能障碍或衰竭,导致严重的不良临床结局。营养支持作为有效的治疗手段,在保护脏器功能、减少并发症、创伤组织修复、控制感染和促进机体康复等方面起着重要作用。当今,人们对临床营养支持有了更深刻的认识,它的概念已经不限于提供能量及蛋白质,而且涉及代谢支持、营养素的药理和免疫作用。

二、危重症患者的代谢和营养变化

合理地实施营养支持应充分了解危重症患者的代谢特点和营养状态,使营养支持更适应危重症患者的代谢状态。危重症患者的基本代谢变化包括糖代谢紊乱、脂肪代谢紊乱、蛋白质代谢紊乱以及电解质、微量元素代谢和胃肠功能改变。其反应程度与创伤、感染的程度及部位有密切关系。

(一)糖代谢紊乱

在严重创伤、大手术、严重感染等情况下,机体可发生应激反应。糖原异生增加,血糖浓度升高,但糖氧化直接供能减少,糖无效循环增加,组织对糖的利用亦发生障碍。糖利用障碍是在应激状态下胰岛素浓度增加但胰岛素受体缺乏,导致胰岛素耐受,使胰岛素不能发挥正常作用,机体呈高血糖状态。血糖的增高可加重应激反应、破坏机体免疫、增加呼吸负担等。

(二)脂肪代谢紊乱

严重创伤和/或感染等应激状态下,机体储存的糖原很快被耗尽,体内脂肪动员和氧化利用率增加,此时即使补充外源性脂肪,也难以完全控制体内脂肪分解,出现血中游离脂肪酸及甘油浓度增高,如果脂肪酸的清除率大于产生率,也可表现为游离脂肪酸浓度下降。

(三)蛋白质代谢紊乱

应激和高分解状态下,由于机体出现葡萄糖不耐受现象,使得能量消耗依赖于肌肉蛋白及细胞结构蛋白的大量分解,导致肌肉群消耗,骨骼肌快速萎缩。随着外周和内脏蛋白质的分解增加,总体净蛋白的合成降低。在肝功能损害严重时,糖异生出现抑制,肝脏合成蛋白质障碍,在危重症患者中常表现为蛋白质-能量营养不良。

(四)电解质及微量元素代谢改变

严重创伤、感染、多脏器功能不全综合征等患者容易出现低钾、低镁、低磷等电解质紊乱,可能与高血糖及高胰岛素血症有关,高血糖及高胰岛素血症促进钾离子由细胞外向细胞内转移血清钾浓度降低;胰岛素导致肾远曲小管对钠分泌减少,引起水钠潴留;胰岛素促进三磷酸腺苷合成,使磷的消耗增加,血磷浓度降低;胰岛素增加肌肉对镁的摄取而导致低镁血症。

(五)胃肠道功能改变

创伤、感染、休克等危重症患者的胃肠道功能发生如下改变:①消化腺分泌功能受抑制,胃肠蠕动减慢,使患者出现食欲下降、厌食、腹胀等情况;②常并发应激性溃疡;③因禁食和使用广谱抗生素,导致肠道菌群失调,肠道屏障功能障碍和肠源性细菌移位。危重症患者胃肠道功能的改变,严重限制了营养素在胃肠道的消化和吸收,进一步加剧了营养代谢障碍。

第二节 营 养 评 估

客观、准确地评估危重症患者营养状况,是实现危重症患者合理营养支持治疗的第一步。危重症患者的营养评估主要包括营养状况评估与营养需求评估。

一、营养状态评估

传统的营养指标(如 ALB、PA、转铁蛋白和人体测量学等),虽然能对患者营养状况的评估提供一定参考信息,但对于危重症患者的营养状况筛查缺乏特异性与敏感性。目前,推荐使用营养风险筛查(nutritional risk screening 2002,NRS2002)和危重症营养风险评分(nutrition risk in the critically ill,NUTRIC Score)对患者进行营养风险预测。NRS2002 和 NUTRIC 评分均关注了患者的营养状况和疾病的严重程度,是营养状况和疾病相结合的一种评估工具。其中,NUTRIC 评分(表 11-1)对危重症患者营养风险评估的特异性较好。NUTRIC 评分≥6分为高营养风险,<6 分为低营养风险(不包含 IL-6 则应为 5 分)。

表 11-1　危重症营养风险评分(NUTRIC 评分)

参数	范围	评分
年龄(岁)	<50	0
	50~<75	1
	≥75	2
APACHEⅡ评分(分)	<15	0
	15~<20	1
	20~<28	2
	≥28	3
SOFA 评分(分)	<6	0
	6~<10	1
	≥10	2
合并症(数量)	0~1	0
	≥2	1
入 ICU 前的住院天数(天)	<1	0
	≥1	1
白细胞介素 -6(IL-6)(pg/ml)	<400	0
	≥400	1

注:APACHEⅡ评分为急性生理及慢性健康状况评分;SOFA 评分为序贯器官功能障碍评分。

二、营养需要量评估

判断患者的营养需要量是营养评估的重要内容,主要包括热量需求及蛋白质需要量的判断。

(一)评估热量需求

推荐使用间接测热法确定患者的能量需求,若无法测定,可采用基础能量估计患者对营养的需要量。基础能量消耗(basal energy expenditure,BEE)是指人体在清醒、安静的状态,不受肌肉活动、环境温度、食物及精神紧张等因素影响时的能量代谢率。可由 Harris-Benedict公式计算:

$$男性 BEE(kcal/24h)=66.5+13.7 \times W+5.0 \times H-6.8 \times A$$

$$女性 BEE(kcal/24h)=66.5+9.6 \times W+1.7 \times H-4.7 \times A$$

W:体重(kg);H:身高(cm);A:年龄(岁)

不同应激状态下能量的需求,在计算出基础能量消耗后,须予以修正。轻度应激及外科小手术 1.3× 基础能量消耗;中度应激及外科大手术 1.5× 基础能量消耗;严重应激 2.0× 基础能量消耗。通过评估一旦确认营养缺乏是急性或潜在的问题后,在治疗中应尽早提供营养支持,以维持生命及促进伤口愈合。

（二）评估蛋白质需要量

氮平衡是评价蛋白质在体内合成与分解代谢的重要参数,是通过摄入氮与排出氮之差而计算出来的。氮平衡（g/d）= 摄入氮量（g/d）–［尿中尿氮量（g/d）+4］。以此可评价患者的营养状况及计算蛋白质需要量。在无条件监测氮平衡患者蛋白质供给是否充足时,每天补充量需达到 1.2~2.0g/（kg·d）。

知识链接

间接测热法

合理的能量供给是为危重症患者提供个体化营养支持的基础,间接测热法通过测定患者实际的静息能量消耗,从而评估其营养状况,并在此基础上制订合理有效的营养支持方案。测量原理是根据能量守恒定律,通过测量患者在一定时间内吸气时 O_2 的消耗量与呼气时 CO_2 的排出量及浓度差,计算出氧耗量（VO_2）和二氧化碳释放量（VCO_2）,并根据 Weir 公式计算能量消耗值（metabolic energy expenditure, MEE）,MEE=3.9×VO_2+1.1×VCO_2,从而得到患者每日热卡平均量。由于危重症患者病种复杂,病情进展快,整个病程中的能量和营养需求一直动态变化,间接测热法能够准确评估患者能量消耗,因此在危重症患者营养评估中也起到了越来越重要的作用。

第三节 危重症患者营养支持途径与选择

根据营养素补充途径,临床营养支持分为肠内营养支持（enteral nutrition, EN）与肠外营养支持（parenteral nutrition, PN）。

一、肠内营养（EN）

肠内营养（enteral nutrition, EN）是经胃肠道,包括经口腔或喂养管,提供维持人体代谢所需营养素的方法。凡胃肠道功能正常或存在部分功能者,营养支持时应首选 EN。建议排除 EN 禁忌证后,对重症患者于入住 ICU 24~48 小时内启动 EN 支持治疗,外科术后患者可提早至 24 小时内。

（一）适应证与禁忌证

肠内营养的实施主要取决于小肠是否具有吸收所提供的各种营养素的功能及肠道能否耐受肠内营养制剂。当患者因原发病或治疗需要而不能经口摄食,或摄食量不足时,均可考虑管饲肠内营养支持。

1. 适应证

（1）吞咽和咀嚼困难。

（2）意识障碍、无力进食。

（3）急性消化道疾病稳定期。

（4）高分解代谢状态，如严重创伤、感染和中毒。

（5）慢性营养不良，如恶性肿瘤。

（6）上消化道梗阻或手术。

2. 禁忌证

（1）完全性机械性肠梗阻和持续麻痹性肠梗阻。

（2）急性活动性胃肠道出血。

（3）持续严重呕吐、顽固性腹泻、严重小肠或结肠炎。

（4）严重腹胀或腹腔间隔室综合征。

（二）肠内营养制剂

肠内营养剂种类繁多，按其成分可分为匀浆膳、要素膳、组件型和特殊应用型肠内营养制剂四类。

1. 匀浆膳 匀浆膳是用天然食物配制而成的糊状、浓流体或粉剂的平衡饮食，由大分子营养素组成，可经鼻饲、胃或空肠置管滴入或以灌注的方式给予的肠营养剂。其营养成分全面，蛋白质与热量充足，并可满足患者对维生素及微量元素的需要。匀浆膳对患者胃肠道功能要求较高，在肠腔内形成的残渣也较多，对要求减少消化道刺激的患者慎用。

2. 要素膳 是一种人工精制、营养素齐全，由无渣小分子物质组成的水溶性营养合成剂。其特点是营养价值高，营养成分明确、全面、平衡，不含膳食纤维，不需要消化就可被小肠吸收，比较适用于消化功能较弱的患者。由于其渗透压较高，故使用时容易产生腹泻，应用时应加强护理。

3. 组件型肠内营养制剂 又称调节性制剂，是指各类营养素，如蛋白质、糖、脂肪等为单独形式包装，应用时根据需要相互混合或以单独形式提供，也可将某一成分的调节性制剂加入其他配方中，以增强该成分的比例。亦可采用两种或两种以上的组件型肠内营养制剂构成组件配方，以适合患者的特殊需要。

4. 特殊应用型肠内营养制剂 是为特殊患者制备的营养液。常用的有：①浓缩营养液，适用于需限制液体入量的患者；②高蛋白营养液，可提供大量所需蛋白质，减少氮损失，适用于代谢亢进者，但肾衰竭、氮质血症及肝性脑病者禁用；③婴儿用营养液；④特殊疾病（如肾病、糖尿病、肝病、先天性氨基酸代谢缺陷病等）营养液。

（三）肠内营养途径

根据患者的情况可采用鼻胃管、鼻空肠管、经皮内镜下胃造瘘（percutaneous endoscopic gastrostomy，PEG）、经皮内镜下空肠造瘘（percutaneous endoscopic jejunostomy，PEJ）、外科途径等进行肠内营养。

1. 经鼻胃管 适用于胃肠功能正常以及经短时间管饲即可过渡到口服饮食的患者。其优点是简单、易行，缺点是反流、误吸、鼻窦炎、上呼吸道感染的发生率增加。

2. 经鼻空肠置管 适用于有误吸风险、胃动力障碍的患者。优点在于因导管通过幽门进入十二指肠或空肠，使反流与误吸的发生率降低，患者对肠内营养的耐受性增加，但要求在喂养的开始阶段，营养液的渗透压不宜过高。

3. 经皮内镜下胃造瘘（PEG） 适用于昏迷、食管梗阻等长时间不能进食，但胃排空良好的重症患者。PEG是在纤维胃镜引导下行经皮胃造口，将营养管置入胃腔。优点是去除了鼻管，减少了鼻咽与上呼吸道的感染并发症发生的可能性，可长期留置营养管。

4. 经皮内镜下空肠造瘘（PEJ） 适用于有误吸风险、胃动力障碍、十二指肠淤滞症等需要胃十二指肠减压的重症患者。PEJ是在内镜引导下行经皮胃造口，并将营养管置入空肠上段，可以在空肠营养的同时行胃腔减压，并可长期留置。其优点除减少了鼻咽与上呼吸道的感染并发症外,还减少了反流与误吸风险,并在喂养的同时可行胃十二指肠减压。

5. 外科途径 包括胃造口术和套针空肠造口术。胃造口可使用大管径喂养管,避免穿透和撕裂腹腔其他器官,但具有潜在的发病率和病死率。其主要优点是术后即可行肠内营养,且并发症发生率低。

(四)肠内营养的实施

根据喂养管尖端所在位置和胃肠道承受能力,选择间隙输入法或持续输入法。间隙缓慢滴注喂养每天 4~6 次,每次 30~60 分钟。此法优点是患者有较多的自由活动时间,类似正常饮食,耐受性好;持续输入是在输入泵控制下保证稳定的流速,可允许营养液在小肠内更好地被吸收,更利于重症患者。成人每日用量为 2 000~3 000ml,开始输注时速度宜慢,从 40~60ml/h 逐渐增至 100~150ml/h,根据患者耐受情况进行动态调整以便胃肠道逐步适应。临床实践表明,连续经泵输注时,营养素吸收较分次给予好,大便次数及大便量也明显少于分次给予,患者胃肠道不良反应也较少,营养效果好。

(五)护理要点

1. 体位 喂养管尖端在胃内者,根据病情可取半卧位,避免营养液反流和误吸发生;喂养管尖端在空肠内者,病情允许可取任意体位。

2. 喂养管的护理

(1)喂养开始前,必须确定导管尖端的位置。可通过抽吸胃内容物、X 线摄片和抽吸物的 pH 值等测定方法定位。

(2)妥善固定喂养管,防止移位和脱落。

(3)定时冲洗喂养管,保持通畅。在每次喂养前后和连续管饲过程中,每隔 4 小时用 30~50ml 温开水冲洗喂养管。

(4)长期留置鼻胃管或鼻肠管者,应每天检查鼻、口腔、咽喉部有无不适及疼痛,每天用油膏涂拭鼻腔黏膜,避免长时间受压产生溃疡。

3. 加强监护

(1)注意病情和肠内营养效果的观察,记录 24 小时液体出入量。

(2)及时评估胃内残留量:对于存在胃肠营养不耐受或高误吸风险的重症患者,建议每 4~6 小时监测胃残余量(gastric residual volume,GRV)。若 GRV>500ml,应延迟或暂停输注。

4. 常见并发症的观察与护理

(1)机械性损伤:①鼻咽部黏膜损伤:因为喂养管置管操作或置管后对局部组织压迫引起黏膜水肿、糜烂或坏死,所以应选择质地柔软、管径适宜的喂养管,且熟练掌握操作技术,插管动作应轻柔;②喂养管堵塞:其常见原因为营养液过于黏稠、药物碎片或膳食残渣在管腔内黏附,或者膳食药物不溶导致混合液凝固等。预防措施:为患者实施冲管护理,若发现阻力,应立即冲洗。利用营养泵滴注可避免导管堵塞;③喂养管脱出:患者躁动时易将管道自行拔出,翻身或者强烈咳嗽反射时,也可致鼻胃管脱出。要对患者喂养管进行妥善固定,定期检查,回抽胃液,及时发现胃管脱出现象。

(2)胃肠道并发症:①恶心、呕吐与腹胀:主要见于营养液输注速度过快、乳糖不耐受、膳食口味不耐受等;②腹泻:是 EN 最常见的并发症。5%~30% 的肠内营养治疗患者发生腹泻,其主要原因包括小肠吸收力下降、膳食渗透压过高、营养液温度过低或输注速度过快、脂肪吸收障碍等。因此,为预防胃肠道并发症,护理时应注意以下五方面:第一,营养液应从低浓度开始输注,逐步递增;第二,营养液宜从少量开始,在 5~7 日逐步达到全量;第三,输注速度应逐步增加,应用输液泵控制最佳;第四,冷藏后取出的营养液应加热到 38~40℃;第五,营养液应现配现用,避免污染和变质导致腹泻发生。

（3）感染性并发症：以吸入性肺炎最常见，是 EN 最严重的并发症。在滴注肠内营养过程中，若患者发生误吸、发热、心率加快等症状，X 线片显示患者肺叶存在浸润影或者斑点状阴影，均考虑患者有吸入性肺炎。一旦发生误吸，应立即停止喂养，及时清除气道内误吸物，保持气道通畅，必要时进行纤维支气管镜下吸痰；同时，密切监测生命体征，根据肺炎程度合理选用抗生素。

（4）代谢性并发症：主要包括高血糖、低血糖、电解质紊乱和高碳酸血症。应激性高血糖发病率较高，而长期应用肠内营养突然停止的患者易发生低血糖。因此，需加强患者血糖监测，发现异常及时报告；在停用营养液时应循序渐进，避免减量过快或突然停止；还应定期对患者血电解质进行检查，及时补充，合理选择营养液种类，运用输液泵将营养液均匀输入，以防止电解质紊乱和高碳酸血症。

📋 课堂互动

患者，女性，58 岁。胃癌姑息性切除术后第 5 天，禁食，血清白蛋白 26g/L，经空肠造瘘予以肠内营养支持（500ml/d）。肠内营养支持第 2 天，患者主诉在输注营养液期间腹部不适，24 小时排便 5 次，大便不成形。体检：体温 37.3℃，心率 90 次 /min，呼吸 20 次 /min，腹平软，无压痛、反跳痛和肌紧张，大便隐血试验（−），粪常规检查（−）。

请问：

1. 该患者发生了什么情况？相关因素有哪些？
2. 如何预防上述情况的发生？

二、肠外营养（PN）

肠外营养（parenteral nutrition，PN）是指通过静脉途径提供人体代谢所需的营养素。当患者被禁食，所需营养素全部经静脉途径给予时，应选择全胃肠外营养（total parenteral nutrition，TPN）的途径。当 EN 不足时，可选择部分能量和蛋白质需求由 PN 来补充的混合营养支持治疗方式，即补充性肠外营养（supplemental parenteral nutrition，SPN）。

（一）适应证与禁忌证

对于肠内营养禁忌的重症患者，如不及时有效地给予 PN，其死亡风险将增加三倍。胃肠道仅能接受部分营养物质补充的重症患者，可采用部分肠内与部分肠外营养（partial parenteral nutrition，PPN）相结合的联合营养支持方式，目的在于支持肠功能。一旦患者胃肠道可以安全使用时，则逐渐减少乃至停止肠外营养支持，联合肠道喂养或开始经口摄食。

1. 适应证

（1）胃肠道功能障碍的重症患者。

（2）由于手术或解剖问题致胃肠道禁止使用的重症患者。

（3）存在尚未控制的腹部情况，如腹腔感染、肠梗阻、肠瘘等。

2. 禁忌证

（1）早期复苏阶段、血流动力学尚未稳定或存在严重水、电解质与酸碱失衡。

（2）严重肝功能衰竭、肝性脑病。

（3）急性肾衰竭存在严重氮质血症。

（4）严重高血糖尚未控制。

（二）肠外营养的配方

肠外营养的配方应能满足营养不良患者或高风险者对水、电解质、矿物质以及多种营养素的全面需求，并且配比适当，有利于各种成分在体内的生物利用。

1. 葡萄糖　葡萄糖是肠外营养中碳水化合物的主要来源，能够在所有组织中代谢，提供所需能量，是蛋白质合成代谢所必需的物质，是脑神经系统、红细胞等必需的能量物质，每天需要量 >100g。但以葡萄糖为唯一能量来源可导致高血糖以及必需脂肪酸缺乏，过量输注葡萄糖可引发脂肪肝、肝功能损害与胆汁淤积。故提倡以糖脂双能源提供非蛋白热卡，糖脂比例保持在 6∶4~5∶5。

2. 脂肪乳剂　脂肪乳是肠外营养中非蛋白热量的重要组成部分，尤其对于糖耐量异常和呼吸功能不全合并二氧化碳潴留的患者，脂肪最多可构成 50% 的非蛋白热量。目前临床上常用的脂肪乳剂有长链脂肪乳剂和中链脂肪乳剂，其浓度有 10%、20% 和 30%。脂肪乳剂与葡萄糖同时使用有进一步节氮作用，但应注意高龄及合并脂肪代谢障碍的患者要减少补充量。脂肪乳剂的 pH 值为 6.5，且为等渗溶液，可从周围静脉输入，但单位时间输注速度过快，患者会出现寒战、发热、呕吐、背痛等不良反应。关于脂肪乳剂静脉输注要求，美国疾病控制与预防中心推荐指南指出：含脂肪的全营养混合液（total nutrients admixture，TNA）应 24 小时内匀速输注，如脂肪乳剂单瓶输注时，输注时间应 >12 小时。

3. 氨基酸 / 蛋白质　输注氨基酸的目的是提供机体合成蛋白质所需要的氨基酸而非提供能量。如果未能通过葡萄糖和脂肪乳剂提供充分能量，氨基酸会被用于分解供能，而氮将被排出而非合成，因此应给予足够的非氮源热量。氨基酸液作为肠外营养蛋白质补充的来源，含有各种必需氨基酸（EAA）及非必需氨基酸（NEAA），鉴于疾病特点，氨基酸的需求（量与种类）也有差异。一般营养支持应用的配方为平衡型氨基酸溶液，它不但含有各种必需氨基酸，也含有各种非必需氨基酸，且各种氨基酸间的比例适当，具有较好的蛋白质合成效应。特殊氨基酸溶液专用于不同疾病，配方成分也做了相应调整。目前临床使用的是稳定和高度可溶的合成双肽甘氨酰 - 谷氨酰胺和丙氨酰 - 谷氨酰胺，其进入体内后可很快被分解成谷氨酰胺而被组织利用。

4. 水、电解质　营养液的容量应根据病情及每个患者的具体需要，综合考虑每日液体平衡与前负荷状态确定，并根据需要予以调整。水的入量为 2 000ml/d，也可按 1~1.5ml/（kcal·d）计算。每日常规所需要的电解质主要包括钾、钠、氯、钙、镁、磷，营养支持时应经常监测。

5. 维生素　维生素是参与人体代谢、调节和维持内环境稳定所必需的营养物质。几乎所有的维生素都来自体外，补充维生素也就成为肠外营养配方不可或缺的一部分。水溶性维生素（B 族维生素、维生素 C 等）在体内无储备，非正常饮食时将缺乏；脂溶性维生素（维生素 A、D、E、K）在体内有一定储备，短期禁食一般不会缺乏。急性疾病应激状态下，人体对部分水溶性维生素需要量增加，可适当增加供给量。

6. 微量元素　人体对微量元素需要量极少，但它们具有重要或特殊功能。主要的微量元素（锌、铜、铁、硒、铬、锰）均参与酶的组成、三大营养物质代谢、上皮生长、创伤愈合等生理过程。短期肠外营养患者不会发生微量元素缺乏，禁食超过 4 周的患者必须予以补充。

🔍 **知识链接**

常见肠外营养制剂

目前用于肠外营养制剂的品种丰富，包括不同类型的化合物、脂肪、氨基酸、维生素、矿物质制剂和电解质等。临床常见的制剂有：

（1）复方氨基酸 20AA（丰诺安）：主要用于预防和治疗肝性脑病；肝病或肝性脑病急性期的静脉营养。

（2）复方氨基酸注射液 18AA-Ⅱ（乐凡命）：主要用于不能口服或肠道补给营养，以及营养不能满足需要的患者，可静脉输注本品以满足机体合成蛋白质的需要。

（3）复方氨基酸 18AA-Ⅴ（嘉苑）：主要用于营养不良、低蛋白血症及外科手术前后。

（4）复方氨基酸注射液 3AA：用于各种原因引起的肝性脑病、重症肝炎以及肝硬化、慢性活动性肝炎，亦可用于肝胆外科手术前后。

（5）复方氨基酸注射液 17AA-H：用于肝性脑病（亚临床、Ⅰ级、Ⅱ级），高氨血症。

（6）小儿复方氨基酸注射液 18AA-Ⅱ：主要用于以下三种情况。①早产儿、低体重儿以及各种病因所致不能经口摄入蛋白质或摄入不足的新生儿；②各种创伤：如烧伤、外伤及手术后等高代谢状态的小儿；③各种不能经口摄食或摄食不足的急、慢性营养不良的小儿：如坏死性小肠结肠炎、急性坏死性胰腺炎、化疗药物反应等。

（7）氨基酸葡萄糖注射液（克灵麦）：适用于口服或肠内营养供给不能、不足或禁忌者。对长期进行肠外营养的患者，可以在克灵麦中加入脂肪乳以提供热量和必须脂肪酸。

（8）长链脂肪乳（克凌诺）：适用于口服或肠内营养摄取不能、不足或禁忌的患者，进行肠外营养补充脂肪。

（9）中／长链脂肪乳 C8-24（侨光卡路）：用于胃肠外营养，满足能量和必需脂肪酸的要求。

（10）ω-3 鱼油脂肪乳注射液（尤文）：当口服或肠内营养不可行、功能不全或有禁忌时，为患者补充长链脂肪酸。

（三）全营养混合液（TNA）

肠外营养液应在无菌环境（层流室和层流台）中配制。用由聚合材料制成的输液袋，将碳水化合物、脂肪乳剂、氨基酸、微量元素、电解质及维生素等各种营养液混合，称为全营养混合液（total nutrient admixture，TNA），又称为全合一（all in one，AIO）。TNA 既可经中心静脉也可经外周静脉输注，是目前院内和家庭进行 TPN 治疗的一种非常成功的方法。其优点：①将全部营养物质混合后同时输入体内，有利于更好地进行代谢和吸收利用，增加节氮效果；②简化输液过程，节省输液和护理时间；③降低了与肠外营养有关的代谢性并发症发生率；④配置时不需要用进气针，减少被污染和发生气栓的机会。

TNA 液的配制步骤：①检查输液袋，注明床号、姓名及配制时间，按医嘱备好所有的药液；②电解质、水溶性维生素、微量元素、胰岛素加入葡萄糖液或氨基酸中；③磷酸盐加入另一瓶葡萄糖液或氨基酸中；④脂溶性维生素加入脂肪乳剂中；⑤将加入添加剂的液体按葡萄糖、氨基酸、脂肪乳剂的顺序注入 3L 袋中进行混合，并不断地摇动使之成分均匀。混合后的葡萄糖最终浓度为 10%~20%，能获得相容性稳定的 TNA 液。

（四）肠外营养的输入途径

肠外营养支持途径可选择经中心静脉和经外周静脉营养支持，可提供完整充分的营养物质供给，ICU 患者多选择经中心静脉途径。营养液容量、浓度不高，或接受部分肠外营养支持的患者，可采取经外周静脉途径。

1. 中心静脉营养　中心静脉营养（central parenteral nutrition，CPN）是指全部营养要素通过中心静脉补充的方法，适用于需要长期 PN 支持者。常用静脉有锁骨下静脉和颈内静脉，也可通过经外周静脉置入中心静脉导管途径(peripherally inserted central venous catheters, PICC)。其优点:①一次穿刺置管后可长期使用,减少了反复穿刺给患者带来的痛苦;②中心静脉管径粗,一般不受输入液体浓度、pH 值和输注速度限制,对血管壁刺激较小;③能在 24 小时内持续不断地进行液体输注,并可根据机体的需要最大限度地调整输入液量、浓度和速度,保证供给机体所需的热量和各种营养物质。其缺点是易引起损伤、感染、空气栓塞、导管意外等多种并发症。

2. 外周静脉营养　外周静脉营养(peripheral parenteral nutrition,PPN)是指通过外周静脉导管全面输送营养要素的方法,适用于病情较轻、用量少、不超过 2 周的肠外营养患者,但在 ICU 已很少使用。

(五) 护理要点

1. 体位　在病情允许且不影响输注的情况下,协助患者采取舒适体位。

2. 合理控制输液速度　建议使用输液泵控制速度。如发现患者面部潮红、出汗、高热和心率加速等不适症状,应减慢输注速度。

3. TNA 液的保存　添加了维生素与微量元素的 TNA 应在 24 小时内输注完毕。不含维生素与微量元素的 TNA 在室温下可保存 30 小时,2~8℃下可保存 7 天。如从冰箱中取出的 TNA 液要置于室温下复温 0.5~1 小时后方可进行输入。

4. 确保输入 TNA 的安全性和有效性　目前不推荐在肠外营养液中加入其组成成分之外的其他药品,如必须经此静脉输入其他药物时,则暂停输注 TNA,并在用药前后用生理盐水冲洗输液管道至少 5 分钟。

5. 加强监护

(1) 妥善固定输注导管,避免管道脱落。

(2) 预防感染:每日更换输注管道;加强导管穿刺部位的护理。

(3) 体温:监测体温能及时了解感染等并发症。如患者出现高热等,应及时寻找原因,进行相应处理。

(4) 每日进行营养状况动态评价,记录 24 小时出入量。

6. 常见并发症的观察与护理

(1) 机械性损伤:包括气胸、血胸、空气栓塞等,此类并发症与中心静脉导管的放置或留置有关,一旦发生后果严重,甚至导致死亡。因此,应熟练掌握操作技术流程与规范,操作过程中动作应轻柔,以减少置管时的机械性损伤。

(2) 代谢性并发症:包括电解质紊乱、血糖水平异常等,常由于补充不足、糖代谢异常,以及肠外营养本身所致。因此,接受 PN 的患者,应严密监测电解质及血糖变化,及时发现代谢紊乱。

(3) 感染性并发症:与置管技术、导管使用及护理无菌操作有密切关系。是 PN 最常见、最严重的并发症。详见第十二章第二节。

第四节　不同危重患者的代谢特点与营养支持原则

不同危重患者具有各自的代谢特点,而营养支持则是重要的辅助治疗手段。机体在危重状态下对代谢的改变极为敏感,蛋白质热卡营养不良将导致免疫功能受损、内脏蛋白消耗、感染加重及多器官功能障碍综合征的发生发展,而营养不良又可引起二氧化碳产量增加、高血糖等并发症,从而影响代谢及器官功能,严重者危及生命。只有适当的代谢支持才能有效地缩短患者住院时间,减少并发症的发生。

一、脓毒症和多器官功能障碍综合征患者的营养支持

(一)脓毒症和器官功能障碍综合征患者的代谢特点

脓毒症(sepsis)患者处于高代谢状态,且代谢途径异常,对外源性营养底物利用率低,主要靠分解自身组织获取能量,其中对蛋白的消耗增幅最大,可在短期内导致蛋白-能量营养不良。对严重脓毒症患者的研究发现,瘦体组织(无脂组织群 lean body mass,LBM)的丢失速度为每天 0.5%~1%。脓毒症常可导致多器官功能障碍综合征(multiple organ dysfunction syndrome,MODS),由于机体的高代谢率,MODS 患者胃肠道系统对缺血极度敏感,在胃肠道系统功能正常的情况下,肠道内的细菌未浸润和感染机体之前,可发生肠道内细菌移位。对于 MODS 患者,肠道的作用已越来越受到重视,对于是否清除胃肠道内容物以防止细菌移位目前仍存在较多争议。有研究表明,清除胃肠道内容物并不能降低病死率,但早期保持胃肠道功能稳定十分必要,早期给予营养支持可以减少分解代谢。

(二)脓毒症和多器官功能障碍综合征患者的营养支持原则

Sepsis 与 MODS 患者营养支持中非蛋白质热量与蛋白质的补充应参照重症患者营养支持的原则。无 EN 禁忌的脓毒症患者应早期启动 EN(48 小时内)。脓毒症休克患者,血流动力学稳定后应尽早启动 EN,由低热卡或滋养型喂养起始,一周达目标能量 60%~70%,蛋白质 1.2~2.0g/(kg·d)。以应激性高血糖为突出的代谢紊乱及器官功能障碍,常限制营养素的补充,应密切监测器官功能与营养素的代谢状态,同时注意补充支链氨基酸(branched chain amino acid,BCAA)和谷氨酰胺(Gln)。BCAA 有促进蛋白质合成、抑制蛋白质分解的作用,肌肉中合成 Gln 和丙氨酸的氮源主要由 BCAA 提供,因此补充 BCAA 有重要意义。补充外源性 Gln 可以改善脓毒症患者免疫细胞功能,且不会增加促炎细胞因子产生,还可促进肌肉蛋白合成,改善氮平衡。临床上对于 MODS 实施胃肠外营养的患者,可从消化道滴入营养液以保持胃肠道的完整性。

二、急性肾衰竭患者的营养支持

(一)急性肾衰竭患者的代谢特点

急性肾衰竭(acute renal failure,ARF)是指肾脏排泄功能的可逆性急剧恶化,发展过程中出现多种代谢改变,影响机体容量、电解质、酸碱平衡以及蛋白质与能量代谢。已经存在或医院获得性的营养不良是导致 ARF 患者高病死率的一个重要因素,因此营养支持被认为治疗的重要部分之一。以最大限度的减少蛋白分解,减缓尿素氮(BUN)、血肌酐(BCr)升高,有助于肾损伤细胞的修复和再生,提高患者的生存率。对于未接受肾脏替代治疗的 ARF 患者,应注意血清必需氨基酸/非必需氨基酸比例失衡。

(二)急性肾衰竭患者的营养支持原则

尿毒症和由急性疾病引起的应激反应可引起营养底物利用的明显变化。在营养支持过程中必须考虑蛋白质、碳水化合物、脂代谢异常以及电解质、液体负荷、酸碱平衡等改变的规律。ARF 本身对能量代谢基本没有直接影响,热卡需要量更多地取决于基础疾病和患者当前状态。ARF 患者体内蛋白分解增加,蛋白合成也受到抑制,如何遏制这种状态是营养支持的一个重要方面。蛋白供给量需要考虑分解程度和是否接受肾替代治疗,其摄入应该既能满足机体需要,又不致产生过多氮代谢产物。急性肾衰竭的 ICU 患者,建议蛋白质补充为 1.2~2.0g/(kg·d)(为实际体重)。若发生电解质明显异常,应考虑使用 ARF 特殊蛋白质配方制剂。ARF 会出现氨基酸代谢异常,体内氨基酸谱发生改变,应给予含非必需氨基酸和必需

氨基酸混合配方。ARF 患者要限制液体量,宜用高浓度、高热量的能量底物,如脂肪乳剂、必需氨基酸等为患者提供能量。

三、肝功能不全患者的营养支持

(一)肝功能不全患者的代谢特点

肝脏是营养物质代谢的中心器官,肝脏疾病时机体各种营养素代谢均发生改变,机体物质代谢破坏并造成较严重的营养不良。营养不良在肝功能代偿期发生率为 20%,在肝病失代偿期的发生率达 60%,营养不良使肝病患者腹水、出血、感染及肝性脑病的发生率增加,并影响肝脏功能,加速疾病进程。合理的营养干预能减缓患者全身衰竭的进一步发展并可改善肝细胞代谢。①碳水化合物能量代谢:肝脏在碳水化合物代谢中的作用为储存糖原及进行糖异生。肝功能不全时肝糖原储存减少,且因胰高血糖素增高及胰岛素抵抗使糖氧化供能发生障碍,机体对糖耐受下降,易出现血糖紊乱,糖作为能源物质供能减少,脂肪成为主要能源物质,且糖异生增加;②脂肪代谢:肝脏在脂肪代谢中的作用为脂肪、肉毒碱、酮体合成及脂肪酸氧化,肝功能不全患者胆汁分泌减少,使脂肪吸收发生障碍,导致必需脂肪酸缺乏,且脂肪氧化供能比例增加,体脂肪消耗,其程度与营养不良的严重程度及肝病严重程度相关;③蛋白质和氨基酸代谢:肝脏在蛋白质代谢的作用为合成蛋白,分解芳香族氨基酸及将氨转化为尿素。肝功能不全的患者其蛋白质合成减少和分解增加,导致低蛋白血症,使器官功能障碍、免疫力下降和腹水增加,加速肝功能不全进展,此时积极的蛋白补充与合理的营养支持在一定程度上能改善氮平衡,减缓营养不良的进展;④维生素代谢:肝功能不全时食欲下降伴消化吸收不良使维生素吸收障碍,胆盐分泌减少,使脂溶性维生素的吸收障碍更为明显,易出现维生素 A、D、E、K 缺乏。

(二)肝功能不全患者营养支持原则

早期肝硬化患者蛋白质分解增加,低蛋白血症加速了肝细胞损害及肝功能不全的进展,此时补充蛋白质能促进正氮平衡而不导致肝性脑病,可根据肝功能代偿情况给予蛋白质 1.3~1.5g/(kg·d)。失代偿期肝硬化患者每天能量摄入为 35~40kcal/kg。可采用间接测热法测量 REE 值,并按照 1.3 倍 REE 提供能量。在肝病终末期,增加蛋白摄取可能会导致血氨增加,加速肝性脑病发生,蛋白摄入量可减至 0.5~1g/(kg·d)。对于儿童,即使明确为肝性脑病,蛋白摄入也不必过多限制,原因是分解代谢亢进和生长发育对蛋白的需要,蛋白质摄入量可达到 2.5~3g/(kg·d)。补充支链氨基酸能改善肝脏蛋白合成,减少分解代谢,减轻肝性脑病。肝性脑病 Ⅰ、Ⅱ 级患者每日摄入量为 0.5g/kg。在肝性脑病控制后,蛋白质摄入量可适当增加。Ⅲ、Ⅳ 级肝性脑病患者每日蛋白质摄入量为 0.5~1.2g/kg。肝功能不全合并大量腹水时,需限制钠盐的摄入及提高摄入热卡的密度,以减少机体水分潴留,但应注意补充脂溶性维生素及微量元素。应以葡萄糖作为患者糖类的主要来源(50%~60% 非蛋白质需求),并监测血糖变化,必要时应用胰岛素治疗。中长链脂肪乳是肝功能不全患者较为理想的能源物质。

四、急性重症胰腺炎患者的营养支持

(一)重症急性胰腺炎患者的代谢特点

重症急性胰腺炎(severe acute pancreatitis,SAP)早期代谢特点主要表现为静息能耗(resting energy expenditure,REE)增加,出现高分解代谢,患者很快出现严重负氮平衡和低蛋白血症。糖代谢方面,糖利用率降低、糖耐量下降、糖原异生增加,大部分患者出现高血糖。蛋白质代谢方面,蛋白质分解增多、尿氮排出增加,机体处于负氮平衡,每天尿氮排出增加 20~40g,同时由于骨骼肌对支链氨基酸的摄取增加,其血浆浓度下降而芳香族氨基酸浓度相

应升高。脂肪代谢方面,高脂血症是 SAP 常见的临床表现,同时机体脂肪分解增加成为重要的能量来源。此外,SAP 患者早期尚存在低钙、低镁等代谢紊乱。

（二）重症急性胰腺炎患者的营养支持原则

为使"胰腺休息"减少分泌,禁食是 SAP 早期治疗的基本原则,但禁食可迅速导致营养不良,因此 SAP 患者只要胃肠动力能够耐受,需尽早（入院后 24~72 小时）实行 EN。尽管 PN 不会刺激胰腺分泌,但高血糖和感染性合并症发生率明显增高。SAP 早期应用 EN 的主要顾虑是营养底物对胰腺外分泌的刺激作用,其刺激作用主要取决于摄食部位,SAP 早期经空肠喂养并不明显刺激胰腺外分泌,EN 不仅能维护肠道结构和肠黏膜屏障的完整性,从而有助于降低感染性并发症发生率,利于高血糖控制,而且价廉。因此,EN 应作为 SAP 营养支持的首选方式。SAP 患者肠内喂养的途径以鼻空肠管为主,给予结晶氨基酸和短肽作为氮源,脂肪比例较低的要素饮食配方,胰酶不足时,可添加外源性胰酶制剂。随着病情好转,可将配方逐渐过渡为以整蛋白作为氮源,并逐步转变为经口进食。

五、急性呼吸窘迫症患者的营养支持

（一）急性呼吸窘迫症患者的代谢特点

急性呼吸窘迫综合征（adult respiratory distress syndrome, ARDS）患者多存在严重的高分解代谢,短期内即可出现混合型营养不良,其 REE 显著增高;患者体内肌糖原和肝糖原分解加速,脂肪大量氧化,瘦体组织随即大量分解,各种结构及功能蛋白被迅速消耗,并伴血糖升高,机体对糖的利用降低,血清白蛋白下降,谷氨酰胺明显减少,血中氨基酸比例失调;ARDS 治疗过程中常因限制液体输入而影响早期营养支持,大量含磷的能量物质被消耗、各种离子消耗的增加、摄入的不足、分布的异常,可使患者出现低钾、低钙、低磷、低镁、低钠、低氯等表现和对某些微量元素的需求增加;严重的氧化应激消耗了大量的抗氧化物质。

（二）急性呼吸窘迫症患者的营养支持原则

患者肠道功能允许,应早期给予肠内营养,并采取充分的措施避免反流和误吸。应避免过度喂养,特别是碳水化合物补充过多将导致二氧化碳的产生过多,增加呼吸商,加重呼吸负荷。但在 ARDS 患者的营养支持中添加鱼油和抗氧化剂,有助于降低肺血管阻力与通透性,改善肺功能,降低病死率,缩短机械通气时间与 ICU 住院时间等。对于 ARDS 患者,推荐第 1 周内给予滋养型喂养（10~20kcal/h 或不超过 500kcal/d）,1 周后逐步过渡至足量喂养。

六、心功能不全患者的营养支持

（一）心功能不全患者的代谢特点

心功能不全系指在有适量静脉血回流的情况下,由于心脏收缩或舒张功能障碍,心排血量不足以维持组织代谢需要的一种病理状态,是一种以心排血量不足,组织血液灌注减少,以及肺循环或体循环静脉系统淤血为特征的临床综合征。心功能不全常导致不同程度的营养不良,严重者可出现体重下降、消瘦、低蛋白血症等恶病质表现,其营养代谢改变主要表现:①胃肠道淤血导致营养摄入和吸收障碍;②交感神经系统的代偿性兴奋引起的热量消耗增加;③由于肝脏淤血导致白蛋白合成减少,肾脏淤血引起蛋白尿,患者可出现低蛋白血症;④应用洋地黄、利尿剂以及过分地限制水、钠导致的电解质紊乱。

（二）心功能不全患者的营养支持原则

心功能不全患者经肠内营养可促进肠道运动、消化和吸收,改善肠黏膜细胞营养。在肠内营养不能达到所需摄入热量要求,并且需严格控制液体量的情况下,可选择部分或全部使用肠外营养。根据患者的营养状态及代谢状况确定适宜的营养需要量,可选择热卡密度较高的营养配方,在进行肠外营养过程中需加用抑酸剂,并监测心脏功能及肝脏功能指标,及时调整肠外营养的剂量和配方。一旦胃肠道功能恢复,即应逐渐减少或停止肠外营养,尽早过渡到肠内营养或经口摄食。

七、脑损伤患者的营养支持

(一)脑损伤患者的代谢特点

脑损伤可表现为急性病变如脑外伤、脑血管意外或颅内感染,也可表现为慢性退行性病变,如帕金森病或多发性硬化症等。急性脑损伤时,应激造成的细胞因子和分解激素释放以及使用糖皮质激素等因素可导致高代谢和高分解代谢,使内脏蛋白和骨骼肌大量丧失;而慢性脑神经病变时,由于意识障碍或运动功能受损而导致营养摄入不足。不同类型的脑损伤和疾病的不同时期,患者的能量消耗差异巨大,未进行镇静治疗的脑外伤患者,平均静息代谢能量消耗可达预测值的 140%~200%,而脑死亡、巴比妥类药物或神经肌肉阻断剂能降低能量消耗。急性脑损伤患者氮的丢失量相当于烧伤面积为 20%~40% 的患者,平均每天约丢失氮20g。糖皮质激素会加剧氮的丢失,丢失量与激素用量和使用时间有关。损伤早期(伤后7~10天)提高外源性氮的摄入并不能减少氮的丢失,患者往往需经过 2~3 周方能达到正氮平衡。

(二)脑损伤患者的营养支持原则

对中度和重度脑损伤患者应尽早进行营养支持。在肠道功能允许的情况下,首选 EN,可在 24~48 小时内开始,以维护肠道屏障功能,争取 48~72 小时内达到能量与蛋白目标值的80%。早期实施营养支持能够减少住院天数,降低感染率和后遗症发病率,提高存活率。在实施肠内营养时,可将营养管放入小肠进行营养支持能够迅速达到充足的营养需要量,并且患者耐受好,可使氮潴留高、感染发生率低、ICU 住院时间短。当 EN 不能满足 60% 的总能量和蛋白量需求,或者存在重度营养风险时,可在 7~10 天后给予补充肠外营养。

（黄　琳）

复习思考题

1. 请简述营养支持的目的。

2. 给予患者肠内营养时,喂养管堵塞的常见原因及预防措施有哪些?

3. 女性,52 岁,体重 50kg,右半结肠切除术后,予 TNA 营养液 2 000ml 经颈内静脉输注,3 小时后患者出现嗜睡、幻觉,随即出现昏迷。实验室检查示血糖 33.3mmol/L,血清钠155mmol/L,血浆渗透压 360mmol/L,尿糖强阳性,但尿酮(−)。此时已输入 TNA 液 1 000ml,患者既往无糖尿病史。

(1)该患者可能发生了什么情况?

(2)出现上述并发症的最可能原因是什么?

(3)怎样预防该情况的发生?

4. 患者,男性,51 岁,因"畏寒发热 3 天",门诊 CT 提示"肝脓肿"收入肝胆外科。实验室检查提示 CRP 244.6mg/L,诊断为"脓毒血症、肝脓肿"。治疗 1 天后患者病情加重,心率168 次 /min,呼吸 37 次 /min,血氧饱和度 84%,血压 84/56mmHg,遂转入 ICU,行气管插管有创呼吸机辅助通气。入 ICU 后,严密监测全身情况,给予药物镇静镇痛,抗感染治疗,营养支持,待脓肿局限后行穿刺引流。

(1)该患者的代谢特点是什么?

(2)该患者首选何种营养支持途径?

(3)营养支持治疗过程中可能会出现哪些代谢性并发症?如何预防?

第十二章

危重症患者常见并发症的监测与预防

12章PPT

PPT 课件

✏ 学习目标

1. 识记：呼吸机相关性肺炎、导管相关性血流感染、导尿管相关性尿路感染、多重耐药菌感染、深静脉血栓的概念和病因。

2. 理解：危重症患者常见并发症的发生机制、临床表现及判断标准。

3. 应用：正确评估危重症患者的健康史、临床表现及辅助检查，制订常见并发症监测与预防的护理计划，并实施相应的护理措施。

🩺 案例分析

患者，女性，65 岁，两周前因突发脑干出血，紧急在全麻下行"颅内血肿清除术＋去骨瓣减压术"，术后转入 ICU 行抗炎、补液、稳定颅内压、营养支持等对症治疗。现患者处于昏迷状态，行气管切开持续呼吸机辅助通气，痰液呈黄绿色脓痰，量中等，尿液呈黄色浑浊样；入院时带入 PICC 导管一根，穿刺部位周围红肿、有硬结。体格检查：体温 39℃，心率 110 次 /min，呼吸 24 次 /min，血压 135/88mmHg，双侧瞳孔等大等圆，直径约 4mm，对光反应消失。患者消瘦、舟状腹，皮下脂肪菲薄，四肢肌张力高。颈软，无颈静脉怒张，听诊双肺可及湿啰音。心脏瓣膜区未闻及病理性杂音，腹软。

辅助检查：胸片示双肺纹理增多，痰液细菌培养为铜绿假单胞菌；尿常规提示白细胞(++++)；血液化验炎症指标提示 C 反应蛋白 80.27mg/L，血常规提示白细胞 18×10^9/L，中性粒细胞 0.8，淋巴细胞 0.022 2；血标本培养出铜绿假单胞菌。

请问：

1. 该患者可能出现了哪些并发症？

2. 针对以上并发症可采取哪些针对性预防与护理措施？

ER-12-1

参考答案

♋ 思政元素

ICU 日记

"8 月 17 日，您晚上带着气管插管一直很抵抗，医生特地让您先生进来陪了您一会儿，您握着先生的手很快就睡着了。"

"8 月 19 日，今天您终于拔除了气管插管，您看着太累了，需要好好休息，您今天应该可以睡个好觉了……"

"8 月 21 日，今天您看上去心情有点低落，不愿意做被动训练，沟通了好久，您才说想孙子了,我们跟主任、护士长沟通后,决定使用视频通话的方式让您和孙子说说话。您的孙子说,要您更加配合医生,加强锻炼,才能早点转回普通病房"。

这是某三甲医院 ICU 护士为患者林某某撰写的 ICU 日记,通过日记记录了林某某在病房中的点点滴滴。

请问:案例中,护士是如何体现人文关怀护理理念的?

危重症患者受病情、特殊的治疗与护理手段及长时间卧床等因素影响,易发生各种并发症,包括呼吸机相关性肺炎、导管相关性血流感染、导尿管相关性尿路感染、多重耐药菌感染等各种相关性感染以及深静脉血栓等。有效地监测与预防并发症对于改善危重症患者的转归、减少住院时间与费用等方面至关重要。

第一节　呼吸机相关性肺炎

呼吸机相关性肺炎(ventilator-associated pneumonia,VAP)是指气管插管或气管切开患者在接受机械通气 48 小时后发生的肺实质性感染。呼吸机撤机、拔管 48 小时内出现的肺炎仍属于 VAP。VAP 是机械通气患者最常见并发症之一,也是医院获得性肺炎(hospital-acquired pneumonia,HAP)中最严重的类型,可延长患者的住院时间,增加医疗负担,严重影响重症患者的预后。据报道,国外 ICU 中 VAP 发病率为(1.3~20.2)/1 000 机械通气日,病死率为 13%~25.2%,我国的一项调查显示,46 所医院的 17 358 例 ICU 住院患者,插管总天数为 91 448 天,VAP 发生率为 8.9/1 000 机械通气日,病死率为 21.2%~43.2%。

一、呼吸机相关性肺炎概述

(一)病原微生物

我国 VAP 常见的病原菌为鲍曼不动杆菌、铜绿假单胞菌、肺炎克雷伯菌、金黄色葡萄球菌及大肠埃希菌等。既往研究认为,VAP 的发生可能由于感染的病原菌不同而存在时间差异。但近年研究表明,早发 VAP(发生在机械通气≤4 天)和晚发 VAP(发生在机械通气≥5 天)在多重耐药(multidrug resistance,MDR)细菌感染率方面没有明显差异。

(二)感染的机制

1. 呼吸道及全身防御机制受损　长时间建立人工气道行机械通气治疗的患者因呼吸道的防御功能下降易发肺部感染。此外,机体抵抗力低下和免疫功能受损的患者使用机械通气也会大大增加感染概率。

2. 病原菌侵入与定植　机械通气时口咽部微生物误吸是病原菌进入呼吸道最重要的途径。另外,含有细菌的气溶胶及凝胶微粒的吸入、远处感染灶的血行播散、气管导管内吸痰等侵袭性操作也是病原菌侵入定植呼吸道的重要因素。

二、呼吸机相关性肺炎患者的评估

(一)健康史

除评估患者的性别、年龄、神志、临床诊断、既往病史等一般情况,应重点评估患者机械通气的时间、呼吸机的连接方式、医源性操作史、用药史、营养状况、有无误吸风险及免疫功能状态等。

（二）临床表现

VAP 的临床表现缺少特异性,可有肺部感染常见的症状与体征,包括发热、呼吸道有痰鸣音等。中医辨证认为,患者可见咳喘气涌、喉中伴痰声、痰液黏稠带血或色黄、身热且赤、汗出、舌苔黄薄等。

（三）辅助检查

1. 影像学检查　X 线胸片或 CT 显示出现新的或进展性浸润影、实变影或磨玻璃影是 VAP 最常见的胸部影像学特点,对于病情危重无法及时行 CT 检查者,可考虑结合床旁胸部超声检查。

2. 微生物学检查

（1）病原学检查:目前 VAP 的临床表现仍缺乏特异性,因而及早留取疑似 VAP 患者标本进行病原学检查对明确诊断和正确使用抗菌药物治疗具有非常重要的意义。侵入性方法如经支气管镜行支气管肺泡灌洗（bronchoalveolar lavage,BAL）和保护性毛刷（protected specimen brush,PSB）留取的样本检测较非侵入性气管内吸引（endotracheal aspiration,ETA）具有更高的准确率。

（2）气道分泌物涂片:可快速辨别患者呼吸道内是真菌感染还是细菌感染,为 VAP 的早期诊断和初始抗菌药物的选择提供依据。

3. 气道分泌物定量培养　培养时间一般需要 48~72 小时,不能为 VAP 的早期诊断与初始抗菌药物的选择提供指导,但有助于感染和定植的鉴别分析。下呼吸道分泌物定量培养结果用于鉴别病原菌是否为致病菌,经 BAL 分离的细菌菌落计数 $\geq 10^4$CFU/ml、经气管镜 PSB 分离的细菌菌落计数 $\geq 10^3$CFU/ml 或经 ETA 分离的细菌菌落计数 $\geq 10^5$CFU/ml 可考虑为致病菌;若细菌浓度低于微生物学诊断标准,需结合宿主因素、细菌种属和抗菌药物使用情况综合评估。

4. 感染相关生物标志物　C 反应蛋白（C reactive protein,CRP）和降钙素原（procalcitonin,PCT）是临床上最常用的鉴别感染与否的生物学指标,二者明显升高可作为 VAP 辅助诊断的参考。但应强调的是,CRP 和 PCT 不能代替微生物学检查。

5. 其他　活检肺组织培养是肺炎诊断的金标准。因其是有创检查,临床取材困难,故早期不常进行。

（四）呼吸机相关性肺炎的判断

1. 临床诊断　同时满足下列至少 2 项可考虑诊断 VAP:①体温 >38℃或 <36℃;②外周血白细胞计数 >10×10^9/L 或 <4×10^9/L;③气管、支气管内出现脓性分泌物。

2. 临床肺部感染评分（clinical pulmonary infection score,CPIS）　可对 VAP 的诊断进行量化,该评分系统用于诊断肺炎并评估感染的严重程度,由 6 项内容组成。①体温;②外周血白细胞计数;③气道分泌物情况;④氧合指数（PaO_2/FiO_2）;⑤胸部 X 线示肺部浸润进展;⑥气管吸出物微生物培养。总分 12 分,一般以 CPIS>6 分作为诊断标准。简化的 CPIS 评分更便于临床评估,总分 10 分,得分 ≥ 5 分提示存在 VAP,详见表 12-1。

表 12-1　简化的临床肺部感染评分标准

参数	数值	分值
体温（℃）	≥36.5 且≤38.4	0
	≥38.5 且≤38.9	1
	≥39.0 或≤36.0	2
血白细胞计数（×10^9/L）	≥4 且≤11	0
	<4 或 >11	1

续表

参数	数值	分值
气道分泌物	少量	0
	中等	1
	大量	2
	脓性	+1
氧合指数(mmHg)	>240 或 ARDS	0
	≤240 且无 ARDS 证据	2
胸部 X 线	无浸润影	0
	弥漫性(或斑片状)浸润	1
	局限性浸润	2

三、呼吸机相关性肺炎的预防与护理

（一）人工气道管理

1. 气管插管路径与鼻窦炎预防　气管插管可通过经口腔途径和经鼻途径建立。气管插管患者继发鼻窦炎是 VAP 的高危因素，经口气管插管可降低鼻窦炎的发病率。

2. 气囊压力监测　气囊是气管内导管的重要装置，可防止气道漏气、口咽部分泌物流入气道及胃内容物反流误吸。使气囊充盈并保持压力不低于 25cmH$_2$O，可有效降低 VAP 发病率。另外，气囊放气或拔出气管插管前应确认气囊上方的分泌物已被清除。

3. 声门下分泌物引流　上呼吸道分泌物可聚集于气管导管球囊上方，造成局部细菌繁殖，分泌物可顺气道进入肺部，导致肺部感染。声门下分泌物吸引可明显降低 VAP 的发病率并缩短 ICU 入住时间，给预期机械通气大于 48~72 小时的患者使用带有声门下分泌物吸引功能的气管导管。

（二）与操作相关的预防与护理

1. 改变体位　机械通气患者无禁忌证可床头抬高 30°~45°，能有效预防 VAP，尤其利于行肠内营养的患者，可减少胃内容物反流导致的误吸。可通过协助机械通气患者翻身拍背及给与振动排痰，以改变患者体位，减少相关并发症。

2. 口腔护理　建立人工气道在一定程度上破坏了口鼻腔对细菌的天然屏障，严格有效的口腔护理是对机械通气患者气道的重要保护，加强患者口腔清洁，推荐使用 0.12% 葡萄糖氯己定，每 6~8 小时一次，从而减少口咽部细菌定植。也可采用中医方法，如金银花含漱液行口腔护理能有效预防上呼吸道感染。

3. 防止外源性感染　引起 VAP 的病原体可来源于医务人员及环境感染患者。定期对 ICU 病房空气、医疗器械和各种装置进行病原菌定植监测，定期进行环境和医疗器械消毒，严格进行床单元终末处理。医务人员要严格遵守无菌操作原则，接触患者前后应严格手卫生，避免手污染及器械污染。

4. 早期实施肠内营养　机械通气患者应早期开始肠内营养，并根据患者具体情况调节管饲的速度与量，同时行胃潴留量监测。中医认为，热奄包外敷腹部可有效缓解肠胀气，提升胃肠功能，减少误吸。经鼻肠管营养与经鼻胃管营养相比，前者可降低 VAP 发病率。因此，机械通气患者更宜选择经鼻肠管进行营养支持。

5. 早期康复锻炼　每日评估使用呼吸机和气管插管的必要性及镇静药物使用的必要性，尽早脱机拔管以及停用镇静药物可有效预防 VAP 的发生。鼓励并协助患者进行早期活动，开展康复锻炼。早期康复治疗有助于患者功能状态的恢复，防止肌肉无力和萎缩。

（三）与器械相关的预防与护理

1. 呼吸机清洁与消毒　指对呼吸机整个气路系统及机器表面的消毒，呼吸机外壳及面板应每天清洁消毒 1~2 次，内部管路的消毒按照呼吸机产品要求进行。

2. 呼吸回路及管道的更换　呼吸回路污染是导致 VAP 的外源性因素之一，循证医学研究结果虽不支持定时更换呼吸回路，但当管道破损或污染时需及时更换，呼吸机外部管道及配件应做到一人一用一消毒或灭菌。

3. 湿化器的选择　机械通气患者可采用恒温湿化器或含加热导丝的加温湿化器，湿化罐或雾化器液体应使用灭菌水并且每 24 小时更换。

4. 冷凝液集水杯的放置　始终保持冷凝液集水杯处于呼吸机管道的最低位直立状态，并及时倾倒冷凝液防止反流误吸。

5. 吸痰装置及更换频率　开放式吸痰装置应每日进行更换，密闭式吸痰装置无需每日更换，最长不超过 7 天更换，当出现污染或破损时应及时更换。

（四）药物预防

1. 雾化吸入或静脉应用抗菌药物　雾化吸入可使呼吸道局部达到较高的抗菌药物浓度，理论上可作为预防 VAP 的措施。但局部用药可能引起抗菌药物耐药，因而不支持机械通气患者常规雾化吸入或静脉使用抗菌药物预防 VAP。

2. 选择性消化道去污染（selective digestive tract decontamination，SDD）和选择性口咽部去污染（selective oropharyngeal decontamination，SOD）。SDD 是在口咽部使用并口服非吸收性抗菌药物，联合或不联合肠道外抗菌药物，清除患者口咽部及消化道可能引起继发感染的潜在病原菌。SOD 是在口咽部只使用非吸收性抗菌药物，二者主要都是清除口咽部的潜在病原体。

3. 中医药预防　充分发挥中医特色干预，可有效预防 VAP，如穴位贴敷、耳穴埋豆可止咳化痰，静脉输注参麦注射液等中成药增强机体免疫力等。

（五）其他

建立健全相关规章制度，制订并落实预防控制 VAP 相关的操作规程，感染监控部门加强督查与监测可有效降低 VAP 发生率。经过专业培训的医务人员进行机械通气患者的护理不仅可以降低 VAP 发生率，还可缩短患者的住院时间。另外，随着相关指南的不断更新，所推荐的机械通气患者集束化护理措施也日益增多，ICU 可根据患者具体情况和客观条件采用安全、有效且便于实施的方案。

知识链接

HAP 与 VAP 的区别

医院获得性肺炎（hospital-acquired pneumonia，HAP）是我国最常见的医院获得性感染，是指患者住院期间没有接受有创机械通气、未处于病原感染的潜伏期，而于入院 48 小时后新发生的肺炎。其诊断和治疗较为困难，病死率高。VAP 只是 HAP 中的类型之一，HAP 和 VAP 的共同发病机制即病原体到达支气管远端和肺泡，突破宿主的防御机制，从而在肺部繁殖并引起侵袭性损害。HAP 与 VAP 的临床表现和诊断基本相同。

根据《中国成人医院获得性肺炎与呼吸机相关性肺炎诊断和治疗指南（2018 年版）》，HAP 的预防如下：①采用半卧位，预防误吸；②减少上呼吸道和 / 或消化道病原菌定植；③积极治疗基础疾病；④加强患者管理。HAP 的预防措施适用于 VAP，但 VAP 存在特定的危险因素，还需针对性预防。

笔记栏

第二节　导管相关性血流感染

导管相关性血流感染（catheter related bloodstream infection，CRBSI）是指带有血管内导管或者拔除血管内导管 48 小时内的患者出现菌血症或真菌血症，并伴有发热（>38℃）、寒战或低血压等感染表现，除血管导管外没有其他明确的感染源。随着血管内导管的广泛应用，CRBSI 已成为医院血液感染的最常见原因。据报道，静脉导管感染占医院感染的 13%，其中 90% 的静脉导管感染发生于中心静脉置管。

一、导管相关性血流感染概述

（一）病原微生物
CRBSI 的病原微生物主要源自定植于导管内的细菌或经导管输入被污染的液体。主要的病原菌是皮肤细菌，以表皮葡萄球菌、凝固酶阴性葡萄球菌、金黄色葡萄球菌、念珠菌及肠杆菌属最常见。

（二）感染途径
1. 导管外途径　见于导管穿刺部位局部的病原微生物经导管与皮肤间隙入侵，并定植于导管尖端，是 CRBSI 最常见的感染途径。

2. 导管内途径　主要见于导管连接处污染的病原微生物经导管腔内移行至导管尖端，并在局部定植，如输液污染、导管接头污染和导管开放时污染。

3. 血行播散途径　致病菌由其他感染灶经血行播散并定植于导管，如尿路感染。

二、导管相关性血流感染患者的评估

（一）健康史
主要评估患者年龄、发病过程、既往病史、血管条件、血管损伤史、导管置入的目的、时间、导管种类、数量、置入途径等。此外，还应评估患者的免疫功能状况、意识状态、心理反应与合作程度等。

（二）临床表现
CRBSI 症状常不典型，缺少特异性。包括插管部位的炎症、严重感染的表现以及导管相关并发症。置管部位出现红肿、硬结或有脓性渗出。不同程度的发热及脓毒症为最常见的表现形式。少数患者可出现静脉炎、心内膜炎、骨髓炎或迁徙性脓肿的症状与体征。

（三）辅助检查
CRBSI 的主要检查为病原菌培养，可分为以下两种情况。

1. 拔除导管后取导管尖端 5cm 进行病原菌培养，如果定植菌与血培养菌为同一菌株即可诊断 CRBSI。

2. 留置导管期间使用抗生素前同一时间分别经导管与经皮肤抽血并进行病原菌培养，如果经导管采出的血标本菌落计数是经皮肤采出的血标本菌落计数 3 倍以上，可诊断 CRBSI。对于差异报阳时间（differential time to positivity，DTP），经导管采出的血标本呈现阳性时间较经皮肤采出的血标本早 2 小时以上，可诊断 CRBSI。如果经导管采血多次病原菌培养为同一种病原微生物，且定量计数≥10^2CFU/ml，也提示发生 CRBSI。

（四）导管相关性血流感染的判断
CRBSI 的诊断要结合临床表现、外周血培养结果及导管尖端或导管血培养结果。

1. 疑似诊断 因 CRBSI 的临床表现缺乏特异性,留置血管内导管期间或拔出导管后 48 小时内,患者出现发热(>38℃)、寒战、低血压或少尿等表现,除了血管内导管外,没有其他明确感染源的感染为疑似诊断。

2. 实验室诊断 一个或多个血培养检出确认的病原菌,且与其他部位感染无关。

三、导管相关性血流感染的预防与护理

(一)手卫生

提高手卫生的依从性、严格执行手卫生和遵循无菌技术原则可以明显降低 CRBSI 的发生率。触诊置管部位前后、置管、更换导管装置、维护导管时均要做手卫生。置管部位消毒后,不应再触诊该部位,除非遵循无菌技术。置管和维护时必须严格遵循无菌技术。

(二)置管前准备

1. 评估导管置入指征 ICU 患者在进行血管内导管置入前要认真评估是否具备置管指征,如高渗药物及刺激性药物输入、危重患者抢救、需大量快速扩容通道等,尽量减少不必要的中心静脉导管置入。

2. 导管及插管部位选择

(1)外周静脉导管:成人应选择上肢作为插管的部位。当预计静脉输液治疗 >7 天时应使用中等长度周围静脉导管或经外周中心静脉导管(peripherally inserted central catheter, PICC)。

(2)中心静脉导管:成人非隧道式中心静脉置管时应首选锁骨下静脉,尽量避免使用股静脉和颈静脉,并建议在超声引导下放置中心静脉导管。血液透析患者应避免选择锁骨下静脉,以防静脉狭窄。预期置管超过 5 天的患者可选用抗菌材料导管,此种导管表面附有抗菌药物或导管材料中加入了抗菌药物,可有效降低 CRBSI 发生率。

(三)置管操作中的预防与护理

1. 皮肤消毒 使用合适的消毒剂进行皮肤消毒,如 2% 葡萄糖氯己定、浓度不低于 0.5% 的碘伏、2% 碘酊溶液和 75% 乙醇,消毒时消毒剂不宜过多,待干后再行穿刺。消毒穿刺部位范围要广,消毒范围应大于敷料面积,PICC 置管时应以穿刺点为中心,直径≥20cm。

2. 最大限度无菌屏障 操作者戴无菌手套、口罩、帽子,穿手术衣,患者从头到脚覆盖无菌巾,如果有无菌物品污染或疑似污染则不得使用,应重新更换。

(四)置管后维护

1. 导管穿刺部位皮肤保护 使用无菌的透明、半透明敷料覆盖插管部位,如果患者出汗多或导管穿刺处有渗血,使用无菌纱布。一般纱布敷料每 2 天更换 1 次,透明敷料每周更换 1~2 次,当敷料潮湿、松弛或可见污渍时应及时更换。

2. 穿刺部位的观察 每天动态观察穿刺点有无发红、触痛、肿胀、渗血、渗液,同时了解患者主诉,如有无疼痛、感觉异常、刺痛感等。透过敷料观察和触诊穿刺部位,当有局部肿痛或有感染迹象时,应打开敷料仔细观察。

3. 妥善固定导管 导管固定不牢引起的导管移动是导致 CRBSI 发生的重要原因之一。推荐使用无缝线固定装置,不能依赖敷料、弹性或非弹性绷带作为导管固定的唯一方法,每次更换敷料时需评估导管固定装置的完整性。

4. 导管连接部位保护 反复进行导管连接部位的操作会增加感染机会。在连接导管前应做好局部消毒,不推荐常规使用抗凝剂来减少导管相关感染风险,对严格执行无菌操作但仍然有多次 CRBSI 病史的长期置管患者,可预防性使用抗菌药物封管液。

5. 与导管连接的输液装置的更换 输液器、三通、延长管、肝素帽每 24 小时更换,在输

血、输入血制品、脂肪乳剂后的 24 小时内或停止输液后应及时更换输液管路。

6. 正确冲封管　每日评估导管是否通畅，给药前后用生理盐水脉冲式冲管，使用每毫升 10 个单位的肝素或生理盐水对中心静脉导管、PICC 及植入式输液港进行正压封管。

7. 导管的更换　无需常规更换导管以预防导管相关感染。一般短期外周导管可维持 72~96 小时，短期的中心静脉导管一般为 14 天左右，PICC 导管留置时间依据产品提供的期限。

8. 每日评估留置导管的必要性　ICU 患者导管留置时间越长，感染概率越大，应尽早拔除不需使用的导管。紧急状态下的置管，若不能保证有效的无菌状态，应在 48 小时内尽快拔除。

9. 置管期间避免预防性使用全身抗菌药物　避免在插管前或留置导管期间常规使用全身抗菌药物以预防导管内细菌定植或 CRBSI。

10. 健康教育　告知患者和家属置管的目的及使用的注意事项，制订 PICC 导管维护手册，教会患者或家属如何正确维护。

（五）其他

建立健全规章制度，制订并落实预防与控制 CRBSI 的工作规范与操作规程，逐步开展 CRBSI 的目标性监测，持续质量改进可有效降低感染率。对实施和护理导管的医务人员进行教育和培训，只有经过培训并通过考核的医务人员方可进行外周或中心静脉导管置入与护理工作。另外，对 ICU 行血管内导管置入的患者加强集束化管理，以最大限度降低 CRBSI 发生率。

第三节　导尿管相关性尿路感染

导尿管相关性尿路感染（catheter-associated urinary tract infection，CA-UTI）是指留置导尿管后或拔管 48 小时之内发生的尿路感染（urinary tract infection，UTI），是医院感染的常见类型之一。尿路感染的发病率仅次于肺部感染，是常见的院内获得性感染之一，70%~80% 的院内获得性尿路感染与导尿管的使用有关。CA-UTI 发生率随年龄增长而增加，且女性高于男性，绝经后女性因激素水平下降，更易出现 CA-UTI。当患者合并糖尿病、肿瘤等疾病或因疾病、营养等导致免疫力下降，均可导致 CA-UTI 发生率上升。CA-UTI 在院内常发生于 ICU，国内相关研究表明，ICU 内 CA-UTI 发生率为 4.5%~13.4%。

一、导尿管相关性尿路感染概述

（一）病原微生物

CA-UTI 绝大多数的致病菌为革兰氏阴性杆菌，其中以大肠埃希菌最为常见。

（二）感染途径

CA-UTI 以逆行感染最为常见，致病菌侵入的主要途径包括：①置管操作时无菌操作不严格，导致细菌进入机体；②留置导尿管期间，细菌可经尿管和尿道黏膜进入机体；③频繁破坏引流系统的密闭性，导致细菌经导尿管与集尿袋连接处或集尿袋的出口处侵入。

二、导尿管相关性尿路感染患者的评估

（一）健康史

重点评估患者病情、年龄、性别、有无基础疾病、导尿管留置时间、心理反应及合作程度等。此外还应评估导尿管材质、抗生素的应用情况、尿液引流情况等。

（二）临床表现

CA-UTI 一般不伴随全身感染症状的发生。多数患者无明显临床表现。部分患者尿道口周围可见炎性分泌物，出现尿路刺激症状，即尿频、尿急、尿痛。个别患者可出现腰骶部疼痛、低热等症状。

（三）辅助检查

1. 尿培养　留取清洁中段尿或经耻骨上膀胱穿刺造瘘留取尿培养标本。

2. 尿沉渣镜检　新鲜尿标本经离心后应用相差显微镜检查。

3. 其他检查　经手术、病理学、影像学等相关检查。

（四）导尿管相关性尿路感染判断

当留置尿管患者符合以下条件之一，可诊断导尿管相关性尿路感染：①清洁中段尿培养革兰氏阳性球菌菌落数 $\geq 10^{4}$ CFU/ml，革兰氏阴性杆菌菌落数 $\geq 10^{5}$ CFU/ml；②耻骨上膀胱穿刺造瘘留取尿液培养细菌菌落数 $\geq 10^{3}$ CFU/ml；③经手术、病理学、影像学等相关检查，证明有尿路感染；④新鲜尿标本经离心后应用相差显微镜检查，每 30 个视野中有半数视野见到细菌。

三、导尿管相关性尿路感染的预防与护理

（一）置管前准备

留置导尿管前评估置管的必要性，必须在有留置导尿指征的情况下才实施留置导尿。

（二）置管操作中的预防与护理

根据患者的年龄、性别、尿道等情况选择适宜型号和材质的导尿管。置管时严格遵循无菌操作原则，保持最大的无菌屏障。置管过程中，应充分润滑，动作轻柔，避免因操作不当导致尿道黏膜损伤。为降低或延缓 CA-UTI 的发生，可在导尿管表面喷涂物理长效抗菌材料，形成物理抗菌生物膜，阻止细菌生物膜形成。

（三）置管后维护

1. 导尿管及引流装置的管理　妥善固定导尿管，防止导尿管扭曲、受压、折叠、滑脱等现象发生。适时调整集尿袋的位置，减少器械相关性压力性损伤、尿道损伤、非计划性拔管等并发症发生。集尿袋应放置在低于耻骨联合处，避免与地面接触，防止尿液逆流。及时清空集尿袋中的尿液，清空前清洗双手，倒尿过程要遵循无菌操作原则，避免集尿袋的排尿口接触非无菌的尿液收集装置，减少逆行性感染的风险。

2. 保持装置密闭性　采用抗反流密闭式引流装置，减少不必要的膀胱冲洗，尽量避免引流装置的密闭性被破坏。对于必须分离密闭装置时，应消毒尿管与连接管口，在严格无菌操作下重新恢复引流装置的密闭性。依据临床指征进行导尿管及集尿袋的更换，如出现感染、梗阻、密闭的引流装置开放等现象。

3. 会阴护理　每日做好留置导尿管患者的会阴护理。可采用含大黄、黄柏、黄芩等的清热解毒制剂进行会阴护理或尿道口擦拭。

4. 健康教育　嘱患者多饮水，调整作息及生活习惯，避免过度劳累，增强患者自身免疫力及抵抗力。勤开门窗通风，保持病房内空气清新，温湿度适宜。饮食宜清淡富有营养，多吃新鲜蔬菜及水果，忌食辛辣及烟酒。对于出现 CA-UTI 且症状较重需采用药物治疗的患者做好用药指导，如口服磺胺类药物时指导患者多饮水，防止药物在尿中析出结晶，减轻不良反应。服用清热利尿中药时，药宜偏凉服，服后应卧床休息，以利于药效发挥，汤剂水量宜偏大，多次饮用起到增加尿量、加强通淋的目的。同时指导患者遵医嘱用药，不要擅自停药或延长用药时间。

5. 及时拔除导尿管　每日评估继续留置导尿管的必要性，对于不需要继续留置导尿管

的患者应尽快拔除导尿管,以减少 CA-UTI 的发生。

(四) 其他

可遵循"防治未病,标本兼治"的中医理念,采用如补肾益气、利湿通淋、清热解毒、健脾益气等治法,充分发挥中医辨证优势。同时对留置导尿管的患者进行集束化管理,最大限度降低 CA-UTI 的发生。

第四节 多重耐药菌感染

多重耐药菌(multidrug-resistant organism,MDRO)是指对通常敏感且常用的三类或三类以上抗菌药物同时呈现耐药的细菌。MDRO 感染是医院感染暴发的潜在因素,其防控形势日益严峻,必须实施积极有效的多重耐药菌感染防控措施,保障患者安全。2019 年中国耐药监测网报告指出,碳青霉烯类耐药肺炎克雷伯菌(CR-KPN)检出率从 2013 年的 4.9% 上升至 10.9%。2013 年美国疾控中心报告指出,美国每年约 200 万人感染 MDRO,其中 2.3 万人的死亡与 MDRO 相关。MDRO 感染导致病死率增加,且延长患者住院时间,增加住院费用。

一、MDRO 感染概述

(一) 临床常见多重耐药菌

常见 MDRO 有耐甲氧西林金黄色葡萄球菌(methicillin-resistant staphylococcus aureus,MRSA)、耐万古霉素肠球菌(vancomycin-resistant enterococcus,VRE)、超广谱 β- 内酰胺酶(extended spectrum beta-lactamases,ESBLs)、肠杆菌科细菌(如大肠埃希菌和肺炎克雷伯菌)、耐碳青霉烯类肠杆菌科细菌(carbapenem-resistant enterobacteriaceae,CRE)、多重耐药铜绿假单胞菌(multidrug-resistant pseudomonas aeruginosa,MDRPsA)、多重耐药鲍曼不动杆菌(multidrug-resistant acinetobacter baumannii,MDR-AB)等。

(二) 易感因素

MDRO 感染的易感因素:①老年患者;②免疫功能低下患者,包括伴糖尿病、慢性阻塞性肺疾病、肝硬化、尿毒症的患者,长期使用免疫抑制剂治疗、接受放射治疗和 / 或化学治疗的肿瘤患者;③接受中心静脉置管、机械通气、泌尿道插管等各种侵入性操作的患者;④近期(90 天内)接受三种及以上抗菌药物治疗的患者;⑤既往多次或长期住院的患者;⑥既往有 MDRO 定植或感染史。

二、多重耐药菌感染患者的评估

(一) 健康史

首先评估患者年龄、性别、疾病诊断、发病过程、诊疗过程、用药史,尤其是抗菌药物的应用情况(如种类、时长等),应重点评估患者有无 MDRO 感染的易感因素。

(二) 临床表现

MDRO 感染的临床表现缺少特异性,不同部位的 MDRO 感染临床表现多样化且较为复杂。如泌尿道感染、外科手术部位感染、医院获得性肺炎、导管相关血流感染及复杂的皮肤感染等,应根据患者感染部位、临床症状与体征进行评估。

(三) 辅助检查

1. 纸片扩散法 将浸有抗菌药物的纸片贴在涂有细菌的琼脂平板上,抗菌药物在板上由纸片中心向四周扩散,其浓度呈梯度递减,纸片周围一定直径范围内的细菌生长受到限制。在细菌药物敏感性测定中采用纸片扩散法可以判断药物对细菌生长的抑制情况。

2. 稀释法　也称最低抑菌浓度测定法,是以一定浓度的抗菌药物与含有被试菌株的培养基进行一系列不同浓度的稀释,经培养后观察最低抑菌浓度。

3. 耐药基因检测　采用基因特异引物进行聚合酶链式反应(polymerase chain reaction, PCR)扩增及产物测序,确定菌株是否携带某种基因。

三、多重耐药菌感染预防与护理

(一) 手卫生

规范的手卫生可显著降低 MDRO 感染的发生率、定植发生率,是减少医院感染发生的关键措施之一。医务人员应按 WHO 提出的"5 个重要时刻"进行手卫生。医疗机构应当提供有效、便捷的手卫生设施,如流动水洗手池、速干手消毒剂等,提高医务人员手卫生依从性。

(二) 加强环境物表清洁消毒

1. 日常清洁与消毒

(1) 医疗机构应按《医疗机构消毒技术规范》要求做好病房环境物表的清洁消毒工作,尤其是医务人员高频接触的物体表面,应遵循先清洁、再消毒原则。环境物表检出 MDRO 时,应增加清洁和消毒频率。

(2) MDRO 感染患者使用的低度危险医疗器械(如听诊器、血压计等)专人专用;轮椅、车床、担架、床旁心电图机等难以实现专人专用的医疗器械、器具及物品,须在每次使用后进行规范的清洁消毒。

(3) MDRO 感染患者诊疗护理过程中产生的医疗废物,应按照医疗废物管理有关规定进行处置,均放置在黄色双层医疗废物袋、防渗透密闭容器中进行运送。

2. 终末清洁与消毒

(1) MDRO 感染患者隔离病室内医疗卫生用品应彻底清洁与消毒,未经有效清洁与消毒不得移动至他处使用。实施终末清洁与消毒时应做好个人防护,穿隔离衣,戴手套,并正确穿脱防护用品。

(2) 推荐先对空调通风系统进行清洁与消毒,然后依次对患者居住区域和卫生间的环境进行清洁与消毒。

(3) 按由上而下、由轻污染到重污染、由里而外顺序有序进行清洁与消毒。

(4) 更换所有床上织物,包括被单、被套、枕套等,推荐使用可擦拭消毒或压力蒸汽消毒的寝具。

(5) 采用含有效氯或具有同等消毒作用水平的消毒溶液进行擦拭消毒。可增加紫外线照射、过氧化氢气雾消毒等措施,对环境进行消毒。

(三) 严格实施隔离措施

应对确定或高度疑似 MDRO 感染患者,在标准预防的基础上,实施接触隔离措施,以预防 MDRO 传播。

1. 患者安置　将 MDRO 感染患者安置于单人病室,若单人病室数量不足,应优先安置传播风险大的患者(存在二便失禁、伤口持续有分泌物等情形)。当不具备实施单间隔离的条件时,应将相同感染患者集中安置在同一间病室或隔离区域,保证与其他患者有足够的床间距。在不具备实施单间隔离及集中安置条件时,对感染患者临时实施床单元隔离,隔离床单元与非感染患者床单元之间的距离至少 1.5m;不应将 MDRO 感染患者与存在留置各种导管、有开放伤口或免疫功能低下等易感因素的患者安置在同一区域。隔离病室入口处应有明显的隔离标识,室内诊疗用品应专人专用。

2. 合理安排诊疗护理活动　医务人员在对 MDRO 感染患者实施诊疗护理操作时,应将已确诊或高度疑似的患者安排在最后进行,并减少或缩短侵入性装置的应用。在人力资源可行的情况下应为接受隔离的患者安排专人护理,特别是在 MDRO 感染患者增多或发生 MDRO 感染暴发期间。

3. 正确使用个人防护用品

(1) 接触 MDRO 感染患者时,应根据患者病情和诊疗工作需要,按照《医院隔离技术规范》要求正确使用防护用品。

(2) 为使用呼吸机、大便失禁、排泄物或伤口分泌物难以控制等情形的 MDRO 感染患者实施诊疗护理操作时,应戴口罩、手套,穿隔离衣;如进行可能发生血液、体液等喷溅的有创操作时,还应佩戴护目镜或防护面罩。

(3) 对于日常生活能自理的 MDRO 感染患者,护士为患者提供照护时可根据需要选用防护用品,在可能发生液体、分泌物暴露或医务人员衣物被污染等情况(如为患者沐浴、协助患者上厕所、更换伤口敷料、实施导尿操作等)时,应穿隔离衣和 / 或戴手套。

(4) 当病区内出现 MDRO 感染暴发时,接触病区内所有患者时均应按 MDRO 感染患者 / 定植者做好个人防护。

4. 规范患者转运

原则上应限制难以控制二便、伤口有分泌物的 MDRO 感染患者活动范围,减少转运;如需转运时,应采取有效防控措施防止患者污物播散,以减少对其他患者、医务人员和周围环境的污染。外出检查或转科、转诊时应告知接诊科室做好防控。

(四) 合理使用抗菌药物

抗菌药物的不合理使用是细菌产生耐药性的主要原因,医疗机构应当认真落实抗菌药物临床合理使用的有关规定,严格执行抗菌药物临床使用基本原则,切实落实抗菌药物的分级管理,正确、合理地实施个体化抗菌药物给药方案,根据临床微生物检测结果,合理选择抗菌药物,避免因抗菌药物使用不当导致细菌耐药的发生。

(五) 做好多重耐药菌感染监测

护士作为感染防控的重要实践者,应对高危人群做好病例监测、环境监测和细菌耐药性监测。通过病例监测,及时发现 MDRO 感染患者;通过环境卫生学监测,了解环境 MDRO 污染状态;通过细菌耐药性监测,掌握 MDRO 变化趋势,发现新的 MDRO,评估干预措施的效果。

1. 病例监测　应做好患者感染症状的持续监测,包括是否有发热、抗生素的治疗效果、患者主诉等情况,及时识别感染症状,并报告医生进行诊断。

2. 环境卫生学监测　环境标本的采集包括患者床单位,如床栏、床头柜、呼叫器按钮、输液架等;还包括邻近物体表面,尤其是手频繁接触的部位,如门把手、水龙头、计算机键盘、鼠标、电话、地面、墙面等公共设施等。

3. 细菌耐药性检测　应做好细菌耐药性检测结果的定期监测,通过规范的留取标本为感染诊断提供依据,在留取标本时应注意以下几点。

(1) 严格遵守标本留取规范,确保标本留取的准确性。

(2) 提高采集自无菌部位的微生物标本送检比例,除了血液、脑脊液等注入血培养瓶培养的无菌标本外,不建议在凌晨留取标本(包括下呼吸道标本、尿标本等),以避免因标本不能及时处理而出现错误的检测结果。

(3) 对于血液、脑脊液等无菌部位标本检出的耐药菌株,须排除污染菌的可能后确认为致病菌。如有必要,再次规范采集标本重新送检。

第五节　深静脉血栓

深静脉血栓(deep venous thrombosis,DVT)是指血液非正常地凝结在深静脉内,进而引起静脉回流障碍的疾病。全身主干静脉均可发病,尤其多见于下肢。急性期静脉血栓脱落可发生严重并发症肺栓塞(pulmonary embolism,PE),是患者死亡的主要原因。住院患者40%~60%存在DVT风险。国外调查显示,危重患者DVT的发生率为5%~31%,远高于普通人群。

一、深静脉血栓概述

(一)病因及发病机制

静脉血流缓慢、血管壁损伤和血液高凝状态是造成深静脉血栓的三大因素。①静脉血流缓慢:多见于急性心肌梗死、心力衰竭、脑卒中、大型手术后及肢体固定等原因,使得患者长期卧床而致血流缓慢;②血管壁损伤:静脉内注射强刺激性或高渗性液体导致静脉炎和静脉血栓形成,手术、外伤等因素可导致静脉壁挫伤而诱发静脉血栓形成;③血液高凝状态:如恶性肿瘤、弥散性血管内凝血、过量使用止血药物等情况均可使血液处于高凝状态。

(二)临床表现

主要表现为患肢突发性肿胀、疼痛,部分患者以肺栓塞为首发。

1. 患肢肿胀　是下肢静脉血栓形成后最常见的症状。急性期患肢组织张力高,呈非凹陷性水肿。当髂静脉及其侧支全部被血栓堵塞,临床表现为剧烈疼痛,患肢皮肤发亮,伴有水疱或血疱,皮色呈青紫色,皮温低,足背动脉搏动不能扪及,患者全身反应强烈,体温升高,如不及时处理,可发生休克或静脉性坏疽,临床称为股青肿,是下肢静脉血栓中最严重的一种情况。当血栓合并感染时,刺激动脉持续痉挛,可见全肢体肿胀、皮肤苍白及皮下网状的小静脉扩张,称为疼痛性股白肿。

2. 疼痛　是最早出现的症状。患者常有患肢疼痛性痉挛或紧张感,活动后加剧,卧床休息或抬高患肢症状可减轻。当血栓位于小腿肌肉静脉丛时,伸直患肢,足被动背屈,可引起小腿后侧肌群疼痛,称Homans征阳性。急性期因局部炎症反应和血栓吸收可出现低热。

3. 浅静脉曲张　发病1~2周后,患肢可出现浅静脉显露或扩张,属于代偿性反应。当主干静脉堵塞后,下肢静脉血通过浅静脉回流,出现浅静脉代偿性曲张。

二、深静脉血栓的评估

(一)健康史

1. 原发性危险因素

评估患者有无DVT病史、高龄、恶性肿瘤、肥胖、心/肺功能不全、抗凝血酶因子缺乏、遗传性高凝状态、瘫痪等导致DVT形成的原发性危险因素。

2. 继发性危险因素

评估有无近期大手术(特别是髋关节、膝关节置换术)、孕产妇、严重创伤、脱水、制动、长时间乘坐交通工具、机械通气、留置中心静脉(尤其股静脉)导管、血液净化治疗、使用肌松和镇静药物等,导致DVT形成的继发性危险因素。

(二)血栓风险等级评估

常用的血栓风险筛查量表包括Caprini风险评估模型、Autar深静脉血栓风险评估量表、

笔记栏

Padua 评分、RAP 评分。危重症患者推荐使用 Caprini 风险评估量表。该量表包含约 40 个不同的 DVT 危险因素,每个危险因素根据危险程度不同赋予 1~5 分,根据得到的累积分数将 DVT 发生风险分为极低危、低危、中危、高危。

（三）辅助检查

1. 实验室检查　下肢血栓形成时,血液中 D-二聚体的浓度升高,可用于急性 DVT 的筛查、疗效评估和复发的危险程度评估。

2. 影像学检查

（1）彩色多普勒超声检查:敏感性、准确性均较高,是 DVT 诊断的首选方法,适用于筛查和监测。

（2）CT 静脉成像:主要用于下肢主干静脉或下腔静脉血栓的诊断,准确性高,可多角度显示下肢静脉血管病变的部位、范围,还可以同时行三维重建图像。

（3）磁共振静脉成像:能准确显示髂、股、腘静脉血栓,但不能很好地显示小腿静脉血栓。

（4）静脉造影:目前仍是诊断下肢 DVT 的"金标准"。可以有效判断有无血栓、血栓部位、范围、形成时间和侧支循环情况。缺点是有创、造影剂过敏、肾毒性以及造影剂本身对血管壁的损伤等。

（四）深静脉血栓的判断

对于血栓发病因素明显、症状体征典型者,首选超声检查,必要时行静脉造影。

三、深静脉血栓的预防和护理措施

（一）预防深静脉血栓形成的护理措施

DVT 风险为低度危险时建议应用基础预防,中度危险建议应用药物预防或基础预防联合物理预防,高度危险时建议应用药物预防或药物预防联合物理预防。对于存在出血高风险的危重症患者,应采用物理方法预防,一旦出血风险降低,应开始药物预防或联合物理预防方法。

1. 基础预防措施

（1）抬高患肢:患肢宜高于心脏平面 20~30cm,以促进血液回流,防止静脉淤血,从而减轻水肿与疼痛,应避免小腿下垫枕,以免造成深静脉回流障碍。

（2）避免脱水:危重症患者适度补液,如无肾功能异常,则鼓励患者多饮水,以降低血液黏稠度。

（3）饮食指导:指导患者平衡膳食,多选择低脂食品,多食维生素含量较高的新鲜蔬菜和水果,保持大便通畅。

（4）早期功能锻炼:鼓励患者早期活动,勤翻身,做深呼吸及有效的咳嗽咳痰动作;尽早下床行主动运动,如股四头肌等长收缩运动,足踝关节旋转运动等,如病情允许可做膝关节屈伸运动。

（5）保护血管:静脉输液尽量选择上肢静脉,避免下肢穿刺,使用留置套管针进行穿刺;同一静脉避免重复穿刺和抽血,以减轻对血管壁的损伤;避免静脉注射对血管有刺激性的药物。

2. 物理预防措施　对无法进行早期活动的危重症患者,可以首选物理预防措施,且不增加出血的风险。

（1）间歇气压治疗（又称循环驱动治疗）:间歇气压治疗将气流泵入气囊后,对肢体进行按摩及挤压,促进血液加速回流,及时有效清除血肿,预防 DVT 发生,建议每日应用≥18 小时。

笔记栏

（2）梯度弹力袜：通过对下肢施加外部压力的方式减小下肢横截面积，降低静脉扩张，增强瓣膜功能，使静脉血流加速，降低肢体肿胀程度，减少血栓形成机会。

3. 药物预防措施　遵医嘱使用抗凝、溶栓和抗血小板聚集等药物治疗。抗凝是 DVT 的基本治疗，利于血栓自溶和管腔再通，降低 DVT 发生率和病死率。

（1）普通肝素：治疗不宜超过 7~10 天，可能出现出血、血小板降低、肝功能损害等情况。一旦引起血小板减少，应立即停用，改为非肝素抗凝剂（如阿加曲班、利伐沙班等）治疗。

（2）低分子肝素：出血倾向小，不易引起血小板减少。临床按体重给药，每次 100U/kg，常规皮下注射，肾功能不全者慎用。

（3）维生素 K 拮抗剂（如华法林）：长期抗凝治疗的主要口服药物，临床常用凝血功能的国际标准化比值对其应用效果进行评价。

（4）抗血小板聚集药物：小剂量的阿司匹林主要用于血栓的预防及治疗。外科手术前，为安全起见必须停用阿司匹林 1 周以上，否则容易出现手术创面的广泛渗血。

（5）中药：①抑制血小板聚集药物：如盐酸川芎嗪注射液，临床用于治疗急性心肌梗死、预防静脉血栓形成等；②活血化瘀药物：如疏血通注射液，可抑制静脉血栓形成。

4. 中医护理技术　遵医嘱使用活血通络化瘀药物对患肢进行熏蒸，涌泉温和灸，按摩双侧阳陵泉、足三里、委中、环跳等穴位，以达到疏通经络、促进血液循环的效果。

（二）深静脉血栓形成的护理措施

1. 体位　急性期应绝对卧床休息。患肢抬高 20~30cm，腘窝处避免受压，以促进静脉血液回流，减轻肿胀与疼痛。禁止患肢按摩或热敷，以防血栓脱落。禁止在下肢进行静脉穿刺。

2. 病情观察　密切观察患肢疼痛的部位、性质、持续时间、程度。严密观察肢体有无股青肿、股白肿出现，一旦发现应立即行外科手术治疗，注意对比两侧肢体的皮温、皮肤颜色、末梢动脉搏动、感觉和肿胀程度的差异。

3. 镇痛　疼痛剧烈的患者，可遵医嘱给予及时有效的止痛措施，注意观察镇痛效果，按病情调整。

4. 饮食护理　宜进食低脂、富含纤维素的食物，以保持大便通畅，尽量避免因排便困难引起腹内压增高而影响下肢静脉回流，导致血栓脱落引起肺栓塞。嘱患者多饮水，保证每日饮水 1 500ml 左右，以降低血液黏滞度，增加血流速度。

（三）深静脉血栓形成取栓术后护理

1. 患肢抬高，高于心脏 20~30cm。观察患肢远端皮肤的温度、色泽、感觉和脉搏强度。记录患肢周径的变化以了解治疗效果。

2. 介入治疗及切开取栓术后，穿刺点沙袋加压 24 小时，穿刺侧肢体需严格制动 6 小时，避免活动后出血；制动期间指导患者足踝部运动及正确翻身。

3. 遵医嘱正确穿戴弹力袜，促进静脉血液回流，防止新的深静脉血栓形成。

4. 遵医嘱继续使用抗凝、溶栓、祛聚、抗感染等药物治疗。尿激酶对急性期 DVT 的治疗具有起效快、效果好、过敏反应少的特点。用药期间避免碰撞及跌倒，观察有无出血倾向。

（四）并发症的观察及预防

1. 出血　是抗凝溶栓治疗的主要并发症。轻者出现牙龈出血、鼻出血、伤口渗血或血肿，严重者出现泌尿道或消化道出血，甚至脑出血。在治疗过程中应严密监测生命体征，观察局部及全身出血倾向。一旦发现出血应立即停药，并遵医嘱予以鱼精蛋白或维生素 K_1，必要时输注新鲜血液。

2. 肺栓塞　是 DVT 最严重的并发症。一旦患者出现胸痛、呼吸困难或呼吸加快、咳血、血压下降、晕厥等症状时应警惕肺栓塞的发生，立即通知医生，绝对卧床休息并制动，防止栓子脱落。若患者发生呼吸、心搏骤停,立即进行心肺复苏。

（五）健康教育

1. 饮食指导　DVT 患者应多食新鲜蔬菜水果、多食富含纤维素食物及黑木耳等降低血液黏滞度的食物,以低脂肪、低热量饮食为宜。

2. 患肢的保护与保温　DVT 患者要避免劳累和下肢外伤;鞋袜要宽松;要保暖防寒,以免在缺血状态下增加组织的耗氧量。

3. 加强肢体功能锻炼　疾病稳定期应坚持适当活动,促进下肢血液循环,防止关节的挛缩和肌肉的萎缩。遵医嘱正确穿戴弹力袜。

4. 其他　治疗慢性咳嗽,保持大便通畅。应严格戒烟,避免引起静脉血栓复发。

第六节　谵　妄

谵妄（delirium）是指在数小时或数天内由急性疾病、外科手术、创伤或药物引起的精神功能急性恶化的障碍性精神紊乱综合征,以波动性意识障碍、注意力不集中、思维紊乱或意识水平变化为特征。ICU 谵妄发病高达 64.83%,进行外科手术后机械通气的 ICU 患者谵妄发生率高达 70%~80%。ICU 谵妄与一系列不良结局独立相关,可增加患者病死率和认知损伤风险,延长机械通气和住院时间,给患者及其家属带来极大的痛苦和负担。

一、谵妄概述

（一）主要病因

谵妄是患者的易患因素、疾病因素、促发因素综合作用的结果。

1. 易患因素　高龄（尤其年龄 >70 岁）、酗酒、高血压、糖尿病、抑郁史、中风史。

2. 疾病因素　脓毒症、昏迷、创伤、休克、呼吸衰竭、电解质紊乱、充血性心力衰竭、戒断综合征、颅内占位性病变、体外循环（CBP）。

3. 促发因素　疼痛,机械通气,苯二氮䓬类、抗胆碱类、阿片类等药物,抑郁或焦虑,睡眠剥夺或昼夜节律丧失。

（二）发病机制

目前谵妄的发病机制尚无定论,主要有以下几种学说。

1. 神经递质学说　①脑内乙酰胆碱减少:低血糖、脑缺血缺氧、严重营养不良、老年人体内乙酰胆碱合成细胞减少等导致乙酰胆碱合成受损;抗胆碱能药物及其代谢产物竞争突触后毒蕈碱受体、异氟烷和氧化亚氮等麻醉药物抑制突触后烟碱受体、阿片类药物与大麻黄素共同调节 G 蛋白偶联受体,抑制钙通道开放,阻滞突触前末梢去极化等导致胆碱能突触损伤;②中枢兴奋型神经递质:脑内乙酰胆碱减少导致多巴胺相对增加;氧化应激时钙离子内流,多巴胺产生增加与线粒体的氧化磷酸化不匹配,导致多巴胺的毒性代谢产物增加;去甲肾上腺素增加,应激使儿茶酚胺分泌增加;色氨酸（TRP）减少、5 羟色胺增加与谵妄的发生亦具有相关性;③抑制性神经递质:镇静药撤离引起 γ- 氨基丁酸（GA-BA）水平降低引发谵妄;氨络酸活性增加引发抑制型谵妄。

2. 炎性反应学说　炎症、异常应激反应、手术创伤等引起的 C 反应蛋白、白细胞介素 -6、白细胞介素 -8、肿瘤坏死因子、干扰素等释放,破坏血脑屏障,激活星形胶质细胞及小胶质细胞,进一步释放促炎因子,产生神经毒性反应;手术引起的疼痛、炎症、缺血缺氧导致血中 S100-β 蛋白水平增加,血脑屏障破坏。

3. 细胞代谢学说　广泛认知损害与大脑代谢水平普遍降低有关,其中以大脑葡萄糖代谢水平、耗氧水平和血流量方面最为明显;损害脑细胞的毒素,如尿素、乙醇等使细胞相互交换信息的能力下降,皮质醇过多引起细胞死亡,干扰海马功能。

二、谵妄患者的评估

(一) 健康史

评估患者是否具有谵妄的易患因素、疾病因素和促发因素。高龄(尤其是年龄 >70 岁)、高血压、糖尿病,既往罹患抑郁、中风、和 / 或酗酒及入院时患有脓毒症、昏迷、创伤、休克、呼吸衰竭、电解质紊乱、充血性心力衰竭、颅内占位性病变或睡眠障碍。

(二) 临床表现

ICU 谵妄一般在入住 ICU 第 2 天发生,分为兴奋型、抑制型和混合型三种类型。其中兴奋型约占 1.6%,患者有明显的行为躁动、烦躁、易激惹、幻觉和胡言乱语,易引起护士或家属关注;抑制型谵妄约占 43.5%,主要表现为嗜睡、沉默、安静、认知分离,常被忽视;混合型谵妄约占 54.1%,分为行动减少型和行动增多型两种行为障碍。

(三) 谵妄的判断

1. 镇静评估工具　急性意识改变和注意力受损是诊断谵妄的必要条件。通常使用 Ramsay 镇静评分(RS)、Riker 镇静 - 躁动评分量表(SAS)和 Richmond 躁动 - 镇静评分量表(RASS)判断患者的意识水平,其中 RASS 是目前评估 ICU 成年患者镇静深度最可靠的评估工具,RASS 包括昏迷、重度镇静、中度镇静、轻度镇静、昏昏欲睡、清醒平静、不安焦虑、躁动焦虑、非常躁动、有攻击性等 10 个条目,依次赋值 –5~4 分。

2. 重症谵妄的评估工具　ICU 精神混乱评估法(Confusion Assessment Method for the Intensive Care Unit,CAM-ICU)和重症监护谵妄筛查量表(Intensive Care Delirium Screening Checklist,ICDSC)联合评估,有利于提高亚临床谵妄诊断的敏感性。CAM-ICU 包括评估条目少、简便易行,临床应用广泛,但其只能做出阳性和阴性的定性诊断。ICDSC 已在 ICU 环境中开发和验证,具有操作简便、准确率高、耗时短等优势,评估时间约 2 分钟,可能比其他工具更适合用于重症监护。ICDSC 包括意识变化水平、注意力不集中、定向力障碍、幻觉 - 幻想性精神病状态、精神运动型激越或阻滞、不恰当的语言和情绪、睡眠 - 觉醒周期失调和症状波动 8 方面,得分 0~8 分,0 分为正常,4~8 分为谵妄。

3. 谵妄严重程度评估工具　监测谵妄患者严重程度的变化或对治疗反应的变化,有助于预测临床结局,目前最常用的评估工具是谵妄分级量表 -98 版(Delirium Rating Scale Revised 98,DRS-R-98),许多研究均已证实其可靠性良好。

4. 谵妄快速筛查工具　快速筛查工具的应用可简化谵妄的标准诊断流程,有助于谵妄的早期发现与管理。《精神障碍诊断与统计手册(第 5 版)》(DSM-5)是目前诊断谵妄的金标准。谵妄快速筛查工具包括 3 分钟谵妄诊断量表(3D CAM)和 4 项谵妄快速诊断(Arousal Attention Abbreviated Mental Test,A-cute change,4AT)。3D CAM 主要内容包括四个方面,需在 3 分钟内,评估 3 个定向力项目、4 个注意力项目、3 个症状项目、10 项可观察项目。4AT 包括警觉性、注意力、简短的心理测试、精神状态的急性改变。这两种评估工具与目前公认的标准相比,有很高的契合度,应用也更加广泛。

三、谵妄的预防与护理

(一) 谵妄的非药物预防与护理

1. 加强监测　对高龄、酗酒、高血压病史等易患人群提高警惕,加强危及患者生命的谵妄诱因的监测,如脓毒症、呼吸衰竭、休克等。

2. 改善认知　帮助患者熟悉病房环境,病房内设置钟表、日历、收音机或电视机,保持患者与外界的联系,重视和强化与患者的沟通和交流,家庭成员的参与有助于减少谵妄的发生,促进谵妄的恢复。

3. 早期活动　患病后 2~5 天内开始进行活动,包括被动翻身、患者坐起活动或离床坐到轮椅上,以促进肢体血液循环,改善脑部血供,预防大脑发生缺血性损害;同时增加皮质内胆碱能纤维密度,增加体内抗炎物质的产生。

4. 营造良好的睡眠环境,避免睡眠剥夺　温湿度适宜、减少噪声;增加自然日光照射,降低夜间灯光使用;最大限度降低各种仪器的警报声,各项护理操作尽量集中执行,减少不必要的刺激。

5. 其他　帮助患者控制疼痛;预防、早期发现和处理术后并发症;专家对患者既往用药史的回顾;条件允许者尽早解除身体约束。

(二)谵妄的药物预防和护理

1. 熟知药物药理作用　①氟哌啶醇可用于控制谵妄症状,不导致低血压,但镇静作用弱;②奥氮平可能会降低成人 ICU 患者谵妄的持续时间;③盐酸右美托咪定具有镇静、镇痛、抗焦虑的作用,临床研究证实,盐酸右美托咪啶可明显缩短应用机械通气的兴奋型谵妄患者的谵妄持续时间。对非心脏术后的老年患者,盐酸右美托咪啶对谵妄的发生还有一定的预防作用。

2. 监测药物不良反应　①氟哌啶醇会导致 QT 间期延长、尖端扭转性室性心动过速等心律失常,大剂量使用时需监测心律及 K^+、Mg^+ 水平,当 QTc<450ms 或出现锥体外系症状时及时报告医生停用药物;②奥氮平可引起嗜睡、一过性氨基转移酶升高、头晕、便秘及锥体外系反应;③盐酸右美托咪定可引起低血压、心搏迟缓和房颤,应严密监测生命体征。

3. 其他　苯二氮䓬类药物的镇静作用及其对认知功能的影响,可能会恶化患者的清醒程度及行为障碍,因此,除了镇静安眠药物和酒精戒断引起的谵妄,避免单一使用苯二氮䓬类药物。氟哌啶醇因其可致锥体外系反应和抗胆碱作用,临床使用也受到限制。近年来有研究显示,非典型抗精神病药,如奥氮平、喹硫平等对谵妄有一定疗效,但在应用时应权衡利弊,避免使用不当引起过度镇静、尖端扭转型室性心动过速。存在高风险尖端扭转型室性心动过速(QT 间期延长,或服用可导致 QT 间期延长药物的患者,或有心律失常病史)的患者不建议使用。

🔍 知识链接

ABCDEF、eCASH、ESCAPE 谵妄综合管理策略

重症疾病本身会导致机体内血流动力学及代谢紊乱,进而影响脑功能,诱发谵妄。而谵妄本身又会加重病情,不利于各项治疗的开展,延缓疾病的恢复。因此,对重症相关谵妄,减少其发生和进展较降低已出现的谵妄带来的潜在损害风险更为重要。已有许多研究证实,采用一定的措施早期干预、预防谵妄可明显减少谵妄发生。近几年来,以谵妄为核心的,包含早期活动的重症患者镇痛镇静集束化管理策略越来越受到重视,其中的代表是 ABCDEF 和 eCASH 策略。ABCDEF 策略包括疼痛的评估、预防和管理,自主觉醒试验和自主呼吸试验,镇痛镇静的选择,谵妄的评估、预防和管理,早期活动及家庭关怀六方面。有研究证实,应用该策略可明显降低谵妄的发生率,缩短谵妄持续时间。而与之类似的 eCASH 策略,包含早期使用镇痛药物保持舒适、最小化镇静和

笔记栏

最大化人文关怀,充分体现了集束化策略对谵妄预防的重要性。近年提出的 ESCAPE
策略,着重强调了早期活动、睡眠管理和精神状态评估(认知功能评估)在谵妄管理中
的重要性,使谵妄患者的管理策略更加全面。

（胡少华　姚　壮）

复习思考题

1. 李先生,78 岁,因慢性阻塞性肺疾病(COPD)急性发作致呼吸衰竭急诊入院,在急诊
抢救室紧急气管插管后转入 ICU 继续治疗,予呼吸机辅助呼吸。如果你是责任护士,该如何
有效预防呼吸机相关性肺炎的发生?

2. 患者,男性,66 岁。6 小时前因"癫痫大发作"收治入院,静脉输入苯二氮䓬类药物后
大发作得到控制,抽搐时间约 30 分钟。2 小时后患者清醒,表情淡漠,与医护人员无交流。
夜间突发躁动、拉扯输液管道,护士立即采取约束措施,但躁动更加剧烈,并试图攻击护士。
次日晨,患者主诉耳边有指责声,却未能看到任何人。午后,患者精神好转,能与探视家属正
常交流。傍晚,患者挣扎要离开病床,说要去游乐园。

(1) 患者目前处于何种状态?

(2) 护士应该如何对患者进行评估?

(3) 为保障患者安全,护士应采取何种护理措施?

3. 导管相关性血流感染的途径有哪些?

4. 护士如何做好危重患者多重耐药菌的监测?

5. 危重患者为何易发生深静脉血栓?

扫一扫,
测一测

PPT 课件

第十三章

休克患者的急救

参考答案

✎ **学习目标**

1. 识记:休克的概念、分类与病因。
2. 理解:休克的病理生理、临床表现与辅助检查。
3. 应用:正确评估休克患者的临床表现、休克程度与辅助检查,制订不同类型休克患者的救护措施,并正确、及时实施。

🩺 **案例分析**

患者,男性,45 岁,司机,车祸伤,方向盘撞击左上腹部。伤后立即送入急诊科。入院时患者表情淡漠,面色苍白,四肢湿冷。

体格检查:体温 35.8℃,心率 112 次/min,呼吸 26 次/min,血压 90/65mmHg。腹式呼吸减弱,左上腹部疼痛,移动性浊音(+),腹腔穿刺为不凝固的血性液体。

实验室检查:白细胞 9.8×10^9/L,中性粒细胞 0.82,血小板 208×10^9/L,血红蛋白 90g/L。

请问:

1. 该患者是否存在休克? 如果存在休克,是何种类型的休克?
2. 针对该患者的情况,制订紧急救护措施。
3. 对该患者应做好哪些方面的监测?

休克(shock)是多种病因引起的有效循环血量锐减、组织血流灌注不足导致的以微循环障碍、细胞代谢紊乱和功能受损为特征的病理性综合征,是严重的全身性应激反应。休克发展迅速,并发症凶险,若未能及时发现和治疗,可引起患者死亡,是临床常见的危重症。

第一节 休 克 概 述

休克的病因很多,有效循环血量锐减是各类休克的共同特点。有效循环血量是指单位时间内通过心血管系统的血量,不包括停滞于毛细血管床及储存在肝、脾等血窦中的血量。有效循环血量的维持与三个因素密切相关,即充足的血容量、足够的心排出量和适宜的外周血管张力。每个因素都极为重要,任何一个要素发生严重异常,都有可能导致有效循环血量锐减,发生休克。

一、病因与分类

休克的分类方法很多,目前尚无统一分类方法。根据休克的原因,通常将休克分为低血容量性、感染性、神经源性、过敏性和心源性休克五类。

(一)低血容量性休克

包括失液性休克、失血性休克和创伤性休克。失血性休克常由于有效循环血量锐减引起,如大血管破裂或脏器破裂出血等;剧烈呕吐、腹泻、肠梗阻等可导致失液性休克;创伤性休克是严重外伤导致,其发生与血容量减少(机体血液或血浆丢失,以及损伤处炎性肿胀和体液渗出)和疼痛有关,常见于挤压伤、大手术、复杂性骨折、严重烧伤等。

(二)感染性休克

主要是指由于细菌、真菌或病毒等病原体侵入人体,释放内毒素,导致微循环障碍、组织灌注不良而引起的休克,常见于严重感染如急性化脓性腹膜炎、急性梗阻性化脓性胆管炎、绞窄性肠梗阻和败血症等。

📖 **知识链接**

中毒休克综合征

中毒休克综合征(toxic shock syndrome,TSS)为特殊类型的感染性休克,主要由金黄色葡萄球菌和 A 组溶血性链球菌引起,属于 ICU 的重要感染(即 ICU 常见,或必须在 ICU 中进行监护治疗的感染)。患者发病急,常有原发感染性疾病,临床表现轻重不一;前驱期(1~4 天)有高热、头痛头昏、关节疼痛等发生;TSS 的特征性表现为猩红热样皮疹;重症病例多在发热后 72 小时出现休克,可有低血压或直立性晕厥,本病病死率高,需及时诊断和积极治疗。

(三)心源性休克

由于心泵功能衰竭导致心输出量下降所致,重要脏器和组织严重灌注不足,出现一系列缺血、缺氧、代谢障碍及重要脏器损害。常见于大面积急性心肌梗死、心脏压塞、急性心肌炎等。急性心肌梗死是心源性休克的最常见病因。

(四)过敏性休克

主要是因为机体对某些药物(如青霉素等)或生物制品(如血清制剂或疫苗)发生过敏反应引起血管床容积扩张,毛细血管通透性增加所致。属 I 型变态反应,是过敏性疾病中最严重的症状。

(五)神经源性休克

常见于脑脊髓损伤、麻醉意外、剧痛等剧烈刺激,阻滞交感神经系统,引起反射性周围血管扩张,从而导致有效血容量相对减少。

二、病理生理

各类休克的共同病理生理基础是有效循环血量锐减和组织灌注不足以及由此导致的微循环障碍、代谢改变及内脏器官继发性损伤等。

课堂互动

请问:休克患者的微循环障碍具有哪些表现?

（一）微循环障碍

1. 微循环收缩期　又称休克早期或休克代偿期。当机体有效循环血量锐减时,血压下降、组织灌注不足,机体启动一系列的代偿机制,包括刺激主动脉弓和颈动脉窦压力感受器引起的血管舒缩中枢加压反射,以及交感 - 肾上腺轴兴奋,引起儿茶酚胺大量释放、肾素 - 血管紧张素分泌增加等。不同的器官、血管对儿茶酚胺的敏感性不同,反应不一。外周(如骨骼肌、皮肤)和内脏(胃肠、肝、脾)小血管、微血管平滑肌收缩,尤其是毛细血管前括约肌收缩明显,动静脉短路和直捷通道开放,回心血量增加,使血液重新分布以保证心、脑等重要器官的血液灌流。若在此期去除病因,积极复苏,休克可得到纠正。

2. 微循环扩张期　又称休克期。此期微循环功能严重紊乱导致组织持续缺血缺氧而处于无氧代谢状态,大量酸性代谢产物(如乳酸)堆积,同时释放组胺等舒张血管活性物质。受这些活性物质的影响,毛细血管前括约肌松弛,而后括约肌仍处于相对收缩状态。血液留滞于毛细血管内,引起毛细血管内静水压增高及通透性增强,血浆外渗,血液浓缩,血液黏稠度增加,进一步使回心血量减少,血压下降,重要脏器灌注不足,加重休克。此期的微循环改变形成了不断加重的恶性循环,进入失代偿阶段,若无有效的抢救措施,患者病情将不断加重,直至死亡。

3. 微循环衰竭期　又称休克晚期、休克难治期。由于组织严重缺氧、微循环内血液浓缩、黏稠度增加和酸性环境中血液处于高凝状态,使红细胞与血小板易发生凝集,在血管内形成大量微血栓,甚至发生弥散性血管内凝血(disseminated intravascular coagulation,DIC)。随着各种凝血因子的消耗,纤维蛋白溶解系统被激活,临床可出现严重出血倾向。同时,因胰腺、肝、肠缺血后分别产生心肌抑制因子(MDF)、血管抑制物质(VDM)及肠因子等有害物质,最终导致重要脏器发生严重损害及功能衰竭。休克发展到 DIC 或重要器官功能衰竭时,给临床治疗带来极大困难。

（二）代谢的变化

1. 能量代谢障碍　由于组织灌注不足和细胞缺氧,葡萄糖以无氧降解为主,产生能量减少,引起机体能量严重不足。此外,休克时儿茶酚胺释放能促进高血糖素生成并抑制胰岛素分泌,刺激垂体分泌促肾上腺皮质激素,使血糖升高;在高度应激状态下,蛋白质分解消耗增加,糖和脂类代谢障碍会引起负氮平衡、营养不良,从而导致严重并发症(如脓毒症和多器官功能障碍)。此外,过度炎症反应时,组胺、缓激肽等内源性扩血管物质增加,舒、缩血管物质分泌紊乱,血管反应性低下,一部分组织器官过度灌注而出现"窃血"现象,导致氧供障碍。

2. 水钠潴留　休克时血容量降低,刺激血管升压素和醛固酮分泌,肾素 - 血管紧张素 - 醛固酮系统兴奋,使垂体后叶抗利尿激素分泌增加,通过肾使钠、水潴留以增加循环血量。

3. 代谢性酸中毒　休克期由于组织细胞明显缺血缺氧,经无氧代谢后乳酸生成显著增多,产生代谢性酸中毒。

4. 细胞水肿及高钾血症　休克期由于细胞缺氧,使细胞膜上的钠 - 钾泵(Na^+-K^+-ATP酶泵)运转失灵,导致细胞内 Na^+ 增多,而细胞外 K^+ 增多,从而导致细胞水肿和高钾血症。

5. 细胞自溶　休克晚期 ATP 产生不足和酸中毒使溶酶体膜破裂,释放出水解酶,造成细胞自溶和组织损伤。

（三）内脏器官的继发性损伤

1. 肺脏　休克时，低灌注、缺氧以及休克晚期肺部形成微小血栓，可直接损伤肺毛细血管内皮细胞和肺泡上皮细胞，造成血管通透性增加、肺泡表面活性物质生成减少、肺泡表面张力增加，从而出现肺间质水肿、肺不张。患者因此可能出现进行性低氧血症和进行性呼吸困难，称为"休克肺"，属于急性呼吸窘迫综合征（acute respiratory distress syndrome，ARDS）之一。一旦发生 ARDS，后果非常严重，由此导致的死亡约占休克死亡人数的 1/3。

2. 肾脏　休克时，儿茶酚胺、血管升压素和醛固酮分泌增加，引起肾血管强烈收缩，肾血流灌注压降低，使肾小球滤过率降低，尿量减少。同时，肾皮质血流量明显减少，肾小管上皮细胞受损、变性和坏死，引起急性肾衰竭（acute renal failure，ARF）。

3. 心脏　除了心源性休克伴有原发性心功能障碍以外，其他类型休克早期，由于机体代偿，冠状动脉血流量能够维持，心泵功能一般未受到显著影响。但随着休克发展，动脉血压进行性降低，使冠状动脉流量减少，心肌缺血缺氧，心肌微循环内血栓形成、酸中毒及高钾血症等可使心泵功能发生障碍，导致急性心功能不全。

4. 脑　休克早期，由于血液重新分布和脑循环的自身调节，保证了脑的血液供应，因而早期没有明显的脑功能障碍表现。随着休克的发展，动脉血压持续下降或脑循环出现 DIC 时，脑血液循环障碍加重，脑组织缺血缺氧，细胞水肿，血管通透性增加，出现继发脑水肿和颅内压增高，严重者形成脑疝。

5. 胃肠道和肝脏　胃肠道是休克所致缺血 - 再灌注损伤最早受累器官之一。持续的胃肠道缺血可引起严重的消化道功能紊乱，有时因交感神经兴奋及应激激素的大量分泌形成应激性溃疡，肠道细菌大量繁殖，在上述病理情况下，肠道屏障功能受到严重破坏，大量内毒素甚至细菌入血，患者可并发肠源性感染或毒血症，从而加重休克。

6. 肝脏　休克时，肝脏血流量减少，肝细胞缺血、缺氧引起肝功能障碍。肝窦和中央静脉内微血栓形成，肝小叶发生坏死，从而导致肝脏的解毒和代谢功能下降，严重时出现肝性脑病和肝衰竭。此外，肝脏受损后合成凝血因子减少，使凝血功能受损，是休克晚期 DIC 发生的基础。

7. 多脏器功能障碍综合征（multiple organ dysfunction syndrome，MODS）　MODS 是休克晚期的严重合并症，是重症休克的主要死亡原因。各脏器因有效灌注不足发生缺血缺氧、代谢产物蓄积，从而影响、损害各脏器功能。若短时间内同时或序贯发生两个及两个以上的器官功能障碍，则称为 MODS。一旦出现 MODS，抢救比较困难，患者存活率极低。

第二节　休克患者的病情评估

休克的病情判断一般不难，关键是早期发现。凡遇到严重损伤、大量出血、重度感染以及过敏患者和有心脏病史者，应考虑并发休克的可能。

一、临床表现

各类休克虽然有共同的病理生理改变，但不同病因引起的休克临床表现各有特点。

（一）低血容量性休克

由于大量出血，体液的丧失，导致有效循环血量下降而引起的休克。临床表现为表情淡漠、皮肤苍白发凉、外周静脉萎陷、血压下降、脉压减小、脉率增加、尿量减少、中心静脉压下降。

（二）感染性休克

感染性休克的临床表现与低血容量性休克基本相似，显著区别是局部有红、肿、热、痛和功能障碍的表现；全身有畏寒、发热、呼吸加快和器官功能障碍等全身感染症状。根据血流动力学改变的特点，分为"暖休克"和"冷休克"，两者表现不一（表13-1）。暖休克又称高排低阻型休克，多由革兰氏阳性菌感染或真菌感染所致，其特点是外周血管阻力降低，心排出量增加，患者皮肤较为温暖干燥。冷休克又称低排高阻型休克，多由革兰氏阴性菌感染所致，其特点是外周阻力增加而心排出量降低，患者皮肤湿冷。临床上冷休克比较常见，常继发于急性弥漫性腹膜炎、急性梗阻性化脓性胆管炎、绞窄性肠梗阻等。

表 13-1　感染性休克临床特点

临床特点	暖休克（高排低阻型）	冷休克（低排高阻型）
意识	清楚	烦躁不安、淡漠、嗜睡
皮肤色泽	淡红或潮红	苍白、发绀、花斑
皮肤温度	温暖、干燥	湿冷
表浅静脉	充盈	萎陷
脉搏	搏动清楚、无力、不增快	细速或摸不清
血压	稍低	正常或低
脉压（mmHg）	>30	<20
毛细血管充盈时间（秒）	<2	>3
每小时尿量（ml）	>30	<25

（三）心源性休克

特点是心排血量快速下降。休克早期患者神志清醒，烦躁、焦虑或激动，面色及皮肤苍白、肢体湿冷、口唇及甲床稍有青紫，心率增快，胸闷，呼吸困难，脉搏尚有力，收缩压偏低，舒张压升高，脉压减小，尿量减少。随着病情进展，休克程度加重，患者由焦虑转为淡漠，反应迟钝，甚至昏迷，脉搏细速，收缩压下降至80mmHg以下，脉压<20mmHg，表浅静脉萎陷，少尿或无尿。

（四）过敏性休克

常突然发生，约半数患者在接触病因抗原5分钟内出现症状。过敏性休克有两大临床特点：①一旦发生休克，血压立即下降到80/50mmHg以下，并出现意识障碍；②在休克出现之前或同时，常会出现一些与过敏相关的皮肤潮红、瘙痒，继之以广泛的荨麻疹和/或血管神经性水肿。由于气道水肿，喉头和支气管痉挛，患者表现为气道阻塞感、胸闷、憋气、呼吸困难、烦躁不安、心悸、出汗、肢冷、面色苍白、发绀、脉搏细弱，甚至出现心律失常，血压迅速下降，乃至测不到，最终导致心搏停止。

（五）神经源性休克

患者一般伴有明确的外伤史、脑脊髓损伤史、麻醉意外史或剧烈疼痛史。此类休克常见于严重创伤、剧烈疼痛，高位脊髓麻醉或损伤，动脉阻力调节功能严重障碍，导致周围血管阻力降低。一般表现为神志清醒，反应正常，损伤平面以上皮肤红润、肢端温暖、外周静脉充盈良好。血压下降、脉率正常或稍慢、尿量正常或减少、中心静脉压正常。

二、休克程度的判断

在确定患者是否处于休克状态的同时，还必须鉴别休克严重程度。临床上将休克分为轻度休克、中度休克和重度休克,详见表13-2。

表 13-2　休克程度的判定

程度	失血量	神志	口渴程度	皮肤黏膜色泽	体表温度	体表血管	血压	脉搏	尿量
轻度休克	20% 以下(800ml 以下)	清楚,伴有痛苦表情	口渴	开始苍白	正常或发凉	正常	收缩压正常或稍升高,舒张压增高,脉压缩小	低于 100 次 /min,尚有力	正常
中度休克	20%~40%(800~1 600ml)	表情淡漠	很口渴	苍白	发冷	表浅静脉塌陷,毛细管充盈迟缓	收缩压为 90~70mmHg,脉压小	100~120 次 /min	尿少
重度休克	40% 以上(1 600ml 以上)	意识模糊甚至昏迷	非常口渴,可能无主诉	显著苍白	厥冷	毛细血管充盈非常迟缓,表浅静脉塌陷	收缩压低于 70mmHg 或测不到	细速,或摸不清	尿少或无尿

三、辅助检查

(一)实验室检查

1. **血常规**　红细胞计数、血红蛋白测定有助于失血性休克的诊断,以及对休克过程中血液浓缩和治疗效果的判断;血细胞比容增高有助于判断血浆丢失;白细胞计数及分类是感染性休克诊断的重要依据。

2. **尿、粪常规**　有助于了解休克对肾功能的影响及病因判定;粪常规检查及潜血实验对失血性休克的判定有一定诊断价值。

3. **血生化检查**　尿素氮及肌酐有助于了解休克时肾功能的情况;电解质测定有助于了解休克时电解质平衡失调的程度。

4. **动脉血气分析**　动脉血氧分压(PaO_2)反映血液携氧状态,正常值为 80~100mmHg。二氧化碳分压($PaCO_2$)反映肺的通气和换气功能,可作为呼吸性酸碱失衡的判断依据,正常值为 35~45mmHg。休克时可因肺换气不足,出现体内二氧化碳聚积致 $PaCO_2$ 明显升高;相反,如患者原来并无肺部疾病,因过度换气可致 $PaCO_2$ 较低。若 $PaCO_2$ 超过 45~50mmHg 时,常提示肺泡通气功能障;若 $PaO_2<60$mmHg,吸入纯氧后无改善,则可能是 ARDS 先兆。动脉血正常 pH 值为 7.35~7.45。动脉血 pH 值、碱剩余、缓冲碱和标准碳酸盐的动态变化有助于了解休克时酸碱平衡情况。

5. **动脉血乳酸盐的测定**　休克患者组织灌注不足可引起无氧代谢和高乳酸血症。正常值为 1~1.5mmol/L,危重患者可能达到 2mmol/L。动脉血乳酸盐的测定有助于休克的早期诊断及判断预后。休克时间越长,细胞缺氧程度越严重,预后越差。

6. **凝血功能的检测**　血小板计数、出凝血时间、凝血酶原时间和纤维蛋白原的测定有助于判断休克的进展及 DIC 的发生。

7. **血清心肌损伤标志物检查**　该项检查对于心源性休克患者具有重要意义,急性心肌梗死时,血清心肌损伤标志物(肌红蛋白、肌钙蛋白、谷草转氨酶、肌酸激酶、肌酸激酶同工酶)呈动态性升高改变。

8. **胃肠黏膜内 pH(intramucosal pH,pHi)监测**　pHi 代表了胃黏膜的供血、供氧情况,反映内脏微循环灌注水平。休克时胃肠道对缺血、缺氧比较敏感,因而容易引起细菌移位,诱发肠源性感染或毒血症。测定胃肠黏膜内 pH,不但能反映该组织局部灌注和供氧的情况,也可能发现隐匿性休克。pHi 的正常范围为 7.35~7.45,若 pHi 持续降低,说明组织灌注和氧合作用不足,对外科危重患者的休克、全身性严重感染、MODS 均有预警作用。

9. DIC 的检测 休克时较易出现凝血和纤溶系统功能障碍,当下列五项检查中出现三项以上异常,结合临床上有休克及微血管栓塞症状和出血倾向时,便可诊断 DIC。包括:①血小板计数低于 80×10^9/L 或进行性下降;②凝血酶原时间(prothrombin time,PT)延长 3 秒以上;③血浆纤维蛋白原低于 1.5g/L 或进行性下降;④3P(血浆鱼精蛋白副凝)试验阳性;⑤血涂片中破碎红细胞超过 2%。

(二)血流动力学监测

1. 中心静脉压(central venous pressure,CVP) 中心静脉压代表了右心房或胸腔段腔静脉的压力,可反映全身血容量及右心功能。正常值为 5~12cmH$_2$O。若 CVP<5cmH$_2$O,表明血容量不足;若 CVP>15cmH$_2$O,提示心功能不全;若 CVP>20cmH$_2$O,表明存在充血性心力衰竭。

2. 肺毛细血管楔压(pulmonary capillary wedge pressure,PCWP) 肺毛细血管楔压反映肺静脉、左心房和左心室的压力。正常值为 6~12mmHg,低于正常值提示血容量不足,高于正常值提示肺循环阻力增加。

3. 心排血量(cardiac output,CO)和心脏指数(cardiac index,CI) CO= 心率 × 每搏心排血量。可应用 Swan-Ganz 导管经热稀释法测出,成人 CO 的正常值为 4~6L/min;单位体表面积的心排血量即为心脏指数,正常值为 2.5~3.5L/(min·m^2)。

(三)影像学检查

创伤者应视受伤部位做相应部位的影像学检查以排除骨骼、内脏及颅脑的损伤。常用检查方法有 X 线、CT、MRI、B 超(对于心源性休克采取超声心动图和彩色多普勒检查)等。

(四)心电图检查

心电图检查有助于发现急性心肌梗死引起的心源性休克,应严密监测,尤其是急性心肌梗死发病后 72 小时内的心电图。

(五)其他

腹腔穿刺有助于发现腹腔内实质性脏器或空腔脏器损伤所引起的失血性或感染性休克;后穹隆穿刺有助于发现育龄妇女因宫外孕破裂出血所引起的失血性休克。

第三节 休克患者的救护

引起休克的原因众多,但其病理生理改变和临床表现基本相同,各类休克的治疗也遵循相同原则。抢救休克的基本原则首先是稳定生命体征,保持重要器官的微循环灌注和改善细胞代谢,并在此前提下进行病因治疗。

一、现场救护

脱离危险环境,在安全的环境下采取就近原则进行积极抢救,尽快补充循环血量,处理原发病,争取在最短时间内使患者脱离生命危险。要求医务人员早期诊断休克,一旦确诊立即现场紧急同步救治,医护配合默契,同时建立静脉输液通道、给氧、监测生命体征(体温、脉搏、呼吸、血压、尿量等)。救治创伤性休克患者的顺序:抢救第一,其次为病因诊断,最后为相关治疗。具体现场救护措施如下:

（一）安置体位

采取头部和躯干抬高 20°~30°，下肢抬高 15°~20° 体位（图 13-1），有利于增加回心血量，保证脑部血供；同时抬高胸部有利于保持气道通畅，增加肺活量，改善缺氧症状。注意保暖，怀疑有颈椎骨折者应给予颈托固定，不宜过多移动。

图 13-1 休克体位

（二）畅通呼吸道、吸氧

清除口腔、呼吸道分泌物。立即给予氧气吸入，高流量给氧。若因气道灼伤、毒气吸入、过敏反应引起的喉头水肿、颈部血肿压迫气管，以及严重胸部创伤的患者，应立即建立人工气道，确保呼吸道通畅。

（三）建立静脉输液通道、补充血容量

现场救护至关重要的一环是尽快补充血容量。原则为及时、快速、足量、先晶后胶。迅速进行静脉穿刺，最好同时建立两条以上静脉输液通路，通常首先选用扩容效果迅速的等渗晶体液 1 000ml 快速注入；后输入扩容作用持久的胶体溶液。在连续监测动脉血压、尿量和 CVP 的基础上，结合患者的神志、皮肤温度、脉率等情况，估算补液量。

（四）处理局部创伤

积极处理引起休克的原发疾病，如创伤处包扎、固定、制动和控制大出血。止血可采取局部压迫或扎止血带等。对于难以止血和不明原因出血者，可同时补充血容量，采取止血措施和寻找出血原因；对受伤表现较轻的患者，可通过观察精神状态、测量脉搏血压和了解肢体湿冷情况来判断有无休克。创伤具体处理原则详见第十四章。

（五）镇静止痛

患者精神紧张会增加对氧的消耗，使心肌氧需求量增加。心肌梗死剧痛时可肌内注射或静脉注射吗啡 5~10mg 或哌替啶 50~100mg，但严重颅脑外伤、呼吸困难、急腹症患者诊断未明确时应禁用。

二、转运

患者经现场急救处理后应立即转送至医院做进一步治疗。因休克的病死率高，在转运期间，患者的病情会随时发生变化，甚至死亡，因此不宜远距离转运，短程转运应在患者血压稳定之后进行，并注意在转运前向患者的家属进行说明，以获得理解。转送途中应密切观察患者的病情变化，发现异常及时处理，详见第二章。

三、院内救护

患者经院前初步救护被送到医院后，应根据初步急救效果，给予进一步全面的检查、监测，明确休克原因，决定下一步的治疗与护理方案。

（一）保暖与体位

体温过低时应注意保暖，可采取提高病室温度或为患者加盖棉被、毛毯等方法。不能采用体表加温的方法,禁用热水袋和电热毯,这是因为体表加温可使局部皮肤血管扩张、增加氧的消耗,进而减少重要器官的血流灌注,对纠正休克不利,但感染性休克持续高热时,必须采用降温措施。

采取休克卧位,以增加回心血量。昏迷、消化道出血或合并颅脑外伤等患者,头偏向一侧(颈椎骨折者禁用),防止呕吐物阻塞咽喉与气道。

（二）氧疗

一般采用鼻导管或面罩吸氧,氧流量 2~4L/min,重度休克 4~6L/min,护士应根据氧饱和度和血气分析监测结果及时调整氧流量及给氧方式,并及时清除呼吸道分泌物,保持气道通畅,必要时气管插管或气管切开,建立人工气道。

（三）液体复苏

除心源性休克外,迅速进行液体复苏是纠正有效循环血量下降、改善器官微循环灌注的首要措施。

1. 迅速建立有效静脉输液通道　休克时进行液体复苏刻不容缓,输液的速度应足以迅速补充丢失的液体量,以改善组织灌注。因此,在紧急容量复苏时要迅速建立两条以上的静脉输液通道,一条快速输液补充血容量,另一条输入各种急救药物。穿刺的静脉常规选择正中静脉、贵要静脉、大隐静脉,使用 16~18 号静脉留置针穿刺,保证液体能快速进入,有条件最好采用中心静脉插管,以迅速补充血容量。

2. 补充有效循环血量　除心源性休克的其他类型休克均存在有效循环血量不足的情况。尽早、及时补充血容量是改善组织灌注的基本措施。

（1）种类:液体复苏治疗可以选择晶体溶液和胶体溶液。5% 葡萄糖溶液很快分布到细胞内间隙,因此不推荐用于液体复苏治疗。常用的晶体液为生理盐水和平衡盐溶液(乳酸林格液或复方氯化钠溶液)。高张盐溶液一般不超过 400ml。胶体液常选用羟乙基淀粉、白蛋白或低分子右旋糖酐,必要时输成分血或全血。对休克患者,争取在明确休克的最初 6 小时内进行积极的液体复苏,以尽快稳定循环功能和增加组织氧供为目标。这一治疗休克的策略称为早期目标导向治疗(early goal-directed therapy,EGDT)。

（2）速度和量:根据患者的临床表现、心肺功能、动脉血压及 CVP 等合理安排和调整补液的速度和量(表 13-3)。在短时间内输入大量液体,同时要严密观察患者的反应以防止发生急性肺水肿。可疑低血容量的患者可以先快速补液:30 分钟内输入晶体液 500~1 000ml或胶体液 300~500ml,并判断患者对液体复苏的反应(血压增高及尿量增多)及耐受性(有无血管内容量过负荷的证据),从而决定是否继续扩容。

表 13-3　中心静脉压与补液的关系

CVP	BP	原因	处理原则
低	低	血容量严重不足	充分补液
低	正常	血容量不足	适当补液
高	低	心功能不全或血容量相对过多	给强心药,纠正酸中毒,舒张血管
高	正常	容量血管过度收缩	舒张血管
正常	低	心功能不全或血容量不足	补液试验*

* 补液试验:取等渗盐水 250ml,于 5~10 分钟内经静脉注入。若血压升高而中心静脉压不变,则提示血容量不足;若血压不变而中心静脉压升高 3~5cmH$_2$O,则提示心功能不全。

3. 依据患者的休克类型采取相应复苏策略　低血容量性休克关键在于及时补充血容量、治疗病因和制止继续失血、失液。感染性休克患者在休克未纠正前,休克和感染的治疗并重。

知识链接

超声在指导休克诊治中的作用

　　近年来,人们利用经胸或经食管超声心动图来实现功能性血流动力学监测 (functional hemodynamic monitoring,FHM)。FHM 是全新的血流动力学监测方式,它是以心肺交互作用为基本原理,将循环系统受呼吸运动影响的程度作为衡量指标,以此预测循环系统对液体符合的反应结果,进而对循环容量状态进行判断的血流动力学监测方式。FHM 的指标是功能性的、动态的参数,不同于目前临床常用的静态指标。通过超声等无创手段,获得下腔或上腔静脉直径呼吸变异率、主动脉峰值血流速变异率、收缩压变异率、每搏量变异率、脉压变异率从而进行容量评估,指导临床治疗休克。

（四）病情监测

　　休克患者的病情监测极为重要。定时监测患者的生命体征、面色、意识、肢端温度、尿量等变化,可以了解患者病情变化和对治疗的反应,为调整治疗方案提供客观依据。

　　1. 精神状态　患者的意识情况是反映休克的一项敏感指标,是脑组织血液灌流和全身循环状况的反应。在治疗中,若患者神志清楚,对外界的刺激反应正常,说明患者循环血量已基本足够;相反,若患者表情淡漠、不安、谵妄或嗜睡、昏迷,则提示脑组织血循环不足,存在不同程度的休克,可采用 Glasgow 昏迷评分,观察意识状况,以及时发现患者颅内病变征象;如有使用镇静药物者,需要注意药物不良反应。

　　2. 血压　血压并不是反映休克程度最敏感的指标,在判断时应兼顾其他参数进行综合分析。在观察血压情况时,应强调定时测量、比较。通常认为,收缩压 <90mmHg、脉压 <20mmHg 是休克存在的表现;血压回升、脉压增大是休克好转的征象。

　　3. 脉率　休克时脉搏变弱、变快,常超过 120 次 /min,其变化多出现在血压下降之前,故常作为判断休克的体征之一。当血压较低,但脉率已恢复且肢体温暖者,常表示休克趋向好转。常用脉率 / 收缩压（mmHg）计算休克指数,帮助判定休克的有无及轻重。休克指数为 0.5 多提示无休克,>1.0~1.5 提示有休克,>2.0 提示严重休克。

　　4. 呼吸　休克早期,呼吸增快、变浅,出现代偿性过度通气。随着休克加重和代谢性酸中毒的出现,呼吸加深、幅度增大。休克晚期,呼吸变浅而且急促。若患者出现进行性呼吸困难、发绀,吸氧也不能改善症状,则提示出现 ARDS,后果严重。因此,应注意监测呼吸的频率、节律、深浅度和动脉血气分析的变化。

　　5. 体温　皮肤温度可反映外周循环血流灌注情况,大多数休克患者体温偏低,但感染性休克者体温可突然升高到40℃以上或骤然下降。有条件时可监测中心温度和外周温度差,正常情况下两者相差 0.5~1℃,如超过 2~3℃提示外周循环收缩,皮肤血流灌注不足。当中心温度 <34℃时,可以导致严重的凝血功能障碍。

　　6. 皮肤温度、色泽　是体表血流灌流情况的标志。如患者的四肢温暖,皮肤干燥,轻压指甲或口唇时,局部暂时缺血呈苍白,松压后色泽迅速转为正常,表明末梢循环已恢复、休克好转;反之则说明休克情况仍存在。脓毒症休克者,有时会表现四肢温暖,即"暖休克",对此要有足够的认识,不要疏漏。

　　7. 尿量　尿量是反映肾血流灌注情况的有效指标,也是判断血容量是否补足的简单有效指标。尿少通常是早期休克和休克复苏不完全的表现。对疑有休克或已确诊者,应留置尿管并连续监测每小时尿量。当尿量 <25ml/h 时,尿比重增加者,表明仍存在肾血管收缩和

供血量不足,应继续进行液体复苏;血压正常但尿量仍少且比重偏低者,提示有急性肾衰竭可能。当尿量维持在 30ml/h 以上时,提示休克已纠正。此外,创伤危重患者复苏时,使用高渗溶液者可能产生明显的利尿作用;涉及神经垂体的颅脑损伤可出现尿崩现象;尿路损伤可导致少尿与无尿,判断病情时应注意鉴别。

（五）原发病的处理

对原发病进行积极处理与改善有效循环血量有同等重要的意义。如过敏性休克应终止接触抗原物质,配合抗过敏治疗;心源性休克应增强心功能,纠正心律失常;出血性休克应迅速恢复有效循环血量,尽快止血,有内脏大出血者应及早手术,以控制出血;感染性休克的患者应明确感染部位,并考虑尽早采取措施控制感染源。在感染性休克确诊后尽早开始(1 小时内)静脉使用有效的抗菌药物治疗,早期经验性使用可能覆盖所有病原体的抗菌药物,在病原学诊断及药敏结果明确后进行降阶梯治疗;神经源性休克时应迅速止痛、使用血管活性药物等。在创伤性休克、感染性休克和低血容量性休克患者的救治中,如一系列抗休克治疗后休克还不能及时纠正,应在抗休克治疗同时及早采取相应手术治疗。

（六）血管活性药物的应用

严重休克时,单用扩容治疗不易迅速改善循环和升高血压。若血容量已基本补足但循环状态仍未好转,表现为发绀、皮肤湿冷时,应选用下列血管活性药物以改善组织微循环,按其作用可分为血管收缩剂和血管扩张剂两大类。

1. 血管收缩剂　可暂时升高血压,但也可加重组织缺氧,应慎重使用。适应证:①对于过敏性休克和神经源性休克,应尽早使用;②紧急情况下,血压过低而又不能及时补液时,可暂时使用;③对于高动力型休克和低阻力型心源性休克,可作为综合治疗措施之一。常用药物有去甲肾上腺素、间羟胺、多巴胺和多巴酚丁胺等。

(1) 去甲肾上腺素:主要作用于 α 受体,对单纯外周血管收缩不足而非心功能不全所致的低血压效果较好,其滴速视体重及血压反应而定。用法:用量为 0.1~1μg/(kg·min),常用微量注射泵持续静脉推注,使血压维持在 90mmHg 左右即可,较大剂量虽可暂时升高血压但不能改善预后。滴注期间应加强巡视,慎防液体渗漏导致局部皮肤坏死。

(2) 多巴胺:小剂量［<2μg/(kg·min)］使心、脑、肾和肠系膜血管扩张,增加尿量;中剂量［2~10μg/(kg·min)］增强心肌收缩力,同时也增加心肌氧耗;大剂量［>10μg/(kg·min)］使血管收缩,升高血压。用药量根据用药目的而定。抗休克时应采取小剂量,常用微量注射泵持续静脉推注,根据血压调整滴速。

(3) 多巴酚丁胺:对血压影响较小,适用于心肌梗死后或休克患者,优于异丙肾上腺素;对改善左心室收缩功能优于多巴胺。用法:以 2μg/(kg·min)开始,最大剂量为 20μg/(kg·min),常用微量注射泵持续静脉推注。

2. 血管扩张剂　主要用于休克早期微血管痉挛收缩阶段,以扩张微血管,改善营养血管的灌注。常用于治疗周围循环不良或输液量已足够,CVP 高于正常,但血压、脉搏仍不改善而无心力衰竭表现的患者。常用药物有酚妥拉明、硝普钠和硝酸甘油等。

(1) 酚妥拉明:阻滞 α 受体,有对抗肾上腺素及去甲肾上腺素的功能,能降低血管阻力,增加周围血容量,扩张小动脉及毛细血管,改善微循环及心肌功能,增加心排血量。用法:常用 5mg 加入生理盐水至 50ml 微量注射泵持续静脉推注。

(2) 硝普钠:为作用迅速的强效血管扩张药,直接松弛动静脉血管平滑肌,特别适用于心功能不全所致的休克。用法:常用 50mg 加生理盐水至 50ml,以每小时 6ml,约 10μg/min 起始,根据血压随时调整剂量。应用硝普钠时应每 3~5 分钟监测 1 次血压,警惕突然发生严重低血压,停药 1~10 分钟后作用消失,滴注时输液瓶及输液管应避光,用药超过 3 天者应每日检测血硫氰酸盐浓度,超过 12.8% 时即应停药。

（3）硝酸甘油：作用于血管平滑肌,扩张动脉和静脉,减少心脏的前后负荷,降低心肌耗氧量。用法:5~10μg/min 起始,常用微量注射泵持续静脉推注,每 5 分钟增量,一般剂量100~200μg/min 持续泵入。

为改善微循环,提高重要脏器的灌注水平,常将血管收缩剂与扩张剂联合应用,如去甲肾上腺素和硝普钠联合静脉滴注,多巴胺与去甲肾上腺素联合静脉滴注等。应用血管活性药物应由低浓度、小剂量、慢速度开始,切忌开始即高浓度、大剂量、快速给药,也忌给药忽快忽慢,同时应动态监测血压,有条件时可使用动脉穿刺插管直接测压法测量血压,根据血压调节滴速。

（七）纠正酸中毒

休克患者由于组织灌注不足和细胞缺氧可导致代谢性酸中毒,快速发生的代谢性酸中毒可能引起严重低血压、心律失常和死亡,合并高钾血症常诱发心搏骤停。临床上使用碳酸氢钠能短暂改善休克时的酸中毒,但不主张常规使用。代谢性酸中毒的处理应着眼于病因处理、容量复苏等干预治疗,在组织灌注恢复过程中酸中毒状态可逐步纠正,过度的血液碱化使氧解离曲线左移,不利于组织供氧。因此,治疗休克应遵循"宁酸勿碱"的原则,碳酸氢盐只用于治疗紧急情况或 pH<7.20。

（八）抗凝药物的应用

诊断明确的 DIC 可用肝素抗凝,一般 1.0mg/kg,6 小时一次,成人首次可用 10 000U（1mg约相当于 125U）。目前提倡小剂量使用,3 000~6 000U/24h。DIC 患者不可贸然使用一般止血剂,以免血小板及其凝聚因子被消耗,加重出血。应用肝素时护理要注意:

1. 用药前测定凝血时间,用药过程中每 4~6 小时检查活化部分凝血酶时间（activated partial prothrombin time,APTT）1 次,以便随时调整剂量。APTT 应维持在正常对照值的 1.5~2.5倍。当 APTT 超过 90~100 秒时应减少抗凝剂的剂量。

2. 注意过敏反应,轻者可出现荨麻疹、鼻炎和流泪,重者可引起支气管痉挛、过敏性休克。

3. 肝素使用过量可引起消化道、泌尿系、胸腔或颅内出血,应注意观察有无出血倾向,若大出血不止,常用鱼精蛋白拮抗。注射鱼精蛋白速度宜慢,防止抑制心肌引起血压下降,心动过缓等。

4. 在 DIC 低凝期,应同时补充凝血因子。

（九）糖皮质激素的使用

糖皮质激素具有抗炎、抗毒素、抗过敏和抑制免疫反应的作用,可用于感染性休克、过敏性休克和其他严重休克。一般主张早期、大剂量、短疗程使用,常用氢化可的松 200~500mg或地塞米松 20~50mg 静脉滴注,疗程不超过 72 小时,同时使用对细菌敏感的抗生素,防止感染加重或发生继发感染。

（十）维持重要器官功能的护理

1. 维持呼吸功能　休克时,由于肺循环障碍,肺泡通气/血流比例失调,肺顺应性下降,导致低氧血症,这与组织细胞对氧的需求形成矛盾。因此,维持有效通气和氧供非常重要,应持续监测脉搏血氧饱和度（SpO₂）、动脉血氧分压（PaO₂）,若出现进行性呼吸困难、血氧分压进行性下降,应注意以下可能:①气道堵塞;②胸部严重创伤如气胸、血胸等使大量气体、血液积聚在胸膜腔内,使肺脏受压,通气障碍,形成低氧血症,应立即吸出呼吸道内痰液和分泌物,解除气道阻塞,必要时给予气管插管或气管切开,人工呼吸机辅助呼吸,根据病情选用呼气末正压（positive end expiratory pressure,PEEP）给氧,使萎陷的肺泡扩张,促进肺换气功能。如怀疑血气胸者,应给予进一步检查,一旦确诊,应予以胸腔闭式引流,预防性使用抗生素,避免因肺内感染导致肺功能进一步下降。高流量吸氧者,停用前先降低流量,逐渐停用,不宜骤停吸氧,以防发生 ARDS。

2. 改善心功能 休克时,由于心肌缺血缺氧,导致心肌收缩力减弱,当中心静脉压高,血压低,脉搏 >140 次 /min,或心功能不全时,可用强心药毛花苷 C、多巴胺、多巴酚丁胺等增加心肌收缩力,减慢心率,并配合利尿,限制输液量等治疗;有条件时给予心电监护,了解心脏的节律和频率;在中心静脉压和漂浮导管监测下,动态观察心功能变化,及时给予相应治疗。

3. 维持肾功能 肾衰竭是休克的一种急性并发症,开展改善肾血流的治疗越早越好。及时补足血容量,合理应用血管活性药物,留置导尿管,记录每小时和 24 小时尿量,定时检测有关肾功能的各项血尿指标,预防急性肾衰竭。若有效循环血量、血压已恢复正常,而每小时尿量仍 <20ml,且比重低,应警惕发生急性肾衰竭的可能。此时护士应协助医生进行利尿试验,用 20% 甘露醇溶液 100~200ml 于 15~30 分钟内静脉滴注,或用呋塞米 20~40mg 于 1~2 分钟内静脉注入,如不能使尿量增加,表明已发生急性肾衰竭。必要时行腹膜透析或血液透析,并动态观察肾功能检查结果。

4. 保护脑功能 随着休克的发展,脑细胞缺血缺氧必然会引起不同程度的脑水肿和颅内压增高,应持续监测意识、瞳孔和生命体征变化,保证氧气供给。若患者出现颅内压增高,应限制输液总量,并用 20% 甘露醇 250ml 快速静脉滴注,或呋塞米 20~40mg 一次静脉注射,以减轻脑水肿,防止脑疝形成。高热患者采用冰袋、冰帽等方式进行头部降温,提高中枢神经系统对缺氧的耐受力,降低脑细胞的耗氧量;同时应用地塞米松 10~20mg 或氢化可的松 200~300mg 静脉注射,减轻脑水肿;补充 ATP、辅酶 A、细胞色素 C 及多种维生素等促进脑细胞代谢。

(十一) 心理护理

休克多为强烈刺激突然发病,抢救措施繁多,仪器设备繁多,以及有创、无创监护技术的使用,使伤病员倍感病情危重而产生焦虑、恐惧、紧张等不良反应,配合较差。在抢救过程中,应保持病室安静、整洁、舒适,工作快而有序,尽量减少紧张气氛。护士应以娴熟的急救技术,沉着冷静地为伤病员进行各种治疗,同时做好家属的工作,稳定家属的情绪,及时做好病情解释工作,使患者和家属积极配合抢救,树立战胜疾病的信心。

(李 娜)

复习思考题

患者,男性,41 岁,因交通事故右腹部遭剧烈撞击当即倒地不起。患者情绪紧张,手捧腹部大声呼痛,面色苍白。送急诊科后,初步检查:心率 118 次 /min,窦性心律,血压 80/50mmHg,呼吸 23 次 /min,反应迟钝,面色苍白,皮肤湿冷,呼吸急促,右上腹有大片瘀斑,无开放性伤口,腹式呼吸减弱,肝区叩痛,移动性浊音(+),肠鸣音亢进,腹腔穿刺:不凝集血性液体。腹部 CT 示:肝右叶后上段见卵圆形高密度出血区,边缘较清楚;肝包膜下见半月形低密度血肿区,其中见有散在气体。血常规示:血红蛋白 85g/L,白细胞 8.9×10^9/L,中性粒细胞 0.7,血小板计数 200×10^9/L。

(1) 患者可能的诊断有哪些?

(2) 患者处于哪种休克类型? 属于休克的哪一期?

(3) 如何对患者进行现场抢救?

(4) 简述患者常用的病情监测项目。

扫一扫,
测一测

第十四章

创伤患者的急救

PPT 课件

学习目标

1. 识记:准确复述创伤、多发伤、复合伤的主要概念;正确描述创伤的分类和病理生理变化。

2. 理解:创伤患者的伤情评估和临床表现。

3. 应用:能运用不同的创伤评分对创伤患者的严重程度进行评估判断;能识别复合伤、多发伤及多处伤的区别;能根据患者的伤情正确实施救护措施。

案例分析

患者,男性,42 岁,1 小时前骑自行车过马路时与小车相撞,被甩出 10 米以外,致头、胸、腹、肢体外伤。伤后当时患者无意识,血压 80/48mmHg,心率 128 次 /min,脉搏细速,呼吸 24 次 /min,右侧肢体畸形肿胀,GCS 评分 6 分。

请问:

1. 假如对该患者行院前评分,按照修正的创伤记分,该患者的 RTS 评分为几分?

2. 假如你是现场救护人员,你接下来该如何进行创伤评估及施救?

参考答案

随着社会的发展、工业的进步及交通运输的多样化,各种灾害和意外事件时有发生,使得创伤比例大大增加。目前全球每年创伤致死者达数百万人,致伤达数千万人。创伤已构成严重的社会公害,积极开展创伤预防及救治是急救医学、急救护理学的重要任务。

第一节 概 述

创伤(trauma)的概念有广义和狭义之分,广义的创伤是指机械、物理、化学或生物等各种因素造成的机体损伤;狭义的创伤是指机械性致伤因素作用于机体造成的组织结构完整性破坏或功能障碍。创伤严重者可涉及心、肺、脑、肝、肾等重要脏器而危及生命。

一、分类

对创伤进行分类,有利于了解创伤的部位、性质和严重程度,以便对患者做出正确的判断和及时有效的救治。按照不同的分类方法,创伤可分为以下几种类型。

笔记栏

（一）按受伤部位分类

1. 部位伤　是临床上最常用的分类方法。人体致伤部位的区分和划定与正常解剖部位相同，即颅脑伤、颌面颈部伤、胸部伤、腹部伤、骨盆部伤、脊柱脊髓伤、上肢伤、下肢伤。

2. 多发伤　其定义目前未完全统一。一般指机体在单一机械性致伤因素作用下，同时或相继遭受两个或两个以上解剖部位的损伤，其中至少有一处损伤可危及生命或肢体。多发伤的特点可以概括为：不同器官可以相互影响，加重损伤反应；伤情较单一损伤严重、复杂；伤情变化快，病死率高；休克发生率高；容易漏诊和误诊；并发症发生率高；在抢救时各部位伤的治疗方法往往发生矛盾。

🔍 知识链接

多发伤需与以下概念相区别

复合伤：指两种或两种以上的致伤因子同时或相继作用于机体所造成的损伤。解剖部位可以是单一的，也可以是多部位或多脏器的，如大面积烧伤合并骨折。

多部位伤：在同一解剖部位或脏器有两处以上的损伤，如腹部撞击伤导致的小肠多处穿孔。

多处伤：同一致伤因素引起同一解剖部位两处以上脏器损伤，如投射物造成的肠穿孔和肝破裂。

联合伤：属描述性词语，指两个相邻解剖部位均发生的损伤，多特指胸腹联合伤。

（二）按致伤原因分类

可分为锐器所致的刺伤、切割伤等；钝性暴力所致的挫伤、挤压伤等；切线动力所致的擦伤、撕裂伤等；热力所致的烧（烫）伤；高压高速气浪所致的冲击伤等。

（三）按皮肤是否完整分类

1. 闭合性创伤　伤后皮肤保持完整，常见如挫伤、挤压伤、闭合性骨折、闭合性内脏伤、关节脱位等。

2. 开放性创伤　有皮肤破损，有伤口或创面，如擦伤、撕裂伤、刺伤等，因伤口与外界相通，可受到不同程度的污染。

（四）按伤情严重程度分类

1. 轻伤　指无生命危险，现场不需要特殊处理的伤情，如皮肤擦伤、闭合性四肢骨折、局部烧伤等。

2. 重伤　指暂时无生命危险，伤员生命体征平稳的伤情，需严密观察，力争及早处理。如胸外伤不伴有呼吸衰竭、深部软组织伤未发生休克、开放性骨折未大出血等。

3. 危重伤　指出现生命危险，需立即处理的伤情，如窒息、出血性休克、脑挫裂伤等。

🖥 课堂互动

患者，女性，46岁，被汽车撞伤10分钟入院。查体：患者昏迷，面色苍白，血压测不出，呼吸慢，心跳微弱。诊断为腹腔内出血，骨盆骨折，阴道出血。

请问：根据创伤部位分类，该患者属于哪一种创伤？你的判断依据是什么？

二、病理生理

创伤的病理生理变化有局部与全身两方面。局部的病理变化过程,除了创伤直接造成的组织破坏和功能障碍,主要是创伤性炎症、细胞增生和组织修复过程。伤后的全身反应则是机体对各种刺激因素的防御、代偿或应激反应,为维持自身稳定所需要。一般而言,较轻的创伤,如小范围的浅部软组织挫伤或切割伤,全身性反应轻微;较重的创伤则有明显的全身性反应,而且容易引起并发症。

(一)局部反应

在致伤因子的刺激下,伤后数小时即可出现炎症反应,如有细菌污染、异物存留或有较多的坏死组织,则炎症反应更加严重。受创组织发生炎症反应表现为局部血管通透性增加、血浆成分外渗、白细胞等炎症细胞在趋化因子的趋化下,集聚于伤处以吞噬和清除致病菌或异物。

创伤性炎症一定程度上有利于创伤修复,如中性粒细胞可吞噬和杀灭细菌;局部血流量增加可为增生的细胞提供充足养分,但是过度的炎症反应可因大量血浆渗出而致血容量减少,组织内压过高,局部血液循环受阻,组织细胞的裂解产物进入血循环损害其他器官。

(二)全身性反应

全身性反应是指机体受到创伤后所出现的以神经内分泌系统反应为主、多个系统参与的一系列非特异性全身反应。创伤后除引起神经内分泌反应外,还激活免疫和凝血等系统,引起机体代谢和器官功能的复杂变化,以提高机体对创伤的适应和稳定能力,但反应过强或持续时间过长,可造成机体内环境失调,增加并发症,加重病情。

1. 生命体征改变 伤后常有发热,是由于组织炎症和细胞因子(如 TNF、IL-1、IL-6 等)释放所致。并发感染时,体温明显增高;并发深度休克时,体温反应受抑制从而出现体温不升;体温中枢受累严重时,可发生高热或体温过低;创伤后还可出现血压升高、心动过速和呼吸加快。

2. 神经内分泌系统的变化

(1)交感-肾上腺髓质系统:机体创伤后,由于疼痛、精神紧张、失血、损伤等因素兴奋交感神经及肾上腺髓质,去甲肾上腺素及肾上腺素增多,引发生理效应:①心率加快,心肌收缩力增强,心排血量增加,血压升高;②皮肤、腹腔内脏和肾脏血管收缩,冠状动脉扩张,体内血液重新分布以保证心、脑等重要脏器血供;③呼吸增快,潮气量增大,氧供增加;④促进糖原和脂肪分解,为组织细胞提供更多能源物质。

(2)下丘脑-垂体-肾上腺皮质系统:机体创伤后,刺激下丘脑-垂体-肾上腺皮质系统,糖皮质激素大量分泌,以提高机体抗应激能力。效应如下:①促进蛋白质、脂肪分解,增强糖原异生,升高血糖,以保证重要器官的能量供应;②参与儿茶酚胺对血管功能的调节,以维持血压;③降低毛细血管通透性,有利于维持血容量;④稳定溶酶体膜,防止或减轻组织损伤;⑤抑制化学介质合成,减轻炎症反应。

(3)其他激素:创伤应激时生长激素分泌增多,利于创伤后组织修复;抗利尿激素分泌增多,促进水的重吸收,醛固酮分泌增加,引起体内水钠潴留,以维持血容量。

3. 代谢变化 代谢的改变主要是在应激激素、细胞因子(如 TNF、IL-1、IL-6 等)及交感神经系统的共同作用下发生的,主要表现为能量物质分解增多,合成减少,机体处于高代谢状态。

(1)高代谢:创伤后机体分解代谢明显高于正常水平,表现为高氧耗量,通气量增加,基

笔记栏

础代谢率升高,且不能通过减少活动而降低代谢率。

(2) 糖、脂肪、蛋白质代谢:创伤后由于儿茶酚胺、糖皮质激素、生长素分泌增加,血浆胰岛素浓度下降,引起糖、脂肪、蛋白质代谢改变。糖代谢表现为糖原分解、糖异生增强,血糖升高,外周组织对糖的利用率下降。创伤后脂肪动员、分解加速,成为体内主要能源,血中酮体增高。中、重度创伤时蛋白质合成和分解都明显增加,分解率增加更明显,机体呈负氮平衡。

4. 免疫功能改变 创伤后机体免疫功能紊乱,表现为免疫功能抑制或过度的炎症反应损害。适度的炎症反应可增强机体的抵抗力,促进组织修复,但失控或过度激活的防御反应所释放的大量细胞因子等炎症介质,可引起强烈的全身性炎症反应,临床上称为全身炎症反应综合征(SIRS),SIRS 可进一步发展为 MODS。同时,严重创伤还可抑制机体免疫功能,使机体容易发生继发性感染和脓毒症,成为创伤后期患者死亡的主要原因。

(三) 创伤修复

创伤后组织修复和伤口愈合大致经历三个基本阶段:①炎症反应;②组织增生和肉芽形成;③伤口收缩与瘢痕形成。三个阶段彼此重叠。

1. 炎症反应 伤后立即开始,通常持续 3~5 天。主要改变是血液凝固和纤维蛋白溶解、免疫应答、微血管通透性增加、炎症细胞(起初为中性粒细胞,随后是单核细胞)渗出,其意义在于清除致伤因子和坏死组织,防止感染,以奠定组织再生与修复的基础。

2. 组织增生和肉芽形成 创伤性炎症出现不久,即可有新生的上皮细胞在局部出现,细胞增生伴有细胞间基质沉积,同时新生的毛细血管也开始由损伤处附近的血管"发芽"长出。增生的成纤维细胞与新生的毛细血管形成肉芽组织,肉芽组织除填补和修复缺损组织外,还有较强的抗感染能力和吸收、清除坏死组织的作用。

3. 伤口收缩与瘢痕形成 伤后 3~5 天,伤口的边缘开始向中心移动、收缩、以消除创面,恢复机体组织的连续性。伤口的收缩使伤口逐步合拢,创面愈合,随着愈合过程的进展,胶原纤维不断增加,成纤维细胞和毛细血管逐渐减少,最后逐渐转变为细胞和血管较少而纤维较多的瘢痕组织。

第二节 创伤患者的病情评估

在伤员救治过程中,如何评定损伤严重程度,如何做到迅速救治,涉及诸多方面。就创伤急救而言,应该在尽可能短的时间内对伤情做出判断、分类,并给予分级救治。

一、伤情评估

由于创伤伤情复杂而紧急,可同时涉及多处器官损伤,医务人员须在短时间内对伤情做出初步判断,以做出正确而及时的处理措施。

(一) 危及生命的伤情评估

对严重多发伤的早期检查,应快速判断有无致命伤,先要判断伤员的神志、呼吸、血压、脉搏、出血等,以快速确定以下几点。

1. 气道与颈椎 有无气道阻塞或不畅,颈椎有无损伤。

2. 呼吸情况 有无呼吸困难、双侧胸廓运动是否对称、呼吸音有无减弱,特别注意有无张力性气胸或开放性气胸。

3. 循环情况 有无出血及出血量多少,观察血压和脉搏,以判定有无休克。

4. 中枢神经系统情况 意识状态、瞳孔大小、对光反射及有无截瘫。

(二) 全身伤情评估

在进行紧急处理后,生命体征稳定的前提下,应及时进行全身检查,对伤情做出全面判断。检查时可以参考 CRASHPLAN 方案,即心脏(cardiac)、呼吸(respiration)、腹部(abdomen)、脊髓(spine)、头颅(head)、骨盆(pelvis)、四肢(limbs)、动脉(arteries)、神经(nerves)。应详细了解病史、受伤原因和经过,并进行各种特殊实验室检查和影像诊断。根据以上评估,确立损伤救治的先后顺序。

📖 **知识链接**

评估伤情九大步骤

A(airway)呼吸道是否通畅

B(breathe)呼吸运动和频率

C(circulation)脉率、血压、末梢循环

D(disability)神经系统

E(expose)充分暴露

F(follow)配合医生行诊断性操作

G(gain or guardianship)获得生命体征数据并密切监测其变化

H(history)询问伤员创伤史、既往病史

I(inspect)全身系统检查

二、评估方法

所谓创伤严重程度评分就是应用量化和权重处理后的患者生理指标或诊断名称等作为参数,经数学计算以显示伤情严重程度及预后方案。目前创伤评估方法众多,院前评估常用的有院前指数(prehospital index,PHI)、创伤记分(trauma score,TS)和 CRAMS(circulation,respiration,abdomen-thorax,movement and speech score)评分法等,院内创伤评估常用的有简明损伤评分(abbreviated injury scale,AIS)和急性生理学及既往健康评分(acute physiology and chronic health evaluation Ⅱ,APACHE Ⅱ)等。

(一) 院前评分

院前评分是指在事故现场或到达医院前,由救护人员根据伤员的生命体征、意识状态和大致伤情做出简单评定和分类,这类评分所依据的参数必须是直接可测的定量指标。以便急救人员对患者病情做出快速、科学的判断。

1. 院前指数(prehospital index,PHI) 该指数是 1980 年由 Kochler 等制定,包括呼吸、神志、收缩压和脉率四项,各项根据程度轻重分别计 0、1、2、3、5 分。如伤员合并有胸、腹穿透伤,总分内另加 4 分。总分 0~3 分者为轻伤,病死率为 0,手术率为 2%;4~20 分者为重伤,病死率为 16.4%,手术率为 49.1%。该指数使用方便,具有统计学可靠性。具体评分方法见表 14-1。

表 14-1　院前指数评分

项目	0分	1分	2分	3分	5分
收缩压（mmHg）	>100	86~100	75~85	0~74	
脉率（次/min）	51~119			≥120	<50
呼吸（次/min）	正常			费力或浅	<10次/min或需插管
意识状态	正常			模糊或烦躁	无可理解语言

2. 创伤记分（trauma score，TS）　1981年由Champion等提出，以格拉斯哥昏迷定级法（Glasgow coma scale，CGS）为基础，结合呼吸频率、呼吸幅度、收缩压、毛细血管再充盈度四个生理参数分别计分相加得TS值。创伤记分反映了创伤的严重性及生理损害程度，还预示伤员生存的可能性。Jacobs等统计，TS值14分以上者，生理变化小，预后佳，存活率96%；4~13分者，生理变化明显，抢救效果显著；≤3分者，生理变化大，病死率>96%。具体评分标准见表14-2。

表 14-2　创伤计分

项目	0分	1分	2分	3分	4分	5分
呼吸（次/min）（A）	0	<10	>35	25~35	10~24	
呼吸幅度（B）	浅或困难	正常				
收缩压（mmHg）（C）	0	<50	50~69	70~90	>90	
毛细血管充盈（D）	无充盈	充盈迟缓	正常			
意识状态 GCS（E）		3-4	5-7	8-10	11-13	14-15

注：A+B+C+D+E=TS

3. 校正的创伤记分（revised trauma score，RTS）　1989年Champion等在TS基础上进一步提出校正的创伤评分。RTS取消了TS中难以判断的呼吸幅度、毛细血管充盈度这两项指标，保留了呼吸频率（RR）、收缩压（SBP）和GCS评分三项指标，取值范围0~12分，<11分为重伤，≥11分为轻伤。RTS更适用于躯干伤，针对性更强、更准确、更实用。具体评分标准见表14-3。

表 14-3　校正的创伤记分

项目	0分	1分	2分	3分	4分
呼吸频率	0	1~5	6~9	>29	10~29
收缩压	0	1~49	50~75	76~89	>89
GCS 评分	3	4~5	6~8	9~12	13~15

4. CRAMS（circulation，respiration，abdomen，movement and speech）评分法　1982年由Gormican等提出，包括循环、呼吸、胸腹压痛、运动和语言五个参数，如果得分≤8分为重度创伤，得分≥9分为轻度创伤。此法简单、易行，便于记忆。在现场测试时，CRAMS区分轻重伤的准确度很高，灵敏度为92%，特异度为98%。1985年，Clemmer等又对此记分法进行了修正使其准确度更高。此法适用于战场或野外创伤评定，至今仍然广泛使用。具体评分方法见表14-4。

表 14-4　CRAMS 评分

项目	2分	1分	0分
循环	毛细血管充盈良好，收缩压 >100mmHg	毛细血管充盈缓慢，收缩压 85~99mmHg	毛细血管充盈消失，收缩压 <85mmHg
呼吸	正常	费力、浅或 >35 次 /min	无呼吸运动
胸腹部	腹或胸无压痛	腹或胸有压痛	板状腹、连枷胸或穿透伤
运动	正常或服从命令	仅对疼痛有反应	体位固定或无运动
语言	讲话正常	答非所问	无或不可理解

5. 创伤指数（trauma index，TI）　采用损伤部位、损伤类型、呼吸、循环和意识状态五方面进行评分，TI≤9 分为轻度或中度伤，10~16 分为重度伤，≥17 分为严重创伤。TI≥17 分者病死率为 50%，21 分以上者病死率剧增，29 分以上者 80% 在一周内死亡。TI 使用方便，但精确度较低，适宜在事故现场做检伤分类使用。具体评分标准见表 14-5。

表 14-5　创伤指数

项目	1分	3分	5分	6分
受伤部位	四肢	背部	胸部	头、颈、腹部
损伤类型	撕裂伤	挫伤	刺伤	钝器伤、子弹伤
呼吸状态	胸痛	呼吸困难	发绀	无呼吸
意识状态	嗜睡	恍惚	半昏迷	深昏迷
循环状态				
外出血	有			
血压（mmHg）		60~97	<60	测不到
脉搏（次 /min）		100~140	>140	<50

（二）院内创伤评分

院内创伤评分是指患者到达医院后，根据损伤类型及其严重程度对伤情进行定量评估的方法。它可用于预测预后，比较各医疗单位的救治水平。

1. 简化创伤分级标准（abbreviated injury scale，AIS）　1969 年，AIS 由美国医学会和机动车医学促进会出版，其后历经 6 次修定，用于各类创伤患者的评估。AIS 将人体划分为头、面、颈、胸、腹和盆腔、脊柱脊髓、上肢、下肢、体表和其他 9 个部位。按组织器官解剖损伤程度，逐项记录每处损伤，损伤级别为 1~6 分，分值越大越严重，AIS≥3 分为重度损伤，6 分属于几乎不能救治的致死性损伤。生命威胁较小的器官如胃、小肠、结直肠和膀胱等的最高分值≤4 分。

课堂互动

患者，男性，35 岁，因车祸发生多发伤，胸部张力性气胸、脾破裂伴有骨盆粉碎性骨折，AIS 评分分别记为 4 分、5 分及 5 分。

请问：该患者 ISS 评分为多少分？如何对该患者创伤严重性进行判断？

知识链接

损伤严重度评分（injury severity score,ISS）

　　ISS 是在简化创伤分级标准（AIS）的基础上发展而来的。ISS 将创伤患者每一创伤评分（人体按头颈、面部、胸部、腹部、四肢和体表 6 个部位划分），然后取身体 3 个最严重损伤区域的最高 AIS 值的平方和，由此确定患者创伤严重程度。分值范围为 1~75 分。分值越高，表明创伤越严重，病死率越高。ISS≥16 分者为重伤,>50 分者病死率很高,75 分者几乎无存活可能。

　　2. 急性生理学及既往健康评分Ⅱ（APACHEⅡ）　适用于 ICU 患者评分。由急性生理评分（acute physiology score,APS）、年龄、既往健康评分（chronic health score,CHS）三部分组成。APS 由 12 项参数组成，每项分值 0~5 分，总分 0~60 分。年龄分值 0~6 分,CHS 2~5 分。APACHEⅡ的总分为 0~71 分，分值越大表明伤情越重，但实际上基本没有得分 55 分以上者。当 APACHEⅡ>20 分时，院内预测病死率为 50%，故 20 分为重症点。

　　（三）创伤评估注意事项

　　创伤评估对后续救治护理至关重要，但对创伤严重者，评估和救治需同时进行，故在创伤伤情评估时应注意以下几点。

　　1. 评估步骤尽量快速，对于正常部位及明显外伤不必浪费时间。

　　2. 评估动作须谨慎轻巧，不能因评估加重创伤。

　　3. 评估时发现严重伤情，如窒息、大出血、心搏骤停等，必须立刻抢救。不能因评估耽误抢救时机。

　　4. 早期评估中对于隐匿伤有可能漏诊，在生命体征平稳后，应及时对患者进行全身评估。

三、临床表现

　　不同部位、不同器官的创伤会有各自相应的临床表现。不同伤情、不同致伤因子等会使创伤临床表现更为多样化、复杂化。创伤共有的症状和体征如下。

　　（一）局部表现

　　1. 疼痛　与受伤部位的神经分布、创伤轻重、炎症反应强弱等因素相关。伤处活动时疼痛加剧，制动后可减轻；严重损伤或合并失代偿性休克等情况下，患者常不诉疼痛；创伤所致的疼痛一般在 2~3 日后可缓解，疼痛持续或加重表示可能并发感染。

　　2. 肿胀　为局部出血和 / 或炎性渗出所致。受伤部位较浅者，肿胀处可伴有发红、青紫或波动感（血肿表现）；四肢部位的严重肿胀，因伤处组织内张力增高阻碍静脉血回流，可致远侧肢体也发生肿胀，严重时可影响动脉血流而致肢体远端苍白、皮温降低等。

　　3. 功能障碍　组织结构破坏或疼痛限制运动可直接造成功能障碍，如骨折或脱位的肢体不能正常活动；局部炎症也可引起功能障碍，如腹部损伤可致腹式呼吸减弱；某些急性功能障碍可直接致死，如开放性或张力性气胸引起呼吸衰竭。

　　4. 伤口或创面　为开放性创伤所共有，其形状、大小和深度不一，伤口伴有出血，出血量由受伤的血管种类、是否已经部分自然止血所决定。伤口或创面还可能有泥沙、木刺、弹片等异物存留。

　　（二）全身表现

　　1. 体温增高　为损伤区血液、渗出液及其他组织成分的分解产物吸收所引起，一般在

38℃左右。颅脑外伤可引起难以逆转的中枢性高热,因伤口污染合并感染也可出现高热。

2. 脉搏、血压和呼吸的改变 伤后儿茶酚胺释出增多,可使心率和脉搏加快。周围血管收缩,故舒张压可上升,收缩压可接近正常或稍高,脉压缩小,但若发生大出血或休克,则可出现血压降低,脉搏细弱。一般的创伤患者,呼吸多无明显改变;较重的创伤常出现呼吸加快,原因与机体缺氧、发热、精神紧张、疼痛等有关。

3. 其他 严重创伤可发生应激性溃疡,导致上消化道出血;其他视损伤程度可出现口渴、尿少、食欲缺乏、意识障碍等。

> ### 🔍 知识链接
>
> #### 创伤后应激障碍
>
> 创伤后应激障碍(post traumatic stress disorder,PTSD)是指突发性、威胁性或灾难性生活事件导致个体延迟出现和长期持续存在的精神障碍。其特征性症状为反复重现精神创伤事件,努力回避易使人联想到创伤的活动和情境,以及觉醒程度高,其中情感、思维、行为和生理反应等症状贯穿其中。

(三) 并发症

创伤可出现多种并发症,常会加重伤情,影响预后,甚至直接危及生命。常见的创伤并发症有以下几种。

1. 化脓性感染 为最常见的并发症。开放性伤口一般都会受沾染,除非沾染轻微或经过适当处理,否则伤口极易发生感染。闭合性创伤若累及消化道或呼吸道,也容易发生感染。感染的伤口可有疼痛、红肿、触痛、脓性分泌物等表现,体温可升高,中性粒细胞可增多,严重时可导致脓毒症而危及生命。

2. 创伤性休克 早期表现为失血性休克,伤员可有面色苍白、烦躁不安或表情淡漠、脉搏细速,血压降低、皮温降低等,部分患者还可能由于神经系统受强烈刺激、心脏压塞、纵隔移位或摆动等,导致有效循环血量减少和微循环障碍;创伤晚期可因感染导致脓毒症,出现感染性休克,也常是重度创伤患者死亡的常见原因。

3. 应激性溃疡 重度创伤患者还可出现应激性溃疡。溃疡可为多发性,患者可表现为消化道大出血。

4. 器官功能障碍 重度创伤多伴发组织的严重损伤,并发感染和/或休克,容易继发多系统器官衰竭,如急性呼吸窘迫综合征、急性肾衰竭等严重并发症。

第三节 创伤患者的救护

创伤患者具有伤情复杂、病情迅速、病死率高、并发症多等特点,故争分夺秒地进行有效救护,为后续救治赢得时机,对提高救治成功率具有重要意义。现代创伤救护的过程主要包括现场救护、转运途中救护和院内救护三个环节。

一、现场救护

急救医疗模式的改变将创伤院内救护拓展到家庭、社区和医院外公共场所的第一现场救护,使伤者在发生危急情况的第一时间能得到及时救治。严重创伤患者抢救的黄金时间是 30 分钟,在此时间段内患者得到及时有效抢救,其病死率和伤残率将大大降低。

(一)创伤现场急救目的

抢救患者生命;减少出血,防止休克;保护伤口;固定骨折部位,预防并发症并创造条件快速转运。

(二)现场急救原则

创伤在各种突发情况下发生,创伤程度各种各样,现场救护要根据现场条件和伤情采取不同的救护措施。但创伤的现场救护又有共同的规律,需要遵循以下原则。

1. 树立整体意识,为防止危险环境对伤员或救助者造成继发损伤,在确保现场环境安全的前提下,重点、全面了解伤情,避免遗漏。

2. 在伤员众多或病情复杂的情况下,优先救治危及生命的情况,重点判断是否有意识、心跳、呼吸,如心跳、呼吸骤停,首先进行心肺复苏术。

3. 检查伤情,快速、有效止血。

4. 优先包扎头部、胸部、腹部伤口以保护内脏,然后包扎四肢伤口。

5. 先固定颈部,然后固定四肢。

6. 操作迅速、平稳,防止损伤加重。

7. 尽可能佩戴个人防护用品,戴上医用手套或用几层纱布、干净布片、塑料袋替代。

(三)现场急救措施

为顺利转送患者到达医院得到进一步救治处理,其现场救护措施包括以下几点。

1. 脱离危险环境 抢救人员到达现场后,应使患者迅速安全地脱离危险环境,排除可能继续造成伤害的原因。如将患者从倒塌的建筑物或损坏变形的汽车内抢救出来,转移到通风、安全、保暖、防雨的地方进行抢救,搬运患者时动作要轻稳,切忌将伤肢从重物下强拉出来,避免再损伤或继发性损伤的发生。

2. 现场评估 其目的是了解伤因、暴力情况、受伤的详细时间、受伤部位、神志、出血量等,以便向接收救治人员提供伤情记录,帮助伤情判断以指导治疗。首次检查力争在最短时间内完成,明确患者是否存在脑、胸、腹等致命伤,且遵循"边诊断边抢救"的原则,将抢救生命放在第一位。如若遇到有较多的患者需要进行现场急救,要根据患者病情轻重缓急进行急救,将危重而有救治希望的伤者优先救治。

3. 心肺脑复苏 如有呼吸及心搏骤停者,应立即配合医生实施现场心肺复苏术,条件许可时可行气管插管术。

4. 保持呼吸道通畅 呼吸道梗阻或窒息是患者死亡的主要原因,应及时清除口咽部血块、呕吐物、稠痰及分泌物,给患者取侧卧位,或头转向一侧,以保持呼吸道通畅,对于休克或意识不清者要放置牙垫或通气管。

5. 处理活动性出血 控制明显的外出血,是减少现场死亡的最重要措施。最有效的紧急止血法是加压于出血处,压住出血伤口或肢体近端的主要血管,然后在伤口处用敷料加压包扎,并将伤部抬高,以控制出血。慎用止血带,但对出血不止的四肢大血管破裂,则可用橡皮止血带或充气止血带止血。

6. 伤口处理 伤口首先用无菌敷料覆盖,如无现成的无菌敷料,也可暂时用洁净的布类物品代替以覆盖创面,然后用绷带或布条包扎;创面中外露的骨折端、肌肉、内脏、脑组织都禁忌回纳入伤口内,以免加重损伤和将污染物带入伤口深部;伤口内异物或血凝块不要随意去除,以免再度发生大出血。

7. 抗休克治疗 快速建立静脉通道及时补充液体,采取有效的止血措施,必要时给一定量的止血药,防止和纠正因创伤和失血导致的休克。

8. 及时做好转运准备　做好相应处置后,要及时将患者转送到医院进一步抢救治疗,特别是对于疑有内脏损伤者,途中要严密观察其生命体征变化,及时处理突发情况,必要时进行心电监护,保持与医院的联系做好接诊和抢救准备。

（四）现场救护技术

创伤患者现场急救的主要技术包括止血、包扎、固定和搬运(详见第三章第二节)。

二、转运途中的救护

经过现场紧急处理后,在患者呼吸道通畅、休克得到基本纠正的情况下,应立即将患者转运至医院抢救,使其尽早接受专科医生的治疗,以减少伤残率。

1. 运送条件要求　力求快速,尽量缩短途中时间,做好途中救护的抢救器材、药品、物品准备,保证途中抢救工作不中断。

2. 伤员体位　伤员在转送途中,应根据不同的伤情选择合适体位,一般创伤患者取仰卧位;颅脑伤、颌面部伤应侧卧位或头偏向一侧,以防舌后坠或分泌物阻塞呼吸道;胸部伤取半卧位或伤侧向下的低斜坡卧位,减轻呼吸困难;腹部伤取仰卧位,膝下垫高使腹壁松弛;休克患者取仰卧中凹位。

3. 搬运方法　疑有脊椎损伤的患者,应3~4人一起搬动,保持头、颈、躯干成直线位置,以防造成继发性脊髓损伤,尤其是颈椎伤,可造成突然死亡。

4. 转送　担架运送时,患者头部在后,下肢在前,以便观察患者面色、表情、呼吸等病情变化;飞机转运时,体位应横放,以防飞机起落时头部缺血;汽车转运时,车速不宜太快,应减少颠簸。

5. 观察病情变化　转运过程中应严密观察患者的神志、瞳孔、光反射、生命体征、面色、肢体末端循环,如发现变化应及时处理,并保持输液通畅,留置尿管观察尿量,评估休克状况。转运途中应做好救护记录,同时保持和医院联系,做好抢救准备。

6. 做好患者交接　患者转运到医院后,抢救人员应与急诊科医护人员做好交接班工作,详细说明受伤时间、原因、伤情,是否合并损伤、现场及转运途中情况等。

三、院内救护

经现场急救被转送到医院急诊科后,分诊护士应立即确定分诊分级,开通绿色通道,对患者进行救护。创伤患者的救护应以维持生命、最大限度减轻创伤和防止并发症为目的。有些危及生命的创伤需手术处理,手术应在抢救生命、保存脏器和肢体的基础上尽可能维持功能。院内救护措施包括以下几点。

1. 体位　创伤患者应避免过多地搬运,根据病情采取合适体位,且利于患者呼吸和促进伤处静脉回流。

2. 保证气道和静脉管路通畅　要及时检查气道是否畅通,根据病情可给予气管插管或气管切开,同时要确保静脉管路通畅,必要时可建立2~3条静脉通路,可采用静脉留置针或深静脉置管,以保证用药及抗休克治疗的需要。

3. 病情监测　密切观察患者生命体征、神志的变化,同时要注意血流动力学监测,及时了解呼吸功能及血气分析结果。

4. 各器官功能的维护　对于任何部位的创伤,除了积极处理局部外,还应密切观察其对全身的影响,加强对重要脏器功能的监测,采取相应措施防治休克和多器官功能衰竭。

5. 伤口的护理　小范围的软组织挫伤,伤口早期局部冷敷,以减少组织内出血,24小时后可温敷或理疗,以利于炎症消退;对开放性创伤,应尽早施行清创处理,遵医嘱使用抗生素,以预防感染。

6. 协助医生做好检查和手术准备　及时协助急救医师通知相关科室会诊,配合做好各种准备工作,如腹部穿刺、胸腔闭式引流、清创缝合术等;对于需要手术者要及时进行采血备血,同时做好其他相关的术前准备工作,如备皮、留置胃管和尿管等。

7. 心理护理　应关心患者的心理状态,帮助其面对压力,缓解其紧张、恐惧、焦虑,保持其情绪稳定。

四、各系统脏器损伤患者的急救

严重的致伤因素往往容易造成两个或两个以上解剖部位或脏器损伤,如果其中至少有一处损伤危及生命,即为多发伤。不同脏器的损伤应采取相应处理措施。

（一）颅脑损伤患者的急救处理

颅脑损伤是常见的严重创伤,发生率占全身各部位伤的 10%~20%,是暴力直接或间接作用于头部引起的。颅脑损伤患者的急救是否正确及时,是抢救成功与否的关键。急救人员应全面了解患者受伤过程,对头部和全身情况认真检查。其处理措施有以下几点。

1. 保持气道通畅,确保供氧,使患者过度换气(约 24 次 /min);颈部制动(颈托或颈部固定板);深昏迷者应气管内插管,及时清除气道痰液;无气管内插管者,应注意避免呕吐致呼吸道误吸,及时吸引呕吐分泌物,确保气道通畅。

2. 及时检查和记录基本症状和体征,如血压、呼吸、瞳孔(大小和对光反射)、患者自发运动和感觉;低血压患者应考虑存在出血或脊髓损伤。

3. 开通静脉通道,有颅脑损伤者,应注意防治脑水肿,可用 20% 甘露醇与呋塞米交替使用,也可用胶体溶液如白蛋白、血浆,提高胶体渗透压,如明确有颅内血肿,应尽早开颅减压,清除血肿。

（二）胸部损伤患者的急救处理

胸部损伤往往由于心、肺等重要脏器损伤而危及生命,是创伤死亡的主要原因之一。迅速正确的救护,是提高抢救成功率的关键。其处理措施有以下几点。

1. 保持气道通畅,彻底清除口咽腔血液、异物、分泌物,紧急时行环甲膜切开。

2. 开放性气胸患者立即用急救包、衣物、毛巾或手掌堵塞伤口,变开放性气胸为闭合性气胸,以待进一步处理。

3. 张力性气胸患者立即排出胸腔积气,降低胸膜腔内压,可在伤侧锁骨中线第 2 肋间插入粗针头排气,转运时用活瓣排气法。

4. 浮动胸壁呈反常呼吸患者立即用敷料、衣物等置于软化区,加压包扎或压一沙袋,控制反常呼吸。

5. 胸骨骨折患者应过伸仰卧位搬运,防止继发性损伤。

6. 有出血性休克应立即建立静脉通道,尽快补血补液。

7. 有血气胸者,行胸腔闭式引流,当置管后一次引出 1 000~1 500ml 以上血量或引流 3 小时内,引流速度仍在 200ml/h 以上者,应准备行开胸探查术。

（三）腹部损伤患者的急救处理

不论战时或平时,腹部创伤都是一种常见的危急状态,为创伤死亡的常见原因之一,总病死率约 10%。当发生腹部大血管或实质性脏器的严重损伤导致大出血、腹腔多个脏器严重损伤时,常会直接威胁患者生命,如诊断和处理不当,将会产生严重的后果。其处理措施有以下几点。

1. 迅速全身检查,首先处理危及生命的呼吸道窒息和全身的多发性伤,如有呼吸道梗阻或呼吸循环紊乱,应尽快纠正呼吸道梗阻和处理呼吸循环紊乱,必要时做气管内插管进行辅助人工呼吸。

2. 迅速建立静脉通道,特别是腹腔实质性脏器损伤,必须建立两条以上静脉通道,可快速滴入代血浆制品或平衡盐液,适当给予血管活性药物来防治休克的发生。

3. 若存在明显出血,应尽可能采取有效止血措施,如静脉应用有效的止血药物、明胶海绵填塞、止血钳等。

4. 给氧,密切观察生命体征变化。多发伤伴有腹部伤者,应密切注意腹部体征,如情况可疑,在 B 超或腹腔穿刺得以证实后,应及时行剖腹探查。

（四）脊柱损伤患者的急救处理

脊柱损伤由坠落、车祸、斗殴、枪击或刺伤等造成。在急救中,唯一安全的措施是首先要考虑受伤者有脊柱损伤的可能,并对其进行正确适当的固定、包扎及搬运。脊柱、脊髓损伤初期的处理非常重要,处理不当可造成难以挽回的严重后果;对疑有脊柱损伤的患者,应立即在现场进行简单的检查及处理,不要随意移动患者,如患者清醒,可询问并触摸疼痛部位;对昏迷患者,则用手指由颈部沿棘突逐一触摸,检查脊柱畸形、间隙增宽及淤血肿胀的部位,观察是四肢瘫还是下肢瘫,从而确定是颈椎还是胸腰椎损伤。

（五）骨关节损伤患者的处理

四肢损伤很容易发现,一般很少会立即危及生命。现场救护处理中首先应进行抗休克、复苏和致命伤的处理,保持呼吸道通畅、维持正常呼吸功能和循环血容量,而不应先进行四肢伤的检查和治疗,但骨盆或股骨骨折常可引起出血性休克,成人股骨骨折、骨盆骨折和多发性创伤伴有大血管撕裂时,局部失血甚多。其处理措施有以下几点。

1. 全面观察受伤部位,不能脱下的衣裤要剪开。

2. 夹板固定前要检查记录肢体远侧端的感觉及血液循环。

3. 如果肢体有严重的成角畸形,可顺应肢体轴线方向手法轻柔地进行牵引,初步纠正畸形压迫,以改善局部血运,并做好运送固定;如果肢体保持伸直有对抗,应在成角部位给予夹板固定。

4. 开放性创口,在夹板固定之前用无菌敷料覆盖;使用夹板时要远离创口,以免压迫创面造成组织坏死。

5. 应用夹板固定时,必须超过受伤骨折上下各一个关节。

6. 四肢开放性骨折在全身情况稳定下应尽早行清创或一期内固定术。

五、战地创伤患者的急救

战地创伤是指在战争中由武器直接或间接造成的各种损伤。由于现代战争中应用了高新武器,伤员的创伤也发生了很大变化,多种因素造成的复合伤和多发伤明显增多,火器性创伤发生率很高,伤员伤势危重,受野战环境和战区卫生资源等条件限制,根据伤员伤情的轻重缓急,采用阶梯式救治的组织形式,是提高救治率的有效手段。一般要遵循以下原则。

（一）执行时效救治原则

即为达到最好治疗效果,在最佳时间对伤员采取相应措施的分级救治,此过程多由前方与后方的通力配合来完成完整救治。

（二）控制伤害手术

伤后 1 小时内的死亡伤者中颅脑伤和致命性大出血占 90% 以上,伤后 1~4 小时内的死亡伤者中致命性大出血占 30%,应尽早对严重的致死性火器伤伤员实施损伤控制手术,控制

笔记栏

出血,保存生命,为日后确定性手术赢得时机。

（三）初期外科处理

对于火器伤伤员早期处理最主要的措施就是清创缝合术。一是可以充分清除坏死或缺失组织、异物、血块等以预防感染;二是可以改善伤口局部组织循环状况,使污染伤口变为接近清洁伤口。

（四）预防感染

因火器伤伤道污染严重、伤员免疫力低下等原因使得火器伤伤员发生感染的概率很高,火器伤伤员后期死亡有 2/3 与感染有关,应提早预防,采取相应措施控制感染。

🔍 知识链接

创伤弹道的特点

创伤弹道按其形态可分为盲管伤、切线伤、贯通伤和反跳伤。盲管伤的特点为有入口,无出口;切线伤是枪弹沿体表切线方向走行后留下沟槽状伤道;贯通伤的特点为有入口,也有出口;反跳伤为入口和出口是一点的浅表性伤口。伤道周围组织的病理学改变可分为三个区,分别是原发伤道区、挫伤区和震荡区。原发伤道区是枪弹直接击穿组织或脏器后导致的空腔,内有坏死的组织、血凝块或污物;挫伤区紧邻原发伤道区,其发展与伤后救护是否及时有效有关;震荡区为挫伤区以外区域,早期与挫伤区分界不清,后随挫伤区改变呈现明显分界。

🩺 案例分析

急救报警电话称在某地发生一起车祸,提示汽车在高速行驶中撞树,内有伤员一名,年龄约 30 岁。急救人员到达现场时,发现肇事车辆驾驶室受撞后凹陷,受损严重,驾驶员被安全带固定于座位,腿部受困,需解救。解救后,患者意识清醒,对疼痛刺激有定位反应,腹痛剧烈,以上腹为主。查体:心率 85 次 /min,呼吸 20 次 /min,血压 120/85mmHg。

请问:

1. 急救人员赶到现场后,能为患者实施哪些救护措施?

2. 患者能否排除有危及生命的损伤? 如有腹部损伤,可能以何种方式出现及可能存在何种损伤?

3. 车祸后 45 分钟被急救中心送来急诊科,血压 85/60mmHg,腹痛出现加重趋势,进急诊科前已输入晶体溶液 3L。此时急诊接诊护士应该如何处理?

●（倪春燕 戎有和）

复习思考题

1. 简述多发伤和复合伤的区别。

2. 患者,女性,55 岁,因车祸致头、胸、腹、肢体多处外伤,40 分钟后救护人员到达现场,患者当时浅昏迷,呼吸急促(40 次 /min)伴口唇严重发绀,脉搏摸不到,四肢末梢湿冷,血压

ER-14-2

参考答案

测不出,左上胸有一气体漏出的伤口,右大腿有骨外露伴出血。

(1) 请问该伤员属于多发伤吗?

(2) 作为现场救护人员,你应该立即展开哪些现场救护?

(3) 伤员急救处理后,病情稍稳定。急诊外科医生诊断为创伤性休克;颅脑外伤,颅内血肿伴左侧脑疝;左侧开放性血气胸;开放性右股股干骨折。到达急诊后,如何对患者伤情进行评估? 你将如何配合医生进行救护?

3. 简述创伤患者的现场救护措施。

4. 患者,男性,32 岁,半个小时前左上胸部被汽车撞伤,既往体健。体检:体温 36.0℃,心率 136 次 /min,呼吸 39 次 /min,血压 85/55mmHg。神清合作,痛苦状,呼吸急促,气管移向右侧,左胸廓饱满,呼吸运动较右胸弱。左胸壁有骨擦音、局部压痛明显,有皮下气肿,范围为上自颈部、胸部,下至上腹部。左胸叩诊呈鼓音,呼吸音消失,心律齐,未闻及杂音。

(1) 该患者可能的医疗诊断是什么?

(2) 该患者的紧急救治要点包括哪些?

(3) 该患者护理要点有哪些?

扫一扫,
测一测

第十五章

急性中毒患者的急救

学习目标

1. 识记：急性中毒、急性一氧化碳中毒、急性食物中毒的概念；中毒的分类、毒物的种类。

2. 理解：中毒及常见各类中毒的中毒机制、体内过程、临床表现与辅助检查。

3. 应用：能对农药中毒、急性一氧化碳中毒、急性食物中毒等各类常见中毒的患者进行救治与监护；能对已知或未知毒物中毒的患者采取紧急救治与护理措施。

大量毒物短时间内经皮肤、黏膜、呼吸道、消化道等途径进入人体，致使机体受损并发生功能障碍，称为急性中毒。急性中毒包括农药中毒、急性一氧化碳中毒、镇静催眠药中毒、急性食物中毒、急性酒精中毒、强酸强碱中毒等，是临床常见急症。由于毒物的性质、种类、中毒机制、进入人体的途径、速度、进入量及个体对毒物的敏感性不同，导致中毒的临床表现和严重程度不尽相同，救护方法也不同。因此，一旦发生急性中毒，应尽早确定中毒时间、剂量、毒物种类、中毒程度，了解中毒的危害，采取相应急救措施，尽可能地减轻和消除中毒对人体的危害，减少中毒死亡人数。

第一节 概 述

科学技术的迅猛发展对人们的生活环境造成了一定的影响，人类接触有毒物质、发生中毒的概率亦日益增多。据有关资料显示，我国每年有十余万人发生各种急性化学毒物中毒，各种中毒类疾病已经位居疾病谱前列。因此，临床医护人员必须掌握急性中毒的救治与护理。

一、中毒分类

某种物质进入人体后达到一定量，损害组织和器官的生理功能，破坏组织结构而引起一系列临床症状和体征，称为中毒。引起中毒的物质，称为毒物。中毒根据病程、来源和用途、毒性作用、毒物的物理状态和吸收方式的不同可以分为以下几种。

（一）根据病程急缓不同

1. **急性中毒** 大量毒物短时间内经皮肤、黏膜、呼吸道、消化道等途径进入人体，使机体受损并发生功能障碍，称为急性中毒（acute poisoning）。

2. **慢性中毒** 人体长时间接触小量毒物所引起的中毒，称为慢性中毒（chronic poisoning）。

（二）根据病因不同

1. **职业性中毒** 指患者在工作过程中，由于不注意劳动保护或违反安全防护制度，密切接触有毒原料、中间产物或成品而发生的中毒,如生产原料、副产品、辅助剂、原料等引起的中毒。

2. 生活性中毒　指患者误食或意外接触有毒物质、用药过量、自杀或投毒谋害等原因引起的中毒,如食物、药物、农药、有毒动植物等引起的中毒。

二、毒物种类

毒物品种繁多,引起中毒的毒物主要包括以下几种。

（一）工业性毒物

包括工业原材料,如油漆、重金属等。

（二）农业性毒物

有机磷农药、灭鼠药、除草剂等。

（三）化学性毒物

强酸强碱、一氧化碳、化妆品等。

（四）食物性毒物

过期或霉变食品、腐败变质食物、有毒食品添加剂等。

（五）动物性毒物

毒蛇、蜈蚣、蜂类、蝎、蜘蛛、河豚、新鲜海蜇等。

（六）药物性中毒

许多药物（包括中药）过量均可导致中毒,如地高辛、抗癫痫药、抗心律失常药、退热药、麻醉镇静药等。

（七）植物性毒物

野蕈类、乌头、白果等。

三、中毒机制

由于毒物种类不同,其作用机制也不同,主要表现以下六种形式。

（一）局部刺激和腐蚀作用

强酸强碱吸收组织中水分,与蛋白质或脂肪结合,使细胞变性、坏死。

（二）缺氧

一氧化碳、硫化氢、氰化物可阻碍氧的吸收、转运或利用。

（三）中枢神经抑制作用

有机溶剂和吸入性麻醉剂有强嗜脂性,可透过血脑屏障,抑制脑功能。

（四）抑制酶的活力

很多毒物或其代谢产物通过抑制酶活力而产生毒性反应,如有机磷农药抑制胆碱酯酶的活力。

（五）干扰细胞膜和细胞器的生理功能

四氧化碳产生三氯甲烷自由基,作用于肝细胞膜中的不饱和脂肪酸,产生脂质过氧化,导致线粒体和内质网变性,肝细胞死亡。

（六）受体竞争

阿托品通过竞争性阻断毒蕈碱受体而产生毒性反应。

四、毒物的体内过程

（一）毒物进入人体的途径

主要经过消化道、呼吸道、皮肤黏膜三条途径进入人体。

（二）毒物的代谢

主要经肝脏代谢。

（三）毒物的排泄

大多数经肾脏排出,还可经汗腺、唾液腺、呼吸道、皮肤排出。

五、中毒的临床表现

由于各种毒物的毒理作用与机体的反应性各不相同,各种中毒症状和体征也不完全相同,中毒临床表现见表 15-1。

表 15-1　中毒临床表现

受累系统	临床表现	毒物
皮肤黏膜	灼伤	强酸、强碱、甲醛、苯酚、百草枯(不同毒物呈现不同特征,如:皮肤在硫酸灼伤后呈黑色、盐酸灼伤后呈棕色、硝酸灼伤后呈黄色、过氧乙酸灼伤后呈无色等)
	发绀	亚硝酸盐、硝基苯、氰化物、麻醉药、有机溶剂、刺激性气体、苯胺
	颜面潮红	阿托品、颠茄、乙醇、硝酸甘油、一氧化碳
	皮肤湿润	有机磷杀虫药、酒精、水杨酸、拟胆碱药、吗啡类
	樱桃红色	一氧化碳、氰化物
	黄疸	毒蕈、鱼胆、四氯化碳、百草枯
眼	瞳孔缩小	有机磷杀虫药、阿片类、镇静催眠药、氨基甲酸酯、毒蕈
	瞳孔扩大	阿托品、莨菪碱、肉毒、甲醇、乙醇、大麻、苯、氰化物
	视神经炎	甲醇、一氧化碳
神经系统	昏迷	麻醉药、镇静催眠药、有机磷杀虫药、有机溶剂、一氧化碳、硫化氢、氰化物、有机汞、拟除虫菊酯、乙醇、阿托品
	谵妄	有机磷杀虫药、拟胆碱药、有机汞、苯、铅
	肌纤维颤动	有机磷杀虫药、有机汞、有机氯、汽油、乙醇、硫化氢
	惊厥	毒鼠强、窒息性毒物、有机氯杀虫剂、拟除虫菊酯、异烟肼
	瘫痪	可溶性钡盐、一氧化碳、三氧化二砷、蛇毒、河豚毒素、箭毒
	精神异常	二氧化碳、一氧化碳、阿托品、有机溶剂、乙醇、蛇毒、抗组胺药
呼吸系统	呼吸气味	氰化物中毒可有苦杏仁味;有机磷杀虫药、黄磷、铊等中毒可有大蒜味;苯酚和甲酚皂溶液中毒可有苯酚味;乙醇中毒有酒味
	呼吸加快或深大	二氧化碳、呼吸兴奋剂、甲醇、水杨酸类、抗胆碱药、可卡因、樟脑
	呼吸减慢	镇静催眠药、吗啡、海洛因、氰化物
	肺水肿	刺激性气体、磷化锌、百草枯、有机磷杀虫药、氰化物
消化系统	胃肠症状	磷化锌、有机磷杀虫药、铅、锑、砷、强酸、强碱
	肝损害	磷、硝基苯、毒蕈、氰化物、蛇毒
循环系统	心动过速	阿托品、颠茄、氯丙嗪、拟肾上腺素、可卡因
	心动过缓	洋地黄类、毒蕈、拟胆碱药、钙离子拮抗剂、β 受体阻滞剂
	心搏骤停	洋地黄、茶碱类、河豚、窒息性毒物
	心脏毒性	洋地黄、奎尼丁、氨茶碱、吐根碱
	缺氧	窒息性毒物

续表

受累系统	临床表现	毒物
泌尿系统	低钾血症	可溶性钡盐、棉酚、排钾性利尿剂
	肾小管坏死	升汞、四氯化碳、毒蕈、毒蛇、生鱼胆、斑蝥、氨基糖苷类
	肾小管堵塞	砷化氢、蛇毒、磺胺结晶
血液系统	溶血性贫血	砷化氢、苯胺、硝基苯
	再生障碍性贫血	氯霉素、抗肿瘤药、苯
	凝血障碍	肝素、香豆素类、水杨酸类、蛇毒

六、中毒的辅助检查

中毒的辅助检查主要是进行毒物的实验室检查,有助于确定诊断和判定毒物类型。

(一) 毒物分析

对中毒患者的呕吐物、血液、尿液或其分解产物进行分析。

(二) 特异性化验检查

1. 全血胆碱酯酶活力下降可见于有机磷杀虫药、氨基甲酸酯类杀虫药等中毒。

2. 碳氧血红蛋白浓度增高可见于一氧化碳中毒。

3. 高铁血红蛋白血症可见于亚硝酸盐、苯胺、硝基苯等中毒。

(三) 非特异性化验检查

肝功能、肾功能、心肌酶谱、心电图等检查,可判断患者中毒后有无脏器损害,是否出现合并症。

(四) 血液检查

1. 外观　粉红色见于急性溶血,如砷化氢、苯胺、硝基苯等中毒;褐色见于亚硝酸盐、苯胺、硝基苯等中毒引起的高铁血红蛋白血症。

2. 生化检查　低钾血症见于排钾利尿药、氨茶碱、可溶性钡盐、棉酚等中毒;肝功能异常见于毒蕈、氰化物、四氯化碳、硝基苯、毒蛇、乙酰氨基酚、重金属等中毒;肾功能异常见于氨基糖苷类抗生素、重金属、蛇毒、生鱼胆、毒蕈等中毒。

3. 凝血功能检查　凝血功能异常多见于水杨酸类、肝素、抗凝血类灭鼠药、蛇毒、毒蕈等中毒。

4. 动脉血气分析　低氧血症见于刺激性气体、窒息性毒物等中毒;酸中毒见于水杨酸类、甲醇等中毒。

(五) 尿液检查

1. 肉眼血尿　见于影响凝血功能的毒物中毒。

2. 镜下血尿或血红蛋白尿　见于升汞、生鱼胆等中毒。

3. 橘黄色尿　见于氨基比林等中毒。

4. 绿色尿　见于麝香草酚中毒。

5. 蓝色尿　见于含亚甲蓝的药物中毒。

6. 灰色尿　见于酚或甲酚中毒。

7. 结晶尿　见于磺胺、扑痫酮等中毒。

七、急性中毒的救治原则及救护要点

急性中毒的特点是发病急骤、来势凶猛、进展迅速、病情多变。因此,医护人员必须争分

笔记栏

夺秒地进行有效救治。对于中毒患者,应尽早脱离中毒环境,尽快做出诊断,及时准确地判断伤情和中毒原因,针对病因使用特效解毒剂,同时给予对症支持治疗。

（一）救治原则

1. 立即终止接触毒物 尽早撤离环境,脱去污染的衣物,清洗接触部位的皮肤,终止接触毒物。

2. 清除未吸收的毒物 吸入性中毒者应保持气道通畅并给氧;接触性中毒者立即清除毒物,清洗时勿用热水,以免增加毒物的吸收,若毒物遇水发生反应,则先用干布抹去污染物,再用水清洗;口服中毒者可经催吐、洗胃、导泻和灌肠清除。

3. 促进已吸收毒物的排出 可采用利尿(强力利尿、碱化利尿、酸化利尿)、补液、吸氧、血液滤过、血浆灌流和血浆置换术等。高压氧治疗是一氧化碳中毒的特效疗法;氯酸盐或重铬酸盐中毒能引起急性肾衰竭,首选血液透析,一般中毒12小时内进行血液透析效果好,如中毒时间过长,毒物与血浆蛋白结合,则效果较差;对镇静催眠药、解热镇痛药、洋地黄、有机磷杀虫药等毒物,血液灌流均有清除作用,是目前最常用的中毒抢救措施;血浆置换对毒蛇、毒蕈等生物毒及砷化氢等溶血性毒物中毒疗效最佳。

4. 特殊解毒剂的应用 大多数毒物无特效解毒剂,仅少数毒物能利用相应药物达到解毒作用,常用特异性解毒剂见表 15-2。

表 15-2 常用特异性解毒剂

解毒剂	毒物
去甲肾上腺素及拟肾上腺素类(α 受体兴奋剂)	酚妥拉明、妥拉唑啉(α 受体阻滞剂)
异丙肾上腺素(β 受体兴奋剂)	普萘洛尔(β 受体阻滞剂)
强心苷抗体	洋地黄
阿托品(抗胆碱药)	毛果芸香碱、新斯的明、毒扁豆碱(拟胆碱药)
阿托品	有机磷杀虫药、神经性毒气、锑剂中毒引起的心律失常、含毒蕈碱类食物中毒、氨基甲酸酯农药、拟胆碱药
解磷定、氯解磷定、双复磷(胆碱酯酶复能剂)	有机磷杀虫药、神经性毒气
巴比妥及其他安定、催眠药(中枢抑制药)	贝美格、苦味毒等(中枢兴奋药)
氯丙嗪	安非他明
镁盐(硫酸镁等)	钙盐(葡萄糖酸钙、氯化钙)
葡萄糖酸钙	链霉素(阻断神经肌肉接头)
鱼精蛋白	肝素
维生素 K	双香豆素
新斯的明	箭毒
亚甲蓝	小剂量治疗高铁血红蛋白血症(亚硝酸盐、苯胺中毒);较大剂量治疗氰化物中毒
亚硝酸异戊酯和亚硝酸钠	氰化物
硫代硫酸钠	氰化物、砷、汞、铅、碘及溴
巯基丙醇	砷、汞、锑、铋、锰
巯基丁二钠	同二巯丙醇,对砷、汞解毒作用强
巯基丙磺酸钠	同二巯丙醇,对铅也有效,对酒石酸锑钾的解毒能力比二巯丙醇强 10 倍

续表

解毒剂	毒物
依地酸二钠	洋地黄(络合钙离子)、高钙血症
喷替酸钙钠(二乙撑三胺五醋酸)	铅、铁、锌、铬、钴
羟乙基乙稀二胺三乙酸	促进铜和铁排出
青霉胺	铜、汞、铅
羟基胺	四乙铅
去铁胺	铁
乙酰胺(解氟灵)	氟乙酰胺、氟乙酸钠
盐酸巯乙胺、水杨酸	金属、预防和治疗放射病
L-半胱氨酸、盐酸盐	放射性毒物、重金属、毒蕈引起的肝坏死
多价抗肉毒血清	肉毒中毒
半胱氨酸	河豚中毒
抗蛇毒血清(蝮蛇等),抗五步蛇毒血清	蛇毒

5. 对症治疗与并发症处理 中毒的毒物尚未明确者,以对症与支持治疗为主。很多毒物至今尚无特异性解毒剂或有效拮抗剂,对症与支持治疗可保护重要器官,使其恢复功能,可帮助危重患者度过险关,减少并发症。如惊厥时应用抗惊厥药物苯巴比妥钠,有脑水肿时应用甘露醇行脱水疗法,有心力衰竭或休克时积极治疗。

知识链接

中医药治疗

中医药可通过通腑攻下、清热解毒、活血化瘀、补气补阴扶正促进毒物排出,缓解中毒所致的相关症状,对某些特殊物质中毒疗效较好。如川黄连、黑豆、绿豆、甘草、生姜、芫荽等药物均有较好的解毒作用;服用芒硝20~30克或大承气汤进行导泄可促进毒物排除;茶叶、扁豆可解药物中毒;生姜、甘草、金银花可解乌头中毒;蜂蜜解百毒。此外,洋地黄、阿托品药物中毒,可给予安神定志丸以镇惊定志、养心安神。

(二) 救护要点

1. 病情观察 观察患者神志及生命体征(体温、脉搏、呼吸、血压、神志、瞳孔、心率等)的变化;详细记录出入量,观察尿液的颜色、量、性状,注意血压与尿量的关系,及时补液,维持有效血容量;观察呕吐物及排泄物的性状,必要时送检;做好心脏监护,及早发现心脏损害(包括心律失常和心搏骤停),一旦出现心搏骤停,立即行心肺复苏,及时进行处理。

2. 保持呼吸道通畅 及时清除呼吸道分泌物,给予氧气吸入,必要时气管插管。

3. 维持水及电解质平衡 急性中毒常剧烈呕吐、腹泻而造成体液丢失,甚至引起代谢性酸中毒和休克。

4. 早期防治多器官功能障碍综合征 中毒患者若病情重,抢救不及时,易发生多器官功能障碍综合征(multiple organ dysfunction syndrome,MODS)。早期通过补充血容量、维持微循环、氧疗、积极对症治疗等措施对预防 MODS 的发生有一定作用。

5. 洗胃的护理　详见第七章。

知识链接

中毒洗胃的专家共识

2016 年 11 月,由中国医师协会急诊医师分会、中国毒理学会中毒与救治专业委员会颁发《急性中毒的诊断与治疗中国专家共识》中有关洗胃的专家共识如下:洗胃作为清除经消化道摄入毒物中毒的方法之一,在我国广泛使用。但洗胃可导致较多并发症(包括吸入性肺炎、心律失常、胃肠道穿孔等)。近十余年来,国外循证医学表明,经口服急性中毒患者,多数未从洗胃中获益,反而增加其发生并发症的风险,尤其是毒(药)物毒性弱、中毒程度轻的急性中毒患者,因此对于这类患者不主张洗胃。然而,在我国洗胃仍是清除胃内毒物的常用方式。相关研究显示,洗胃能降低急性(尤其是重度)中毒患者的病死率,同时也建议对此结果做进一步循证医学研究。因此,建议洗胃的原则为愈早愈好,一般建议在服毒后 1 小时内洗胃,但对某些毒物或者有胃排空障碍的中毒患者也可延长至 4~6 小时;对无特效解毒治疗的急性重度中毒,如患者就诊时即已超过 6 小时,仍可酌情考虑洗胃;对于农药中毒,如有机磷、百草枯等要积极洗胃;而对于药物过量,洗胃则要趋向于保守。

第二节　农药中毒

农药中毒是由杀虫剂、杀菌剂、除草剂和生长调节剂等防治农业病虫害的药品引起的中毒。我国是农药使用大国,农药在生产、贮运和使用过程中,因不易有效控制及防护措施不力等因素,均有可能发生中毒。农药中毒种类繁多,根据发病时间快慢可分为急性中毒和慢性中毒。目前我国常用的农药为有机磷、拟除虫菊酯、氨基甲酸酯及有机氮等类型。本节主要介绍有机磷杀虫药中毒和百草枯中毒。

一、有机磷杀虫药中毒

有机磷杀虫药(organophosphorousinseticides,OPI)是一种被广泛用于农、林业的主要农药之一。急性有机磷农药中毒(acute organophosphorus pesticides poisoning,AOPP)是指机体在无保护措施或非正常接触有机磷农药而导致的一系列以毒蕈样、烟碱样和中枢神经系统症状为主要特征的器官功能紊乱。急性有机磷杀虫药中毒在我国常见,特别是在乡村、地区、县医院,占急诊患者的 1/10 以上,多因误服、自服或污染食物所致,也可因生产和使用过程操作不当引起。

知识链接

有机磷杀虫药特点及分类

有机磷杀虫药多为油状或结晶状,呈淡黄色或棕色,微挥发性,具有特殊蒜臭味。一般难溶于水(敌百虫除外),大多在碱性溶液中易分解而失去毒力(但敌百虫与碱性溶液接触后,变成毒力更强的敌敌畏)。

有机磷杀虫药按毒性高低可分为四类:剧毒类(甲拌磷、内吸磷、对硫磷)、高毒类(甲基对硫磷、甲胺磷、氧化乐果、敌敌畏)、中毒类(乐果、敌百虫、倍硫磷)、低毒类(氯硫磷、辛硫磷、马拉硫磷)。

(一) 病情评估

1. 病史 患者有确切的接触史,呼出气或呕吐物有特殊的蒜臭味;发病时间与农药的品种剂量和吸收途径而异。一般经皮肤吸收多在 2~6 小时发病,呼吸道吸入或口服后多在 10 分钟到 2 小时发病,一旦中毒症状出现后,病情迅速发展。

2. 中毒机制 有机磷杀虫药的毒性主要是抑制胆碱酶活性。有机磷与体内胆碱酯酶结合形成磷酰化胆碱酯酶,抑制胆碱酯酶的活性,使乙酰胆碱不能被酶分解而过量积聚,导致胆碱能神经功能过度兴奋,后转为抑制,出现一系列毒蕈碱样、烟碱样、中枢神经系统症状。

3. 临床表现 根据乙酰胆碱作用受体的不同可以分为以下几种。

(1) 毒蕈碱样症状(M 样症状):出现较早,主要因副交感神经末梢兴奋引起类似毒蕈碱作用,可用阿托品对抗,主要表现为:

1) 外分泌腺分泌增强:多汗、流涎、口吐白沫、流泪、流涕。

2) 内脏平滑肌痉挛:恶心、呕吐、腹痛、腹泻、二便失禁。

3) 瞳孔括约肌收缩:瞳孔缩小、视物模糊。

4) 心率减慢,呼吸道分泌物增加、支气管痉挛,出现咳嗽、气促、呼吸困难,严重者发生肺水肿甚至呼吸衰竭。

(2) 烟碱样症状(N 样症状):乙酰胆碱蓄积于神经 - 肌肉接头处,引起骨骼肌神经终极产生先兴奋后抑制的效应。这种效应与烟碱所引起的症状相似,称烟碱样作用,表现为面部、眼睑、舌、胸部及四肢横纹肌纤维束颤动,重者全身肌肉纤维颤动或强直性痉挛,继而出现肌力减退和瘫痪,呼吸肌麻痹,引起周围性呼吸衰竭。这类症状不能用阿托品对抗。

(3) 中枢神经系统症状:乙酰胆碱作用于中枢神经胆碱能受体,引起头痛、头晕、烦躁不安、谵妄、惊厥、抽搐、共济失调、昏迷,呼吸中枢抑制致呼吸停止。

(4) 其他特殊表现:

1) 中间综合征(intermediate syndrome,IMS):一般发生在急性症状缓解后 1~4 天,个别于 7 天后出现呼吸肌麻痹,而有不同程度的呼吸困难,甚者突然死亡,症状可持续 4~18 天后恢复。IMS 可能是胆碱酯酶受到长期抑制,神经 - 肌肉突触后膜的功能受损所致。

2) 迟发性多发神经病:急性中毒症状消失后 4~45 天,可发生迟发性神经损害。表现为四肢远端,以下肢为甚,四肢无力和肌肉萎缩,严重者足下垂及腕下垂。它的出现可能由于有机磷杀虫药导致神经靶酯酶(NTE)失活进而老化所致,常见于乐果、对硫磷、甲基对硫磷等中毒者。

3) 迟发性猝死:急性中毒恢复期,突然死亡。常发生于中毒后 3~15 天。其机制主要是有机磷对心脏的迟发性毒性反应,心电图表现 Q-T 延长,并发生尖端扭转型心动过速,导致猝死,多见于口服中毒者。

4) "反跳"现象:部分重度中毒者经治疗症状明显缓解后,病情又急剧恶化,重新出现急性中毒症状,病死率50% 以上。目前认为可能与解毒药减量过快或停药过早、毒物继续吸收、大量输液及体内脏器功能严重损害有关。

（5）局部损害：除全身症状外，有机磷农药对局部组织也有损害，如污染眼睛会使结膜充血、瞳孔缩小、眼痛；皮肤接触敌敌畏会引起瘙痒、糜烂，口服引起腐蚀性胃炎；对硫磷、内吸磷等也可导致皮炎。

4. 辅助检查

（1）全血胆碱酯酶活性（CHE）测定：是诊断有机磷杀虫药中毒的特异性指标，能提示中毒的严重程度、观察疗效及判断预后。正常人的血胆碱酯酶活力值为 100%，急性有机磷杀虫药中毒时，CHE 降至正常人均值 70% 以下即有意义，但需注意的是 CHE 下降程度并不与病情轻重完全平行。

（2）尿中有机磷农药分解产物测定：可反映毒物吸收程度，有助于诊断。美曲磷脂中毒时尿中出现三氯乙醇，对硫磷中毒出现对硝基酚。

（3）其他检查：胸部 X 线、心电图、肌电图和血气分析等。

5. 病情分度

（1）轻度中毒：M 样症状为主，全血胆碱酯酶活性为正常值的 50%~70%。

（2）中度中毒：M 和 N 样症状，全血胆碱酯酶活性为正常值的 30%~50%。

（3）重度中毒：典型的 M 和 N 样症状及中枢神经系统症状，有呼吸衰竭表现，全血胆碱酯酶活性为正常值的 30% 以下。

（二）救治与监护

OPI 中毒的急救原则是迅速清除毒物，早期、足量、反复联合给予阿托品和胆碱酯酶复能剂，维持生命体征稳定，对症支持处理。

1. 现场救护　迅速将患者脱离中毒现场，立即脱去被污染的衣服、鞋帽等。

2. 院内救护

（1）迅速清除毒物：及早、彻底清除毒物是抢救成功的关键。

1）皮肤吸收中毒者用大量清水或肥皂水（敌百虫禁用）彻底冲洗污染部位。眼部污染可用清水、生理盐水或 2% 碳酸氢钠溶液冲洗，至少 10 分钟，然后滴入 1% 阿托品。

2）口服中毒者用清水、2% 碳酸氢钠溶液（美曲磷脂忌用）或 1 : 5 000 高锰酸钾溶液（对硫磷忌用）反复洗胃直至洗清为止，然后口服或注入 50% 硫酸镁或硫酸钠导泻，近年来多主张用 25% 甘露醇 500ml 口服，导泻效果较好。

3）药用炭：洗胃后用药用炭 50g 口服，可以起到吸附毒物的作用。

4）碱化尿液、利尿：减少毒物在肾小管中的重吸收，可使长效巴比妥类镇静催眠药的肾排泄量提高 5~9 倍，但对吩噻嗪类无效。

（2）特殊解毒药物的应用：早期、足量、联合反复给予抗胆碱药和胆碱酯酶复能剂。

1）阿托品（atropine）抗胆碱药：抗胆碱药能与乙酰胆碱争夺胆碱受体（分为 N 和 M 两类），起到阻断乙酰胆碱的作用。阿托品能阻断乙酰胆碱对副交感神经和中枢神经系统毒蕈碱受体的作用，其机制是与乙酰胆碱竞争 M 受体，对缓解毒蕈碱样症状和对抗呼吸中枢抑制有效，但对烟碱样症状和胆碱酯酶活力的恢复无效。阿托品剂量可根据病情每 10~30 分钟或 1~2 小时给药一次，直到出现"阿托品化"为止，具体表现：①瞳孔由小扩大后不再缩小；②颜面潮红、口干、皮肤干燥；③意识清楚或模糊；④心率增快至 100~120 次 /min；⑤肺部湿啰音消失。如用药中出现瞳孔极度散大，皮肤紫红或干燥，神志模糊、烦躁、抽搐、昏迷、心动过速甚至心室颤动等，提示阿托品中毒，应遵医嘱停用阿托品，必要时给予补液促进排泄或毛果芸香碱解毒。对有心动过速及高热患者，应慎用阿托品。在阿托品应用过程中应密切观察患者的症状和瞳孔大小，并随时调整剂量，注意"阿托品化"与阿托品中毒的区别（表 15-3）。

表 15-3　阿托品化和阿托品中毒的区别

症状表现	阿托品化	阿托品中毒
皮肤	颜面潮红、干燥	颜面紫红、干燥
体温	正常或轻度升高	明显升高（>39℃）
瞳孔	由小扩大后不再缩小	明显散大（常超过 5mm）
心率	≤120 次 /min	心动过速（>120 次 /min）甚至心室颤动
神经系统	意识清楚或模糊	谵妄、幻觉、双手抓空、昏迷

2）胆碱酯酶复能剂：肟类化合物能使被抑制的胆碱酯酶恢复活性，能对抗烟碱样症状，常用药物有氯解磷定（PAM-CI）和碘解磷定（PAM，解磷定），还有双复磷（DMO4）和双解磷（TMB4）、甲磺磷定（P4S）等，其中 PAM-CI 为临床解毒药的首选，但对已经形成的老化酶无效，故需早期、足量使用。胆碱酯酶复能剂对 M 样症状作用较差，所以有机磷农药中毒最理想的治疗是胆碱酯酶复能剂与抗胆碱药合用，可取得协同效果。

（3）对症治疗：有机磷杀虫药中毒主要的死亡原因是呼吸衰竭、休克、心搏骤停、急性脑水肿、中毒性心肌炎。因此，应维持正常心肺功能，保持呼吸道通畅，正确氧疗及应用人工呼吸机；肺水肿用阿托品，脑水肿应用脱水剂和糖皮质激素；心律失常及时应用抗心律失常药物，休克用升压药；预防感染，适当选用抗生素；为了防止病情复发，中毒症状缓解后应逐步减少解毒药用量，直至症状消失后停药，并观察 3~7 天；危重患者可采用输血疗法。

（4）增加排泄：危重患者可采用血液透析和血液灌流，以清除血液中的毒物。

（5）输血或换血疗法：因红细胞胆碱酯酶活力保存时间较长，故重症患者输血时若是库存血，可以输少量血浆红细胞。

📖 **知识链接**

临床常见毒物血液净化方式的选择

　　血液净化治疗技术是基于毒物动力学的基础之上的，其常用的方式有血液灌流（图15-1）、血液透析、血液滤过、血浆置换。对于临床上常见的有机磷农药中毒、镇静催眠药中毒、食物中毒等急性中毒患者，采取的血液净化方式主要根据毒物的理化性质及是否存在肝、肾衰竭。常见的毒物血液净化方式选择如下。

　　（1）血液灌流：适用于镇静催眠药、抗精神失常药、解热镇痛药、心血管药、除草剂、有机磷农药、灭鼠药、茶碱、毒品等中毒。

　　（2）血液透析：适用于乙酰水杨酸、乙醇、甲醇、2,4- 双氯苯氧酸、普鲁卡因酰胺、硼酸和硼酸盐、溴化物等中毒。

图 15-1　血液灌流装置

　　（3）血浆置换：适用于生物毒素（毒蕈、蜂毒、鱼胆、蛇毒等）中毒。

3. 救护要点

（1）维持有效通气：由于有机磷中毒患者呼吸道有大量分泌物且常伴有肺水肿，因此对意识不清患者，应将其肩下垫高，使颈部伸展，或头偏向一侧，防止舌根后坠，及时有效清除呼吸道分泌物，对使用机械通气患者做好相应护理。

（2）加强病情观察：在抢救过程中至少 15~30 分钟测量一次血压、体温、呼吸、脉搏、观察瞳孔及意识变化并做好记录，尤其是呼吸改变；加强心电监护，监测有无心律失常，及早发现反跳、猝死、中间综合征及迟发性神经病等征象，发现异常应及时通知医生并根据医嘱静脉补充阿托品，再次迅速达到阿托品化。

（3）用药护理：

1）阿托品用药的护理：阿托品用药的注意事项包括：①早期、足量、快速阿托品化；②阿托品兴奋心脏，中毒时可导致心室颤动，应充分吸氧，使血氧饱和度保持在正常水平；③及时纠正酸中毒，防止胆碱酯酶在酸性环境中作用减弱；④观察有无黄疸出现，大量使用低浓度阿托品输液时，可发生血液低渗，致红细胞破坏，发生溶血性黄疸；⑤导致"阿托品化"和阿托品中毒的剂量接近，在使用过程中应严密观察病情变化，注意区别"阿托品化"和阿托品中毒。

2）胆碱酯酶复能剂的用药护理：①强调早期用药，一般中毒 36~48 小时后用药疗效较差；②首剂足量，尽快达到有效血药浓度，足量是指烟碱样症状消失，血胆碱酯酶活力恢复到 50%~60%；③轻度中毒可用复能剂，中度以上中毒必须复能剂与阿托品并用；④未经稀释、注射太快、用量过大均可导致中毒，抑制呼吸，所以胆碱酯酶复能剂应稀释后再缓慢注射；⑤胆碱酯酶复能剂禁止与碱性药物配伍使用，以免生成剧毒的氰化物；⑥碘解磷定药液刺激性强，不宜肌内注射，静脉注射时不慎漏入皮下可引起剧痛，造成损害，故必须确保针头在血管内方可给药。

（4）洗胃护理：不明原因的中毒选用清水或生理盐水，已经明确有机磷农药中毒选用 2% 碳酸氢钠（敌百虫禁用）或 1∶5 000 高锰酸钾溶液（对硫磷忌用）。

（5）基础护理：由于应用大量解毒剂，患者口腔黏膜干燥易出血，需每天进行两次口腔护理，动作应轻柔，同时加强皮肤护理；做好饮食指导，一般禁食 24~48 小时，过早进食可促进毒物排入肠道，引起毒物再吸收，首次可进流质饮食，逐渐增加进食量，以高热量、高维生素易消化饮食为主；严重中毒恢复期应避免过早下床活动，病情稳定后再逐渐增加活动量。

（6）心理护理：许多口服有机磷中毒患者多是因一时冲动而采取的自杀行为，因此做好心理护理尤为重要。要经常与患者沟通，使其认识到理智对待生活的重要性，帮助患者建立正确的人生观和价值观，避免二次自杀，同时鼓励家属与患者真诚沟通，以促进康复。

（7）健康教育：普及预防有机磷农药中毒的有关知识，喷洒农药时应遵守操作规程，加强个人防护；农药盛具要专用，严禁盛装食品、牲口饲料等；患者出院后向患者家属交代，患者需要在家休息 2~3 周，按时服药，不单独外出，以防止发生迟发性神经病，一般无后遗症。

课堂互动

患者，男性，42 岁，因误服有机磷杀虫药入院。入院时面色发绀，呼出浓重的大蒜气味，四肢抽搐，查瞳孔呈针尖样大小。

请问：该患者可能发生了什么情况？为明确诊断，如何进行下一步评估？如何对该患者实施救护？

二、百草枯中毒

案例分析

患者,男性,47 岁。因与家人怄气服下百草枯 50ml。家人发现后随即将其送至就近医院急诊科。入院时患者出现烦躁不安,咳嗽、咽喉部疼痛不适,口腔黏膜充血、肿胀、糜烂,恶心、呕吐,吐出血性胃内容物等表现。急诊科给予紧急处理,5 小时后患者意识模糊,呼吸急促,颜面、口唇黏膜发绀,四肢间断抽搐。动脉血氧饱和度 28%~40%,经口给予气管插管呼吸机辅助呼吸,给氧浓度 25%,呼吸机辅助呼吸后血氧饱和度逐渐上升至 65%~85%。

请问:

1. 医院急诊科应对该患者做哪些紧急处理?

2. 该患者住院期间应采取哪些护理措施?

FR-15-1

参考答案

百草枯(paraquat,PQ)又名克芜踪,是一种作用迅速、效果较好的有机杂环类接触性脱叶剂及除草剂,使用范围较广。百草枯人体中毒致死剂量小,成年人口服致死量为 2~6g。百草枯中毒后病程进展迅速,且无特效解毒药及有效治疗手段,临床病死率与致残率极高,目前已成为继有机磷农药之后最常引起人类急性中毒的农药之一。

(一) 病情评估

近年来百草枯农药中毒病例逐年增多,多为意外中毒或故意服毒。百草枯进入人体后快速分布至全身,对各组织、脏器产生毒性。小剂量主要引起肺损伤,大剂量中毒后病情常迅速进展到多器官功能障碍综合征。

1. 病史

(1) 生活过程接触史:有误服百草枯污染的食物、水或穿过被百草枯污染过的衣物等病史。

(2) 生产使用过程接触史:有生产过程中接触百草枯、直接使用百草枯或通过环境污染等方式间接接触过百草枯的病史。

2. 中毒机制 百草枯可经呼吸道、皮肤和胃肠道吸收。因无挥发性,一般不易引起吸入中毒;皮肤黏膜(尤其是破损的皮肤黏膜)长时间或短时间内高浓度接触,可引起全身中毒;胃肠道吸收是中毒的主要途径。百草枯进入人体后可迅速分布至全身各组织器官,以肺组织浓度最高。

百草枯经口摄入后,首先导致接触部位黏膜充血、糜烂、溃疡、出血,其中毒机制至今尚未完全阐明,相关学说众多,主要有以下两种。①氧自由基损伤学说:百草枯进入人体后,导致机体内产生大量的氧自由基,超出了机体清除能力,从而诱导脂质过氧化,直接引起机体细胞结构和功能障碍。脂质过氧化过程中产生的降解产物继续对机体组织、细胞产生直接或间接的破坏作用;②细胞因子学说:百草枯进入人体后可激活巨噬细胞、中性粒细胞等免疫活性细胞,后者可产生大量的炎性细胞因子(如 IL-6、TNF 等),继而引发严重的全身性炎症反应,其中对肺的损伤最明显,早期表现为肺泡充血、水肿,晚期转化为纤维化过程;除此之外,还可导致微血栓形成,加重全身微循环障碍和器官功能损伤,最终导致全身多脏器功能衰竭。

3. 临床表现　百草枯中毒后的临床表现与服毒量、服毒后时间长短等因素有关。百草枯中毒后可导致全身多脏器功能受损,其中主要表现为肺损伤。

(1) 局部表现:

1) 口服中毒者出现口腔、咽喉部、食管黏膜有烧灼感,甚至溃疡、出血。

2) 皮肤接触者可出现接触性皮炎、灼伤,表现为红斑、溃疡、水疱等。

3) 接触眼睛者可出现眼内结膜、角膜灼伤或溃疡。

4) 接触鼻黏膜者可有鼻黏膜刺激症状、鼻出血等。

(2) 呼吸系统:肺损伤最突出、最严重。小剂量中毒者,早期表现不明显,可出现咳嗽、咳痰、胸闷、气促、发绀等;大剂量中毒者,24~48 小时内迅速发展为肺水肿、肺出血,常在 3 天内因急性呼吸衰竭而死亡;部分患者急性中毒症状控制后 1~2 周内出现进行性肺间质纤维化,可再次因急性呼吸衰竭而死亡。

(3) 消化系统:口服后数十分钟至数小时内出现接触部位黏膜烧灼感、充血、水肿、糜烂、溃疡,并有恶心、呕吐、腹痛、腹泻等表现,重者可有消化道出血、胃肠穿孔。中毒 2~3 天后可出现中毒性肝病,表现为黄疸、肝区疼痛、肿胀、肝功能异常等。

(4) 泌尿系统:中毒后早期可表现为膀胱刺激征,随肾脏损伤加重,可出现血尿、蛋白尿,血肌酐和尿素氮升高,重者发生急性肾衰竭。

(5) 中枢神经系统:表现头痛、头晕、烦躁、抽搐、意识障碍、幻觉、昏迷等。

(6) 其他:可有心肌损害、脑水肿等。

4. 辅助检查

(1) 药物检测:取血、呕吐物等进行定量或定性检测,以明确中毒药物种类、血药浓度,了解中毒类型,判断病情预后。取血应在患者摄入百草枯 4 小时后,血样需保存在塑料管内。尿液检测结果呈碱性或尿硫代硫酸钠阳性,提示百草枯中毒。

(2) 其他检查:血气分析,肝、肾功能检查,心电图及心肌酶学检查,胸部影像学检查等,以了解器官受损情况。

(二) 救治与监护

目前尚无特效解毒剂,治疗以迅速清除毒物、减少毒物吸收和对症支持治疗为主。

1. 现场救护

(1) 口服中毒者应立即反复刺激其咽后壁催吐,口服白陶土悬液或就地取材用泥土混成泥浆水 100~200ml 口服催吐。

(2) 皮肤黏膜接触中毒者立即用清水、生理盐水或肥皂水冲洗皮肤、毛发、指缝等部位,注意眼睛接触百草枯者立即用流动的清水冲洗眼内 15 分钟以上。

2. 院内救护

(1) 减少毒物吸收:

1) 洗胃:立即用碱性液体反复洗胃,洗胃时注意避免损伤黏膜发生胃穿孔。

2) 口服吸附剂:15%~20% 的漂白土 300ml 或药用炭 60g。

3) 导泻:口服硫酸镁 15g 或 20% 的甘露醇 100~150ml,每 2~3 小时 1 次,交替使用,持续 1 周。

(2) 加速毒物排泄:给予输液、利尿、血液灌流、血液透析等,目前以血液灌流效果最好,最好在中毒后 6~12 小时内进行血液灌流,炭罐每 3 小时更换 1 次,连续 2~3 天。

(3) 药物治疗:应用维生素 C、还原型谷胱甘肽、乙酰半胱氨酸等清除氧自由基减少肝、肺损害,为减轻肺间质水肿和延缓肺纤维化发生,可早期大剂量应用糖皮质激素。应用泮托拉唑等质子泵抑制剂和法莫替丁等 H$_2$ 受体拮抗剂保护胃黏膜,中、重度患者可使用环磷酰胺。

（4）氧气治疗：早期不宜给予高浓度氧疗，当动脉血氧分压低于 40mmHg，或出现 ARDS 时才给予高浓度氧疗。因为高浓度氧疗可加速氧自由基的形成，过早给予会促进死亡。

（5）对症治疗：针对口腔黏膜炎症、糜烂，可应用珍珠粉、冰硼散等喷洒于创面。有消化道出血的患者可应用奥曲肽等止血药治疗。晚期呼吸衰竭的患者可应用呼吸机辅助呼吸治疗。

3. 救护要点

（1）对症护理：口腔、咽喉部及食管黏膜充血、肿胀、糜烂者，为减轻患者痛苦，应做好口腔护理，疼痛严重者可用盐酸普鲁卡因注射液涂抹患处，进食以流质食物为主，以免加重病情。

（2）维持有效通气：早期常因呼吸道内分泌物较多、肺水肿、呼吸肌麻痹或呼吸中枢抑制等原因，造成患者严重缺氧。因此，应为患者采取侧卧位或平卧位头偏向一侧，同时鼓励清醒患者做深呼吸、咳嗽，清除呼吸道内分泌物，积极进行呼吸功能锻炼，必要时气管插管或气管切开，呼吸机辅助呼吸，保证患者有效通气。注意百草枯中毒患者早期尽量不给予吸氧，以免加重肺损伤，只有血氧分压 <40mmHg 或极度呼吸困难时才考虑吸氧，但禁止高压氧氧疗。

（3）洗胃护理：毒物未明时，应用清水、生理盐水洗胃。严格掌握洗胃的适应证、禁忌证及注意事项。当明确为百草枯中毒时，可应用碱性溶液（碳酸氢钠）洗胃，并且越早洗胃效果越好。

（4）病情观察：监测并记录患者生命体征、意识状态及动脉血气分析结果的变化，发现异常，及时告知医生。

（5）心理护理：有自杀倾向、抵触心理严重者，护理人员应认真倾听患者的主诉，针对原因，详细分析，耐心安慰和疏导患者，从精神和心理上给予支持，减轻其心理压力和身体痛苦。

第三节　急性一氧化碳中毒

　　急性一氧化碳中毒（acute carbon monoxide poisoning），是指人体短时间内吸入过量一氧化碳（carbon monoxide，CO）所造成的脑及全身组织缺氧性疾病，严重者可引起死亡。CO 即煤气，是无色、无味的气体，CO 中毒是含碳化合物燃烧不全所产生。工业炼钢、炼焦、烧窑等生产可产生大量 CO；家用煤气、在通风不良的浴室内使用燃气热水器或在车内开空调睡觉均可发生 CO 中毒。

一、病情评估

（一）病史

　　有 CO 吸入史，了解中毒时所处的环境、停留时间以及突发昏迷情况。

（二）中毒机制

　　CO 吸入体内后，与血液中红细胞的血红蛋白（hemoglobin，Hb）结合，形成稳定的碳氧血红蛋白（carboxyhemoglobin，COHb）。CO 与 Hb 的亲和力比氧与 Hb 的亲和力大 240 倍。COHb 不能携带氧，且不易解离，是氧合血红蛋白解离速度的 1/3 600（图 15-2）。COHb 的存在还能使血红蛋白氧解离曲线左移，阻碍血氧在组织中的释放，造成细胞缺氧。此外，CO 还

笔记栏

可与含二价铁的肌球蛋白结合,影响氧从毛细血管弥散到细胞内的线粒体,损害线粒体的功能,同时CO与还原型的细胞色素氧化酶的二价铁结合,抑制细胞色素氧化酶的活性,影响细胞呼吸和氧化过程,阻碍对氧的利用。中枢神经系统对缺氧最为敏感,脑组织最先受累,严重者有脑水肿。

图 15-2　氧解离曲线和一氧化碳解离曲线

（三）临床表现与中毒程度分级

CO 中毒的临床表现与中毒程度分级与空气中CO、血液中 COHb 浓度呈正比(表 15-4),也与个体健康情况有关,如妊娠、嗜酒、营养不良、贫血、有心血管疾病和呼吸系统疾病等均可加重中毒程度。

表 15-4　急性一氧化碳中毒程度的分级

中毒程度	临床表现
轻度中毒	血液 COHb 浓度低于 30%。患者出现头痛、头晕、四肢无力、恶心、呕吐、心悸及视力模糊。如及时脱离中毒环境,吸入新鲜空气后症状迅速消失
中度中毒	血液 COHb 浓度可达 30%~40%。除上述症状外,患者皮肤黏膜呈樱桃红色,呼吸及心率加快,四肢张力增高、瞳孔对光反射迟钝等浅昏迷表现,经治疗可恢复且无明显并发症
重度中毒	血液 COHb 浓度可高于 40%。患者深昏迷,各种反射消失。可呈去大脑强直状态。严重者死于呼吸循环衰竭。常有脑水肿、呼吸衰竭、肺水肿、上消化道出血、休克和严重的心肌损害等。患者病死率高,抢救后多有不同程度后遗症

（四）并发症

迟发性脑病(delayed encephalopathy)　约 50% 的重度中毒患者,在意识恢复后两个月内,临床出现下列表现之一。①精神意识障碍:痴呆、木僵、谵妄、去大脑皮质状态;②锥体外系神经障碍:由于基底神经节和苍白球损害,出现震颤麻痹综合征(即帕金森病,表现为面具脸、四肢肌张力增高、静止性震颤、慌张步态);③锥体系神经损害:偏瘫、病理反射阳性、二便失禁;④大脑皮质局灶性功能障碍:失语、失明、继发性癫痫;⑤脑神经及周围神经损害:视神经萎缩、听神经损害及周围神经病变等。

（五）辅助检查

1. 血液 COHb 测定　8 小时内取血样测定 COHb 浓度,是诊断一氧化碳中毒的特异性指标,并有助于分级和估计预后。

2. 脑电图检查　可见弥漫性低波幅慢波,与缺氧性脑病进展相平行。

3. 头部 CT 检查　脑水肿时可见脑部有病理性密度减低区。

4. 心电图检查　主要表现为 ST-T 改变、传导阻滞及心律失常。

二、救治与监护

迅速撤离现场,尽快纠正缺氧,预防迟发性脑病,是急性一氧化碳中毒的救治原则。

（一）现场救治

迅速脱离现场,如关闭煤气开关,开窗通风,移至空气新鲜处,保暖,保持呼吸道通畅,如呼吸心搏骤停,应立即进行心肺复苏。

思政元素

当代青年学子的责任与担当

小刘是一名高二学生,邻居王大爷是一位独居老人,平时也不太爱出门。某天早上小刘去上学时,路过王大爷家,突然一股刺鼻的味道袭来,小刘发现味道是从王大爷家里传出来的,觉得有点奇怪便敲了敲王大爷的门,可是敲了半天门都没人应答,他便离开了。但一路上小刘一直在回想这个味道,心里一直惴惴不安,突然想到会不会是煤气泄漏,小刘知道煤气泄漏的危害,非常担心王大爷的安危,于是迅速返回王大爷家,用砖头敲开了王大爷家的窗户,里面的味道再一次证明他的判断是对的。小刘刚爬进去就看到王大爷倒在客厅里,他迅速将王大爷移到窗户边,用座机拨打了 120 电话。最后王大爷因一氧化碳中毒送入当地医院抢救。虽然那天早上小刘上课迟到了,但幸运的是由于小刘发现得很及时,王大爷中毒不严重,经过抢救已经逐渐恢复了健康。

请问:你能从案例中学习到小刘同学的哪些高尚品德?

（二）院内救治

1. 纠正缺氧　吸氧可加速 COHb 解离和 CO 的排出,是一氧化碳中毒的最有效治疗方法。轻度中毒患者可用面罩高流量吸氧;中、重度中毒者应尽快用高压氧治疗,可降低病死率、缩短病程,且可减少或防止迟发性脑病的发生。呼吸衰竭或呼吸停止时,应尽早进行气管插管行机械通气;危重患者可考虑血浆置换。

2. 防治脑水肿　严重中毒后,脑水肿可在 24~48 小时发展到高峰。脱水疗法很重要,目前最常用的是 20% 甘露醇 250ml,静脉快速滴注,6~8 小时一次,待 2~3 天后颅压增高现象好转,可减量,也可用呋塞米 20~40mg 静脉注射,脱水过程中,要注意有无电解质紊乱、血容量不足等情况;三磷酸腺苷、肾上腺糖皮质激素的使用可以减少毛细血管通透性从而缓解脑水肿;对昏迷时间长、高热患者采用头部物理降温或实施人工冬眠。

3. 对症治疗　患者有呼吸衰竭时应尽早机械通气,酌情使用呼吸兴奋药;频繁抽搐者首选地西泮 10~20mg 静脉注射;促进脑细胞代谢,常用药物有三磷酸腺苷、辅酶 A、细胞色素 C 和大量维生素 C 等;防治感染。

（三）救护要点

1. 加强病情观察　严密观察患者意识、瞳孔变化,血压、脉搏、呼吸是否平稳,持续血氧饱和度监测;注意有无头痛、喷射性呕吐等脑水肿症状发生,及时发现呼吸衰竭、严重心律失常或心力衰竭、脑疝及其他严重并发症,立即报告医生,并协助紧急处理。

2. 氧疗的护理　采用高浓度面罩给氧(流量应保持 8~10L/min),给氧时间一般不应超过 24 小时,以防发生氧中毒和二氧化碳潴留。条件许可时可在患者呼吸浅弱时,给予含有 3%~5% 二氧化碳的氧气;呼吸深快的患者亦可给予含有二氧化碳的氧气,以改善呼吸性碱中毒;重症患者可采用高压氧治疗。氧疗过程中注意及时清除口鼻腔及气道分泌物、呕吐物,保持呼吸道通畅,以提高氧疗效果,防止发生窒息。

知识链接

高压氧治疗的注意事项

（1）入舱前准备:做好宣教,消除患者紧张心理。严禁携带易燃易爆物品如打火机、手机等,不宜穿戴易产生静电的衣帽;患者入舱前排空大小便,饮食不宜过饱,不吃产气的食物和饮料,入舱前2小时不宜过多饮水,昏迷患者清除呼吸道分泌物;教会患者做好咽鼓管调压动作,如捏鼻鼓气、咀嚼吞咽,以防止加压导致中耳气压伤;示范面罩的佩戴法。

(2)入舱后治疗:加压速度均匀,细心指导患者咽鼓管调压动作。昏迷患者注意体位,开放气道,及时清除呼吸道分泌物;经常检查患者是否按要求佩戴面罩,以防漏气导致供氧不足;观察生命体征并详细记录,观察患者是否出现烦躁不安、恶心、冷汗等氧中毒的表现,若出现氧中毒表现则应迅速摘除面罩,改吸空气,必要时终止治疗;在减压过程中应密切观察患者呼吸、循环及神经系统的变化,继续指导调压动作;减少活动,不要屏气和剧烈咳嗽,防止肺气压伤;开放患者身上所有引流管;重度一氧化碳中毒患者常有心力衰竭和肺水肿,减压时易出现反跳,故应放慢减压速度,有异常及时通知医生。

(3)出舱后护理:严密观察病情,持续心电监护、血氧饱和度监测,观察生命体征、意识、瞳孔、皮肤黏膜颜色,记录24小时出入量;预防并发症。

3. 基础护理
(1)严密观察输液的速度和量,避免输入过多过快。
(2)脱水剂应用后,记录出入量,防止水电解质紊乱。
(3)做好留置导尿的护理,防止泌尿系感染。
(4)不能进食者可鼻饲,给予高热量、高蛋白、富含维生素的流质饮食。
(5)昏迷患者做好口腔护理,皮肤护理,定时翻身,预防口腔感染及压力性损伤的发生。
(6)高热、抽搐的昏迷患者,用头部降温的冬眠疗法,注意保暖,防止自伤和坠床。

4. 心理护理　由于发病突然,患者往往无心理准备,难以接受身体的感觉、运动功能障碍等,护士应鼓励患者表达感受,并提供有关疾病的客观资料,引导患者正确认识病情,增强战胜疾病的信心。3~5天后,患者有较大的情绪波动、反常,则应考虑是否有迟发性脑病。

5. 健康教育　告诫患者及家属,家庭使用煤气及煤炉时的注意事项,提高防范意识,学会简单的急救知识及技术,减少意外伤害。

课堂互动

患者,女性,42岁,因急性一氧化碳中毒入院。入院时神志不清,双侧瞳孔等大等圆,对光反射减弱,双肺呼吸音粗,心率80次/min,律齐,腹部无异常体征,病理反射(−),体温正常。

请问:为明确诊断,如何进行下一步紧急评估?如何对患者实施救护?

第四节　镇静催眠药中毒

案例分析

　　患者,女性,32 岁,镇静催眠药(地西泮)中毒送入医院。神志不清,压眶无反应,双侧瞳孔缩小如针尖样,对光反应消失,呼吸表浅,心音低钝,双肺听诊痰鸣音,四肢软瘫。查体:血压 110/40mmHg,心率 98 次 /min,呼吸减慢。

　　请问:患者可能是什么情况? 为明确诊断还需要如何进行进一步紧急评估? 如何对患者实施救护?

参考答案

　　镇静催眠药能抑制中枢神经系统,在临床上广泛用于镇静、催眠、抗惊厥及麻醉前给药。过量服用或用药不当,引起镇静催眠药中毒(sedative hypnotic poisoning),可抑制延脑呼吸中枢及血管运动中枢,引起昏迷、呼吸衰竭、休克等,长期服用可产生依赖和成瘾,突然停药可出现戒断综合征。常用的镇静催眠药分为:①巴比妥类:巴比妥、苯巴比妥、异戊巴比妥、硫喷妥钠等;②苯二氮䓬类:地西泮、阿普唑仑等;③吩噻嗪类:氯丙嗪、奋乃静等;④其他:水合氯醛等。不同种类的镇静催眠药药理作用不同,临床表现也各有不同。

一、病情评估

(一) 病史

　　有应用镇静催眠药史,了解用药前情绪的变化、药名、剂量和用药时间、用药前后有无饮酒。

(二) 中毒机制

　　1. 巴比妥类抑制丙酮酸氧化酶系统,从而抑制脑干网状结构上行激活系统,大剂量还可抑制呼吸、血管运动中枢和体温调节中枢,引起呼吸衰竭、血压下降导致休克,体温过低,甚至呼吸心跳停止。吩噻嗪类与巴比妥类药物作用机制相似。

　　2. 苯二氮䓬类对中枢神经抑制作用较轻,通过激活 γ- 氨基丁酸(GABA,一种神经传递抑制剂且主要作用于大脑边缘系统,影响情绪和记忆力),使 GABA 与 GABA 受体结合的亲和力增强,以增强 GABA 对突触后的抑制功能。

　　3. 非巴比妥、非苯二氮䓬类　中毒机制与巴比妥类药物相似。

　　4. 吩噻嗪类药物　主要作用于网状结构,对中枢神经系统多巴胺受体具有抑制作用,可抑制脑干血管运动和呕吐反射、阻断 α 肾上腺能受体、抗组胺、抗胆碱能等。

(三) 判断病情轻重

　　该病情大致分为轻、重两种程度。注意初期表现为轻症者病情可能会随着药物吸收发生进展,药物毒性、摄入量及药物半衰期对病情影响较大。

　　1. 轻度中毒　无意识或轻度意识障碍,呼吸、循环、氧合等重要生命体征及生理指标稳定。

　　2. 重度中毒　表现为呼吸抑制、呼吸衰竭、循环衰竭、心律失常等,或伴有严重并发症,或有严重生理功能紊乱及脏器功能不全。

（四）临床表现

1. 巴比妥类中毒

（1）轻度中毒：发生于 2~5 倍催眠剂量。表现为嗜睡但易唤醒、言语不清、感觉迟钝、判断力和定向力障碍等，各种生理反射均存在，生命体征正常。

（2）中度中毒：发生于 5~10 倍催眠剂量。表现为昏睡或浅昏迷、腱反射消失、呼吸浅慢，血压正常，角膜反射、咽反射存在。

（3）重度中毒：发生于 10~20 倍催眠剂量。表现为深昏迷，早期四肢强直、腱反射亢进、病理反射阳性、全身弛缓、各种生理反射消失、呼吸浅慢、不规则或呈潮式呼吸，可发生肺水肿。脉搏细弱、血压下降，严重者可休克、尿少。可因呼吸衰竭、休克或长期昏迷并发肺部感染而死亡。

2. 苯二氮䓬类中毒 摄入后 30~120 分钟，主要表现为嗜睡、头晕、言语不清、共济失调等轻度中枢神经系统抑制表现，很少出现严重症状。如出现长时间深昏迷和呼吸衰竭、休克等，应考虑是否同时服用了其他镇静催眠药或酒类。

3. 非巴比妥、非苯二氮䓬类中毒 表现与巴比妥类中毒症状相似但有其自身特点。如水合氯醛中毒，表现为局部刺激性，口服可有胃部烧灼感，同时伴有心、肝、肾损害等。

4. 吩噻嗪类中毒 锥体外系反应是最常见的临床表现，如震颤麻痹综合征、静坐不能、急性肌张力障碍反应等，还可表现为嗜睡、低血压、休克等。

5. 戒断综合征 长期滥用镇静催眠药可引起耐药和依赖性，突然停药或减量可出现戒断综合征，即与药物作用相反的表现，主要为自主神经兴奋性增高和轻中度神经精神异常。

（1）巴比妥类戒断综合征：表现为焦虑、失眠、易激惹、幻觉、颤抖、共济失调、反射亢进等，多数患者发生抽搐。短效、中效巴比妥类药物突然停药 12~16 小时，可出现恶心、呕吐、直立性低血压、易激惹等症状；停药 48~72 小时，可出现癫痫、谵妄，表现为思维混乱、记忆力减退、定向障碍等；4~7 天后可自行恢复。

（2）苯二氮䓬类戒断综合征：于长期服用后突然停药 14 天内出现，戒断表现 5~6 天达到高峰，4 周左右恢复，表现为头痛、易激惹、失眠、颤抖、高血压、高体温、认知障碍和感觉异常等。

（五）辅助检查

1. 血液、尿液、胃液中药物浓度测定有助于明确病因。

2. 血液生化检查 肝、肾功能等。

3. 动脉血气分析 了解呼吸抑制所导致的缺氧和酸中毒情况。

二、救治与监护

镇静催眠药中毒救治原则包括维持昏迷患者重要器官功能，清除毒物，使用特效解毒药物，防止并发症等。

（一）现场救治

口服催吐法，适用于清醒且配合治疗者，催吐前先饮水 200~400ml，然后再行催吐。

（二）院内救治

1. 清除毒物

（1）洗胃：尽早用温开水或 1∶5 000 高锰酸钾溶液反复洗胃，服药量大者超过 6 小时仍需洗胃。

（2）导泻：胃管内注入活性炭（50~100g 加两倍的水）混悬液和硫酸钠 250mg/kg 导泻，每 4 小时 1 次，一般不用硫酸镁导泻。

（3）利尿、碱化尿液：积极补液同时用 5% 碳酸氢钠溶液 200ml 静脉滴注，使巴比妥盐酸离子化而不被吸收，并加用呋塞米 20~40mg 静脉滴注，加速毒物排出，对吩噻嗪类中毒无效。

（4）血液净化治疗：严重患者可进行血液净化治疗，对苯巴比妥有效，对苯二氮䓬类无效。

2. 特效解毒剂　巴比妥类和吩噻嗪类中毒无特效解毒药。氟马西尼(flumazenil,安易醒)是苯二氮䓬类拮抗剂，通常用 0.2mg 静脉缓慢注入，可重复注射，总量可达 3~5mg。

3. 应用中枢兴奋剂　重症患者可适量应用，但不作为常规用药。代表药物：贝美格（美解眠）50~150mg 加入 5% 葡萄糖溶液 250ml 静脉滴注，可重复使用，直至呼吸、肌张力或反射恢复正常时减量。纳洛酮 0.4~0.8mg 静脉注射，可间隔 5~10 分钟反复使用，直至呼吸抑制解除、意识恢复清醒。呼吸兴奋剂可用可拉明静脉滴注或静脉注射。中枢兴奋剂使用时需严格掌握用量和方法，用量不宜过大，不宜反复多次使用。只有在患者处于深昏迷状态且抢救后效果不理想，或者出现有显著的呼吸衰竭时方可使用。

4. 防治并发症　积极防治肺部、皮肤等感染，及时纠正休克，维持水、电解质平衡，防治急性肾衰竭。

5. 戒断综合征治疗　应用足量的镇静安眠药物控制症状，病情稳定后再逐渐减量直至停药。

（三）救护要点

1. 严密观察病情　观察意识状态、瞳孔变化、血压和呼吸变化、出入量等，及时发现问题，遵医嘱用药时注意观察药物作用和患者反应。

2. 保持呼吸道通畅　昏迷患者应去枕平卧，头偏向一侧，及时清除呼吸道内分泌物，并给予持续吸氧，必要时床旁备气管切开包，做好气管插管或气管切开护理。

3. 基础护理　清醒者鼓励咳嗽，昏迷者注意定时翻身拍背，加强皮肤护理，有水疱者应观察皮肤水疱有无破溃；加强营养，昏迷者超过 3~5 天，可通过鼻饲给予高蛋白流质饮食或静脉补充营养物质，以提高机体抵抗力。

4. 心理护理　镇静催眠药中毒患者多数为自杀行为，对清醒患者要严加看护，加强沟通与疏导。

5. 健康教育　日常生活中要加强镇静催眠药的处方、使用、剂量等管理，特别是要关注情绪不稳定和精神不正常者。另外要防止患者对药物的依赖性，不能突然停药，应逐渐减量停药，并加强对该类药物处方的监督控制。

🔍 知识链接

"摇头丸"中毒

"摇头丸"是一种具有致幻作用的苯丙胺类兴奋剂，单次剂量使用即可产生"急性强化效应"而致成瘾。轻度中毒：表现为兴奋、好动多语、呼吸加快但神志清楚；中度中毒：表现为发热伴神志恍惚、精神紧张、头痛、胸痛、运动不能；重度中毒：表现为发热伴神志不清或昏迷、抽搐、瞳孔散大、牙关紧闭、衰竭状态。致死的原因主要有高热综合征、弥散性血管内凝血、急性肾衰竭、呼吸衰竭、肝功能衰竭、休克、心室颤动。中毒时主要救治原则为保持呼吸道通畅和给氧、清除毒物、促进毒物排泄、镇静、改善心肌缺血、对症支持治疗及必要时血液净化治疗等。

笔记栏

ER-15-3

参考答案

第五节　急性食物中毒

案例分析

　　患者,女性,21岁,大二学生,头痛、恶心、呕吐、腹痛、腹泻,呈水样便。体格检查:体温 39.2℃,神志清、双侧瞳孔等大等圆,双肺呼吸音清,心率 110 次/min,律齐,腹部压痛,四肢无力。血常规结果显示白细胞 $22.8 \times 10^9/L$。就诊同时,另有两名有相同症状的同学来医院就诊。三名同学大便检查均检出金黄色葡萄球菌。

　　请问:

　　1. 该女生可能发生了什么临床问题? 哪些护理评估内容支持该诊断?

　　2. 针对该女生应采取哪些紧急救治措施?

　　3. 对该女生应采取哪些护理措施?

　　急性食物中毒是指凡进食被细菌及其毒素污染的食物,或摄入含有毒性物质(如亚硝酸盐、升汞、砷剂、有机磷等)的食物以及食物本身的自然毒素(如毒蕈、有毒鱼类等)所引起的急性中毒性疾病。本节重点介绍急性细菌性食物中毒、急性亚硝酸盐中毒和急性毒蕈中毒。

一、病情评估

　　急性食物中毒发病者均系摄入毒性食物引起,其特点是突然暴发、潜伏期短、易集体发病。通过病史及临床表现的评估,尽快明确中毒原因,及时给予相应的急救护理措施是减少患者并发症,提高抢救成功率的关键。

　　(一) 急性细菌性食物中毒

　　1. 病史　应询问有无进食可疑污染食物史,进食的时间及量。细菌性食物中毒有明显季节性,常发生在夏秋季节,且其发病率常随气温升高而增加,通常 4—5 月份开始出现,6—9 月份达高峰;容易中毒的食品主要是肉类、乳类、蛋类及水产品等动物性食品,其次是植物性食品,如剩米饭、糯米糕、豆制品等。

知识链接

食物中毒的常见原因

　　①食物原料腐败变质并有大量细菌繁殖,或食品虽未变质,但存放时间过长,受细菌污染后大量繁殖或产生毒素;②食品未烧熟煮透,加热不充分,细菌未被杀死;③食品保存不善或保存食品的容器不清洁。将食物放在冰箱内,因冰箱内的低温只能抑制细菌生长,不能灭菌,所以时间长了细菌仍能大量繁殖,另外冰箱不洁也可造成食品污染;④生熟食品交叉污染,尤其是制作过程中生熟不分,造成污染;⑤生吃水产品和凉拌菜,未能洗净消毒。

2. 中毒机制 急性细菌性食物中毒可分为胃肠型和神经型两大类。胃肠型细菌性食物中毒常见的致病菌有沙门菌属、副溶血弧菌、大肠埃稀菌、变形杆菌、金黄色葡萄球菌、空肠弯曲菌等,细菌污染食物后,大量繁殖,并产生内毒素和/或外毒素;神经型细菌性食物中毒又称肉毒中毒,是由肉毒梭状芽孢杆菌外毒素所引起的中毒性疾病,多发生在我国新疆等地区。肉毒杆菌为厌氧菌,在缺氧情况下可大量生长繁殖,并产生外毒素,腊肠、火腿、罐头等瓶装食物等易受污染,肉毒杆菌外毒素经胃和小肠上端吸收,通过淋巴和血液循环到达运动神经突触和胆碱能神经末梢,抑制乙酰胆碱释放,使肌肉收缩运动障碍、肌肉麻痹导致患者瘫痪。

3. 临床表现

(1)胃肠型细菌性食物中毒:多发生于夏秋季,主要表现为恶心、呕吐、腹痛、腹泻、畏寒发热等胃肠炎症状。一般发病急骤,先有腹部不适,继而出现上、中腹部疼痛,腹痛多呈阵发性绞痛,腹泻每天数次至数十次,呈黄色稀便、水样便及黏液便,亦可呈脓血便或血水便;呕吐物为胃内容物及胆汁,严重者可出现水、电解质紊乱,酸中毒,血压下降及休克等;查体时可有上、中腹部轻度压痛,肠鸣音亢进等。

(2)神经型细菌性食物中毒:此型潜伏期为12~36小时,起病突然,以神经系统症状如眼肌和咽肌瘫痪为主要特征。初期可有全身软弱、乏力、头痛、头晕,继而出现眼睑下垂、瞳孔散大、复视、斜视及眼内外肌瘫痪,严重者有吞咽困难、咀嚼、言语及呼吸困难,亦可出现声音嘶哑、失音、抬头困难、共济失调等,肢体完全瘫痪者少见,如未及时抢救,病死率较高;因胆碱能神经传递的阻断,还可出现腹胀、尿潴留、唾液及泪液减少等;体温多正常或低热,神志清醒,知觉正常,患者可在4~10天后逐渐恢复。

4. 辅助检查 对可疑食物、呕吐物及粪便做细菌培养,以确定病原菌;肉毒中毒多是地区性疾病,如在新疆等地区出现上述症状,结合有食用厌氧发酵食物的病史即可明确诊断。

知识链接

氰化物中毒

氰化物是分子化学结构中含有氰根(CN^-)的化合物,最常见的是氢氰酸、氰化钠和氰化钾。根据与氰基连接的元素或基团将氰化物分成两大类,即有机氰化物和无机氰化物。以氰化氢(又称氢氰酸)为代表的无机氰化物多属高毒类,氰化物可经各种途径吸收入人体。职业性氰化物中毒通常是通过呼吸道吸入和皮肤吸入引起,生活性中毒则以口服为主。

氰化物的毒性主要由在体内解离出的 CN^- 引起,最重要的毒性是迅速抑制呼吸链的终端酶——细胞色素氧化酶,导致细胞内呼吸中断,阻断电子传递和氧化磷酸化,从根本上抑制三磷腺苷的合成,从而抑制细胞内氧的利用,对机体各脏器组织产生影响,以氧需求量最大的中枢神经系统和循环系统表现为主。中毒后的潜伏期与接触氰化物的浓度及暴露时间有直接关系。吸入高浓度氰化物($>300mg/m^3$)或吞服致死剂量的氰化钠(钾)可于接触后数秒至5分钟内猝死。

鱼胆中毒

民间流传鱼胆有"明目止咳、清热解毒"作用,时有被生食或和酒吞服,屡有鱼胆中毒事件发生。中毒轻重与服鱼胆的数量有关。首发症状表现为恶心、呕吐、腹痛、腹泻等消化道症状。患者可因发生肝、肾、心等多脏器功能衰竭而死亡。鱼胆中毒无特效解毒疗法。主要治疗原则为清除毒物,对症支持治疗。早期应透析治疗或预防性透析治疗,可明显改善预后。预防鱼胆中毒,应加强宣教,不盲目服用鱼胆。

(二)急性亚硝酸盐中毒

亚硝酸盐中毒,又称肠源性发绀,是指误食亚硝酸盐或含有过量亚硝酸盐的食物所致的化学中毒性高铁血红蛋白血症,以组织缺氧为主要表现。

1. 病史　有食用或误服亚硝酸盐史,贮存过久的蔬菜及刚腌制不久的蔬菜(暴腌菜)、煮熟后经高温腐败后的蔬菜等均含有大量亚硝酸盐,或者误将亚硝酸盐当食盐加入食品,患者因摄入此类食物后造成大量亚硝酸盐进入体内而引起中毒。

2. 中毒机制　亚硝酸盐是一种强氧化剂,被人体吸收后,迅速将正常血红蛋白中的二价铁氧化成三价铁,即高铁血红蛋白,使血红蛋白丧失携氧和释放氧气的功能,造成组织缺氧。中枢神经系统对缺氧最为敏感,引发一系列中枢神经系统症状,还可使血管扩张,血压降低,导致器官功能障碍。胃肠功能紊乱时,硝酸盐还原菌在肠道内大量繁殖,当食入富含硝酸盐的蔬菜(甘蓝、韭菜、菠菜、大白菜、芹菜、甜菜)时,硝酸盐在体内被还原成亚硝酸盐,引起亚硝酸盐中毒,称为肠原性青紫症。此外,亚硝酸盐在胃肠道的酸性环境中可以转化为亚硝胺,亚硝胺具有强烈致癌作用,主要引起食管癌、胃癌、肝癌和大肠癌等,亚硝胺还能够透过胎盘进入胎儿体内,对胎儿有致畸作用。

3. 临床表现　一般发病较急、病程进展快,多在食后 0.5~3 小时出现症状,重者可在食后 10 分钟左右发病。临床表现的严重程度与食入亚硝酸盐的量呈正比,发绀为其主要表现,轻者表现为头痛、头晕、恶心、呕吐、胸闷、乏力、口唇、耳郭、指甲和皮肤发绀;重者表现为面部、眼结膜及全身皮肤黏膜发绀,心率加快,嗜睡、烦躁不安,呼吸困难,甚至出现昏睡、昏迷、惊厥、二便失禁,最终可因呼吸衰竭而死亡。

4. 辅助检查　可检测血中高铁血红蛋白含量;动脉血气分析,可出现低氧血症;心电图检查,可因缺氧而出现心律失常,如心动过速等。

知识链接

高铁血红蛋白血症

正常人血红蛋白分子含二价铁(Fe^{2+}),与氧结合为氧合血红蛋白。当血红蛋白中铁丧失一个电子,被氧化为三价铁(Fe^{3+})时,即称为高铁血红蛋白(简称 MetHb)。正常人血 MetHb 仅占血红蛋白总量的 1% 左右,并且较为恒定。当血中 MetHb 量超过 1% 时,称为高铁血红蛋白血症;达总量的 10% 时,皮肤黏膜发绀;达 20%~30% 时可出现缺氧症状;达 50%~60% 时出现精神症状。当 MetHb 浓度高达 60% 时,患者可有昏睡甚至昏迷。

高铁血红蛋白血症的主要表现是缺氧和发绀,MetHb 本身除不能供氧外,还同时加强了其他血红蛋白与氧的亲和力。因此,即使在氧分压较低时,也不易将氧释放至组织,导致血红蛋白氧合解离曲线左移。轻度 MetHb 血症者有乏力、气急、心动过速、头痛及昏晕。中毒性 MetHb 血症,症状明显,MetHb 含量超过 20% 者,应及时用亚甲蓝 1~2mg/kg,加 5% 葡萄糖溶液 20~40ml,静脉推注。病情严重者,1 小时后可重复给药 1 次。

(三)急性毒蕈中毒

毒蕈为有毒的野生蘑菇,成分为含有多个氨基酸的多肽,易溶于水,形状与食用菌相似,常被误食导致中毒。急性毒蕈中毒有明显的季节性和地域性,6—9 月份是毒蕈中毒事件的高发期,云南、广西、四川、贵州是毒蕈中毒的高发省份。

1. 病史　有食用蕈类史及吐泻症状,家庭多为毒蕈中毒的主要场所,其次是集体食堂。毒蕈有毒成分复杂,一种毒素可见于数种蕈类中,一种毒蕈又可能含几种毒素。毒蕈毒素的形成和含量可因地区、季节和生长条件而异。因所含毒素不同,引起的中毒类型各不相同。毒粉褶菌、毛头乳菇、毒红菇、虎斑蘑、毛头鬼伞、墨汁鬼伞等可引起胃肠炎型毒蕈中毒;鹿花菌、褐鹿花菌、赭鹿花菌等引起溶血型毒蕈中毒;毒蝇伞、橘黄裸伞等引起神经 - 精神型毒蕈中毒;白毒伞、鳞柄白毒伞、褐鳞小伞、秋盔孢伞等引起肝损害型毒蕈中毒。

🔍 知识链接

蕈　类

蕈类又称蘑菇,属于大型真菌。常见蘑菇呈伞状,多生长于潮湿阴暗处,靠吸收活植物体内的营养(寄生)或土壤中植物残体的分解物质(腐生)为生,全世界已知 5 000 多种,有毒的 100 多种。中国有可食蕈 300 多种,毒蕈 80 多种,危害较大者 20~30 种,巨毒者 10 多种。

2. 中毒机制　毒蕈中毒多为误食含有毒素的蕈类所致。毒蕈种类多,不同毒蕈所含毒素不同,同一种毒蕈也可能含有多种毒素,如环肽类毒素、甲基肼化合物、蝇蕈碱、类阿托品样毒素、溶血毒素、肝毒素、神经毒素等。其中,环肽类毒素进入机体后主要抑制靶器官中的 RNA 聚合酶和 DNA 转录,导致细胞坏死。甲基肼化合物结构与异烟肼类似,可通过降低谷氨酸脱羧酶活性,减少 γ- 氨基丁酸形成,还可导致肝细胞坏死和细胞色素 P-450 的活性下降。蝇蕈碱可通过刺激心脏乙酰胆碱受体,导致腺体分泌和肌肉松弛。

3. 临床表现　根据主要损害的靶器官,可大体分为以下临床类型。

(1)胃肠炎型:潜伏期为 0.5~6 小时,轻者主要表现为恶心、呕吐、腹痛、腹泻及流涎等,重者则吐泻严重,腹痛剧烈,水样便可伴黏液及红细胞,全身中毒症状严重,并可出现休克、谵妄及昏迷,经积极治疗后,可迅速恢复,病死率低。

(2)溶血型:潜伏期为 6~12 小时,除有胃肠炎症状外,尚有明显溶血,出现血红蛋白尿、溶血性黄疸、肝脾大及溶血性贫血等,大量溶血可继发急性肾衰竭,给予糖皮质激素及输血等治疗后,多可康复,病死率不高。

(3)神经 - 精神型:潜伏期为 1~6 小时,除恶心、呕吐、腹痛、腹泻等胃肠道症状外,尚有多汗、流涎、流泪、脉缓、瞳孔缩小等胆碱能神经兴奋症状,重者可有肺水肿、呼吸抑制及昏迷等;也有以精神症状为主,出现幻听、幻觉、狂躁、谵妄、昏迷等中枢神经损害,迫害妄想,哭笑无常,类似精神分裂症。

(4)肝损害型:潜伏期 6~72 小时,多在 24 小时内发病,以中毒性急性肝损害为最突出的临床表现,同时伴有脑、心、肾等内脏损害,其中以肝损害最为严重。在轻度胃肠炎表现症状持续 1~2 天自行缓解后,进入无明显症状的"假愈期",然后迅速出现肝大、黄疸、肝功能异常、氨基转移酶增高,伴全身出血倾向,常并发弥散性血管内凝血,烦躁不安或淡漠、意识模糊甚至出现暴发性肝衰竭继发肝性脑病而死亡,此型病情最为凶险。

4. 辅助检查　取食后残余毒蕈喂食动物进行观察,或做毒物鉴定以明确诊断。

二、救治与监护

在抢救急性食物中毒患者时,确定中毒物质对治疗来说至关重要。因此,在发生食物中

笔记栏

毒后,要保存导致中毒的食物样本、呕吐物和排泄物等,以供检测。

(一) 现场救护

使患者处于空气新鲜,通风良好的环境中,并注意保暖。对中毒不久而无明显呕吐者,可用手指、筷子等刺激其舌根部的方法催吐,或让中毒者大量饮用温开水并反复自行催吐,以减少毒素的吸收。如病情严重,且中毒时间较长者,应迅速送到医院进行抢救。

(二) 院内救护

1. 急性细菌性食物中毒

(1) 迅速清除毒物:立即洗胃及导泻。经大量温水催吐后,呕吐物已为较澄清液体时,可适量饮用牛奶以保护胃黏膜。如在呕吐物中发现血性液体,则提示可能出现了消化道或咽部出血,应暂时停止催吐;如果患者吃下中毒食物的时间较长(超过 2 小时),而且精神较好,可服用泻药,促使有毒食物排出体外,用大黄、番泻叶煎服或用开水冲服,都能达到导泻的目的。

(2) 补液、抗炎、抗休克:胃肠型细菌性食物中毒者,如腹泻频繁,脱水严重者应补充液体、电解质,进行抗休克治疗。轻者可口服补液,重者给予静脉补液,注意补液原则,观察记录出入量,维持体液、电解质和酸碱平衡,同时按医嘱使用抗生素,观察用药反应。

(3) 对症处理:胃肠型细菌性食物中毒者,如呕吐腹痛明显,需进行解痉、镇痛治疗,轻者可口服盐酸消旋山莨菪碱(654-2)等抗胆碱药物,重者可用新型抗胆碱药长效托宁,对解除消化道等痉挛性疼痛的效果,明显优于 654-2 及阿托品;神经型细菌性食物中毒者应早期给予多价抗毒血清,在起病 24 小时内或肌肉瘫痪前使用效果最佳。惊厥者应保护患者避免受伤,应用抗惊厥药,高热者给予降温,尿潴留者给予导尿等。

2. 急性亚硝酸盐中毒

(1) 迅速清除毒物:洗胃、导泻,鼓励大量饮水或静脉补液,以排出毒物。神志清楚者先给予温开水催吐,再行彻底洗胃术;昏迷者直接用 1∶5 000 高锰酸钾溶液洗胃,然后给予牛奶 250ml 灌入。洗胃后由胃管内注入 20% 甘露醇 250~500ml 导泻,减少肠道内毒素吸收。

(2) 解毒剂:亚甲蓝为亚硝酸盐中毒的特效解毒剂,小剂量应用可以使高铁血红蛋白还原成血红蛋白,但是剂量过大(10mg/kg)会起氧化作用,导致高铁血红蛋白血症,小剂量亚甲蓝 1~2mg/kg,用葡萄糖注射液稀释后缓慢静脉注射,约 1 小时未见好转或症状再出现者可重复使用,直至发绀消失;大剂量维生素 C 可直接将高铁血红蛋白还原为亚铁血红蛋白,所以亚甲蓝与维生素 C 两者合用效果更好。

(3) 吸氧:对于缺氧严重伴肺水肿、脑水肿、昏迷等患者应早期采用高压氧治疗。

(4) 输新鲜血或红细胞置换治疗:中毒严重患者可输新鲜血 200~400ml,必要时可考虑采用换血疗法,溶血型病情严重者,同时应碱化尿液。

(5) 对症处理:维护重要脏器功能;纠正酸中毒;呼吸衰竭者,给予尼可刹米等呼吸兴奋剂;惊厥者,给予镇静剂;休克或血压下降明显者,给予收缩血管药物。

3. 急性毒蕈中毒

(1) 迅速清除毒物:尽早应用 1∶5 000 高锰酸钾、温水等反复洗胃(即使超过 6 小时也应考虑洗胃),洗胃后可经胃管注入药用炭以减少毒素吸收,成人 50~100g/kg,小儿 1~2g/kg,用水稀释成 10%~15% 的混悬液,症状严重者 2~4 小时后可按照以上剂量的一半重复使用;洗胃后注入 50% 硫酸镁 60ml 导泻,也可用甘草绿豆汤口服或灌肠以助解毒;大量补液及利尿促进毒物排泄。

(2) 阿托品等抗胆碱药物:阿托品等抗胆碱药可拮抗毒蕈碱作用,适用于含毒蕈碱的毒蕈中毒,0.5~1mg 肌内注射直至阿托品化。

（3）巯基类络合剂的应用：巯基类络合剂对肝损害型毒蕈中毒有一定疗效,此类药阻断毒素分子中的硫醚键,使毒素活力减弱,从而保护了巯基酶活性,并恢复部分已与毒素结合的含巯基酶的活性。一般选用 5% 二巯丙磺钠 5ml 作肌内注射(成人),或用 10% 葡萄糖溶液 20ml 稀释后静脉注射,每 6 小时一次,症状缓解后改为每日 2 次,连用 5~7 日。

（4）糖皮质激素的应用：糖皮质激素可用于溶血毒素引起的溶血反应,对中毒性心肌病变、中毒性肝病变和脑神经病变,均有一定治疗作用,宜早期、短程、大量使用,如氢化可的松 300~400mg/d 或地塞米松 20~40mg/d,一般连用 3~5 日。

（5）对症处理：及时补液,纠正水、电解质紊乱及酸碱平衡失调,积极施以保肝和支持治疗,防治中毒性脑水肿、呼吸衰竭、急性肾衰竭等并发症。兴奋、谵妄、精神错乱者给予镇静剂治疗。

（6）血液净化治疗：有肾功能损害者,应早期应用血液透析和血液灌流治疗,以清除血液中的毒素,缓解水、电解质和酸碱平衡紊乱。

（三）救护要点

1. 急性细菌性食物中毒

（1）密切观察生命体征：神经型细菌性食物中毒者,可因呼吸中枢麻痹而危及生命,需加强呼吸管理,及时清除呼吸道分泌物,保持呼吸道通畅,吸氧,必要时气管切开,行机械通气辅助呼吸。

（2）保留食物样本,及时送检：注意观察患者呕吐物及排泄物性状,必要时留标本送检。

（3）补充营养和水分：卧床休息,治疗的同时应补充足够营养和水分。胃肠型细菌性食物中毒者,可给予易消化的流质或半流质饮食,吐泻严重者应暂时禁食;神经型细菌性食物中毒者,如发生吞咽困难时给予鼻饲或静脉补充营养。

（4）对症护理：高热者给予物理降温或药物降温;腹痛严重者注射 654-2,并注意观察药物疗效及不良反应。

（5）健康指导：日常生活中应积极预防急性食物中毒,彻底加热杀灭食物中的病原体,防止生、熟食品交叉污染。

2. 急性亚硝酸盐中毒

（1）密切观察生命体征：严密观察体温、脉搏、呼吸、血压及神志变化,观察有无发绀、抽搐等症状;迅速建立有效的静脉通道,做好抢救准备。

（2）保持呼吸道通畅：尤其是昏迷者,患者平卧位,头偏向一侧,防止呕吐物和分泌物阻塞呼吸道,而引起窒息;及时清除口鼻处分泌物,保持面部清洁;抢救的同时给予低流量氧气吸入,必要时行高压氧治疗。

（3）控制亚甲蓝的剂量和注射速度：亚甲蓝为氧化还原剂,只有在低浓度(1~2mg/kg)时才会使高铁血红蛋白还原为正常血红蛋白。应严格控制剂量和注射速度。

（4）注意安全防护：呕吐者,防止误吸和肺炎发生;神志不清、抽搐痉挛者,应加强安全防护,避免自伤。

（5）加强预防：养成良好的生活习惯,不吃腐烂变质、存放过久的蔬菜和新腌制的菜类、不饮用苦井水等。

3. 急性毒蕈中毒

（1）严密观察生命体征：密切监测体温、脉搏、呼吸、血压及神志变化,了解中毒类型,做好病情观察记录。

（2）保持呼吸道通畅：昏迷患者给予平卧位,头偏向一侧,预防窒息;及时清除呼吸道分泌物,保持呼吸道通畅,定时吸痰,防止吸入性肺炎发生。

（3）加强安全防护：神经 - 精神型中毒者，密切观察患者惊厥和烦躁症状，及时进行约束保护，防止摔伤。

（4）一般护理：详细做好各项记录，加强基础护理，防止并发症；注意观察药物不良反应；观察呕吐物性状、颜色、次数和量，记录 24 小时出入量；观察肝、心、肾、脑及神经系统的功能状态。

（5）健康教育：掌握常见毒蕈的识别方法，提高对毒蕈的鉴别能力，不随意食用不认识的或未吃过的菌类，宣传毒蕈中毒的自救措施，提高患者自我保护能力。

第六节　急性酒精中毒

案例分析

患者男性，36 岁，语无伦次、步态不稳，由其妻搀扶入院，家属代诉半小时前患者喝半瓶白酒，呕吐物有酒精气味，查体：体温 36.5℃，心率 84 次 /min，呼吸 19 次 /min，血压 125/82mmHg，心脏未闻及杂音，神志呈谵妄状态，瞳孔等大等圆，直径 3mm，对光反射灵敏，病理反射未引出。辅助检查：头颅 CT 平扫未见明显异常，电解质、血常规、肾功能正常。临床诊断：急性酒精中毒。

请问：

1. 针对该患者需采取哪些紧急救治措施？
2. 对该患者需采取哪些护理措施？

ER-15-4

参考答案

酒精是乙醇的水溶液，是无色芳香易挥发的液体，多用作工业原料、医用消毒剂等。急性酒精中毒是由于服用过量的乙醇所引起的中枢神经系统由兴奋转为抑制状态，表现为一系列精神、神经系统症状，严重者导致昏迷、呼吸抑制甚至死亡。

一、病情评估

（一）病史

有大量饮酒或吸入其蒸汽、摄入高浓度乙醇等化学物质的病史。

（二）中毒机制

乙醇可经呼吸道、消化道进入人体，进入人体的乙醇约 80% 由十二指肠、空肠吸收，其余由胃吸收，吸收后迅速分布至全身各组织，绝大部分经肝脏代谢分解，约 2% 经呼吸道和肾排出体外。胃内有食物存在时可延缓乙醇吸收。饮酒后，乙醇直接进入人体血液循环，被乙醇脱氢酶氧化分解，形成对人体肝脏有极大毒性的乙醛。正常情况下，乙醛可被人体内的乙醛脱氢酶分解为无毒物质而排出体外，但是当摄入乙醇量过多时，部分乙醛不能被完全分解，可直接进入肝脏损害肝细胞。饮酒量越多的人，其体内乙醛含量就越高，其肝脏受到的损害也越重。当肝功能受损时，乙醇的分解速度进一步减慢，易发生蓄积而导致中毒。乙醇可明显抑制肝细胞再生及修复，加重肝炎患者的肝脏受损程度。乙醇的代谢产物乙醛和醋酸盐可直接损害心肌组织，致心肌细胞和心肌间质纤维化，使心肌收缩和舒张功能减退。另外，乙醇还是中枢神经系统抑制剂，进入人体后，首先作用于大脑皮质，表现为兴奋，当中毒进一步加重时,皮质下中枢和小脑受累,表现为共济失调等运动障碍,继而功能抑制出现精神异常,严重者可出现昏迷,最后由于抑制延髓呼吸中枢和血管运动中枢而出现休克、呼吸衰竭而致患者死亡。

（三）临床表现

急性酒精中毒的症状轻重与乙醇浓度、饮酒量、饮酒速度、个体耐受性和敏感性及是否空腹饮酒等因素有关,主要表现为中枢神经系统、循环系统和呼吸系统功能紊乱,大致分为三期。

1. 兴奋期　血液中乙醇浓度达 11mmol/L(500mg/L)时,大脑皮质处于兴奋状态,表现为头晕、面色潮红、眼结膜及皮肤充血,有恶心呕吐、欣快感、言语过多、喜怒无常、情绪不稳,也有安静入睡者,呕吐物及呼气中有酒味。

2. 共济失调期　血液中乙醇浓度达 11~33mmol/L(500~1 500mg/L)时,即出现共济失调,表现为动作笨拙、步态蹒跚、语无伦次、口齿不清等。

3. 昏睡、昏迷期　血液中乙醇浓度超过 54mmol/L(2 500mg/L)时,患者出现昏睡,重者处于深昏迷状态,表现为面色苍白,皮肤湿冷,呼吸深慢且有鼾声,口唇青紫,瞳孔散大,脉搏细弱,心动过速,血压下降,体温降低,二便失禁,甚至出现惊厥、休克、脑水肿等,可因延髓呼吸与血管运动中枢衰竭致心搏骤停而死亡。

（四）辅助检查

1. 呼气和血、尿乙醇浓度测定。

2. 动脉血气分析和电解质测定　可有轻度代谢性酸中毒、低血钾、低血镁、低血钙等。

3. 其他检查　心电图检查可有心律失常和心肌损害的心电图表现。血糖检查可出现血糖降低。

二、救治与监护

（一）现场救护

轻度醉酒者,可让其静卧,最好是侧卧,以防吸入性肺炎,注意保暖,避免受凉;重度酒精中毒且神志清醒者,应用筷子或勺柄压舌根部,迅速催吐,但禁用吗啡,以免加重乙醇的抑制作用;若中毒者昏迷不醒,应立即送医院救治。

（二）院内救护

1. 迅速清除毒物　首先清除尚未吸收的乙醇,对于饮酒时间不长者,可立即应用1% 碳酸氢钠、0.5% 活性炭混悬液或生理盐水洗胃,血压稳定者可应用利尿剂,以促进血液中的乙醇排出;给予 50% 葡萄糖 100ml 静脉注射,同时肌内注射维生素 B_1、维生素 B_6 和烟酸各 100mg,加速乙醇在体内的氧化代谢;如患者病情危重,出现休克、呼吸抑制、昏迷等,应尽早进行血液透析。

2. 特效解毒剂的应用　纳洛酮是阿片受体拮抗剂,主要解除 β_2 内啡肽的中枢神经系统抑制作用,消除乙醇中毒时产生的自由基,对急性酒精中毒导致的昏迷和呼吸抑制的患者有兴奋呼吸和催醒作用,还可改善循环和呼吸功能。该药生效快,疗效高,可重复使用,直至清醒为止。

3. 对症治疗　呼吸衰竭者给予适量呼吸兴奋剂,如尼可刹米等;补充血容量以纠正休克;选用甘露醇等脱水剂防治脑水肿,降低颅内压;躁动不安、过度兴奋患者,慎重选用地西泮等镇静催眠药;如出现低血糖,应立即静脉注射高渗葡萄糖液。

（三）救护要点

1. 密切观察病情　注意观察意识状态、瞳孔、血压、呼吸、脉搏等生命体征的变化,并及

笔记栏

时做好记录;观察呕吐物的量和性状,分辨有无胃黏膜损害情况,必要时留取呕吐物标本送检;乙醇中毒者全身血管扩张,散发大量热量,如洗胃后患者出现寒战等反应,应及时给予保暖措施,并补充能量;个别患者使用纳洛酮后会出现头晕、收缩压升高等症状,应注意观察。

2. 保持患者呼吸道通畅　让患者平卧,头偏向一侧,及时清除呕吐物和呼吸道的分泌物,防止误吸和窒息,给予氧气吸入。呼吸抑制者,给予尼可刹米等呼吸兴奋剂,必要时行气管插管或呼吸机辅助呼吸。

3. 加强安全防护　烦躁不安者,应加强巡视,使用床档保护或用约束带约束四肢,防止发生坠床等意外情况。同时,要防止患者伤害他人,医护人员在护理急性酒精中毒的患者时,要做好自身防护。

4. 心理护理　了解患者急性酒精中毒的心理社会层面的原因,注意观察患者的情绪变化,根据患者不同的心理状态,给予相应的沟通交流和心理护理。

5. 健康教育　开展酗酒危害宣传教育,不饮用散装、标签标注不全的酒类。告知并强调长期大量饮酒的危害,例如可导致肝硬化,诱发或加重慢性胃炎、肠炎等疾病。对医用乙醇、工业用乙醇要严加管理,避免滥用或误饮。

🔍 知识链接

慢性酒精中毒

长期酗酒可引起渐进性多器官损害,最常见的是酒精性肝硬化。还可以形成戒断反应,如表现为对酒的渴求和经常需要饮酒的强迫性体验,停止饮酒后常感心中难受、坐立不安,或出现肢体震颤、恶心、呕吐、出汗等,恢复饮酒后这类症状迅速消失。慢性酒精中毒是指由于长期过量饮酒导致的中枢神经系统严重损害。常见的有:

1. Wernicke 脑病　共济失调、步态不稳、眼球震颤、外直肌麻痹、无欲无求、少数患者有谵妄。维生素 B_1 治疗效果较好。

2. Korsakoff 综合征　时空定向力障碍、近记忆力丧失,对自己的缺点缺乏自知之明,用虚构回答问题。

3. 周围神经麻痹　手足感觉异常麻木、烧灼感、乏力,跟腱反射消失。

第七节　强酸强碱中毒

🩺 案例分析

患者,女性,5 岁,10 分钟前在玩耍时因误服少量稀盐酸,急诊入院,患儿自诉咽喉部及上腹部烧灼样疼痛,口腔黏膜可见充血、糜烂。

请问:

1. 该患儿的紧急救治措施包括哪些?

2. 对该患儿采取哪些护理措施?

强酸主要指硫酸、硝酸和盐酸等;强碱主要指氢氧化钠、氢氧化钾、氧化钠和氧化钾等。强酸和强碱均具有强烈的刺激和腐蚀作用,可直接或间接造成患者呼吸系统、消化系统和皮肤黏膜严重损伤及全身多脏器损害,甚至危及生命。

一、病情评估

(一) 强酸中毒

1. 病史　有接触或误服硫酸、硝酸和盐酸等强酸史。

2. 中毒机制　强酸与皮肤黏膜接触后,导致接触部位的皮肤发生蛋白质凝固性坏死,当强酸通过呼吸道、消化道进入人体后,可造成口腔、咽喉部、支气管、肺泡、食管、胃肠道等充血、水肿、坏死和溃疡,严重者可造成空腔器官穿孔、瘢痕形成、狭窄和畸形。若强酸进入血液循环,还可导致肝、肾等器官功能损害。

3. 临床表现

(1) 皮肤黏膜接触者:不同的强酸与皮肤接触后引起的损害不同,硫酸引起皮肤溃疡边界清楚,溃疡较深,周围微红,溃疡面上覆盖以灰白色或棕黑色痂皮,局部疼痛难忍。被50%~60% 硝酸灼伤后,局部皮肤呈黄褐色,有结痂,经 1~2 周后脱落,如果是 98% 的硝酸接触皮肤后,则呈Ⅲ°灼伤,局部呈褐色,结痂皮肤边界清楚,周围红肿起疱,痂皮脱落后形成溃疡。当强酸接触眼部时,可引起结膜炎,角膜灼伤、浑浊甚至穿孔。

(2) 消化道吸收者:口服强酸类毒物后,口腔黏膜糜烂,局部形成不同色泽的痂皮,患者口腔、咽喉、食管、胃有剧烈灼痛,反复恶心呕吐,呕吐内容物含有血液和黏膜碎片,严重者可发生穿孔、酸中毒和肝、肾损害等。病程后期,患者可发生食管、幽门和肠狭窄性梗阻。

(3) 呼吸道吸收者:强酸烟雾吸入后,引起呼吸道刺激症状,表现为呛咳、胸闷、呼吸加快等,鼻腔和咽喉黏膜严重充血、水肿,有浆液性分泌物,如短时间内吸入高浓度烟雾,可引起喉头痉挛和肺水肿,并迅速因呼吸困难和窒息而死亡。

(4) 全身表现:局部剧痛可引起反射性神经精神症状或疼痛性休克等,还可导致全身严重的酸中毒,肝、肾功能严重障碍,甚至发生急性肾衰竭,部分患者可出现意识障碍,终因呼吸中枢麻痹而死亡。

(二) 强碱中毒

1. 病史　有接触或误服氢氧化钠、氢氧化钾、氧化钠和氧化钾等强碱史。

2. 中毒机制　强碱接触皮肤或进入消化道后,可与组织蛋白形成可溶性、胶样的碱性蛋白盐,并能皂化脂肪,使组织细胞脱水,造成组织坏死。皂化时产生的热量可使深层组织坏死,形成较深的溃疡,进入血液循环可导致代谢性碱中毒,肝、肾脂肪变性和坏死。

3. 临床表现

(1) 皮肤黏膜接触者:皮肤接触强碱后,发生充血、水肿、糜烂,局部皮肤颜色改变,由白色变化为红色和棕色,并形成溃疡,严重者可引起体液丢失而发生休克;眼部接触强碱后,发生角膜炎和角膜溃疡,甚至失明。

(2) 消化道吸收者:口服强碱后,发生消化道严重灼伤和腐蚀。有烧灼痛、语言障碍和吞咽困难、呕吐血性内容物、腹部绞痛,还可出现空腔脏器穿孔等,从而导致急腹症、休克甚至昏迷、死亡。

(3) 呼吸道吸收者:氢氧化铵释放出氨,吸入后可引起剧烈咳嗽等呼吸道刺激症状,咳出大量泡沫样痰和坏死组织,并可发生肺水肿,严重者可因反射性声门痉挛而引起呼吸骤停。

(4) 全身表现:过量吸收强碱,超过机体调节能力时,可发生手指麻木刺痛、腕足痉挛、手足搐搦等代谢性碱中毒表现,严重者出现神志模糊、反应迟钝、甚至谵妄,后期可因继发性感

笔记栏

染、胃肠道出血及急性肾衰竭而危及生命。

二、救治与监护

(一)现场救护

立即将患者脱离中毒现场,转移到空气新鲜的地方,脱去污染衣服、鞋帽等。

(二)院内救护

1. 强酸中毒

(1)皮肤灼伤者:快速用大量流动水冲洗,之后给予 2%~5% 碳酸氢钠或 1% 氨水或肥皂水以中和强酸,然后再用水冲洗;眼睛接触者,应立即用大量清水或生理盐水彻底清洗,然后给予氢化可的松及抗生素眼药水交替滴眼。

(2)口服中毒者:应尽快给予弱碱溶液,如镁乳、氢氧化铝凝胶或石灰水以中和强酸。如一时得不到弱碱溶液,可选择蛋清、豆浆、牛奶、植物油、米汤等保护剂服用,以暂时保护胃黏膜;切记禁忌催吐和洗胃,禁止使用碳酸氢钠溶液,以免产生二氧化碳气体而使胃肠道膨胀,甚至穿孔;有瘢痕狭窄者,需考虑食管扩张术。

(3)呼吸道吸入者:立即吸氧,给予 2%~4% 碳酸氢钠溶液雾化吸入。有严重喉头水肿、大量血性痰、呼吸困难者,酌情行气管切开术,同时应用抗生素以防止肺部感染;发生肺水肿者,应立即采取坐位以减少回心血量,面罩吸氧,给予氢化可的松或地塞米松加入 5% 葡萄糖 500ml 中静脉滴注。

2. 强碱中毒

(1)皮肤接触者:尽快用大量流动水冲洗,然后涂以 1% 醋酸溶液以中和强碱,切忌在冲洗前使用中和剂,以免发生中和热,加重损伤。眼部接触者,应立即用清水反复冲洗,然后滴入 1% 硫酸阿托品;石灰烧伤者,应先将石灰粉末擦拭干净,再用大量流动清水冲洗,以免石灰遇水生热而加重烧伤。

(2)口服强碱者:立即用食醋、5% 稀盐酸、3%~5% 醋酸、柠檬汁或大量橘汁等中和,然后服用生蛋清或牛奶;碳酸盐中毒禁忌用醋酸,以免发生穿孔;早期使用肾上腺皮质激素,可减轻消化道瘢痕狭窄。禁忌催吐和洗胃。

(3)吸入强碱者:吸入性氨中毒者应给予吸氧,保持呼吸道通畅,必要时气管切开;补液和纠正电解质紊乱,积极防治肺水肿和休克,并适当应用抗生素,以预防和控制继发性感染。

(三)救护要点

1. 密切观察病情 严密观察意识状态、体温、脉搏、呼吸、血压等生命体征变化;注意观察有无腹膜炎、纵隔炎表现;慎用止痛药。

2. 口腔护理 吞服强酸、强碱等强腐蚀性毒物后,易导致口腔黏膜糜烂、出血、坏死等。因此,急性期不宜漱口,以减少疼痛,避免再出血,护理时动作要轻柔,避免刺激新鲜创面。另外,可选择 1%~4% 过氧化氢溶液擦洗口腔,防止厌氧菌感染。

3. 营养支持 中毒早期阶段应严格禁食,给予胃肠外营养,中毒恢复期宜流质饮食,少量多餐,逐渐过渡到半流质、普食,避免干、硬、有刺激性、不易消化食物的摄入;吞咽障碍者,可鼻饲供给营养。

4. 心理护理 强酸、强碱中毒由于其对皮肤和黏膜的强刺激性和腐蚀性,造成患者极度痛苦,尤其面部受损及造成食管狭窄不能进食者,再加之经济负担,易产生焦虑、紧张心理及悲观绝望情绪,担心预后恢复情况等。应加强与患者的沟通交流,出现心理问题应及时给予心理疏导,帮助患者树立战胜疾病的信心,防止其出现过激行为。

5. 健康教育 加大对强酸、强碱类化学物品管理的宣教力度,加强急救知识普及,使用时严格遵守操作规程,出现强酸强碱烧伤或误服者应立即就医抢救。

(祝雪花 王 敏)

笔记栏

复习思考题

1. 请简述在院外遇到百草枯中毒患者,该如何对其进行现场急救?

2. 结合生活,谈谈哪些食物中亚硝酸盐含量较高,一旦发生急性亚硝酸盐中毒,应如何开展急救?

3. 请简述对于有机磷杀虫药中毒患者进行阿托品治疗时,护士该如何区分"阿托品化"与阿托品中毒?

4. 请简述急性一氧化碳中毒的救护要点。

5. 请简述镇静催眠药中毒的临床表现及救治和护理要点。

6. 李女士,48 岁,以突发呼吸困难,伴恶心、呕吐、头晕、乏力、视物模糊 30 分钟入院。入院后检查:口唇及四肢末端明显发绀,神志清楚,双侧瞳孔等大等圆,无颈静脉怒张,双肺呼吸音粗,心率 90 次 /min、律齐,各瓣膜听诊区未闻及病理性杂音,腹平软、无压痛、反跳痛,双下肢无水肿。心肌酶及心电图检查正常,血气分析:pH 7.35,PaO_2 50mmHg,$PaCO_2$ 60mmHg,SaO_2 78%。X 线片:双肺纹理增粗。尿亚硝酸盐检测阳性。请问:

(1) 李女士可能出现了什么临床问题? 目前哪些护理评估内容支持该诊断? 还应完善哪项检查?

(2) 应对李女士采取哪些紧急救治措施?

(3) 应对李女士采取哪些护理措施?

7. 宋女士,36 岁。因与丈夫吵架后情绪低落,独自在家拧开煤气自杀,1 小时后被家属发现送至医院急诊。查体:体温 36.6℃,心率 110 次 /min,呼吸 30 次 /min,血压 100/60mmHg。患者呈浅昏迷,压眶有反应,呼吸略促;口唇呈樱桃红色,瞳孔等大等圆,直径 3.0mm,对光反射迟钝;双侧膝腱反射减弱,各种病理征均阴性,血 COHb 测定为 40%。请问:

(1) 宋女士发生了什么情况? 程度如何?

(2) 如何对宋女士实施院内救护?

扫一扫,
测一测

PPT 课件

参考答案

第十六章

意外伤害患者的急救

学习目标

1. 识记：能准确复述中暑、电击伤、淹溺、毒蛇咬伤的概念和临床表现。
2. 理解：能正确解释中暑、电击伤、淹溺、毒蛇咬伤的发病机制。
3. 应用：能应用所学知识，对中暑、电击伤、淹溺、毒蛇咬伤患者实施正确的救治与护理。

意外伤害是指突然发生的各种灾害或事故对人体所造成的损伤，包括各种物理、化学和生物因素。国际疾病分类已将意外伤害单列为一类，包括交通事故、窒息、溺水、电击伤、自杀、中毒、暴力等。本章重点讲述中暑、电击伤、淹溺、毒蛇咬伤四种常见意外伤害。

第一节 中 暑

案例分析

章女士，53岁，某夏日中午去公园观花，当天烈日高照，由于走得急，章女士忘记携带遮阳用具，逛了两个多小时后，开始口渴，继而频频出汗，自感恶心、心慌、头晕眼花，随后浑身无力瘫坐在地上。

请问：
1. 该患者可能发生了什么情况？
2. 如何对该患者进行紧急救护？

中暑（heat illness），民间称之"发痧"，是指高温环境影响下，人体体温调节中枢功能紊乱、排汗散热功能衰竭和/或水、电解质损失过多而导致的以中枢神经系统和心血管功能障碍为主要表现的急性疾病。中暑是夏季常见急症，发病突然，高温、高湿是中暑的先决条件，严重者可并发多脏器功能障碍。

一、病情评估

对于中暑患者的病情评估主要包括病史、发病机制、临床表现及辅助检查四方面。

（一）病史

在高温、高湿环境中从事长时间的劳动、运动，而无足够防暑措施，或对高温环境的适应能力不良而致机体产热增加、散热不足的因素，均可引起中暑。

1. 产热增加　在高温、高热辐射、气流小、低气压、低风速环境下进行强体力劳动或剧烈运动时，机体产热增加。

2. 散热障碍　环境温度超过体温、穿透气不良的衣服、先天汗腺功能缺乏症、广泛皮肤烧伤后瘢痕形成及长时间应用抗胆碱能药物等。

3. 机体热适应能力降低　年老体弱、久病卧床者及慢性疾病如糖尿病、心血管疾病、下丘脑病变者。

（二）发病机制

正常情况，在下丘脑体温调节中枢的控制下，使产热和散热处于动态平衡。当环境温度低于 35℃ 时，机体主要通过辐射、传导与对流途径散发热量，上述途径散发的热量约占人体总散热量的 70%；而当环境温度高于 35℃、空气干燥时，蒸发散热则成为人体唯一的散热方式。在高温（气温 >32℃）、高湿（相对湿度 >60%）的环境中，汗液蒸发散热机制受到严重影响，导致机体热能蓄积，即可能发生中暑。根据发病机制不同，中暑分为热痉挛、热衰竭和热射病三种类型。高温环境下机体大量出汗，可引起失水、失盐。若机体以失盐为主，或单纯补水导致血钠降低，易发生热痉挛；若大量液体丧失导致失水、血液浓缩、血容量不足，同时出现血管舒缩功能障碍，则易发生外周循环衰竭，导致热衰竭；若外周环境温度增高，机体散热绝对或相对不足，汗腺疲劳时，易引起体温调节中枢功能障碍，导致体温急剧升高达 40℃以上，产生严重的生理和生化异常而发生热射病。

（三）临床表现

1. 先兆中暑　指在高温环境下劳动工作一定时间后，出现大汗、乏力、口渴、头晕、胸闷、心悸、恶心、注意力不集中、体温正常或略升高，一般不超过 38℃，若及时脱离高温环境至阴凉通风处休息，短时间即可恢复。

2. 轻度中暑　除有先兆中暑症状外，体温升高至 38.5℃ 以上，伴有面色潮红，皮肤灼热，或出现早期循环衰竭表现，如烦躁不安、恶心、呕吐、多汗、脉速、脉压下降等表现，若能进行及时有效处理，数小时即可恢复正常。

3. 重度中暑　除上述表现外，还伴有高热、痉挛、晕厥和昏迷表现，包括以下三种类型。

（1）热痉挛：又称中暑痉挛，多见于健康青壮年人，在高温环境下工作或剧烈运动后，大量出汗，未及时补液或仅大量补水，造成低钠、低氯血症导致骨骼肌痉挛。主要表现为四肢、腹部、背部肌肉痛性痉挛，以腓肠肌多见，常呈对称性和阵发性，也可出现肠痉挛性剧痛。患者意识清醒，体温无明显升高。热痉挛可以是热射病早期表现。

（2）热衰竭：又称中暑衰竭，此型最常见，多见于老年人及热适应能力差者。热应激时因机体对热环境不适应引起脱水、电解质紊乱、外周血管扩张、周围循环不足而发生休克征象。患者表现为头痛、头晕、面色苍白、皮肤湿冷、脉细或缓、血压下降、直立性晕厥等。此型体温可轻度升高，无明显中枢神经系统损害表现，病情轻而短暂者，也可称为热晕厥，能发展为热射病。

（3）热射病：又称中暑高热，为中暑最严重的类型，是一种致命性急症。以高温和意识障碍为特征。起病初往往有眩晕、头痛和乏力。根据发病时患者所处的状态和发病机制，临床上分为两种类型。①劳力性热射病：主要在高温无风环境下内源性产热过多所致，患者多为青壮年，进行重体力活动时，常伴有大量出汗，心率达每分钟 160~180 次；②非劳力性热射病：主要在高温环境下体温调节功能障碍引起散热减少，常见于年老、体弱与慢性病患者，表

笔记栏

现为高热,直肠温度常在41℃以上,甚至可高达46.5℃,无汗,意识障碍。严重者可出现休克、脑水肿、肺水肿及心、肝、肾衰竭等。

> 🔍 **知识链接**
>
> 日 射 病
>
> 　　由于暴晒作用于头部,引起脑组织充血水肿,称为"日射病"(sun stroke),出现头痛、头晕、眼花、耳鸣、呕吐、烦躁不安,严重者也可有昏迷和惊厥,可与热射病同时存在。

(四)辅助检查

1. 血常规检查可见血白细胞总数增加,可高达$(15\sim20)\times10^9/L$,中性粒细胞增高伴核左移,可出现中毒颗粒。

2. 尿常规检查可见红细胞、管型和尿蛋白阳性。

3. 血生化检查可见血清电解质紊乱,出现低钠、低氯及低钾血症,血清谷丙转氨酶和谷草转氨酶活力轻度或中度增高,血尿素氮升高,热痉挛时尿中肌酸含量可增高。

二、救治与监护

中暑的急救原则是尽快使患者脱离高温环境,迅速降温,纠正水、电解质紊乱,保护重要脏器功能。

(一)现场救护

1. **脱离高温环境**　迅速将患者搬离高热环境,安置到通风良好的阴凉处或20~25℃房间内平卧休息,帮助患者解开或脱去外衣。

2. **降温**　可反复用冷水擦拭全身,也可应用扇子、电风扇或空调协助降温,直至体温降至38℃以下。若体温持续在38.5℃以上者,可酌情应用解热镇痛药,如阿司匹林、吲哚美辛等。

3. **补液**　饮用清凉的果汁、运动饮料或含盐冰水,补充丢失的水和电解质。

(二)院内救护

1. **降温**　降温速度与预后密切相关。体温越高,持续时间越长,组织损害越严重,预后也越差。一般应在1小时内使直肠温度降至38℃左右。

(1)环境降温:将患者安置在20~25℃房间内。

(2)体表降温:可采用冰帽、冰槽进行头部降温;也可在颈部、腋下、腹股沟等大血管暴露处放置冰袋;全身降温可采用冰毯、冰(冷)水或酒精擦拭、冰(冷)水浴等方法。

(3)体内降温:体外降温无效者,可用4℃生理盐水进行胃灌洗或灌肠,或用4℃葡萄糖生理盐水1 000~2 000ml静脉滴注,开始滴速30~40滴/min,待患者适应后增快滴速。

(4)药物降温:可视患者体温情况酌情应用氯丙嗪、地塞米松或人工冬眠合剂等,药物降温必须与物理降温同时进行。

(5)中医药辅助降温:①可予发汗降温药,如柴胡、金银花、黄芩、大青叶等煎汤饮;或酌情服用人丹、藿香正气水、十滴水等;②采用点按人中、内关、风池、承山等穴位或针刺疗法(大椎、委中、合谷或曲池、百会、人中等);③刮痧疗法:适用于中暑轻症,用光滑平整的汤匙蘸食油或清水,刮背脊两侧、颈部、胸肋间隙、肩臂、胸窝及腘窝等处,刮至皮肤出现紫红色为度。

2. 对症及支持治疗

(1) 纠正水、电解质紊乱:低血压时应及时输液补足血容量,但输液速度不宜过快,必要时应用升压药。

(2) 及时发现和防治器官功能不全:积极防治肺水肿、脑水肿、急性肾功能不全、肝功能不全和心功能不全、弥散性血管内凝血等并发症。

(3) 适当使用抗生素预防感染。

(三) 救护要点

1. 保持有效降温 采用体表降温时应注意以下事项。

(1) 准确放置冰袋的位置,冰袋用毛巾包裹,尽量避免同一部位长时间接触,以防冻伤,擦拭应顺着动脉走行方向进行,大动脉处应适当延长时间,以提高降温效果。

(2) 酒精擦拭的手法以拍打式擦拭背、臀及四肢,而不用按摩式手法,因摩擦易产热。擦拭前头部放冰袋,以减轻头部充血引起的不适,足底放置热水袋以增加散热。禁止擦胸部、腹部、足底及阴囊处。

(3) 冰水擦拭和冰水浴者,在降温过程中,必须用力按摩患者四肢及躯干,防止周围血管收缩,导致皮肤血流淤滞。

(4) 老年人、新生儿、昏迷、休克及心血管基础疾病者,禁用冰水浴。

(5) 应用冰帽、冰槽行头部降温时,应做好防水,及时添加冰块。

2. 密切观察病情变化

(1) 监测血压、呼吸、脉搏、神志、尿量及皮肤出汗情况。

(2) 降温效果观察:①在降温过程中应密切监测肛温,每15~30分钟一次,根据肛温变化调整降温措施,尤其年老、体弱患者应注意,避免出现虚脱或休克;②观察末梢循环情况,如经治疗后体温下降、四肢末梢转暖、发绀减轻或消失,则提示治疗有效,当直肠温度降至38℃左右时,可考虑暂停降温,密切观察体温变化,如体温有升高趋势,应继续采取降温措施;如患者高热而四肢末梢厥冷、发绀,提示病情加重;③如有呼吸抑制,深昏迷、血压下降(收缩压<80mmHg)则应停用药物降温。

3. 加强基础护理

(1) 保持呼吸道通畅:休克与昏迷患者采取平卧位,头部偏向一侧以防止舌后坠阻塞气道,及时清除鼻咽分泌物,保持呼吸道通畅。

(2) 口腔护理:保持口腔清洁,防止感染和溃疡发生。

(3) 皮肤护理:高热大汗者应及时更换被褥和衣裤,保持床单位及皮肤清洁卫生,定时翻身防止压力性损伤发生。

(4) 安全护理:高热惊厥时,应抬起床档,防止坠床和碰伤,为防舌咬伤,床边应备开口器与舌钳。

(5) 饮食:予清淡、易消化、高蛋白、高能量、高维生素、低脂肪半流质饮食,鼓励患者多饮水,多吃新鲜水果和蔬菜。

4. 并发症救护

(1) 昏迷:取侧卧位,保持呼吸道通畅,及时清理呕吐物及呼吸道分泌物,以免引起误吸。

(2) 心律失常、心力衰竭和代谢性酸中毒:应予对症治疗;心力衰竭合并肾衰竭有高钾血症时,应避免应用洋地黄。

(3) 低血压:静脉输注生理盐水或乳酸林格液恢复血容量,提高血压,必要时可静脉滴注异丙肾上腺素提高血压,慎用血管收缩药,以免影响皮肤散热。

(4)脑水肿和肾衰竭:疑有早期肾衰竭和脑水肿时,应快速应用甘露醇。

> **知识链接**
>
> 中暑——中医急救方法
>
> 　　中医认为,中暑者,形同而病别,延医亦各不同。暑之为气,时应乎夏。在天为热,在地为火,在人为心。暑伤人,先着于心,治以清凉。可以通过穴位急救法治疗中暑。
>
> 穴位急救法
>
> 　　取穴:按摩太阳穴(有药油更佳);如晕倒,用手指甲刺激人中穴(鼻唇中间上 1/3 处);舒缓胸口不适,可加按内关穴(腕横纹上二寸)。用按摩或刮痧方式刺激中指尖端、百会穴(头顶部两耳尖边线之中点)、涌泉穴(足底心前 1/3 处),可令患者尽快苏醒。可用西瓜皮或湿毛巾为患者抹身,加速体温下降。

第二节　电　击　伤

　　电击伤(electric injury),俗称触电,指一定强度电流通过人体时引起的全身性或局部性组织损伤与功能障碍,重者可致呼吸、心搏骤停。超过 1 000V 的高压电还可引起灼伤。

一、病情评估

　　对于电击伤患者的病情评估主要包括病史、发病机制、临床表现及辅助检查四方面。

　　(一)病史

　　了解触电经过,包括触电时间、地点、接触方式及电源情况等。

　　1. 触电原因　引起电击伤的原因很多,主要是缺乏安全用电知识,不按操作规程安装和维修电器、电线,电线上挂吊衣物;意外事故中电线折断落到人体,以及雷雨时大树下躲雨而被闪电击中,都可引起电击伤。

　　2. 触电方式

　　(1)单相触电:人体接触一根电线后,电流通过人体与大地形成电流环形通路。此种触电是日常生活中最常见的电击方式。

　　(2)二相触电:人体不同的两个部位同时接触同一电路上的两根电线,电流从电位高的一根电线,经人体传导流向电位低的一根电线,形成环形通路而触电。此种触电方式常见于自杀。

　　(3)间接接触触电:主要是跨步电压触电。当电线断落地面,以落地点为中心的 20m 以内地面上形成多个同心圆,各圆周上的电压不同,电压由中心点向外周逐渐降低。当人走进距中心点 10m 内区域,两脚迈开达到 0.8m 时,就会形成电压差,称为跨步电压,电流从电压高的一只脚进入,从电压低的一只脚流出,引起肌肉痉挛,使人触电。

　　3. 电击损伤影响因素　电击通过对人体损伤的轻重,与电压高低、电流强弱、电流类型、频率高低、通电时间、接触部位、电流方向和所在环境的气象条件都有密切关系,其中与电压高低的关系最大。

　　(二)发病机制

　　人体作为导电体,在接触电流时,即成为电路中的一部分。电击通过产热和电化学作用引起人体器官生理功能障碍和组织损伤。电流击伤对人的致命作用一是引起心室颤动,导致心搏骤停,此常为低电压触电死亡原因;二是对延髓呼吸中枢的损害,引起呼吸中枢抑制、麻痹,导致呼吸停止,此常为高压触电死亡原因。220~380V 低压交流电触电最为常见。

> **🔍 知识链接**
>
> 电 流 危 害
>
> 电压 40V 即有组织损伤的危险,220V 可引起心室纤维颤动,1 000V 可使呼吸中枢麻痹。交流电能使肌肉持续抽搐,能被电源"牵住",使触电者不能挣脱电源,低频交流电的危害比高频大,尤其每秒频率在 50~60Hz 时,易诱发心室纤维颤动,故交流电的危害比直流电更大。

(三) 临床表现

1. 全身症状 轻者表现为精神紧张、脸色苍白、表情呆滞、呼吸心跳增快,接触部位肌肉收缩,且有头晕、心动过速和全身乏力表现,一般很快可恢复;重者出现昏迷、持续抽搐、心跳和呼吸停止。有些严重电击患者当时症状虽不重,但在一小时后可突然恶化;有些患者触电后,心跳和呼吸极其微弱,甚至暂时停止,处于"假死状态",因此要认真鉴别,不可轻易放弃对触电患者的抢救。

2. 局部症状 电击伤导致的局部症状与电压高低有关。

(1) 低压电引起的损伤:常见于电流进入点与流出点,伤面小,直径 0.5~2cm,呈椭圆形或圆形,焦黄或灰白色,干燥,边缘整齐,与健康皮肤分界清楚。一般不损伤内脏,致残率低。

(2) 高压电引起的损伤:常有一处进口和多处出口,伤面不大,但可深达肌肉、神经、血管,甚至骨骼,有"口小底大,外浅内深"的特征。随着病情发展,可在一周或数周后出现坏死、感染、出血等;血管内膜受损,可有血栓形成,继发组织坏死、出血,甚至肢体广泛坏死,后果严重,致残率高达 35%~60%。

(3) 闪电损伤:又称雷击,皮肤上可出现微红树枝样或细条状条纹,这是电流沿着或穿过皮肤所致的 I°或 II°烧伤,佩戴手表、项链、指环或腰带处,可有较深的烧伤,大约半数患者有单侧或双侧鼓膜破裂、视力障碍。

3. 电击伤的并发症和后遗症 大量组织损伤和溶血可引起高钾血症,肌肉神经病变,亦可发生肢体单瘫或偏瘫;少数受高压电击伤患者可发生胃肠道功能紊乱、肠穿孔、胆囊局部坏死、胰腺灶性坏死、肝脏损害伴有凝血机制障碍、白内障和短期精神异常等。

(四) 辅助检查

1. 实验室检查 血生化检查可见心肌酶升高,血淀粉酶升高,血肌酐尿素升高,高血钾;尿常规检查可见肌红蛋白尿或血红蛋白尿;动脉血气分析可见酸中毒和低氧血症。

2. 心电图 可见房室传导阻滞,房室期前收缩等心律失常,急性心肌损伤变化,非特异性 ST-T 改变。

3. CT、MRI 可反映内脏及中枢神经系统损伤。

二、救治与监护

急救原则是迅速使患者脱离电源,分秒必争,尽快进行有效抢救。

（一）现场救护

1. 脱离电源　迅速使患者脱离电源,最稳妥的方法为立即关闭电闸,切断电源,如电源开关离现场太远或仓促间找不到电源开关,则应用干燥的木器、竹竿、扁担、橡胶制器、塑料制品等不导电物品将患者与电线或电器分开。

2. 轻型电击伤者　就地休息观察 1~2 小时,以减轻心脏负担,促进恢复减少意外发生。

3. 重型电击伤者　对于无意识、呼吸心跳停止者,应立即进行心肺复苏,尽可能早期进行电除颤。遭受雷、电击的患者没有心肺基础疾病,则应立即实施心肺复苏,存活可能性较大,故不能轻易终止复苏。

4. 创面处理　在现场应保护好电烧伤创面,防止感染,可用清洁敷料或衣服包裹。

（二）院内救护

1. 维持有效呼吸　重症患者尽早做气管插管,给予呼吸机辅助通气,及时清除气道内分泌物。此外,颌面部和颈前等部位有烧伤的患者,可能出现软组织肿胀而导致呼吸困难,即使存在自主呼吸,也应尽早气管插管建立人工气道。

2. 纠正心律失常　建立心电监护,及时发现心律失常。发生心室颤动者先注射肾上腺素 1mg,心室颤动波粗大,即行电除颤,有利于恢复窦性节律。

3. 维持水、电解质、酸碱平衡　对低血容量性休克和组织严重烧伤患者,应迅速静脉补液,补液量较同等面积烧伤者要多。输液量应依据患者对输液治疗效果来决定,包括每小时尿量、周围循环情况及中心静脉压监测结果。此外,可适当使用 5% 碳酸氢钠碱化尿液,防止肌红蛋白及血红蛋白排出时沉积于肾小管,并纠正酸中毒。但对出现过心搏骤停或心电图异常者,输入量应适当控制,以防止输液过多,加重心脏负担。

4. 对症治疗　积极纠正心功能不全,防治脑水肿及急性肾功能不全等并发症。对高处触电下跌者,常伴有颅脑伤、气胸、血胸、内脏破裂、四肢骨折、骨盆骨折等,必须进行全面体格检查,及时处理内出血和骨折。

5. 创面处理　在现场应保护好电烧伤创面,防止感染,入院后应积极行清创术、植皮术修复创面,恢复功能。

6. 预防感染　由于电击伤创面深,应早期应用抗生素预防感染,直至坏死组织完全清除,并常规应用破伤风抗毒素以预防破伤风。

7. 筋膜松解术和截肢　肢体经高压电灼伤后,大块软组织水肿、坏死和小血管内血栓形成,可使其远端肢体发生缺血性坏死,应按情况及时进行筋膜松解术以减轻周围组织的压力和改善远端血液循环,严重者行截肢手术。

（三）救护要点

1. 密切观察病情变化　监测生命体征变化,注意呼吸频率、心率和心律的变化,判断有无呼吸抑制及窒息发生、有无心律失常;观察尿的颜色及量的变化,准确记录尿量;观察患者电击后有无精神兴奋症状,防止坠床。

2. 电击伤肢体护理　观察伤口有无渗血、渗液,并注意伤肢水肿严重程度及受伤肢体远端血液循环,抬高患肢。电击伤肢体制动,搬动患者时要平行移动,防止因外力引起的出血。

3. 疼痛护理　对于疼痛严重者,及时给予止痛,并注意评估镇痛效果。

4. 合并伤护理　由于患者触电后弹离电源或自高空跌落,常伴有颅脑损伤、气胸、血胸、内脏破裂、四肢骨折、骨盆骨折等,应配合医生做好抢救。颈部损伤者要给予颈托保护,怀疑脊柱骨折患者应注意保护脊柱,使用硬板床。

5. 加强基础护理　病情严重者注意口腔护理、皮肤护理,预防口腔炎和压力性损伤的发生。

6. 心理护理　电击伤患者多有不同程度的伤残,应做好心理疏导,并鼓励患者家属和朋友给予关心和支持,增强战胜疾病的信心。

第三节　淹　　溺

淹溺(drowning)是指人淹没于水或其他液体中,由于液体或其他杂物(水、泥沙、杂草)等物堵塞呼吸道或喉头、气管发生反射性痉挛引起窒息和缺氧造成血流动力学及血液生化改变的状态。淹溺多发生在青少年、儿童及老年人,是儿童伤害死亡的首位原因。常因不慎落水且无游泳自救能力,也可发生于企图自杀者,意外事故以洪水灾害、轮船沉没、水下作业、突发心脑血管疾病、癫痫、体育运动时防护运动设备故障或违反操作规程等,严重者如抢救不及时可导致呼吸、心跳停止而死亡。现场救护是淹溺抢救成功与否的关键。

一、病情评估

对于淹溺患者的病情评估主要包括病史、发病机制、临床表现、辅助检查四方面。

（一）病史

向陪护人员收集淹溺发生的时间、地点和水源性质等相关信息,以指导急救;注意检查头颈部有无硬物碰撞痕迹,以便及时诊治颅脑外伤。

（二）发病机制

当人淹没到水中后,为避免水进入呼吸道,本能地出现反射性屏气和挣扎,但因缺氧不能坚持屏气而被迫深呼吸,导致大量水进入呼吸道和肺泡,阻滞气体交换,引起严重缺氧和二氧化碳潴留,导致低氧血症、高碳酸血症和酸中毒。根据发病机制,淹溺可分为干性淹溺和湿性淹溺;根据发生水域不同,淹溺又可分为淡水淹溺和海水淹溺。

> **知识链接**
>
> 干性淹溺和湿性淹溺
>
> (1) 干性淹溺:约占溺死者的 10%。人入水后,因受强烈刺激如惊慌、恐惧、骤然寒冷等,引起喉头痉挛,以致呼吸道完全梗阻,造成窒息死亡。因窒息、心肌缺氧而致心脏停搏。
>
> (2) 湿性淹溺:约占溺死者的 90%。人淹没于水后,喉部肌肉松弛,吸入大量水分充塞呼吸道和肺泡而发生窒息,患者数秒后神志丧失,继之发生呼吸停止和心室颤动。

> **知识链接**
>
> 淡水淹溺和海水淹溺
>
> (1) 淡水淹溺:江、河、湖、泊、池中的水一般属于低渗,统称淡水。淡水淹溺可导致肺不张。大量淡水迅速进入血液循环,致血液稀释及溶血,导致低钠、低氯、低钙、低氧、低蛋白血症,溶血者血钾升高。一般死于心室颤动、心力衰竭、脑水肿。
>
> (2) 海水淹溺:海水俗称碱水,约含 3.5% 氯化钠及大量钙盐和镁盐。海水淹溺时,由于海水为高渗液,使大量液体从血管腔渗出到肺泡将体液吸出,产生严重低血容量及血液浓缩,可引起高钠、高氯、高镁血症,患者一般死于急性肺水肿、心力衰竭。

笔记栏

（三）临床表现

患者临床表现的严重程度与淹溺持续时间长短有关,缺氧是淹溺患者最重要的表现。

1. 一般表现　患者被救出水后往往处于昏迷状态,皮肤黏膜苍白和发绀、四肢厥冷、呼吸和心跳微弱或停止,口、鼻充满泡沫或污泥、杂草,腹部常因胃扩张而隆起。

2. 各系统表现　复苏过程中可出现各种心律失常,甚至心室颤动,并伴有心力衰竭和肺水肿,可有不同程度的精神症状,弥漫性脑实质损害,24~48小时后出现脑水肿、急性呼吸窘迫综合征、溶血性贫血、急性肾衰竭或弥散性血管内凝血的各种临床表现,肺部感染较常见。淹溺者中约有15%死于继发的并发症。因此,应特别警惕迟发性肺水肿的发生,注意防治。

（四）辅助检查

1. 实验室检查　动脉血气分析和pH测定可见低氧血症和酸中毒,生化检查可见电解质紊乱。淡水淹溺者,其血钠、钾、氯化物可有轻度降低,有溶血时血钾增高;海水淹溺者,其血钙和血镁增高。复苏后血中的钙和镁可重新进入组织,电解质紊乱可望恢复正常;尿常规检查:尿中可出现游离血红蛋白;血常规检查:可见白细胞总数升高,中性粒细胞比例升高,溶血时可出现贫血。

2. 胸部X线检查　表现有肺门阴影扩大并加深,肺间质纹理增粗,肺野中有大小不等的絮状渗出或炎症改变,或有两肺弥漫性肺水肿。

二、救治与监护

急救原则为迅速将淹溺者救出水面,立即恢复有效通气,实施心肺复苏,根据病情对症处理。

（一）现场救护

缺氧时间和程度是决定淹溺预后最重要的因素。因此,尽快对淹溺者进行通气和供氧是最重要的急救措施。

1. 迅速将淹溺者救出水面　救护者应保持镇静,尽可能脱去衣裤、鞋靴,迅速游到淹溺者附近。救护者应从淹溺者背后接近,用一只手从背后抱住淹溺者头颈,将其面部托出水面,另一只手抓住淹溺者手臂游向岸边(图16-1)。

图 16-1　淹溺者的他救方法

笔记栏

2. 人工通气 人工通气是淹溺复苏的重要措施,如未发生心搏骤停,迅速人工通气可增加淹溺者的存活机会。大多数淹溺者在溺水过程中只吸入少量水,并不造成气道梗阻,人工呼吸前只适当清除溺水者口中可视异物,如口鼻腔内淤泥、杂草及呕吐物,不需要常规倒空淹溺者呼吸道中液体。当淹溺者有明显呼吸道阻塞时,可先实施倒水处理。

3. 倒水处理 倒水处理可选用下列方法迅速倒出呼吸道、胃内积水。

(1)膝顶法:急救者取半蹲位,一腿跪地,另一腿屈膝将淹溺者腹部横置于救护者屈膝的大腿上,使头部下垂,并用手按压其背部,使呼吸道及消化道内的水倒出。

(2)肩顶法:急救者抱住淹溺者双腿,将其腹部放在急救者肩部,使淹溺者头胸下垂,急救者快步奔跑,使积水倒出。

(3)抱腹法:急救者从淹溺者背后双手抱住其腰腹部,使淹溺者背部在上,头胸部下垂,摇晃淹溺者,以利倒水(图 16-2)。

膝顶法　　　　　　　　肩顶法　　　　　　　　抱腹法

图 16-2 倒水处理

(4)注意事项:①应尽量避免因倒水时间过长而延误心肺复苏等措施的进行;②倒水时注意使淹溺者头胸部保持下垂位置,以利积水流出。

4. 心肺复苏 是淹溺抢救工作中最重要的措施,应在清理呼吸道后尽快进行,具体方法详见第四章。

5. 保温 对于淹溺者,水温越低,人体的代谢需要越小,存活机会越大。某些淹溺者在冷水中心脏停搏 30 分钟后仍可复苏,但是低温也是淹溺者死亡的常见原因,在冷水中超过 1 小时复苏很难成功,特别是海水淹溺者。对呼吸、心跳恢复者,应注意身体保温,脱下湿衣裤,加盖衣被、毛毯等,四肢可做向心性按摩,促进血液循环。清醒者,给予热饮料,对意识未恢复者,应设法给予头部降温。

6. 迅速转运 迅速转送医院,途中不可中断救护。搬运患者过程中,注意患者有无头、颈部损伤和其他严重创伤,怀疑有颈部损伤者要给予颈托保护。

(二)院内救护

由现场至医院的转运途中应严密观察患者的生命体征变化,及时采取相应措施;对于意识已经清醒,肺部检查正常,但还存在缺氧、酸中毒或低温者,应留在观察室中进一步治疗,以防止病情反复和恶化。对于淹溺的危重患者,呼吸、心跳已恢复,但不稳定者,应送 ICU 抢救。

1. 维持呼吸功能 给予高流量吸氧,根据患者情况行气管插管并予人工机械通气,必要时行气管切开。

笔记栏

2. 补充血容量,维持水、电解质和酸碱平衡 淡水淹溺时,应适当限制入水量,并适当补充氯化钠溶液、浓缩血浆和白蛋白;海水淹溺时,由于大量液体渗入肺组织,血容量偏低,需及时补充液体,可用葡萄糖溶液、低分子右旋糖酐、血浆,严格控制氯化钠溶液;注意纠正高钾血症及酸中毒。

3. 防治低体温 对于冷水淹溺者,及时复温对预后非常重要,可视具体情况采用体外或体内复温措施。

4. 对症处理 积极防治脑水肿、感染、溶血、急性肾功能不全以及多器官功能衰竭等发生。

5. 中医疗法 针刺水沟(人中)、会阴、中冲等穴,有助于复苏。

(三) 救护要点

1. 密切观察病情变化 密切监测患者的生命体征,观察意识、瞳孔对光反射是否存在,注意有无咳痰,痰的颜色、性质,听诊肺部啰音情况等,并及早识别脏器衰竭及休克等并发症。

2. 输液护理 对淡水淹溺者,应限制入水量,适当补充氯化钠溶液、血浆和白蛋白,应用脱水剂防治脑水肿;对海水淹溺者,出现血液浓缩症状的,应及时补充液体,可遵医嘱给予5% 葡萄糖、血浆等液体输入,切忌输入生理盐水或使用利尿剂和脱水剂。

3. 复温护理 复温速度要稳定、安全。

(1) 体外复温法:将患者置于温暖环境中,换下湿衣裤,覆盖被毯保暖,可同时应用热水袋,但不要直接接触皮肤,防止烫伤。

(2) 体内复温法:可采用加温静脉输液(43℃),加温加湿给氧等方法进行复温。重度低体温者,酌情加快复温速度。

4. 加强基础护理 对昏迷患者要做好口腔护理,定时翻身、拍背,预防压力性损伤和坠积性肺炎等并发症。

5. 心理护理 对因意外造成的淹溺者,应消除其恐惧、紧张心理;对于自杀者,配合家属劝慰患者消除自杀念头,积极乐观对待人生,并注意保护患者隐私。

课堂互动

患者,男性,12岁,在湖边玩水时不慎落水,被人发现后救起。患者颜面、口唇发绀,意识不清,呼吸、心跳停止,腹部膨隆。

请问:

1. 该患者的医疗诊断是什么?

2. 如何实施现场救护?

第四节 毒 蛇 咬 伤

毒蛇咬伤(toxicophidia bites and stings)是指蛇毒经排毒导管进入人体,并经淋巴和血循环扩散,引起局部和全身中毒症状。我国毒蛇种类有50余种,有剧毒、危害大的毒蛇有10种,其中眼镜蛇科包括眼镜蛇、眼镜王蛇、金环蛇、银环蛇;海蛇科有海蛇;蝰蛇科有蝰蛇;蝮蛇科包括蝮蛇、五步蛇、竹叶青蛇和烙铁头。毒蛇咬伤主要发生在农民、渔民、野外作业者和从事毒蛇养殖及研究人员。战争和野外训练时,战地官兵偶尔也被毒蛇咬伤。毒蛇咬伤以夏、秋两季为多见,咬伤部位以手、臂、足和下肢为常见。

一、病情评估

(一)病史

有接触毒蛇咬伤史,伤口有齿痕(图 16-3)。

毒蛇(左)和无毒蛇(右)咬伤牙痕

图 16-3　蛇咬伤的牙痕

> **知识链接**
>
> 蛇咬伤评估
>
> 　　了解蛇咬伤时间、部位及伤后处理经过;尽可能评估蛇的形态、种类、何种毒蛇。一般情况下,毒蛇咬伤后伤口局部留有明显成对的两个牙痕,局部有出血、瘀斑、水疱、血疱,甚至坏死,且伤口周围有明显肿胀、疼痛、麻木感,全身症状也较明显。

(二)中毒机制

蛇毒成分复杂,不同蛇的毒性成分不同,一种蛇可含有多种有毒成分,但常以一种成分为主。蛇毒按毒理作用可分为神经毒、血循毒和肌肉毒三类。

1. 神经毒　毒素作用主要通过影响突触后膜上的乙酰胆碱受体或抑制突触前乙酰胆碱释放,从而阻断神经与神经、神经与肌肉间传导,引起横纹肌迟缓性麻痹,导致呼吸肌麻痹,最终因呼吸衰竭而死亡。

2. 血循毒　包括纤维蛋白溶解毒、溶血毒、心脏毒、出血毒、凝血素、抗凝血素、蛋白水解酶等,以上毒素可引起出血、溶血、凝血、毛细血管损伤、组织细胞溶解破坏、心肌变性坏死等,最终因颅内出血、循环衰竭、急性肾衰竭或休克而死亡。

3. 肌肉毒　包括肌肉毒素、磷脂酶 A_2、蛋白水解酶、响尾蛇胺及其类似物。通过溶解肌细胞、蛋白水解引起组织坏死。中华眼镜蛇的肌肉毒能引起局部组织坏死。海蛇的肌肉毒能破坏全身骨骼肌细胞,引起肌肉疼痛、乏力、高血钾和肌红蛋白尿。

(三)临床表现

根据蛇毒的主要毒性作用,毒蛇咬伤患者的临床表现可归纳为以下四类。

1. 神经毒表现　主要见于金环蛇、银环蛇、眼镜蛇咬伤。局部症状仅有麻痒感,数小时后出现全身中毒表现如视力模糊、眼睑下垂、声音嘶哑、言语和吞咽困难、流涎、共济失调和牙关紧闭等,严重者出现休克、昏迷、呼吸麻痹。呼吸衰竭是主要死亡原因。病程较短,危险期在伤后 1~2 日内,幸存者常无后遗症。

2. 血循毒表现　主要见于蝰蛇、五步蛇、竹叶青蛇咬伤。局部反应快而强烈,一般咬伤后 30 分钟内局部开始出现肿胀、剧痛,伴有水疱、出血、坏死,肿胀迅速向肢体近心端蔓延,并引起淋巴结炎和淋巴管炎,伤口不易愈合。全身症状多在咬伤后 2~3 小时出现,可有恶心、呕吐、口干、出汗,少数患者有发热,重者可有皮下瘀斑、口鼻出血、咯血、血尿等症状。美洲尖吻蝮蛇和亚洲蝰蛇咬伤引起广泛出血以及大量溶血,偶尔见颅内出血者,大量溶血可表现血压下降、心律失常、急性肾衰竭等。循环衰竭是主要死亡原因。

3. 肌肉毒　海蛇毒主要对横纹肌有严重破坏作用,局部症状不明显。一般在咬伤后2小时内出现全身肌肉酸痛无力、肌红蛋白尿、高血钾,甚至导致严重心律失常、周围型呼吸衰竭和急性肾衰竭,可出现猝死,治愈后肌力恢复亦较慢,常需数周。

4. 混合毒　眼镜蛇、眼镜王蛇、蝮蛇等咬伤引起的中毒常兼有神经毒和血循毒表现。临床特点为发病急,局部与全身症状均较明显。

（四）辅助检查

1. 实验室检查　血常规检查可见红细胞及血红蛋白减少,白细胞总数增加、中性粒细胞比例升高;生化检查可见总胆红素和未结合胆红素增高,肝、肾功能损害;凝血功能检查可见凝血因子异常;尿常规检查可见血尿及血红蛋白尿、肌红蛋白尿、管型尿。

2. 胸部 X 线检查　以排除肺水肿。

3. 免疫学检查　以伤口渗出液、血清或尿液为标本行免疫学检查可做出蛇种诊断。常用者有乳胶抑制试验、放射免疫、酶联免疫吸附试验等。

二、救治与监护

（一）现场救护

蛇咬伤后,应保持安静和镇定,不要惊慌奔跑,以免加速毒素的吸收扩散。如一时鉴别不清是否为毒蛇咬伤,应先按毒蛇咬伤进行初步处理并密切观察。被咬伤后,蛇毒在 3~5 分钟内就迅速进入体内,应尽早采取有效措施,防止毒液吸收。

1. 伤肢制动　被毒蛇咬伤后,患者和受伤的肢体应限制活动,可用夹板固定伤肢,伤口应保持在低于心脏水平。

2. 绑扎伤肢　是一种简便而有效的现场自救和互救的方法,即被咬伤后立即用绷带、布条或丝巾绑扎伤口近心端 5~10cm 处,不必过紧,松紧度以能够使被绑扎肢体的远端动脉搏动减弱为宜。绑扎后每隔 30 分钟左右松解 1 次,每次 1~2 分钟,以免影响血液循环造成组织坏死。一般在到达医院开始有效治疗(如注射抗蛇毒血清、伤口处理)10~20 分钟后方可去除绑扎。此法可减缓毒素吸收入血。

3. 伤口处理　立即用清水或肥皂水冲洗伤口,去除其周围黏附的毒液;如果伤口内有毒牙残留,应立即挑出。

4. 促进排毒　可用手指自上而下挤出血液和淋巴液,也可用火直接烧灼伤口破坏蛇毒,但应避免烧伤。

5. 急送医院　经上述处理后,应迅速将患者送往就近专科医院进行治疗。

（二）院内救护

1. 伤口处理

（1）冲洗:冲洗伤口可以起到破坏、中和、减少蛇毒的目的。可选用 1:5 000 高锰酸钾、3% 过氧化氢、生理盐水、肥皂水等,冲洗后可行局部湿敷。冲洗时,可用负压吸引。

（2）扩创排毒:将冲洗后的伤口以牙痕为中心做"一"字形或"十"字形切口,长 2~3cm,深达皮下但不伤及肌膜,使淋巴液及血液自行外渗。

（3）针刺排毒:可针刺趾蹼间(八风穴)或指蹼间(八邪穴),对病情较轻,肢体肿胀轻微者,可单用针刺法;对病情较重,肢体肿胀明显者,可在指或趾蹼间行切开扩创排毒法。血循毒患者应慎用。

2. 局部解毒

（1）伤口局部阻滞:可选用胰蛋白酶 2 000~5 000U,加 0.25%~0.5% 普鲁卡因或蒸馏水环伤口做局部封闭注射,以降解蛇毒,减少毒液吸收。胰蛋白酶是一种广谱解毒药,宜早用,重症病例可重复局部应用。

(2)伤口外敷蛇药:将蛇药片用水调成糊状,外敷在距离伤口 2cm 处成圆周形,勿将药膏涂在伤口上,并用纱布覆盖、包扎,以利消肿止痛。如咬伤创面有坏死组织及脓性分泌物,可用九一丹或脉血康胶囊的粉剂搽于创面,外敷红油膏,待脓腐脱尽后改用生肌散换药,直至伤口愈合。

3. 特效解毒剂的应用　抗蛇毒血清是目前公认的治疗毒蛇咬伤的特效解毒药。要尽早应用,首剂足量,儿童和成人剂量相同。如已明确毒蛇的种类,宜使用单价抗蛇毒血清;如不能确认毒蛇种类,以多价抗蛇毒血清为宜。

使用方法:使用前做皮肤过敏试验,阳性者做常规脱敏后使用。国产抗蛇毒血清的单次剂量:抗蝮蛇毒血清 8 000U,五步蛇、银环蛇、眼镜蛇、尖吻蝮蛇抗蛇毒血清均为 10 000U,抗金环蛇、蝰蛇毒血清均为 5 000U。将抗蛇毒血清溶于 5% 葡萄糖盐水中静脉滴注起效迅速,30 分钟至数小时后可见神经症状和出血好转。由于蛇毒的半衰期为 26~95 小时,所以抗蛇毒血清需应用 3~4 天。使用过程中仍应注意血清过敏反应,特别是过敏性休克。一旦出现过敏反应则立即停止注射抗蛇毒血清,并给予肾上腺皮质激素、抗组胺药。重症者注射 0.1%肾上腺素 0.5~1ml。少数患者出现迟发性血清过敏反应,应引起重视。

4. 辅助治疗

(1)肾上腺皮质激素:能抑制和减轻组织过敏反应和坏死,对减轻伤口局部反应和全身中毒症状均有帮助。地塞米松 10~20mg/d 或氢化可的松 200~400mg/d,连续 3~5 天。

(2)其他:如右旋糖酐 40、甘露醇、利尿剂、维生素 C 等可减轻毒血症,促使毒液排出,减轻急性溶血。

(3)防治感染:常规注射破伤风抗毒素,酌情应用抗生素防治感染。

5. 防治并发症　积极预防治疗呼吸衰竭、心力衰竭、心搏骤停、急性肾衰竭、休克及 DIC等并发症。

6. 中医中药　特别对于蛇毒已与体内组织结合而造成的病理损害,抗蛇毒血清已无能为力,此时中草药能调节人体内部环境,保护器官,提升其排毒能力,阻止蛇毒扩散和吸收,从而达到消除症状和治愈的目的。我国各地有针对常见毒蛇为主的中成药制剂,如上海蛇药、南通蛇药、群生蛇药、广东蛇药等,均可及早选。蛇药既可口服亦可外敷。

📖 **知识链接**

毒蛇咬伤的中医辨证论治

毒蛇咬伤人体后,蛇毒内攻脏腑,从而导致一系列脏腑功能失调的中毒症状。因此,治疗当以清解蛇毒、通利二便为基本原则,兼顾五脏功能。基本方:半枝莲 30g,半边莲 30g,白花蛇舌草 30g,重楼 15g,车前草 15g,玉米须 15g,六月雪 15g,土茯苓 15g,大黄 15g,枳实 12g。其中,半枝莲、半边莲、重楼、白花蛇舌草清热解毒;玉米须、车前草、六月雪、土茯苓清热渗湿利尿;大黄、枳实清热攻下,通利二便解毒。诸药配合,相互协调,共奏清热解毒、通腑利尿之功。

风毒证以神经毒症状为主,治宜清热解毒、活血祛风、镇惊开窍,基本方加白芷、僵蚕、蝉蜕、蜈蚣、全蝎;火毒证以血循毒症状为主,治宜清热解毒、凉血止血,基本方合犀角地黄汤、黄连解毒汤;风火毒证以混合毒症状为主,治宜清热解毒、祛风定惊、凉血止血,基本方加赤芍、牡丹皮、白茅根、全蝎、僵蚕。

（三）救护要点

1. 休息　嘱患者卧床休息,患肢放置低位并制动。

2. 观察病情　密切观察患者的神志、血压、脉搏、呼吸和尿量变化,观察患者有无溶血、出血征象,观察伤口有无肿胀、出血和渗液情况,注意有无中毒性休克、急性肾衰竭等严重并发症。

3. 及时给氧　保持呼吸道通畅,必要时给予气管插管和呼吸机辅助呼吸。

4. 输液护理　蛇毒对心、肾的毒性较大,输液速度不宜过快、补液总量不宜过多,在补液过程中应密切注意心肺功能。

5. 伤口护理　应正确清洗伤口,及时更换敷料。

6. 心理护理　患者入院时往往精神紧张、恐惧、焦虑,应及时向患者提供心理支持及疾病相关知识,消除紧张、焦虑、恐惧情绪,从而使其积极配合治疗。

7. 加强防护知识宣教　对多蛇地区的居民和被蛇咬伤机会较多的人群进行蛇生活习惯和蛇咬伤防治知识的宣传教育。

（1）农民、渔民、野外工作者和毒蛇研究人员要根据情况穿戴防护手套和靴鞋,要经常清理住宅周围杂草、乱石,使蛇无藏身之地,并有计划地开展捕蛇活动。

（2）被蛇咬伤后,应安抚患者,让其保持镇定,不要惊慌失措,更不能奔跑走动。

（3）被毒蛇咬伤后应记住蛇的大小、颜色、花纹等,以便医生鉴别其种类,从而决定是否为伤者注射抗毒血清。

知识链接

毒蜘蛛咬伤

蜘蛛的螯肢(毒牙)是头胸部最前面的一对角质附肢,蜇人时毒腺分泌的毒液通过毒牙注入伤口。毒蜘蛛种类繁多,在我国能引起严重损伤的毒蜘蛛中以黑寡妇蜘蛛(即红斑黑毒蛛)毒性最强。

急救处理:

（1）伤口局部处理同蛇咬伤。

（2）全身对症和综合治疗:及时补液;应用抗组胺药、肾上腺皮质激素;可酌情应用10%葡萄糖酸钙、地西泮、阿托品;疼痛剧烈时应用止痛剂;必要时可应用血液净化疗法;并积极防治感染、溶血、DIC 及急性肾衰竭等严重并发症。

（王丹丹）

复习思考题

1. 简述热射病病死率高的原因,应该如何预防该病发生?

2. 对电击伤患者进行现场紧急救护时,如何保证救护者自身的安全?

3. 如何对淹溺者进行现场紧急救护?

4. 在野外发生毒蛇咬伤后,应如何进行现场自救?

17章PPT

PPT 课件

第十七章

系统性炎症反应综合征患者的监护

📐 学习目标

1. 识记：系统性炎症反应综合征(SIRS)、脓毒症和多器官功能障碍综合征(MODS)的概念。

2. 理解：SIRS 的发病机制、发生发展、临床表现及辅助检查。

3. 应用：能对 SIRS、脓毒症、严重脓毒症、脓毒症休克及 MODS 患者进行相应的护理评估，制订相应的护理计划，及时对患者进行基本的救治、监护及护理。

🩺 案例分析

患者，男性，50 岁，入院 3 日前出现"发热、咳嗽、咯黄痰"，在当地拍胸部 X 线片显示左下肺不规则斑片状阴影，以"支气管肺炎"在当地住院治疗，住院后给予抗炎和对症支持等治疗，3 日后患者症状加重而收入院。入院查体：体温 39.6℃，血压 75/50mmHg，心率 136 次 /min，呼吸 33 次 /min，$PaCO_2$ 30mmHg，外周血白细胞数 17.8×10^9/L，未成熟中性粒细胞（带状）20%，血液中炎症介质如 TNF-α、IL-1、IL-6、IL-8 及 C 反应蛋白等明显高于正常水平。患者端坐位，不能平卧，表情淡漠，面色苍白，大汗，四肢厥冷，脉搏细速，少尿。肺部检查右侧呼吸音减弱并伴有湿啰音，询问病史未患有白细胞减少症、诱发性嗜中性粒细胞减少症等，未进行化疗等治疗。入院后给予吸氧、液体复苏、使用血管活性药物等，患者病情好转。

请问：

1. 该患者可能的诊断是什么？

2. 如何对该患者进行液体复苏治疗及护理？

ER-17-1

参考答案

在创伤、感染、休克等严重损伤因素的打击下，机体产生应激反应，导致多种炎症介质产生与过度释放，引起系统性炎症反应综合征(systematic inflammatory reactive syndrome，SIRS)。随着医疗监测和治疗技术的进步，很多遭受创伤、感染或休克等严重打击的重症患者生存率大大提高。影响这些重症患者后期生存率和预后的因素很多，其中非常重要的因素是有无发生 SIRS。SIRS 炎症反应复杂，若原始病因和继发于炎症介质释放所引起的病理生理改变得不到有效控制，支持治疗未及时实施，SIRS 将继续发展为脓毒症或多器官功能障碍综合征，患者生存率明显降低。及时诊断和处理 SIRS，对 SIRS 患者进行有效监护是提高创伤、感染或休克等重症患者生存率的重要途径。

第一节　概　　述

系统性炎症反应综合征(SIRS)发病机制复杂并可动态发展,明确 SIRS 与其他相关综合征的概念,是理解其临床特点的前提。

一、SIRS 概念

1991 年 8 月,美国胸科医师学会(American college of chest physicians,ACCP)和危重症监护医学学会(Society of Critical Care Medicine,SCCM)协作会议提出 SIRS 概念,用于描述机体对各种严重临床损伤的全身炎症反应。国内学者亦将 SIRS 翻译为"全身性炎症反应综合征"或"介质介导性炎症综合征"。

SIRS 指由感染或非感染性因素作用于机体,引起各种炎症细胞过度激活和炎性介质释放过量,从而产生一系列级联反应或"瀑布样效应"的一种全身性过度炎症反应的病理生理状态。其中感染性因素占 SIRS 病因的 50% 左右,包括细菌、病毒、真菌、寄生虫等病原微生物感染,以革兰氏阴性杆菌感染最常见,临床上常继发于肺炎、胆管炎、腹膜炎、泌尿系统感染、蜂窝组织炎等。非感染因素包括创伤、严重烧伤、大手术、休克、急性重症胰腺炎、中毒、缺血缺氧及再灌注损伤、自身免疫性疾病、外源性炎症介质反应等。

二、SIRS 相关概念

根据定义,SIRS 可由感染或非感染因素作用于机体引起,由感染引起的 SIRS 称为脓毒症(sepsis)(图 17-1),其诊断标准符合 SIRS,同时证实有细菌存在或有高度可疑感染灶。SIRS 进一步可发展为严重脓毒症(severe sepsis)、脓毒症休克(septic shock)/感染性休克,最后导致多器官功能障碍综合征(multiple organ dysfunction syndrome,MODS)(图 17-2)。SIRS、脓毒症、严重脓毒症和脓毒症休克存在线性发展关系,是同一病理过程的不同阶段,是MODS 的病理生理基础。ACCP/SCCM 联合会议上界定了 SIRS 相关概念,具体如下。

1. 感染(infection)　病原微生物、潜在病原微生物或其毒素侵入机体,引起机体组织局部或全身炎症反应的过程。必须强调,临床上许多感染可能没有微生物学证据。

图 17-1　感染、SIRS、脓毒症关系图

2. 菌血症（bacteria） 细菌进入血液,血液中检测出活体细菌,血培养呈阳性。

3. 脓毒症 又称为全身性感染,明确为感染因素所致的 SIRS,血培养阳性或者存在感染病灶,即脓毒症 = 感染 +SIRS。

4. 严重脓毒症 伴有组织灌注不足和 / 或器官功能障碍的脓毒症。

5. 脓毒症休克 是指严重脓毒症患者在给予充分液体复苏后仍出现顽固性低血压(收缩压 <90mmHg 或血压下降超过基础值 40mmHg)。

6. MODS 指在多种急性致病因素所致机体原发病的基础上,同时或序贯出现两个或两个以上器官和 / 或系统功能障碍。MODS 包含了从早期器官、系统功能受损到晚期器官、系统功能衰竭,其恶化结局是多系统器官衰竭(multiple system organ failure,MSOF)。

图 17-2 SIRS、脓毒症、严重脓毒症、脓毒症休克、多器官功能障碍综合征的关系

MODS 具有特征性表现:①发病前器官功能基本正常或处于相对稳定的生理状态;②从应激反应到器官功能障碍有间隔时间,常超过 24 小时;③衰竭的器官往往不是原发致病因素直接损害的器官,而发生在原发损害的远隔器官;④器官功能障碍的发生呈序贯性,最先受累器官常见于肺和消化器官;⑤功能障碍的器官之间没有直接关联,都与原发病所致炎症介质代谢紊乱有关;⑥病理变化缺乏特异性,但显著不同于慢性器官功能衰竭,器官病理损伤和功能障碍程度不一致;⑦在急性致病因素作用下引发的 MODS 过程,器官功能障碍和病理损害可逆,治愈后器官功能可望恢复到病前状态;⑧感染、创伤、休克、急性脑功能障碍(心搏骤停复苏后、急性大面积脑出血)等是其常见诱因。

知识链接

代偿性抗炎反应综合征

代偿性抗炎反应综合征(compensatory anti-inflammatory response syndrome,CARS) 是指机体受各种因素刺激时,产生炎症介质引起 SIRS,同时产生释放大量内源性抗炎介质,引起 CARS,导致机体免疫功能抑制,增加对感染的易感性。1996 年,ACCP/SCCM 联合会议主席 Bone 提出 CARS,描述机体对脓毒症的免疫反应过程,它是 SIRS 进展过程中的一个重要阶段。CARS 不是简单的免疫功能抑制,而是机体免疫系统的一种适应过程。CARS 免疫抑制表现为淋巴细胞功能紊乱、淋巴细胞凋亡、人类白细胞 (HLA)DR 持续减少、单核细胞功能下降、产生大量 IL-10、TGF-β 和 PGE2。临床表现为低体温、白细胞降低、易感染和难以控制的感染。

混合性拮抗反应综合征(mixed antagonist response syndrome,MARS)指 CARS 患者同时出现明显的 SIRS 特征。

第二节 系统性炎症反应综合征的临床特点

SIRS 是重症监护病房患者死亡的第一原因,SIRS 在危重症患者中具有高发生率、高病死率。2019 年新型冠状病毒肺炎病情进展迅速的重型患者可出现感染因素引起的 SIRS,目前临床缺乏改善以及抑制 SIRS 发展的药物,SIRS 日益引起医学界重视,其复杂的发生机制是目前病情难以得到有效控制的主要原因。

一、流行病学特征

近年来,SIRS、脓毒症和严重脓毒症的发生率有上升趋势,发达国家脓毒症发病率每年以 8%~13% 的速度剧增;发展中国家脓毒症的病死率也居高不下。

(一) SIRS 相关发生率

SIRS 在普通病房和重症监护病房(intensive care unit,ICU)都比较常见,病房的 SIRS 发生率近 33%,ICU 的 SIRS 发生率超过 50%,外科 ICU(surgical ICU,SICU)发生率更高,超过 80%。在确诊为 SIRS 的患者当中,超过四分之一的患者为感染原因引起的脓毒症,脓毒症患者中一半以上会发展为严重脓毒症,这其中近四分之一患者又会发展为脓毒症休克。相对而言,ICU 的 SIRS 患者比普通病房的 SIRS 患者更容易发展为脓毒症,进一步进展为严重脓毒症、脓毒症休克,SIRS 发展为 MODS 的概率为 20.7%~28.3%。

(二) SIRS 相关病死率

SIRS 的 28 天病死率超过 7%,随着病情发展,脓毒症、严重脓毒症和脓毒症休克 28 天病死率逐渐上升,分别为 16%、20% 和 46%。SIRS 一旦发展为 MODS,病死率为 62.5%~85%,其中两个脏器功能障碍的平均病死率为 59%,三个脏器功能障碍平均病死率为 75%,四个或四个以上脏器功能障碍平均病死率几乎达到 100%。

(三) 脓毒症患者感染源

脓毒症的主要感染部位依次为呼吸道、胃肠道、泌尿道和原发菌血症,占了 75% 的感染源;其他感染部位包括皮肤、软组织和骨组织。脓毒症 50% 以上的感染是社区获得性感染,40% 以上是医院获得性感染。肺是最常见的单个感染病灶,常见感染病菌包括革兰氏阳性菌金黄色葡萄球菌、革兰氏阴性菌大肠埃稀菌和假单胞菌及真菌。

二、发病机制

目前 SIRS 的发生机制尚未明确,其发生机制目前有细胞因子风暴学说(cytokine storm)、正反馈学说和促炎/抗炎失衡学说等。一般认为是机体对各种强致病因素的失控反应,在激活炎性细胞、释放过多的炎症介质、与细胞因子及炎性细胞等相互作用、共同介导引起细胞、组织和器官损伤。

1. 炎性细胞激活 各种致病因素通过激活单核巨噬细胞、中性粒细胞、血小板和血管内皮细胞等炎性细胞,参与机体防御反应,出现黏附、变形、趋化、脱颗粒、迁移入病灶等反应。

2. 炎症介质释放 被激活的炎症细胞释放,如 TNF-α、IL-1β、IL-6、IL-8、IFN-γ、血小板活化因子(PAF)、一氧化氮(NO)等炎症介质。其中 TNF-α 是核心细胞因子,能启动各类炎症细胞因子级联反应。这些炎症介质可诱导产生下一级炎症介质,同时又反过来刺激炎性细胞进一步产生 TNF-α、IL-1β 等炎症介质,形成级联反应或瀑布效应,释放过量的炎症介质,加重组织细胞损伤。

3. **免疫功能失调**　过量的炎症介质释放,炎症反应不断扩大,诱导机体代偿性产生抗炎介质,出现抗炎反应(compensatory anti-inflammatory response syndrome,CARS,又称代偿性抗炎反应综合征)。过度炎症反应诱导代偿性抗炎介质 IL-4、前列腺素 E_2(prostaglandin,PGE_2)、TNF-β 等的产生,其中 PGE_2 起到核心作用,其结局是免疫功能紊乱。

4. **病理生理效应**　炎症反应或抗炎反应过度,出现促炎介质与抗炎介质表达失衡,引起血管内皮细胞受损、血管通透性增加、血小板黏附、蛋白酶和氧自由基释放等,机体局部组织及远隔脏器相继出现损害,出现相应的高代谢和高循环动力学等病理生理表现。

> 🔍 **知识链接**
>
> SIRS 的发展分期
>
> SIRS 的发展可分为五期:①局部炎症反应期:致病因素刺激炎症介质产生以对抗致病因子,机体启动抗炎介质的释放;②有限的全身炎症反应期:炎症和抗炎反应形成全身反应,但尚能保持平衡;③失控的全身炎症反应期:促炎介质和抗炎介质释放不平衡,形成过度炎症反应,即 SIRS;④过度免疫抑制期:代偿性抗炎介质过度释放,炎症介质/抗炎介质平衡失调,形成代偿性抗炎反应综合征(CARS),免疫动能广泛抑制引发持续和严重的感染;⑤免疫失衡期:SIRS/CARS 失衡导致炎症反应失控,损伤局部组织细胞并累及远隔器官,最终导致 MODS,炎症和抗炎反应相互存在,交叉重叠,并引发相应的临床症状,称为混合性拮抗反应综合征(mixed antagonistic response syndrome,MARS)。

三、临床表现

SIRS 不是单独的疾病,是在原发病基础上出现的全身应激反应过度的临床状态,表现为原发疾病症状基础上出现两个增高、两个加快、两个异常、一个降低和一个过度。

(一)两个增高

1. **高代谢状态**　主要表现为高耗氧量,通气量增加,高血糖,蛋白质分解增加,呈负氮平衡及高乳酸血症。高氧耗量及通气量增加会使基础代谢率达正常两倍以上,体内蛋白质分解增加,而糖和脂肪类分解受到抑制,这种非正常营养物质代谢状态主要与 TNF-α、IL-1、IL-6 等细胞因子均具有强烈的促蛋白质分解活性有关,骨骼肌是机体重要蛋白库,肌蛋白被消耗,患者表现为肌肉组织消瘦。同时 SIRS 高代谢状态对外源性补充营养反应差,不能有效阻止其高消耗,因此具有"自噬"性和强制性特点。

SIRS 高代谢可引起严重后果。首先,高代谢导致的蛋白质营养不良可扰乱器官结构,严重损害其正常功能;其次,蛋白质的高消耗可引起支链氨基酸与芳香族氨基酸失衡,这可使芳香族氨基酸竞争性进入中枢神经系统形成假性神经递质,从而进一步导致神经传导冲动紊乱;最后,高代谢和循环系统功能紊乱可引起氧供和氧需矛盾,使机体细胞处于缺氧状态,影响细胞正常代谢;持续高代谢的 SIRS 患者,90% 以上将发展为 MODS。

2. **高动力状态**　高动力循环状态是心血管系统对全身感染和过度炎症反应的一种反应,主要表现为高心排血量和低外周阻力,即"高排低阻"。患者的心脏指数可高于正常,常达 $10L/(min \cdot m^2)$ 甚至更高;外周阻力低与扩血管物质如一氧化氮(NO)、组胺等大量释放有关,这也是低血压休克发生的主要原因。在扩血管物质释放时,缩血管物质如血栓素(TXA_2)、血清素等也释放,引起收缩扩张血管物质分泌紊乱。因此,SIRS 一方面有血管大量扩张引起的低阻;另一方面,某些微循环血管收缩引起器官灌注不足、细胞营养受损、外周组织摄氧障碍。

SIRS 过程中,患者机体虽然处于高动力循环状态,但由于各类炎症介质,如 TNF-α 等均具有抑制心肌收缩力的负性作用,患者仍普遍存在心功能损害;因此,高心输出量主要通过增加心率获得,而心脏每搏指数常低于正常;高动力循环状态的持续时间不定,主要取决于病情发展和心功能状态。SIRS 后期,心脏高负荷做功,受损心肌负担不断加重,可导致心力衰竭,“高排低阻”可逐渐演变为“低排高阻”以致循环衰竭。

（二）两个加快

1. 呼吸频率加快　表现为呼吸频率 >20 次 /min 或 $PaCO_2$<32mmHg。机体组织灌流量不足,细胞缺氧,产生乳酸使酸碱平衡改变;机体开始肺的代偿调节,延髓呼吸中枢兴奋,呼吸加深、加快;随着肺通气量增加,CO_2 排出增多,血液 $PaCO_2$ 可随之下降,在一定程度上有利于维持酸碱平衡。

2. 心率加快　表现为心率超过 90 次 /min。SIRS 早期,全身血管舒张,静脉回血不足,使心搏量下降,机体为保证心排量,满足全身循环需要,肾上腺素水平上升,心率加快。因此,心率加快是代偿性反应。

（三）两个异常

1. 体温异常　体温表现为高温（>38℃）或低温（<36℃）。炎症反应占优势时,机体体温升高;若抗炎反应占优势,机体处于免疫抑制状态,可表现为低体温。

2. 外周白细胞总数或分数异常　白细胞数可高于正常水平（>12×10^9/L）或低于正常水平（<4×10^9/L）,或未成熟中性粒细胞（带状）≥10%,这与 SIRS 炎症反应和抗炎反应的平衡有关。

（四）一个降低

SIRS 患者机体组织灌流量降低,可出现供氧 - 需氧平衡失调,导致低氧血症。脑组织低灌注表现为急性神志改变,如兴奋、烦躁或嗜睡;肾组织灌注不足表现为少尿,但少尿也可由于机体代偿性反应,即心排量下降,肾素 - 血管紧张素 - 醛固酮系统被激活,通过减少尿排量增加血容量。

（五）一个过度

过度炎症反应使血液中多种炎症介质和细胞因子如 TNF-α、IL-1、IL-6、IL-8、内源性NO、C 反应蛋白等明显高于正常。

四、SIRS 诊断标准

ACCP/SCCM 联合会议推荐提出 SIRS 具有以下四个特征:①体温 >38℃或 <36℃;②心率 >90 次 /min;③呼吸频率 >20 次 /min 或动脉血二氧化碳分压（$PaCO_2$）<32mmHg;④外周血白细胞数 >12×10^9/L 或 <4×10^9/L,或未成熟中性粒细胞（带状）>10%。凡具备上述四种临床表现两种以上者,即可确诊为 SIRS。需要注意的是,有导致上述体征改变的明确原因存在时,如化疗、白细胞减少症、诱发性嗜中性粒细胞减少症等,不能根据 SIRS 标准来诊断 SIRS。

> **课堂互动**
>
> 患者,男性,68 岁,高处坠落导致肝破裂行肝脏修补术后第 5 天,体温 38.7℃,心率 >90 次 /min;呼吸频,25 次 /min。
>
> 请问:该患者可以诊断为 SIRS 吗? 理由是什么?

（一）脓毒症诊断标准（表 17-1）

表 17-1　脓毒症诊断标准

指标	临床特点
一般临床特征	发热（体温 >38.3℃）；低体温（体温 <36.0℃）；心率 >90 次 /min，或大于不同年龄段正常值的 2 个标准差；气促；意识改变；明显水肿或液体正平衡（24h>20ml/kg）；高血糖征（血糖 >7.7mmol/L）且无糖尿病史
炎症反应指标	白细胞增多（白细胞计数 >12×10⁹/L）；白细胞减少（白细胞计数 <4×10⁹/L；白细胞计数正常，但幼稚白细胞总数超过 10%；血浆 C 反应蛋白和血浆降钙素原均大于正常值的 2 个标准差
血流动力学变量	低血压（收缩压 <90mmHg），平均动脉压 <70mmHg，或成人收缩压下降超过 40mmHg 或低于年龄段正常值的 2 个标准差
器官功能障碍指标	动脉低氧血症（氧合指数 <300mmHg）；急性少尿，即使给予足够的液体复苏，尿量仍然 <0.5ml/（kg·h）且至少持续 2 小时以上；血肌酐上升 >44.2μmol/L；凝血功能异常（国际标准化比值 >1.5 或活化部分凝血活酶时间 >60 秒）；肠梗阻（肠鸣音消失）；血小板减少（血小板计数 <100×10⁹/L）；高胆红素血症（血浆总胆红素 >70μmol/L）
组织灌注指标	高乳酸血症（>1mmol/L）；毛细血管再灌注能力降低或瘀斑形成

（二）严重脓毒症诊断标准

满足以下任何 1 项可诊断为严重脓毒血症（表 17-2）。

表 17-2　严重脓毒症诊断标准

指标	标准
血压	脓毒症所致低血压
乳酸水平	超过实验室检测正常水平上限
尿量	在给予足够的液体复苏后，尿量在 2 小时内仍 <0.5ml/（kg·h）
氧合指数	非肺炎所致急性肺损伤：氧合指数 <250mmHg 肺炎所致急性肺损伤：氧合指数 <200mmHg
血肌酐	>176.8μmol/L（2.0mg/dl）
胆红素	>34.2μmol/L（2.0mg/dl）
血小板计数	<100×10⁹/L
凝血功能	凝血功能障碍（国际标准化比值 >1.5）

（三）脓毒症休克诊断标准

脓毒症休克是指严重脓毒症在给予充分液体复苏后，仍出现顽固性低血压。

第三节　系统性炎症反应综合征的治疗

由于 SIRS 的原因具有多重性，发生人群也有很大差异，其发展的最终结果是多脏器功能衰竭和死亡，故提倡早期干预。但 SIRS 治疗不能一概而论，应针对具体原因和病情发展阶段采取有针对性的处理措施。SIRS 总的处理原则为去除病因和诱因、积极治疗原发疾病、维持生命体征支持治疗、维护各系统器官功能、防止进一步损伤。

一、诊断方法

缩短脓毒症的诊断时间是降低脓毒症相关病死率的关键,留取恰当标本进行细菌学培养有助于明确脓毒症的病原学鉴别及抗菌药物方案的确定,而快速的诊断方法有助于鉴别重症患者是否合并系统性真菌(通常是念珠菌)感染。

（一）细菌学标本

应用抗生素前,同时留取两个或两个以上不同部位的血培养标本:①至少一个部位是经皮穿刺(外周血);②经放置的导管留取,导管留置时间<48小时除外;③若考虑其他部位的感染,如尿液、脑脊液、伤口、呼吸道等,应在抗生素使用前留取相应标本。不同部位血培养标本应同时抽取,建议抽血量≥10ml,并进行需氧瓶和厌氧瓶的培养。

（二）侵袭性念珠菌

可通过检测1,3-β-D葡聚糖、甘露聚糖和抗甘露聚糖抗体对侵袭性念珠菌病进行鉴别诊断。

（三）影像学检查

及早进行CT和床旁超声等影像学检查以确定感染部位和引导留取培养标本。

二、支持治疗

知识链接

脓毒症和严重脓毒症集束化(bundle)管理

2012版《拯救脓毒症运动:严重脓毒症和脓毒症休克管理指南》中对于重度脓毒症和脓毒症集束化(bundle)的内容进行了更新,将过去的6小时复苏bundle和24小时处理bundle更改为3小时脓毒症复苏和6小时脓毒症休克bundle,2015年指南又针对6小时脓毒症休克bundle中仍持续动脉低血压者和/或初始血乳酸≥4mmol/L者的评估内容进行了更新,2018年指南对脓毒症集束化治疗继续更新,将3/6h合并为1h,制定"1小时集束化治疗"。

脓毒症复苏bundle(1h内完成)
(1) 检测血乳酸,初始乳酸≥2mmol/L重复检测
(2) 抗生素使用前采集血培养标本
(3) 使用广谱抗生素
(4) 低血压和/或乳酸≥4mmol/L者,1h内启动液体复苏,输注晶体液30ml/kg

脓毒症休克bundle(1h内完成)
(1) 初期液体复苏后仍低血压时,使用缩血管药物维持MAP≥65mmHg
(2) 仍持续动脉低血压者和/或初始血乳酸≥4mmol/L者需重复评估容量状态和组织灌注(评估指标见下表)
(3) 如果初始乳酸升高,应复查乳酸

评 估 指 标

以下两项任选其一:
(1) ① 生命体征
② 心肺功能
③ 毛细血管再充盈
④ 脉搏
⑤ 皮肤改变

(2) ① 测量CVP
② 测量ScvO₂
③ 床旁超声(心肺)
④ 被动抬腿试验或液体负荷试验
(以上任选两项)

SIRS 尤其是感染因素引起的严重脓毒症和脓毒症休克,早期复苏是关键。一旦诊断为机体灌注不足,即积极补液后机体仍呈低血压状态或者乳酸升高≥4mmol/L,应立即开始早期目标导向治疗(early goal-directed therapy,EGDT),对严重脓毒症和脓毒症 1 小时内进行集束化(bundle)管理,通过纠正前负荷(中心静脉压)、后负荷(平均动脉压)、氧含量(血氧饱和度),以达到血流动力学最适化和组织氧供需平衡的目标。治疗目标具体包括:中心静脉压(central venous pressure,CVP)达到 8~12mmHg,即 10.64~15.96cmH$_2$O(机械通气患者可放宽为 12~15mmHg,即 15.96~19.95cmH$_2$O);平均动脉压(mean arterial pressure,MAP)≥65mmHg;尿量≥0.5ml/(kg·h);中心静脉血氧饱和度(central venous oxygen saturation,ScvO$_2$)≥70% 或混合静脉血氧饱和度(mixed venous oxygen saturation,SvO$_2$)≥65%。

（一）液体治疗

严重脓毒症和脓毒症休克患者存在不同程度的血容量不足,液体复苏时建议首选晶体液,需要大量晶体液时可考虑加用胶体液,如白蛋白,不建议应用羟乙基淀粉(HES),部分患者可能需要快速大量补液,推荐采用液体负荷试验持续补液直到血流动力学动态指标(如脉差、每搏输出量变异率的变化)或静态指标(如动脉压、心率、尿量)得到改善。

（二）血管活性药物的使用

若充分液体复苏后,机体仍存在低血压和血流灌注不足,则需要使用血管紧张素等升压药使 MAP≥65mmHg。脓毒症休克时:①去甲肾上腺素为首选升压药;②若需额外的药物维持血压,可使用肾上腺素补充或替代去甲肾上腺素;③可联合使用血管加压素(vasopressin)0.03U/min,以升高 MAP 或降低去甲肾上腺素的用量;④快速心律失常风险低和绝对或相对心动过缓的患者,可使用多巴胺替代去甲肾上腺素。三种血管活性药物升压原理不同,其中去甲肾上腺素主要通过增加外周阻力升高 MAP,多巴胺通过增加心脏指数升高 MAP,肾上腺素通过增加心输出量和每搏量升高 MAP。使用血管活性药物时,由于机体血压变化较快,需要放置动脉测压管,以持续监测动脉压。

（三）正性肌力药物的使用

当心脏充盈压升高而心输出量低,提示心功能障碍或经充分补液并达到适当 MAP 时,仍存在组织灌注不足的表现,可输注 20μg/(kg·min)的多巴酚丁胺或联合应用升压药物,但不建议使心脏指数增加到超正常水平。

（四）血制品的使用

早期液体复苏的 6 小时内,若 CVP 已达 8~12mmHg,而中心静脉(上腔静脉)血氧饱和度 <70% 或混合静脉血氧饱和度 <65%,则输注浓缩红细胞。输血目标是使红细胞比容(hematocrit,Hct)≥30%,提高运氧载体血红蛋白的含量,增加氧输送能力,改善组织供氧。如果组织灌注改善,患者出现血红蛋白低于 70g/L,应积极进行输血,目标为 70~90g/L;若有出血或者凝血酶原时间延长,则要输入新鲜冰冻血浆;严重脓毒症患者无明显出血时,可在血小板计数≤10×10^9/L 时预防性输注血小板;有明显出血风险时,可在血小板计数≤20×10^9/L 时预防性输注血小板。

（五）控制血糖

脓毒症患者若血糖连续两次超过 10.0mmol/L,应接受胰岛素治疗,将血糖控制在 10.0mmol/L 之内,以降低病死率和并发症发生率;持续应用胰岛素的患者,同时需要通过多种途径补充葡萄糖;为预防低血糖,静脉滴注胰岛素的患者需要每 1~2 小时监测血糖水平,逐步稳定后过渡到每 4 小时监测 1 次。

（六）机械通气

SIRS 大量炎症介质可导致急性肺损伤(acute lung injury,ALI)和急性呼吸窘迫综合征

(acute respiratory distress syndrome，ARDS)。SIRS 患者机械通气要实行肺通气保护，防止肺的进一步损伤。

> ### 知识链接
>
> #### 脓毒症所致 ARDS 的机械通气治疗
>
> 　　SIRS 患者机械通气时实行肺通气保护，避免高潮气量和高气道压力同时使用，2018版《拯救脓毒症运动：严重脓毒症和脓毒症休克管理指南》建议遵循以下原则实施机械通气：①潮气量目标是 6ml/kg 标准体重；②被动通气时平台压应≤30cmH$_2$O；③低潮气量和吸气末气道压力使肺泡通气量减少，PaCO$_2$ 升高，会引起不同程度高碳酸血症，一般以 pH>7.25 为酸碱平衡目标；④为避免呼气末广泛肺泡萎陷，增加血氧分压，通常使用呼气末正压通气(positive end expiratory pressure，PEEP)；对于中、重度的 ARDS 患者，建议应用较高水平 PEEP；⑤肺复张用于伴有严重难治性低氧血症的患者；⑥俯卧位通气，可用于氧合指数≤100mmHg 的患者；⑦建议床头抬高 30°~45°，以降低误吸风险并预防呼吸机相关性肺炎(ventilator associated pneumonia，VAP)的发生；⑧通过进行规律的自主呼吸实验，来评估是否可以脱机，在患者可以唤醒、血流动力学稳定、没有新发严重病情变化可能、通气和 PEEP 较低、动脉血氧饱和度良好、不需要高流量给氧的情况下，可更换为面罩或鼻导管吸氧，如果自主呼吸试验成功，可考虑拔管；⑨为减少机体耗氧量，可给患者镇静和镇痛。对于需要镇静的患者可采取最低剂量进行持续或间断镇静，并不断调整剂量达到预期镇静的目标。

（七）肾脏替代疗法

　　SIRS 患者血液中存在大量的中分子炎症介质，使用肾脏替代疗法(renal replacement therapy)可清除血浆内炎症介质，减少其对脏器功能的损害，同时纠正水电解质紊乱、维持酸碱平衡。肾脏替代疗法，包括连续性肾脏替代治疗(continuous renal replacement therapy，CRRT)和间歇性血液透析(intermittent hemodialysis，IHD)，两者在患者病死率指标上没有明显差异，治疗方式的选择应遵循个体化原则。对血流动力学不稳定的脓毒症患者，宜使用连续性肾脏替代治疗进行液体平衡管理；对低灌注导致的高乳酸血症患者，当 pH≥7.15 时，不建议使用碳酸氢钠来改善血流动力学状态或减少血管活性药物的使用。

（八）营养支持

　　SIRS 患者以高代谢为特点，如不进行营养支持，患者体重减轻，甚至发展为恶病质、器官功能障碍。SIRS 营养支持以尽可能肠内营养为原则，维持肠道功能；在诊断严重脓毒症或脓毒症休克 48 小时内，如患者能耐受，可经口进食或进行肠内营养，而非完全禁食或者单纯静脉输注葡萄糖；第 1 周内可应用肠内肠外联合喂养，避免足热量喂养，宜小剂量喂养(500kcal/d)，耐受后逐渐加量；肠内营养热量供给在急性期应保持 20~25kcal/(kg·d)，脂肪乳剂控制在 0.5~1.0g/(kg·d)，预防因脂类输入过多引起的医源性免疫抑制；严重脓毒症患者营养支持无需补充特殊免疫调节物质；营养支持期间，应用血浆转铁蛋白和前白蛋白监测肝脏蛋白合成功能。

（九）深静脉血栓的预防

　　脓毒症导致凝血功能紊乱的机制包括：①内毒素及致炎因子将组织因子和血小板激活，导致血小板、内皮细胞之间黏附聚集，从而使血液凝固，血栓形成；②抗凝血酶系统、蛋白 C

系统等生理性抗凝系统减弱;③纤溶系统等作用减弱,使血液处于**高凝状态**。因此,相对于普通 ICU 患者,严重脓毒症患者发生深静脉血栓(deep vein thrombosis,DVT)风险更高,如果发生肺动脉栓塞等情况可能会致命。因此,预防深静脉血栓非常必要,临床指南建议:在无禁忌证的情况下推荐对严重脓毒症患者应用肝素进行深静脉血栓预防。

（十）应激性溃疡的预防

严重脓毒症或脓毒症休克患者,如存在消化道出血危险因素,宜使用质子泵抑制剂(PPI)或 H_2 受体阻滞剂(H_2RA)预防应激性溃疡,首选 PPI,无消化道出血危险因素的患者不进行预防用药。

三、抗感染

对于怀疑或确定由感染因素引起的 SIRS,主张早期使用抗生素,严重脓毒症和脓毒症休克应在 1 小时内给予有效静脉抗生素。对于脓毒症而没有休克患者或中性粒细胞减少患者,不推荐常规联合使用抗菌药物。在使用抗生素前应进行血培养,以避免由于使用抗生素使血培养假阴性;病毒导致的严重脓毒症、脓毒症休克患者尽早开始抗病毒治疗;对非感染原因导致的严重炎症状态不推荐应用抗生素。

除了全身应用抗生素,还需局部应用抗生素:①预防胃肠道细菌移位和胃肠道发生菌血症;②及时控制坏死性软组织感染、腹膜炎、胆管炎、肠梗死等感染源,在明确解剖学诊断或排除诊断后 6~12 小时内进行干预;③当感染灶怀疑为胰周坏死感染时,在明确区分有活力组织和坏死组织后行局部处置;④当感染源需要处理时,采用损伤较小的有效干预措施,如脓肿行经皮穿刺引流而非手术切开引流;如血管内导管可能为感染源时,应在建立新血管通路后立即拔除导管。

📖 知识链接

初始经验性抗感染治疗

根据严重脓毒症指南推荐,对于诊断为严重脓毒症或脓毒症休克的患者应该尽早(1 小时内)经验性选用抗生素治疗。①应选用可以覆盖全部可能病原菌的抗生素;②对中性粒细胞减少的严重感染患者和难治性多重耐药菌(如不动杆菌属和假单胞菌)感染的患者,可以经验性联合治疗;③因严重感染导致呼吸衰竭与脓毒症休克的患者,针对铜绿假单胞菌感染建议应用具有对抗超广谱内酰胺酶活性的药物,并联合氨基糖苷类或氟喹诺酮类药物;④肺炎球菌感染致感染性休克患者,可以联合应用 β- 内酰胺酶抑制剂和大环内酯类药物;⑤经验性抗生素联合治疗重症感染不要超过 3~5 天,应尽快根据治疗效果和血培养结果缩小抗菌谱,选择最适当的单药进行降阶梯治疗;⑥抗生素治疗应遵循剂量和疗程充足的原则,疗程通常为 7~10 天,对治疗反应缓慢、感染病灶无法通畅引流、金黄色葡萄球菌血症、部分真菌和病毒感染、免疫缺陷包括中性粒细胞减少的患者,可延长疗程以达到充分治疗的目的;⑦降钙素原或类似生物标志物水平过低,可作为对无其他感染证据的脓毒症患者停止经验性抗生素治疗的依据。

四、抗介质制剂治疗

SIRS 最突出的特征是各种促炎性介质过度释放,理论上讲,清除过多炎症介质,阻断或干扰机体对炎症介质的反应,促进促炎介质和抗炎介质平衡,是控制 SIRS 进一步发展和减轻对机体损伤的关键。针对 SIRS 发生机制中主要促炎介质 TNF-α、IL-1 而言,国外已将单克隆 TNF-α 抗体、重组 IL-1 受体拮抗剂、TNF 受体、内毒素单克隆抗体等抗炎介质应用于临床,但效果不是很乐观;正如机制中所描述,SIRS 的发展过程远非促炎介质的过度释放这么简单,同时产生的抗炎介质本身是机体对抗过度炎症反应的防御机制。这些促炎介质的拮抗剂可以从一定程度上抑制过度的促炎介质,减轻组织的炎症损伤,但同时也削弱了机体免疫反应能力;如果足够的液体复苏和升压药物治疗能够使血流动力学稳定,就不需静脉应用氢化可的松来治疗脓毒症休克;脓毒症不伴有休克时,不宜使用糖皮质激素;如经充分液体复苏和升压药治疗后,脓毒症休克成年患者仍不能达到血流动力学目标,建议持续输注小剂量氢化可的松 200mg/d,当不再需要升压药时建议逐渐停用。

五、基因治疗

根据 SIRS 发生机制,NF-κB 是一种参与多种炎症反应因子形成的调控蛋白质因子,具有基因转录调节作用。抑制 NF-κB 可以减少促炎基因表达,从而减少炎症介质导致的炎症反应和组织损伤。体内 IκB 是 NF-κB 的天然抑制分子,对 NF-κB 的活化具有抑制作用。基因治疗主要通过抑制 NF-κB 或者上调 IκB,减少炎症反应,包括糖皮质激素、IL-10 和 NO。

> ### 🔎 知识链接
>
> #### 基 因 治 疗
>
> 基因治疗(gene therapy)是指将外源正常基因导入靶细胞,以纠正或补偿因基因缺陷和异常引起的疾病,以达到治疗目的。通常所说的基因治疗是指用完整的基因进行基因替代治疗,主要治疗途径是体外基因治疗,即在体外用基因转染患者靶细胞,然后将经转染的靶细胞输入患者体内,最终给予患者的疗效物质是基因修饰的细胞,而不是基因药物;除间接体内法外,还可以用基因药物进行直接体内途径治疗,这些基因药物可以是完整基因,也可以是基因片段(包括 DNA 或 RNA);可以是替代治疗,也可以是抑制性治疗(包括 DNA 转录水平和 mRNA 翻译水平)。

六、中医中药治疗

中医学在脓毒症的辨证治疗上有其独到理念,中药因具有抗菌消炎、保护脏器、改善微循环、降低血中及脏器中的内毒素水平,尤其是调整促炎与抗炎因子的平衡等功效,在 SIRS 的治疗过程中起到免疫干预作用。包括使用人参、麦冬、党参、甘草、茯苓、附子等扶正,即提高机体免疫功能,抑制感染扩散;使用黄芩、金银花、连翘、鱼腥草等清热解毒抗炎;红花、赤芍、川芎、丹参、三七、当归等活血化瘀,促进纤溶,降低血黏度;使用大黄通腑攻下,促进胃肠蠕动,保护胃肠道黏膜,减少促进脓毒症继续发展的胃肠道机制。

> ### 🔎 知识链接
>
> #### 拯救脓毒症运动
>
> 对于有明确感染的脓毒症的处理,由于其发生率不断上升,病死率很高,美国危重

症监护医学学会(the Society of Critical Care Medicine,SCCM)、欧洲重症监护医学会(the European Society of Intensive Care Medicine,ESICM)、国际脓毒症论坛(the International Sepsis Forum,ISF)于 2003 年发起了"拯救脓毒症运动"(surviving sepsis campaign,SSC),呼吁全球医务人员、卫生机构和政府组织高度重视严重脓毒症和脓毒症休克;2004 年首次发表了《拯救脓毒症运动:关于处理严重脓毒症和脓毒症休克管理指南》;2008 年由 14 个组织发起,涉及欧洲、北美、亚洲和拉丁美洲共 17 个专业组织的 56 位专家参与指南的更新工作;2012 年来自 30 个国际组织的 68 位专家更新了指南,2015 年、2018 年指南对集束化管理的内容再次进行了更新;基于循证医学证据,指南在不断更新当中。

拯救脓毒症运动官方网站:

http://www.survivingsepsis.org/guidelines/Pages/default.aspx

第四节　系统性炎症反应综合征患者的监护

早期识别和治疗是预防 SIRS、脓毒症继续发展成 MODS 的关键。护理人员应熟悉 SIRS 的危险因素、临床表现和处理原则,严密监测早期表现,预防 SIRS 进一步发展。

一、脓毒症危险因素

评估脓毒症的危险因素,有助于有针对性的观察,以达到早期预防、诊断脓毒症的目的。脓毒症危险因素包括:①机体抵抗力下降:合并慢性病如糖尿病、肾衰竭、充血性心力衰竭、慢性阻塞性肺疾病、肝硬化、癌症等;高龄或低龄;营养不良、贫血、低蛋白血症等;免疫力低下如获得性免疫缺陷综合征,激素、免疫抑制剂、化疗药物的使用等;②长期使用广谱抗生素;③原发病处理不当,如脓肿引流不畅、清创不彻底等;④外科大手术后或侵入性操作后;⑤长期留置血管导管,如中心静脉导管、动脉导管等;⑥气管插管或经鼻插管、使用抽吸或吸引管道等;⑦怀疑或确诊有感染,尤其是呼吸道或腹部感染;⑧低体温症。具有以上危险因素的重症监护室患者,应加强防护和观察,及早发现感染症状和体征。另外,冬季容易发生肺部感染,要加强防护意识和采取防护措施。

二、动态监测

SIRS 并非孤立的疾病,而是由多系统参与的炎症反应,往往与严重脓毒症、脓毒症休克、急性呼吸窘迫综合征(ARDS)、急性肾衰竭(ARF)、弥散性血管内凝血(DIC)和多器官功能障碍综合征(MODS)等成为严重生理损伤所引起的炎症瀑布反应过程中的不同阶段。因此,在评估的基础上,对患者进行有针对性和系统的监测是早期诊断 SIRS 和预防 SIRS 进一步发展的前提和保障。监测和治疗不应局限于单个器官或系统,而应多学科相互协作,开展有效的多器官功能监测与支持治疗,预防发展为 MODS。

(一)生命体征监测

根据 SIRS 诊断标准,动态监测体温、心率、呼吸和白细胞数等相关指标,以便早期诊断 SIRS。但在进行判断时,不可简单地考虑单个指标异常,而需要综合多个指标进行判断。

(二)各系统监测

SIRS 确诊后,应继续监测生命体征和各系统变化,若患者出现血氧不足、少尿、严重水肿、机体输入量大于排出量的情况，往往是病情进展的表现。如果 SIRS 不能得到及时的处理和控制，会逐渐发展为 MODS。各个器官的衰竭呈现一个序贯性的特点，最容易受损的是肺。因此，患者易早期发生呼吸衰竭，继之肝衰竭，最后可能发展为肾衰竭。监测各个系统指标，早期识别脏器功能衰竭是 SIRS 护理监护重点。

1. 呼吸系统监测　SIRS 可引发 ALI/ARDS，主要是由于肺水肿引起的急性呼吸衰竭。应做好呼吸功能监测，包括动脉血气分析、脉搏血氧饱和度等；观察患者口唇是否发绀，呼吸频率是否加快、变浅，呼吸有无啰音；有无出现神志恍惚、烦躁、谵妄、抽搐、昏迷或淡漠等症状。

2. 心血管系统监测　严密监测患者心电监护，观察有无异常心率和心律，有无心慌、心悸等不适症状，每小时监测血流动力学指标，连续监测动脉压、中心静脉压，必要时可以放置漂浮导管，以了解右房压、肺动脉压和肺毛细血管楔压，同时测定心排血量和混合静脉血的氧饱和度，尽早发现是否出现心力衰竭或低心排血量；在脓毒症休克补液期间，要根据血流动力学变化调整补液速度和量，尤其是心功能不全患者，防止补液过量；若平均动脉压没有变化、中心静脉压上升，患者主诉有胸闷、气急，要考虑是否因补液过量而导致肺水肿。

3. 肝功能监测　严密监测肝功能，防止急性肝衰竭（acute liver failure，ALF）。观察患者黄疸情况及氨基转移酶（谷草转氨酶、谷丙转氨酶等）、胆红素、血浆白蛋白、血钾、肌酐及血凝指标、血小板计数、血红蛋白及红细胞比容等。另外，20% 的脓毒症患者会发展成弥散性血管内凝血，D- 二聚体（D-dimer）是诊断血栓形成的重要分子标志物。

4. 肾功能监测　脓毒症和严重脓毒症时常可发生急性肾衰竭。严密观察患者尿液的颜色、性质和量，监测尿比重，如果出现尿量≤17ml/h 或 <400ml/d，即可能出现急性肾衰竭；除尿液之外，还需监测血钾、血肌酐及尿素氮水平，以评定肾功能。

5. 肠胃功能监测　观察患者是否出现恶心、呕吐、腹胀、肠鸣音减弱、高胆红素血症等胃肠功能紊乱表现，是否有应激性消化道出血，评估胃肠功能。

6. 中枢神经系统功能监测　密切观察有无烦躁不安、定向障碍、精神错乱、意识水平下降甚至昏迷等表现和 Glasgow 昏迷评分情况，观察瞳孔大小、形状和对光反射，早期发现脓毒症引起的神经功能障碍或药物不良反应。

7. 凝血功能监测　观察患者伤口、穿刺点有无渗血，皮肤黏膜有无瘀点、瘀斑或出血倾向和皮下瘀血等情况，监测血小板计数、凝血酶原时间（PT）、纤维蛋白原（FIB）、活化部分凝血活酶时间（APTT）、血浆凝血酶时间（TT）等指标。

8. 其他监测　创伤、烧伤、外科手术后的 SIRS，观察伤口分泌物的颜色、气味和量，以及体液包括血、尿、痰、胸腔引流液、粪便等变化；及早确诊是否合并感染和脓毒症，尽早进行针对性治疗，控制病情进展；长期卧床患者，要监测皮肤完整性，有压力性损伤、溃疡者加强管理，防止其进一步发展。

三、监护要点

SIRS 患者在病情进展不同阶段有不同的监护要点。急性期的优先顺序可以概括为 ABC 顺序：A 为气道（airway），确保呼吸道通畅，尤其对于昏迷患者要预防性建立人工气道；B 为呼吸（breath），有效的氧疗和通气支持，确保氧饱和度在 90% 以上；C 为循环（circulation），根据早期目标导向治疗，快速建立有效的静脉通道确保液体和药物及时、准确输入。患者生命体征稳定后，监护重点是预防进一步损伤和感染，维持逐渐衰竭的器官。

（一）一般护理

1. 病室环境　加强 ICU 环境管理是预防 SIRS 患者感染，使其机体避免遭受二次打击的重要途径。完整的消毒隔离设施、严格的探视制度可以减少患者医院获得性感染的机会。安静、舒适、整洁的环境,有利于患者休息和治疗。对于使用机械通气辅助呼吸的患者,为有效管理人工气道,应保持病房内空气流通和新鲜,保持室温在 20℃ 左右、湿度 50%~60%。

2. 常规护理　①严密观察生命体征及疾病的发生、发展状况,及时发现病情变化;②妥善固定各种留置管道,保持管道通畅,防止移位、脱落和堵塞等异常情况发生;③密切观察和记录患者出入量;遵医嘱及时、准确给药,保证治疗措施有效进行;④遵医嘱为患者提供合适的营养支持,改善营养状况,提高机体抵抗力;⑤根据病情选择合适体位,若无禁忌证取半卧位,以利于呼吸和引流;⑥对意识障碍、烦躁患者等采取必要的保护措施,如保护性约束、使用床档,防止患者出现非计划性拔管、坠床等意外事件;⑦加强生活护理和皮肤护理:有肾功能障碍的 SIRS 患者,可出现水肿,应做好皮肤护理,防止压力性损伤。每天至少进行两次口腔清洁,防止口腔炎等。

3. 心理护理　由于病情危重且发展迅速,SIRS 患者及家属容易产生恐惧、焦虑、悲观心理。护士要有强烈的同情心,给予患者关心与耐心,及时与患者和家属做好解释工作,使患者积极配合治疗。

（二）SIRS 加强护理

1. 标本采集　感染引起的 SIRS 的常见感染部位在肺、腹部伤口、尿道,在使用抗生素前,要做血、痰、尿、引流液等培养;应从不同部位抽取血标本以帮助确诊感染源,若两处血培养结果均为阳性,并且是一致病菌,基本可确认感染源;如果中心静脉置管血培养阳性,外周血培养阴性,则考虑中心静脉置管受感染,应重新置管;由于 40% 患者培养会呈现阴性,因此血培养阴性并不能完全排除没有感染。

2. 液体复苏的护理　一旦诊断脓毒症,应快速建立两条以上静脉通路,立即开始液体复苏并持续观察;应尽早建立中心静脉通路和有创动脉压力监测系统,以便准确进行 CVP、血压和反应组织氧供的静脉血氧饱和度的观察。疑有血容量不足而进行液体快速冲击试验时应观察血压、心率、尿量等器官灌注指标及有无肺水肿征象等。

3. 机械通气护理　SIRS 患者机械通气包括镇静剂的有效使用、加强呼吸道湿化、保持呼吸道通畅。积极预防常见并发症,如深静脉血栓形成（deep vein thrombosis,DVT）、压力性溃疡（stress ulcer）和呼吸机相关性肺炎（ventilator associated pneumonia,VAP）等。遵医嘱间断性停止使用镇静剂,避免镇静剂在体内堆积并尽早撤机;除非有明确禁忌,机械通气患者应保持床头抬高（30°~45°）,及时清除口咽部分泌物,减少胃内容物误吸,严格无菌操作,做好各项基础护理,规范使用呼吸机管道,一人一管,定期更换,以预防 VAP;由于肠内营养会增加 VAP 的危险,在进行肠内营养时将床头抬高。

4. 伤口护理　创伤、烧伤等引起的 SIRS 要积极做好伤口护理,遵循无菌操作原则,确保敷料干燥,加强换药,预防进一步感染发生;根据各血管通路要求,严格消毒穿刺部位,预防导管相关性感染的发生。

5. 管道护理　SIRS 患者通常需置入许多管道,如鼻胃管或鼻肠管、静脉通路、有创动脉导管、多腔中心静脉导管、PICC 管、CVP、胸腔或腹腔引流管、导尿管等。熟悉管道放置的目的和功能,加强管道护理。防止因管道引起的压力性损伤;保持管道通畅,防止管道脱出、受压、扭曲、打折;观察穿刺局部是否发红,有无脓性分泌物,动态观察血象变化,及早发现可能存在的感染。

6. 血液透析护理　CRRT 护士需要经过系统的理论学习、技能操作等专科培训,其主要职责包括机器、患者、药物的准备以及 CRRT 过程中的严密监控;在连接好各管道后,需要预冲管路,确保滤过器中无空气,测试成功后上机;血管通路根据治疗模式可选择颈内静脉或股静脉;在药物配置过程中,要严格遵循无菌操作原则;在 CRRT 进行过程中,抗凝要充分,防止体外循环及滤器凝血,包括使用普通肝素、低分子肝素抗凝,若患者合并凝血功能障碍,可使用 5 000U/L 的等渗盐水冲洗滤器及血管通路的方法抗凝。

7. 用药护理　掌握常用血管活性药的种类、使用指征、常用剂量及方法;脓毒症治疗中常用的抗生素有青霉素类、头孢菌素类、β- 内酰胺类、氨基糖苷类等;按时按量给药是确保脓毒症得到有效控制的关键护理措施,及时监测药物的疗效及不良反应,及时调整治疗方案。

8. 中医护理　脓毒症患者应用芒硝、吴茱萸等药物进行脐部外敷,并联合足三里穴位按摩,能有效避免或减少胃肠道功能障碍的发生发展。

9. 预防并发症

(1) 感染:SIRS 患者因免疫力低下和各种有创管道的应用,感染危险性增加,预防进一步感染是阻止病情进展的关键;医护人员要严格遵循无菌操作原则、洗手规范,避免交叉感染;做好口腔护理、雾化护理和胸部物理治疗;预防呼吸道感染、呼吸机相关性肺炎、导管相关性感染等。

(2) 应激性溃疡:SIRS 在严重创伤、行机械通气等应激状态下,消化道缺血缺氧性损伤,易发生急性糜烂、溃疡等病变,甚至导致消化道出血、穿孔;重在预防,可遵医嘱给予胃黏膜保护剂,包括抑酸药和抗酸药,能够进行肠内营养时,尽早实行肠内营养,促进胃肠蠕动;同时,监测胃液 pH 值,观察大便颜色、胃液颜色以早期发现消化道出血。

(3) 深静脉血栓:SIRS 患者活动往往严重受限,导致血流缓慢且处于高凝状态,增加了深静脉血栓形成的危险,应采取积极的预防措施,如对患者下肢进行主动和被动运动、穿弹力袜、应用抗血栓压力泵,促进血液循环;遵医嘱应用抗凝药物,改善血液的高凝状态;观察患者下肢是否有肿胀、疼痛等血液回流障碍的症状。

●(邱　莉)

复习思考题

1. 简述 SIRS 的发病机制及可能进一步的发生发展。
2. 简述 SIRS 患者临床表现的特点。
3. 简述脓毒症的危险因素。

主要参考书目

1. 许虹 . 急救护理学［M］.2 版 . 北京：人民卫生出版社，2016.
2. 张波，桂莉 . 急危重症护理学［M］.4 版 . 北京：人民卫生出版社，2017.
3. 沈洪，刘中民 . 急诊与灾难医学［M］.2 版 . 北京：人民卫生出版社，2015.
4. 吕静 . 急救护理学［M］.3 版 . 北京：中国中医药出版社，2016.
5. 许虹 . 急救护理学［M］. 北京：人民卫生出版社，2012.
6. 周秀华，张静 . 急危重护理学［M］.2 版 . 北京：人民卫生出版社，2007.
7. 韩春玲，王斌全，杨辉 . 急救护理学［M］. 北京：人民卫生出版社，2007.
8. 周秀华 . 急救护理学［M］. 北京：人民卫生出版社，2001.
9. 周谊霞，田永明 . 急危重症护理学［M］. 北京：中国医药科技出版社，2016.
10. 岳茂兴 . 灾害现场急救［M］. 北京：人民卫生出版社，2018.
11. 李乐之，路潜 . 外科护理学［M］.6 版 . 北京：人民卫生出版社，2017.
12. 王建枝，钱睿哲 . 病理生理学［M］.9 版 . 北京：人民卫生出版社，2018.
13. 张海燕，甘秀妮 . 急危重症护理学［M］. 北京：北京大学医学出版社，2015.
14. 吴晓英 . 急危重症护理学［M］. 北京：北京大学医学出版社，2015.
15. 张新超 . 急危重症容量管理［M］. 北京：人民卫生出版社，2018.
16. 管向东，陈德昌，严静 . 中国重症医学［M］.3 版 . 北京：人民卫生出版社，2019.
17. 孙秋华 . 中医护理学［M］.4 版 . 北京：人民卫生出版社，2017.
18. 陈孝平，汪建平，赵继宗 . 外科学［M］.9 版 . 北京：人民卫生出版社，2018.
19. 成守珍 . 急危重症护理学［M］.3 版 . 北京：人民卫生出版社，2018.
20. 沈洪，刘中民 . 急诊与灾难医学［M］. 北京：人民卫生出版社，2018.
21. 吕传柱，于学忠 . 急诊与灾难医学［M］. 北京：科学出版社，2020.
22. 毛艳春，苏洁 . 重症医学科疾病观察与护理技能［M］. 北京：中国医药科技出版社，2019.
23. 张照潼 . 急诊诊断与治疗［M］. 成都：四川大学出版社，2019.
24. 刘大为 . 重症医学［M］. 北京：人民卫生出版社，2017.
25. 杨桂荣，李新娥，赵明范 . 急危重症护理［M］. 武汉：华中科技大学出版社，2019.

复习思考题
答案要点

模拟试卷